肿瘤护理学

主　编　［法］弗朗索瓦丝·沙尔奈–索内克
（Françoise Charnay-Sonnek）
［瑞士］安妮·墨菲
（Anne E. Murphy）
主　译　于　媛

中国协和医科大学出版社
北　京

First published in English under the title
Principle of Nursing in Oncology: New Challenges
edited by Françoise Charnay-Sonnek,Anne Murphy, edition :1

图书在版编目（CIP）数据

肿瘤护理学/（法）弗朗索瓦丝·沙尔奈-索内克（Françoise Charnay-Sonnek），（瑞士）安妮·墨菲（Anne E. Murphy）主编；于媛译. —北京：中国协和医科大学出版社，2024.5

书名原文：Principle of Nursing in Oncology
ISBN 978-7-5679-2345-4

Ⅰ.①肿…　Ⅱ.①弗…②安…③于…　Ⅲ.①肿瘤学－护理学　Ⅳ.①R473.73

中国国家版本馆CIP数据核字（2024）第033415号

著作权合同登记号：图字01－2024－3374

主　　编　［法］弗朗索瓦丝·沙尔奈-索内克（Françoise Charnay-Sonnek）
［瑞士］安妮·墨菲（Anne E. Murphy）
主　　译　于　媛
责任编辑　李元君　胡安霞
封面设计　邱晓俐
责任校对　张　麓
责任印制　黄艳霞
出版发行　**中国协和医科大学出版社**
（北京市东城区东单三条9号　邮编100730　电话010-65260431）
网　　址　www.pumcp.com
印　　刷　小森印刷（北京）有限公司
开　　本　787mm×1092mm　1/16
印　　张　24.25
字　　数　568千字
版　　次　2024年5月第1版
印　　次　2024年5月第1次印刷
定　　价　120.00元

编者名单

凯茜·阿姆莱因（Cathie Amrhein）University Hospital Strasbourg，Strasbourg，France

克劳德·贝特朗（Claude Bertrand）King Albert II Institute for Cancerology and Haematology，Cliniques Universitaires Saint-Luc，Brussels，Belgium

因马·博尼利亚（Inma Bonilla）Nuclear Medicine Department，Hospital Universitary of Bellvitge，Barcelona，Spain

理查德·布斯（Richard Booth）Arthur Labatt Family School of Nursing，Western University，London，ON，Canada

帕斯卡尔·布列塔尼（Pascale Breton）PREVIA，Paris，France

陈瑞安（Ryan Chan）Ryan Chan Arthur Labatt Family School of Nursing，Western University，London，ON，Canada

安德烈亚斯·查拉兰布斯（Andreas Charalambous）Cyprus University of Technology，Limassol，Cyprus University of Turku，Turku，Finland

弗朗索瓦丝·沙尔奈–索内克（Françoise Charnay-Sonnek）Unicancer，Paris，France Patrick Crombez Department of Hematology and Hematopoietic Stem Cell Transplantation，Jules Bordet Institute，Brussels，Belgium

罗伊达·达戈恩（Loïc Dagorne）Réseau Ile-de-France d'Hématologie Oncologie Pédiatrique（RIFHOP），Paris，France

玛丽亚·戈雷蒂·达罗查·罗德里格斯（Maria Goreti da Rocha Rodrigues）School of Health Sciences，HES-SO University of Applied Sciences and Arts Western Switzerland，Geneva，Switzerland

胡里奥·德拉托雷–蒙特罗（Julio C.dela Torre-Montero）Comillas Pontifical University，Madrid，Spain Complutense University of Madrid，Madrid，Spain University of Salamanca，Salamanca，Spain

帕斯·费尔南德斯–奥尔特加（Paz Fernάndez-Ortega）Nursing Research Institute Català d'Oncologia，University of Barcelona，Barcelona，Spain

菲丝·吉布森（Faith Gibson）Centre for Outcomes and Experience Research in Children's Health，Illness and Disability（ORCHID），Great Ormond Street Hospital for Children NHS Foundation Trust，Faculty of Health and Medical Sciences，University of Surrey，London，UK

本特·托夫特·詹森（Bente Thoft Jensen）Department of Clinical Medicine，Aarhus University & Chair of Bladder Cancer SIG-Group，European Association of Urology Nurses，Aarhus，Denmark

苏丹卡夫（Sultan Kav）Faculty of Health Sciences，Başkent University，Ankara，Turkey

苏珊娜·瓦尔·劳里森（Susanne Vahr Lauridsen）Department of Urology，Copenhagen University Hospital & Chair of the European Association of Urology Nurses，Copenhagen，Denmark

德尔芬·莱索因（Delphine Lesoin）Home Care Geneva，Geneva，Switzerland

达努塔·利乔西克（Danuta Lichosik）European Institute of Oncology，Milan，Italy

克莱尔·兰布里奇（Claire Lambrich）Institut Curie，Paris，France

马里恩·卢卡斯（Marion Lucas）Department of Oncology for Child and Adolescent with Cancer and Young Adult Transversal SPIAJA Team，Gustave Roussy，Villejuif，France

海伦娜·索菲亚·阿泽维多·德·奥利维拉·马加良斯（Helena Sofia Azevedo de Oliveira Magalhães）Day Hospital of Hemato-Oncology，Portuguese Oncology Institute，Lisbon，Portugal

克洛蒂尔德·梅辛（Clotilde Messin）Ecole Santé sociale Sud Est，Lyon，France

玛丽·麦特-多梅斯蒂奇（Marie Met-Domestici）University Hospital of Lausanne，Lausanne，Switzerland

亚当·莫尔斯（Adam Morse）Arthur Labatt Family School of Nursing，Western University，London，ON，Canada

安妮·墨菲（Anne E. Murphy）University Hospital of Geneva，Geneva，Switzerland

卡琳·穆塞特（Carine Musete）Auto-entrepreneur Consultante en formation，Pontault-Combault，France Séraphine de Senlis hospital Les Murets，La Queue-en-Brie，France

玛丽亚·帕森纳奇（Maria Parsonage）Respiratory Medicine，Wirral University NHS Hospital Trust，Wirral，UK

丘利亚·佩克（Chulja J. Pek）HPB Surgery，Erasmus University Hospital，Rotterdam，The Netherlands

西尔维·佩林（Sylvie Perrin）Centre Léon Bérard，Lyon，France

克里斯汀·雷马克尔（Christine Remacle）King Albert II Institute for Cancerology and Haematology，Cliniques Universitaires Saint-Luc，Brussels，Belgium

苏珊娜·温斯顿（Suzanna Winston）Cliniques Universitaires Saint-Luc，Université Catholique de Louvain，Brussels，Belgium

玛雅·祖姆斯坦-沙哈（Maya Zumstein-Shaha）Division of Nursing，Department of Health，Bern University of Applied Sciences，Bern，Switzerland

译者名单

主　　审　何瑞仙（中国医学科学院肿瘤医院）

主　　译　于　媛（中国医学科学院肿瘤医院）

译　　者　（按姓氏笔画排序）

于　媛（中国医学科学院肿瘤医院）

于凤霞（中国医学科学院肿瘤医院）

车　云（中国医学科学院肿瘤医院）

石丘玲（重庆医科大学）

叶艳胜（玉溪市人民医院）

刘　淼（中国医学科学院肿瘤医院）

孙　捷（中国医学科学院肿瘤医院）

李琳琳（中国医学科学院北京协和医院）

佟冰渡（中国医学科学院北京协和医院）

罗　稀（四川省肿瘤医院）

郑儒君（四川大学华西医院）

胡琰霞（上海交通大学医学院附属瑞金医院）

高墨涵（中国医学科学院肿瘤医院）

唐　乐（中国医学科学院肿瘤医院）

梁　蕊（中国医学科学院肿瘤医院）

谢建飞（中南大学湘雅三医院）

秘　　书　刘　淼（中国医学科学院肿瘤医院）

主编简介

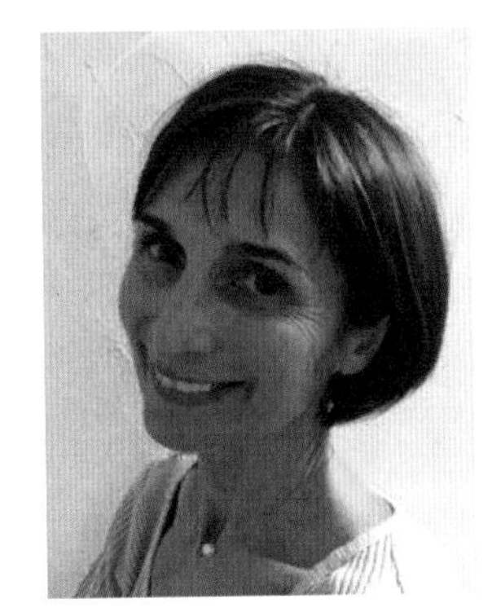

弗朗索瓦丝·沙尔奈-索内克（Françoise Charnay-Sonnek）于德国海德堡大学医学院护理学院学习外语、护理学、教育学、管理学，1992年毕业成为一名护士。曾在德国担任肿瘤科和血液科护士，并于1998年移居法国。曾在斯特拉斯堡大学医学院和斯特拉斯堡综合癌症中心担任护士长。弗朗索瓦丝在巴黎FNCLCC-EFEC肿瘤学院担任肿瘤学继续教育主管，并于2018年1月在Unicancer协会担任教育协调员。

她参加了不同的专业护理协会。2007—2013年，在加入欧洲神经护理学会（EONS）执行委员会之前，是法国肿瘤护士协会（AFIC）的董事会成员。此外，2012—2014年，她成为欧洲泌尿外科协会（EAU）“疼痛管理和姑息治疗”指南小组的常务委员。她在欧洲专科护士组织（ESNO）董事会中代表EONS，于2014年成为会长，任期于2017年12月结束。

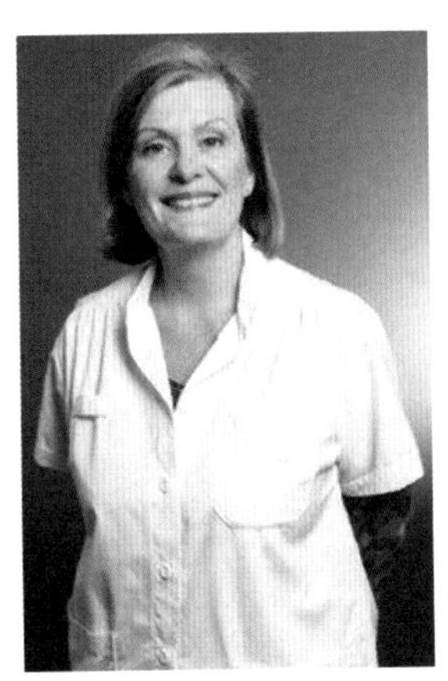

安妮·墨菲（Anne E.Murphy）目前在日内瓦大学医学院担任护士和遗传咨询师。1981年，她以护士的身份毕业后一直在日内瓦和国外的“无国界医生”组织工作。自1991年以来，她一直活跃在肿瘤领域，并加入了瑞士肿瘤护理协会。1993—1997年，她成为EONS教育集团的成员。1997—2005年，她成为认证委员会的成员。2000—2004年，她代表欧洲加入了国际癌症护理护士协会（ISNCC）。在获得教育学学士学位和遗传咨询硕士学位后，她一直积极参与日内瓦大学医学院肿瘤遗传学部门的创建。自2014年以来，她参与了瑞士第一条罕见病帮助热线的创建工作。她目前是法国遗传咨询师协会（AFCG）的成员和瑞士遗传咨询师协会的主席。

序

弗洛伦斯·南丁格尔是历史上最著名的护士之一。如今，她仍作为现代护理的奠基人而被人熟知。你很难找到一本根本没有提及南丁格尔贡献的护理书籍。在她的时代，护理变得越来越重要。到今天，这种趋势有增无减。

癌症已经成为一种慢性疾病，欧洲人口日益老龄化意味着我们将迎来更多的癌症患者和幸存者。得益于现代仪器的发展和医疗保健程序的现代化，癌症已能做到早期诊断。近几十年，癌症的治疗效果及生存率已显著提升。

患者的需求各不相同，护理这个职业也在随之演化。这意味着护理行业不断地面临新的挑战。如何能让患者和护士满足彼此的需求，处理这种关系的最佳方式是什么？在当今这个时代，患者被赋予更多权力，他们希望参与医疗团队的健康决策。未来，多学科照护和患者共同决策将会越来越重要。

在欧洲，在如何改进护理实践、为癌症患者提供更好的照护方面已经有了很多行之有效的策略。考虑到疾病的不同阶段和患者文化差异，我们可以与同行互相学习交流并分享最好的实践经验。护理实践的进步离不开整个欧洲的合作，以及建立护士与患者共同参与和决策的目标。

欧洲癌症联盟协会（ECL）相信不同抗癌组织的合作会造就最优质的护理方案。肿瘤专业护士的作用十分重要，多项研究表明患者对护士非常信任。本书提出了许多措施和策略来帮助肿瘤护理人员应对这个不断变化的时代，也因此被欧洲癌症联盟协会患者支持工作组视为范本。在医院，护士不仅是照护者，也是患者信赖的可以满足他们需要的人。希望如本书所愿，护士能在肿瘤治疗团队中为患者提供多角色服务。

阿尔里克·米森（Alrik Meesen）

前　言

本书的目的是从欧洲视角出发，基于全球文献为肿瘤护理提供循证支持。我们为此思考良久，尽我们所能编好本书，使其尽善尽美。但是我们也意识到本书无法囊括肿瘤护理的所有主题。我们必须有所取舍，并通过引入一名患者的真实患病经历的章节聚焦在与患者患病过程中最相关的话题上。事实上，我们能在没有患者参与的前提下进行护理活动吗？答案当然是否定的，我们不能。

癌症患者照护在发展。癌症患者不再仅是某一器官生病的人。患者必须被看作一个具有隐私、社会属性和处在专业环境的整体，需要参与他的治疗和护理方案的共同决策。他是一个参与者，也是一个合作者。

这些理念颠覆了医疗保健专业人员的工作方式，他们不再高高在上，仅仅告诉患者该做什么，而不需要任何反馈。医疗保健专业人员必须根据患者和其所处环境进行组合和调整。有大量证据表明，患者参与治疗和临床决策会有助于提高治疗依从性和治疗效率。这需要具备基于沟通、人际交流和教育的新技能。

由于医学的进步，与过去相比，癌症患者的治愈率和生存率更高。治疗方法越来越成熟和个性化，并且可以更精准地针对癌细胞功能的连锁反应中的特定受体进行治疗。免疫治疗就是一个大趋势，它可以修复免疫系统对癌细胞的应答，并经常与传统治疗方案联合使用。另外，缓解治疗不良反应的药物也有了很大的发展，使患者能够更好地耐受治疗，有些患者还能在治疗的同时继续工作。

长期以来应用于慢性病（如糖尿病）的治疗性健康教育，现在也应用于癌症口服药、日间治疗及门诊手术越来越多的肿瘤治疗。照护正在向居家转移，应由专业人士提供正确的照护，以避免非计划入院，且保证患者安全和照护质量。因此，癌症治疗由医疗环境向家庭环境的转变过程，需要家庭医疗保健人员的帮助。治疗网范围扩大了，就要求医院和家庭两个系统必须紧密合作，以保证患者的照护路径尽可能通畅。护士作为协调者在整个网络中发挥十分重要的作用，本书几乎所有章节均涉及护士的重要地位。

支持性照护的架构现在已经构建得很成熟了，它是在满足患者需求的基础上提供高水平的照护以缓解癌症和治疗对人体造成的不良影响。它意味着多专业协作，这在当下是必不可少的。

我们对细胞功能的研究越深入，就越会意识到其机制的复杂，由这些新知识就会产生更多的治疗方案。我们研究得越深入，也会发觉自己知道的越少。以有限之躯对抗无限之根，是一个充满细节的无止境的工程。

得益于基因组测序技术，我们可以确定每种癌症的特征和/或某些癌症的遗传倾向。分子生物学在诊断和治疗决策中越来越重要。未来的治疗方向将聚焦于基因突变，这一点将在癌症和其他疾病中有所体现。这些现在和未来的发现都会毫无疑问地改变医学和照护方式。

电子健康领域正在发展壮大，新的电子工具正在快速涌现，远程医疗也使电子健康更为可行。这是我们医疗愿景中需要考虑的另一点，也是很重要的一点，要求医疗保健专业人员意识到这些变化，并愿意使用这些新工具。一方面，这当然意味着巨大的进步；另一方面，会导致贫富人群之间获得医疗服务机会的不平等和差距，即生活在城市的富人比生活在农村的穷人更容易接受医疗教育以及取得与医生的联系。

机器人手术带来了新的视角，患者可以接受世界各地的外科医生进行远距离手术，但这也意味着护士面临新的挑战。

最后，我们可以看到，癌症一直是世界各地政府关注的问题。地区和国家各级政府以及国际组织采取的举措都有助于促进癌症患者照护。

我们不希望这本书被放在书架上落灰，我们希望它具有可读性，既能带来知识，又能引发每个人对自己实践的反思。

这本书反映了欧洲肿瘤护理行业的现状。部分国家要更领先，有些章节从科学角度出发，有些章节从实践角度出发，但都是建立在循证基础上的。事实上，这反映了一个互补的道理。研究不是在这个星球上遥不可及的茕茕孑立，而是与实践的唇齿相依。离开实践，研究就是个空花瓶；离开研究，实践将无法进步。

护士两者皆可作为，但要时刻铭记于心，护士的首要职责是“照护”。

弗朗索瓦丝·沙尔奈–索内克

安妮·墨菲

（翻译：于　媛　校对：李琳琳）

目 录

第一章　癌症发病机制

安妮·墨菲和弗朗索瓦丝·沙尔奈–索内克（Anne E.Murphy，Françoise Charnay-Sonnek）

摘　要

癌症通常被定义为一种遗传性、多步骤、克隆性疾病，然而本章节会让我们对癌症有新的认识。

本章节将重点介绍正常细胞生物学及其恶变的机制。

关键词

基因组；基因型；表型；端粒酶；癌症的特征；肿瘤细胞环境；血管生成；免疫过程

癌症通常被定义为一种遗传性、多步骤、克隆性疾病，然而本章节会让我们对癌症有新的认识。

本章节将重点介绍正常细胞生物学及其恶变的机制。

历史

“癌症”一词源于希腊语“Karkinos”。

相传，在大力神赫拉克勒斯（Hercules）的第二次冒险中，他陷入了与九头蛇海德拉（Hydra）的激战，天后赫拉（Era）却偷偷派遣了一只巨蟹（Karkinos）前来助战。它用钳子紧紧夹住了赫拉克勒斯的脚，却不料被大力神一脚踏碎。赫拉克勒斯接着挥剑砍掉了海德拉的九个头颅。而巨蟹在死亡之际升到天空中化为巨蟹座。

另一段传说是，希腊医生保罗·德埃金（Paul d’Egine）（在公元7世纪）使用“癌症”一词来描述这种疾病，它像螃蟹的爪子一样，紧紧抓住患者的器官，绝不放松。

癌症作为一种疾病的存在历史悠久，在铁器时代的史前人类骨骼和埃及木乃伊中都发现了癌症的痕迹。此外，美索不达米亚、印度和波斯也有关于癌症的文字记载。

公元前5世纪，希罗多德（Herodote）的著作中有关于波斯帝国的皇后阿托萨（Atossa），即居鲁士（Cyrus）的女儿，大流士（Darius）的妻子，患有乳腺肿瘤的记载。希波克拉底（Hippocrates，公元前460—370年）将癌症定义为一种侵袭性的致死性肿瘤；他详细描述了皮肤癌、乳腺癌、胃癌和宫颈癌等多种癌症类型。罗马医生塞尔苏斯（Celsus）根据癌症病情的发展定义了疾病的四个阶段，其中早期肿瘤阶段被认为是恶性的、致命的、无溃疡的、有过度病变的癌症。他还根据疾病的发展提出了一些治疗方法，包括切除、烧灼和涂抹药膏等。盖伦（Galien，公元130—201年）认为癌症是由过度情绪引起的肿瘤，这是由黑胆汁紊乱所致，他还提出了一些癌症的治疗方法，包括特殊饮食、泻药、药物、放血，以及切除病变。迄今，这些治疗方法已有近1500年的应用历史。

此外，作为一种细胞疾病，癌症不仅存在于人类中，也存在于动植物中。

近30年来，我们对基因在正常细胞功能和结构中的作用以及基因突变如何参与恶性肿瘤的发展和演变均有了更深入的了解。

首先，我们需要知道细胞的生长和分化受到多种因素的影响，包括环境、生活方式、个人和遗传因素等。而年龄则是癌症的主要危险因素。

让我们从正常细胞的描述开始。

正常细胞生物学

细胞

细胞是生命的基本单位，人体内有大约100万亿个不同类型的细胞，每种细胞都具特殊的结构和相应的功能。例如，神经细胞具有传递神经脉冲的功能，而B淋巴细胞具有产生抗体的功能。

人体细胞由细胞膜、细胞质和细胞核三部分组成。细胞膜包裹着细胞，调节物质在细胞内外的运动。细胞质是一种凝胶状物质，被细胞膜包围，细胞质中悬浮着各种细胞器或“小器官”。细胞核是最大的细胞器，位于细胞的中心。大多数人体细胞都是真核细胞，这意味着它们都包含有一个细胞核。而成熟的红细胞例外，因为它们没有细胞核。

细胞核包含DNA（脱氧核糖核酸），它是染色体的主要组成部分。

大多数人体细胞都有46条染色体（22对常染色体和一对性染色体，女性为两条X染色体，男性为一条X染色体和一条Y染色体）。二倍体细胞具有两套同源染色体和两份基因，而单倍体细胞（如配子或生殖细胞）只包含一套染色体。

人类的46条染色体都是由两条长而紧密卷曲的DNA双螺旋链组成，每一条染色体都包含了一个人的基因型（个体的所有遗传信息）。DNA由四种不同碱基或核苷酸组成：腺嘌呤（A）、胸腺嘧啶（T）、胞嘧啶（C）和鸟嘌呤（G）。这些核苷酸以碱基对（A-T或C-G）的形式出现在DNA分子中，每一个DNA分子均具有其独特的碱基对排列顺序。核苷酸由磷酸、戊糖和含氮碱基（A、T、C或G）三部分组成，其中，戊糖和磷酸组成了核苷酸的骨架。在DNA分子中，这些核苷酸以重复序列的方式连接在一起，形成了一个稳定的双螺旋结构。

基因是具有遗传效应的DNA片段，是生物遗传物质的最小功能单位，由特定的碱基/核苷酸序列组成。每个基因可以包含多达数千对核苷酸链，其长度通常用碱基对（bp）的单位数或千个碱基对（kp）来描述。在细胞中，每个基因通常都有两个拷贝或等位基因，一个来自母体，另一个来自父体。

端粒

端粒位于染色体末端部分，对于维持染色体的稳定具有重要作用。端粒的长度在细胞分裂过程中会逐渐缩短，从而导致细胞衰老（细胞的老化）（图1.1）。

端粒酶

端粒酶是由蛋白质和RNA模板组成的一种酶，仅存在于真核细胞中，它可以在染色体末端的端粒区域添加特定的重复序列TTAGGG（T，胸腺嘧啶；A，腺嘌呤；G，鸟嘌呤），从而维持染色体的长度和稳定性。端粒酶在胚胎发育、生殖细胞和造血细胞中表达，而在其他成体组织中则不表达。在大多数癌细胞中，可以观察到端粒酶活性，这解释了为什么癌细胞的增殖能力似乎是无限的（图1.2）。

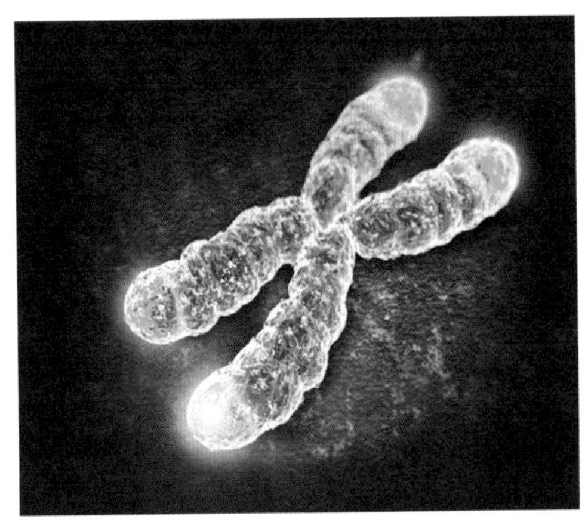

图1.1　**端粒**

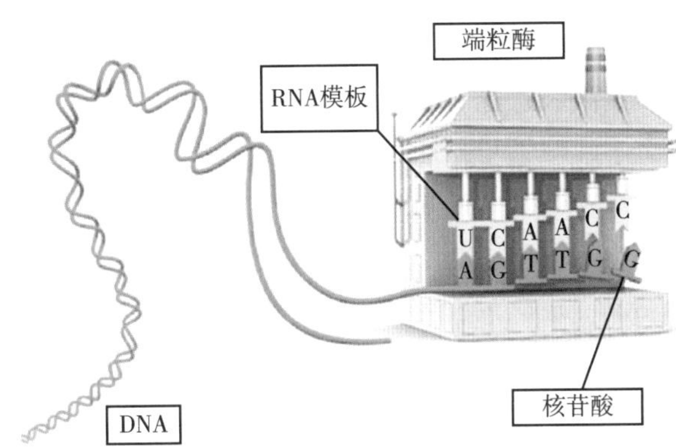

图1.2　**端粒酶**

基因组

基因组是生物体所有遗传物质的总和，也被称为人体的“总设计图”。据统计，基因组中仅有10%的序列是编码蛋白质的外显子序列，而90%的基因组由非编码序列的内含子组成。

遗传信息从一代细胞传递到另一代细胞的过程是通过碱基配对反应实现的：氮碱基A与T配对，G与C配对。这种特定的配对确保了新的DNA链是原始链的精确复制，并降低了出错的风险。这种DNA复制机制非常准确，可以纠正不正确的核苷酸。然而，遗传错误或突变的发生可能会对细胞功能产生非常重要的影响。已知基因突变与几种复杂疾病的发生相关，如自身免疫性疾病、神经退行性疾病，尤其是癌症。

癌症的基本特征

随着人类生物学，特别是人类遗传学的进步，我们已经更好地理解了正常细胞转化为癌细胞的过程。

哈纳汉（Hanahan）和温伯格（Weinberg）提出，在人类肿瘤的逐步进展过程中，癌症表现出了以下十种生物学标志。

它们包括维持增殖信号、逃避生长抑制、避免免疫摧毁、启动无限分裂、促进肿瘤炎症、激活入侵和转移、诱导血管生成、允许基因组不稳定和突变、抵抗细胞死亡和调节细胞能量代谢（图1.3）。

正常情况下，机体能够识别并清除异常细胞。然而，癌细胞通过获得一系列特性逃避这一机制，包括无序的增殖、不受细胞周期控制的永生性，以及抑制免疫系统的能力。癌细胞还能够抵抗程序性细胞死亡（凋亡）和细胞衰老，这使得它们逐渐积累，并导致身体功能退化。癌细胞受生长因子的驱动进行自主增殖，并与细胞外基质相互作用。癌细胞破坏上皮屏障，侵入附近器官，还具有生成新血管的能力，从而获得所需的营养物质，并通过血液和淋巴系统传播到其他器官。

在更深入讨论癌症之前，有必要回顾正常细胞生物学，以了解癌症发病的基因基础（图1.4）。

基因表达是分子生物学和遗传学的"中心法则"。每个基因编码并提供细胞制造特定蛋白质所需的信息。通常，基因和它们编码的蛋白质具有相同的名称，例如*P53*基因编码P53蛋白质。蛋白质合成过程包括两个步骤：转录和翻译。

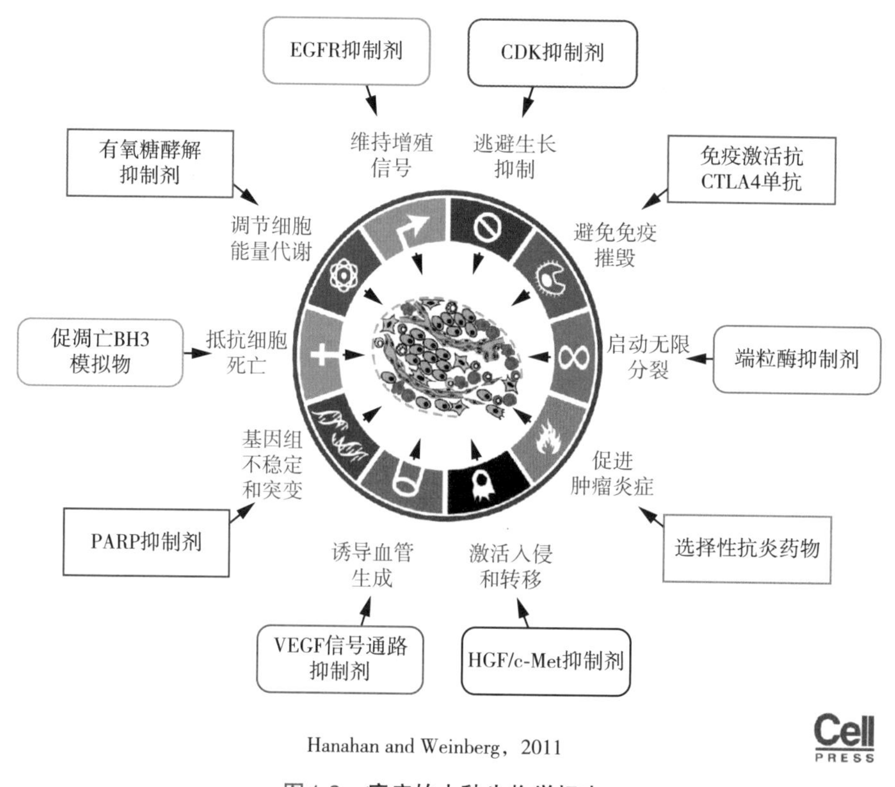

图1.3　癌症的十种生物学标志

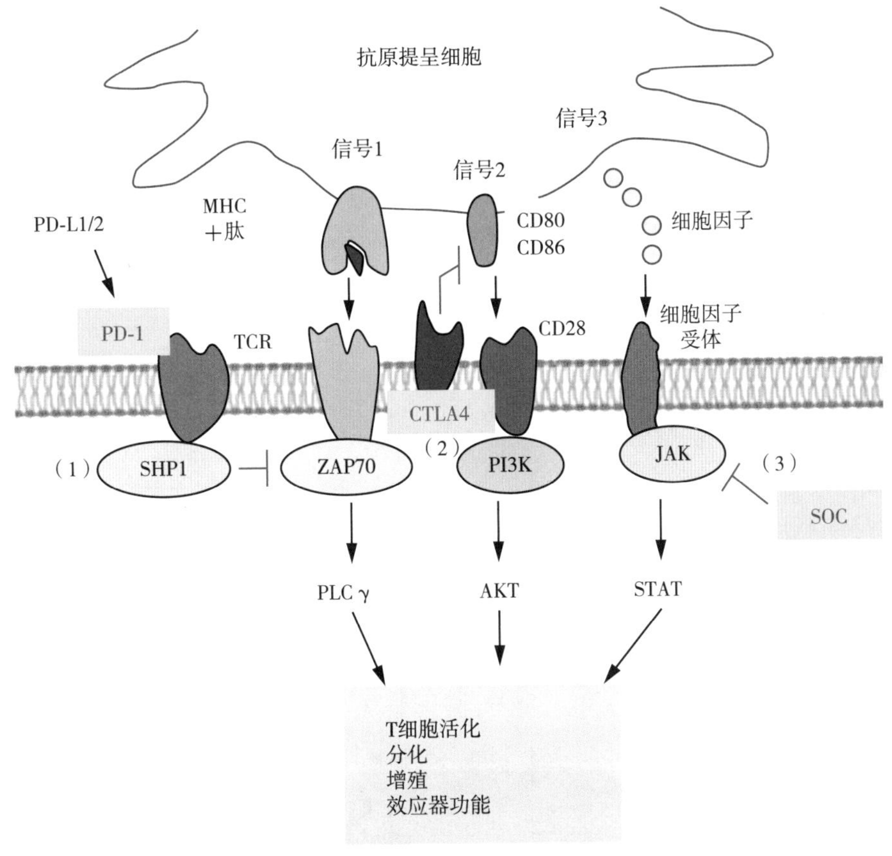

图1.4　抗肿瘤免疫的T细胞检查点

注：三个主要的T细胞激活信号分别为信号1（MHC-抗原－肽复合物-TCR信号）、信号2（CD28共刺激信号）和信号3（细胞因子受体信号）。信号1激活酪氨酸激酶，如ZAP70；信号2主要涉及PI3激酶途径；信号3激活JAK/STAT通路。然而，TCR、共刺激剂以及细胞因子信号可能会受到阻断，如通过（1）PD-1、（2）CTLA4和（3）SOCS等负调节因子。

RNA在转录过程中复制细胞核中DNA的特定信息。这个过程包括DNA的双链分离，从而暴露出其内部的核苷酸序列。这些DNA核苷酸与存在于细胞核中的RNA核苷酸配对，从而合成信使RNA（mRNA）。这种mRNA包含产生蛋白质所需的DNA序列信息。mRNA随后离开细胞核进入细胞质，启动翻译过程，这是蛋白质合成的第二步。在翻译过程中，存在于细胞内的核糖体将mRNA与tRNA接触，tRNA携带对应的氨基酸，使核糖体和酶产生氨基酸序列，从而合成特定的蛋白质。

在正常组织中，新生细胞与死亡细胞的数量相当。这种平衡通过细胞增殖和凋亡的调节来维持。细胞生长和基因组从一个细胞传递到其后代是由基因表达指导的。如果基因表达中出现错误或突变，就会改变细胞的生长和繁殖，最终可能导致细胞死亡。这些错误和突变与多种疾病有关，如癌症、自身免疫性疾病、神经退行性疾病和病毒感染。

细胞周期

细胞周期是一个多步骤的过程，导致细胞内容物的复制，形成两个完全相同的细胞。这种机制在人类细胞中必不可少，因为它可以替换那些因“一般磨损”而丢失或已经死亡的细胞。每个细胞增殖生长，达到预定的大小和范围（如神经细胞），然后成熟，最终凋亡。为了维持体内相同数量的细胞，一个成年人每秒钟要产生数百万个新细胞。

细胞周期的目的是通过复制亲本细胞的DNA，产生两个基因完全相同的子细胞（图1.5）。该过程将染色体平均分配给两个子细胞，并复制母细胞的细胞质。细胞周期通常包括四个阶段：

G1期（DNA合成前期）

S期（DNA合成期）

G2期（DNA合成后期）

M期（有丝分裂期）

G1期是细胞周期的开始，是细胞为分裂准备所有必要成分的阶段。在S期（合成期）中，细胞复制DNA通过倍增和形成染色质来实现，形成两套完全相同的染色体组（染色单体）。在G2期，细胞在最终的有丝分裂或细胞分裂之前进行生长，为接下来的细胞分裂做好充分准备。

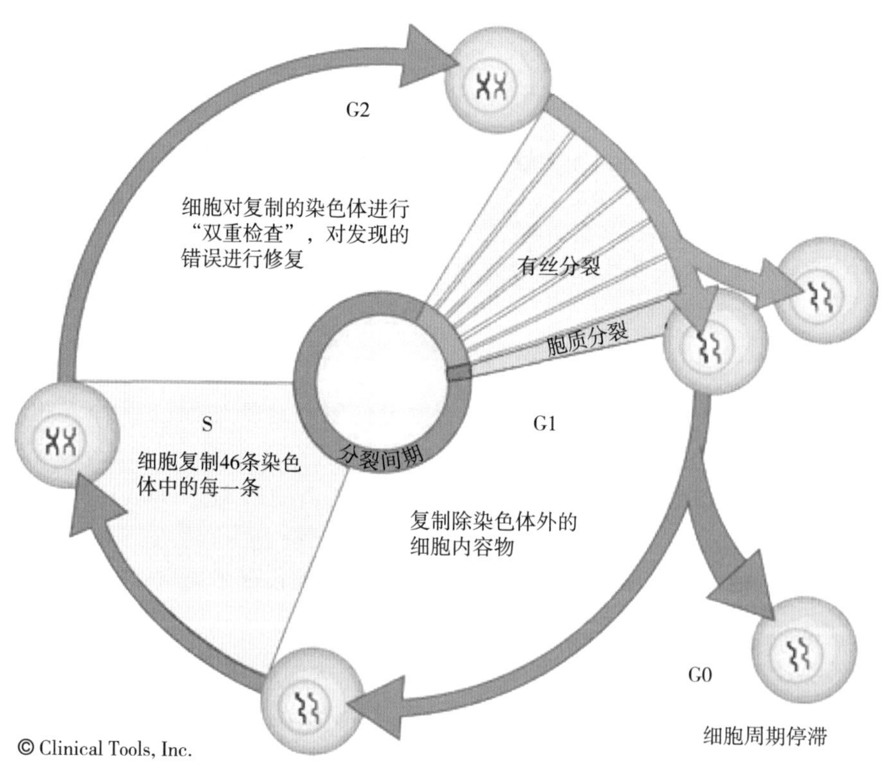

图1.5　**细胞周期**

细胞周期控制系统

细胞周期的四个阶段由两个分子调控：

1. 细胞周期蛋白（cyclin）、周期蛋白依赖性激酶（CDK）和细胞周期蛋白依赖性激酶抑制因子。

2. 细胞周期中每个阶段都有一个检查点，用于监测各阶段的分子活动，并在检测到问题时延迟进入下一个阶段。这些检查点具有重要作用：它们可以避免细胞周期中遗传错误的积累。

在这些阶段之前，细胞处于静止期（G0期），或已经完成分化，或处于无繁殖的模式。有丝分裂原、营养物质和生长因子可以刺激细胞从这种静止模式进入细胞周期的G1期。

什么是癌症?

癌症是由于细胞周期调控失调或失衡所引起的。这可能导致细胞的增殖不受控制，局限于器官和区域，也可能在全身范围扩散。

导致基因改变的这种转化机制涉及三组基因：原癌基因、抑癌基因和DNA修复基因。据统计，我们大约有342个与体细胞突变相关的基因和70个与生殖细胞突变相关的基因。

DNA包含大约30 000个基因，其中约30个是原癌基因，300个是抑癌基因。

原癌基因是正常基因突变或过度表达的结果，它们参与细胞分裂并促进细胞的过度增殖，是肿瘤发生的第一步。一次突变就足以激活这个过程。

对癌基因的研究能够使人们更好地理解某些个体更容易患癌症的原因。其解释是他们更容易将其癌基因转化为原癌基因。

抑癌基因是细胞增殖的负调节因子。它们被抑制会导致肿瘤发生，被激活会抑制肿瘤发生。在肿瘤发生过程中，抑癌基因不被激活。

一次突变足以将正常细胞转化为癌细胞；而第二次突变则可能进一步增强致癌作用。

*Rb1*基因作为一种抑癌基因，能够抑制细胞生长，而*TP53*基因能够保护细胞免受肿瘤细胞的攻击。

越来越多的研究表明，基因是可变的，可以通过被动或主动的方式进化。生活方式的改变可能会对行为产生真正的影响，并可能对遗传基因产生深远的影响。

基因型和表型

基因型是个体所遗传的基因（遗传物质）的总和，而表型实际上是基因型的表达。表型包括个体的外貌、体内发生的生化过程和基因决定的行为等方面。

基因型与表型之间的关系是通过环境影响基因表达、特征发展和表型整合而实现的。

癌细胞的特征之一是其表型的可塑性，即能够根据环境的变化而改变其状态。

目前，对癌症的研究更多地从调节通路失控的角度出发，而不是将其作为单个基因突变导致的疾病。事实上，以通路为中心的观点认为，来自不同癌症患者的不同基因组图谱中，同一通路的突变基因可能会产生相似的疾病表型。因此，以通路为中心的方法有助于发现疾病的基因型原因、疾病分类亚型和发现有效治疗药物。

代谢和癌细胞

我们将在本节讨论癌细胞的代谢，以及癌细胞与健康细胞代谢的差异，这会涉及多方面内容。

葡萄糖的作用：瓦尔堡效应（Warburg Effect）

20世纪30年代初，奥托·瓦尔堡（Otto Warburg）描述了癌细胞从葡萄糖中获得能量的过程，主要是通过糖酵解途径来获得能量（图1.6）。

在有氧环境中，大多数已分化（健康）细胞将细胞质中的葡萄糖转化为丙酮酸，然后转化为二氧化碳。通过该反应，产生大量的三磷酸腺苷（ATP），同时生成少量的乳酸。这个反应只有在氧气存在的情况下才可能发生，被称为有氧糖酵解。

在细胞中，能量是在线粒体中产生的，线粒体中的脂质转化为葡萄糖。葡萄糖是能量代谢的基础。除了ATP，葡萄糖还提供合成代谢反应所需的代谢中间体。葡萄糖和谷氨酰胺是两种必需的能量来源。

通过比较健康肝细胞和肿瘤肝细胞，瓦尔堡注意到肿瘤细胞需要更多的葡萄糖。通过测量氧气水平，他观察到，与健康细胞相比，肿瘤细胞消耗更少的氧气，代谢十倍多的葡萄糖，并产生更多的糖酵解副产物乳酸。

根据瓦尔堡的理论，线粒体内呼吸过程的不可逆变化导致细胞死亡。然而，一些细胞（如肿瘤细胞）可以适应于无氧代谢，其生长所需的氧气较少。因此，细胞形态发生变化，生长变得无序。

瓦尔堡提出的理论只有随着分子生物学的发现及发展才能得到完全验证。时至今日，已有大量证据支持“瓦尔堡效应”理论。

进一步研究表明，线粒体能够在肿瘤细胞中发挥作用。尽管瓦尔堡没有发现健康细胞为什么会恶变，但他发现了肿瘤细胞最重要的特征之一。他的研究为理解复杂的代谢性疾病提供了重要的见解。

莱文（Levine）和普齐奥－库特（Puzio-Kuter）鉴定了参与细胞生长和分裂的不同中间产物。他们还发现癌基因和抑癌基因调控着关键的致癌途径。

肿瘤细胞的代谢可能对治疗靶点产生影响（图1.7）。事实上，我们可以看到细胞能量的产生是细胞生长、增殖和存活的基础。细胞能量的产生是氧化的源头。氧化可以通过改变DNA的碱基和损伤脂质膜来影响突变进程。肥胖和糖尿病会增加患癌症的风险，而限制卡路里摄入会降低患癌症的风险。例如，代谢水平（体重）低的大型动物患癌症的风险较低。

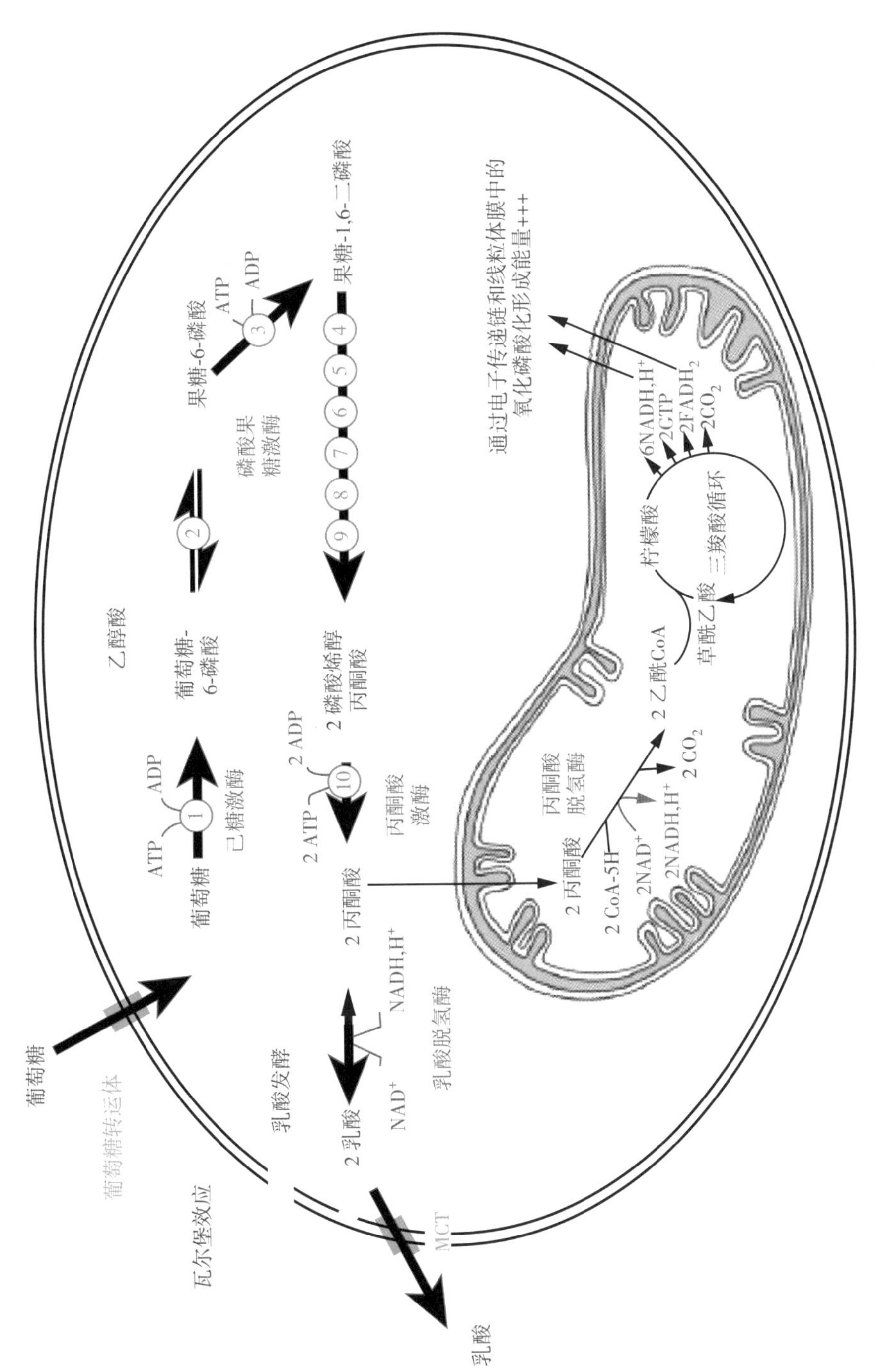

葡萄糖
葡萄糖转运体
瓦尔堡效应
乳酸
MCT
2 乳酸
NAD$^+$
乳酸发酵
NADH,H$^+$
乳酸脱氢酶
葡萄糖
ATP
ADP
己糖激酶
葡萄糖-6-磷酸
乙醇酸
磷酸果糖激酶
果糖-6-磷酸
果糖-1,6-二磷酸
2 ATP
2 ADP
丙酮酸激酶
2 磷酸烯醇丙酮酸
2 丙酮酸
2 丙酮酸
2 CoA-SH
2NAD$^+$
2NADH,H$^+$
丙酮酸脱氢酶
2 CO_2
2 乙酰CoA
草酰乙酸
柠檬酸
三羧酸循环
6NADH,H$^+$
2GTP
2$FADH_2$
2CO_2
通过电子传递链和线粒体膜中的氧化磷酸化形成能量+++

图1.6　**糖酵解**

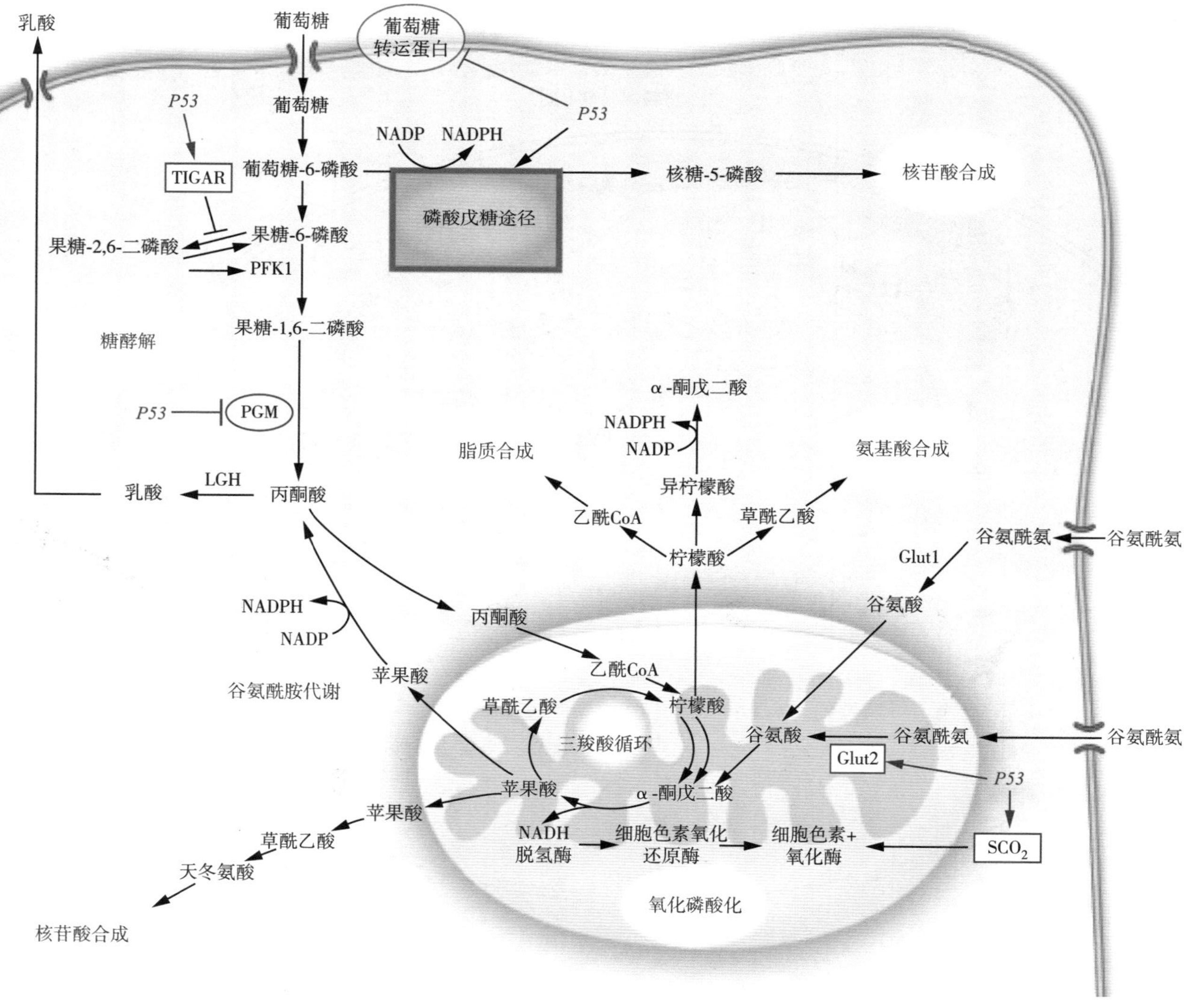
乳酸
葡萄糖
葡萄糖
转运蛋白
P53
葡萄糖
P53
NADP
NADPH
TIGAR
葡萄糖-6-磷酸
磷酸戊糖途径
核糖-5-磷酸
核苷酸合成
果糖-6-磷酸
果糖-2,6-二磷酸
PFK1
果糖-1,6-二磷酸
糖酵解
α-酮戊二酸
P53
PGM
NADPH
NADP
脂质合成
氨基酸合成
LGH
乳酸
丙酮酸
异柠檬酸
乙酰CoA
草酰乙酸
谷氨酰胺
谷氨酰胺
Glut1
柠檬酸
NADPH
谷氨酸
丙酮酸
NADP
乙酰CoA
苹果酸
谷氨酰胺代谢
草酰乙酸
柠檬酸
三羧酸循环
谷氨酸
谷氨酰胺
谷氨酰胺
Glut2
苹果酸
α-酮戊二酸
P53
苹果酸
NADH
脱氢酶
细胞色素氧化
还原酶
细胞色素+
氧化酶
SCO2
草酰乙酸
天冬氨酸
氧化磷酸化
核苷酸合成

图 1.7 肿瘤细胞的代谢

肿瘤细胞环境

癌症的发展不仅是细胞的失调导致的，还涉及肿瘤组织与周围基质之间复杂的相互作用（图1.8）。

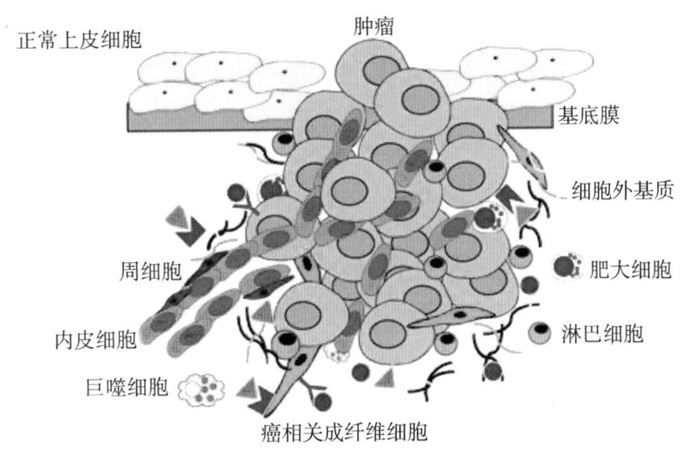

图1.8 **肿瘤组织与周围基质之间的作用**

基质由一系列细胞组成，包括成纤维细胞/肌成纤维细胞、胶质细胞、上皮细胞、脂肪细胞、免疫细胞、血管细胞、平滑肌细胞、细胞外基质（ECM）和细胞外分子的免疫细胞和细胞外分子。构成基质的细胞并不是恶性的，但它们与癌细胞的直接或间接相互作用可能会改变其功能和表型。

在正常组织中，成纤维细胞发挥着非常重要的作用，产生非细胞支架、细胞外基质（ECM），通过分泌胶原蛋白和层粘连蛋白促进基底膜的生成。细胞/肿瘤环境并非一成不变，而是不断被重塑。成纤维细胞作为支架，分泌大量的ECM蛋白、生长因子和趋化因子，从而协调炎症细胞和血管祖细胞的汇集，为细胞生长和增殖提供支架。

在肿瘤微环境中，成纤维细胞是肿瘤基质的主要成分。在一些癌症中，成纤维细胞的数量超过癌细胞。肿瘤内的成纤维细胞表现为活跃状态，其行为类似于伤口愈合中的成纤维细胞。癌相关成纤维细胞（CAFs）在功能和表型上不同于正常成纤维细胞（在同一组织中）。与生理性激活的成纤维细胞相比，CAFs具有显著的不同，它们始终处于活跃状态：既不恢复到原来的正常表型，也不会出现凋亡（程序性细胞死亡）和消除。

肿瘤和基质细胞之间的异常相互作用，再加上的分子信号传递的激活，可以驱动癌症基质表型的形成，并可能导致细胞功能的永久性改变。成纤维细胞和免疫细胞产生的生长因子和趋化因子受到损伤，从而刺激肿瘤的生长和前体细胞的募集，它们自身也会发生异常的生长和增殖。此外，畸形的肿瘤血管可能导致肿瘤缺氧、酸中毒和组织间隙液压增加。

肿瘤细胞和微环境之间的这种相互作用一直是靶向治疗领域中一个相当有吸引力的研究课题。

血管生成

血管生成指从已有的血管形成新血管的过程，其目的是为细胞提供氧气和营养，并去除二氧化碳和废弃物。

所有组织中进行营养物质和代谢产物的交换扩散都需要毛细血管，而代谢活动的变化会影响血管生成的比例，从而导致毛细血管比例的变化。在这一调控过程中，氧气起着关键作用。血流动力学因素对于血管网的存在和血管壁的结构性适应至关重要。

有趣的是，科学家们不是到21世纪才开始研究血管生成的。早在公元前2669年，中医就认为心主血脉。公元前1550年，古埃及药物文献《埃伯斯莎草纸》（*Ebers Papyrus*）中就描述了血管肿瘤。希波克拉底（Hippocrates）（公元前460—370年）观察到肿瘤的形成与肿瘤周围肿胀的血管有关，给人留下一种蟹爪的印象。因此，他将这种肿瘤命名为“karkinos”和“karkinoma”。到公元200年，罗马帝国的希腊医生盖伦（Galen）描述了与肿瘤生长相关的血管。公元1000年至1300年间的伊斯兰医学，尤其是阿维森纳（Avicenna），带来了对心血管系统全新的认识。文艺复兴时期，人们对解剖学和血管系统的认识得到了发展。

在18世纪，解剖学家和外科医生约翰·亨特（John Hunter）率先提出了血管生成的观点。尽管他在1784年出版的著作《论治疗》（*The Treatise*）中从未提及“血管生成”这个词，但他是第一个描述伤口愈合过程中新血管形成的人。近代的朱达·福克曼（Judah Folkman，1933—2008年）被许多人认为是血管生成现代研究的奠基人，部分原因是他的开创性研究发现肿瘤生长依赖于血管生成。

肿瘤细胞需要活跃的血管生成才能生长。在肿瘤细胞中，血管生成分子（VEGF和FGF）*过度表达，抗血管生成因子的表达减少。肿瘤会释放信号，如VEGF，来刺激周围血管的增殖（图1.9、图1.10）。

在过去的40年中，人们认识到控制血管生成可能具有治疗价值。一方面，通过刺激血管生成，可以治疗缺血性心脏病、外周动脉疾病，并促进伤口愈合。另一方面，通过减少或抑制血管生成，可以治疗癌症、眼科疾病、类风湿关节炎和其他疾病。

一篇最近发表的文章揭示了分支肽神经营养因子-4（NT-4）如何减少血管生成和肿瘤细胞的侵袭性。

抗凝剂（肝素衍生物）对肿瘤细胞有抑制作用，而促凝剂（凝血酶）则在肿瘤细胞的增

* VEGF：血管内皮生长因子。

FGF：成纤维细胞生长因子。

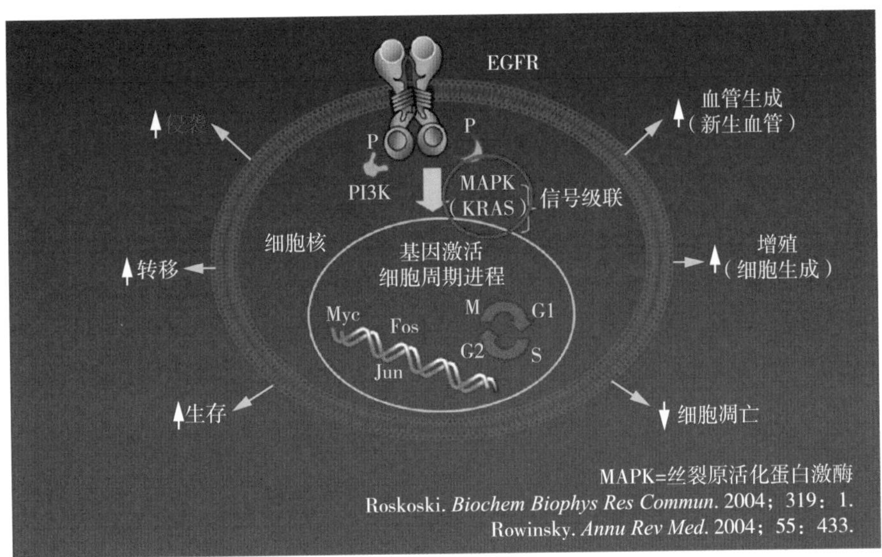

图1.9　**EGFR失调的潜在后果**

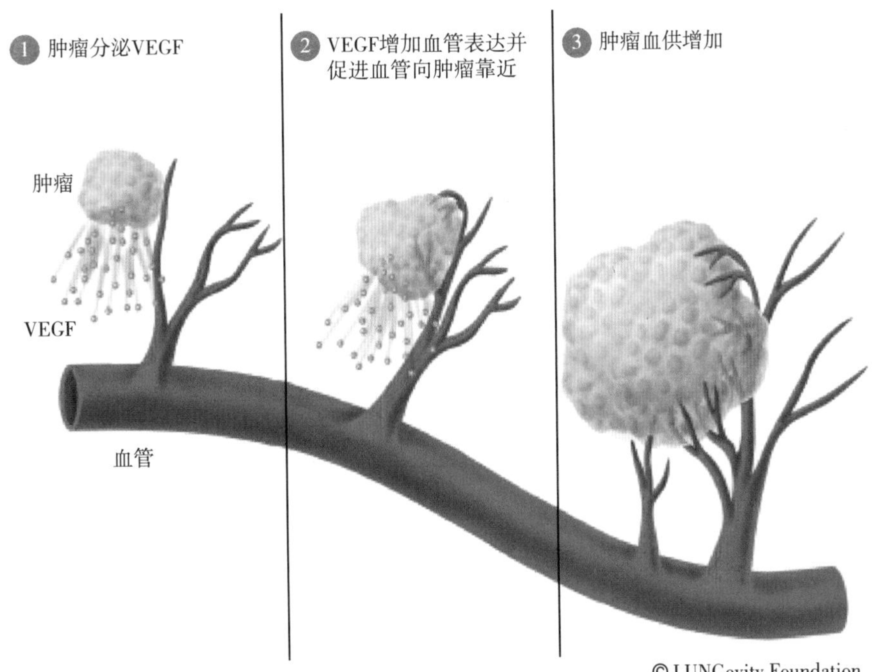

图1.10　**血管细胞过度增殖**

殖、迁移和侵袭方面具有激活作用。近年来，多肽NT-4与硫酸乙酰肝素蛋白聚糖（HSPGs）的相互作用得到了广泛研究。HSPGs由一个核心蛋白、一个O-糖基化的糖氨聚糖（GAG）组成。HSPGs能够与多种蛋白质相互作用，如细胞外基质（ECM）中的大分子、成纤维细胞生长因子（FGFs）等生长因子、趋化因子、成形素、酶、肝素结合的表皮生长因子样生长因子（HBEFG）和血小板源性生长因子（PDGF）等。大多数与HSPGs相互作用的蛋白质都有一个肝素结合位点，与HSPGs的硫酸化GAG链相互作用。NT-4与HSPGs相结合，选择性地靶向癌细胞和组织。

因此，这种肽提供了与肿瘤侵袭途径相互作用的证据，并应继续用于涉及HSPGs的凝血和肿瘤进展之间联系的研究。

免疫过程

我们的免疫系统将癌细胞视为入侵者，并试图摧毁它。然而，癌细胞通过不同的机制逃避免疫系统的监测。

肿瘤微环境（TME）包含基质细胞和免疫细胞，这些细胞共同塑造了癌症的发展并影响了肿瘤治疗的反应。肿瘤内免疫细胞包括T细胞、B细胞和自然杀伤（NK）细胞等淋巴细胞，以及各种髓系细胞，如粒细胞、单核细胞、巨噬细胞和树突状细胞。

T细胞的增殖和存活需要葡萄糖。原始或静止的T细胞需要外源性细胞因子刺激来维持葡萄糖摄取以进行正常功能。激活的T细胞需要更多的能量来生长、增殖和执行活化淋巴细胞所需的效应器功能。在激活的T细胞中，能量生产最初可能依赖于AMP活化蛋白激酶（AMPK）活性以实现最大的ATP产生，随后依赖于葡萄糖转运体1（Glut1）表达、葡萄糖摄取和有氧糖酵解的变化。如果激活的T细胞缺乏足够的能量，就会发生凋亡。

一方面，T细胞通过T细胞受体（TCR）抗原识别和CD28等共刺激信号被激活。另一方面，T细胞活化的抑制信号（免疫检查点）对于维持自身耐受、防止自身免疫和过度免疫反应非常重要。

我们知道在自身免疫耐受的情况下，人体对自身组织抗原的免疫反应会被抑制或缺失。

我们应该区分中枢耐受和外周耐受，这取决于抑制状态最初是在胸腺和骨髓（中枢）发生，还是在其他组织，如淋巴结（外周）发生。这些耐受形式的机制是不同的，但其产生的效果却是相似的。

在抗肿瘤治疗中，产生白细胞介素-2（IL-2）和干扰素-c（IFN-c）的Th1细胞发挥激活作用，而CD4＋调节性T细胞（Tregs）抑制抗肿瘤免疫。

因此，免疫检查点是与免疫系统相关的抑制性通路，对于维持自身耐受性至关重要。

在临床肿瘤免疫治疗中，细胞毒性T淋巴细胞相关抗原4（CTLA4，又称CD152）和程序性细胞死亡蛋白1（PD-1，又称CD279），被认为是最为活跃的两种免疫检查点受体，均为抑制性受体。

T淋巴细胞通过其受体与抗原的结合来识别肿瘤细胞；PD-1与PD-L1的接触使T淋巴细胞无法将肿瘤细胞识别为入侵者/外来细胞，从而导致免疫耐受。

抑制这两种受体的抗体均已被证明可以增强抗肿瘤免疫，为免疫检查点抑制治疗提供了证据。免疫检查点蛋白的表达和激活是肿瘤免疫抵抗机制的重要组成部分。还有许多其他免疫检查点是基于临床前实验的治疗阻断的有效靶点，其中许多相关抑制剂目前正在开发中。

除TCR和共刺激信号外，T细胞活化还需要第三个信号：来自细胞因子受体的信号。例如，IL-2是T细胞增殖所必需的，IL-12和IFN-c对于Th1分化和CTL活化也非常重要。

SHP1磷酸酶

ZAP70：一种正常表达于T细胞和自然杀伤细胞表面膜附近的蛋白质。它是T细胞受体的一部分，在T细胞信号传导中起关键作用，属于蛋白酪氨酸激酶家族。

PI3K：一种在细胞内传递信号并帮助控制细胞生长的酶。一些肿瘤的PI3K水平高于正常水平。

CD80-CD86：分化抗原簇（CD）80和86是在树突状细胞、活化的B细胞和单核细胞上发现的蛋白质，提供T细胞活化和存活所必需的共刺激信号。它们是T细胞表面两种不同蛋白的共同配体：CD28（用于调节细胞间的关联）和CTLA-4（用于调节细胞解离）。

JAK：Janus激酶（JAK）是一类细胞内非受体酪氨酸激酶家族，通过JAK-STAT途径传导细胞因子介导的信号。

细胞因子信号的抑制因子（SOCS）是JAK-STAT途径的主要负调节因子。

CTLA4或PD-1/PL-L1是目前最广泛研究用于治疗的免疫检查点。PD-1和PD-L1的抑制剂可以抑制受体与相应抗原的结合，使T淋巴细胞能够识别肿瘤细胞，进而被免疫系统摧毁。

在第一章中，我们可以看到单个细胞是多么复杂。随着技术的更新和发展，越来越多的新发现会揭示用于癌症治疗的靶点的更加复杂的系统和通路。

（翻译：石丘玲　校对：车　云）

参考文献

[1] Halsey Lea D，Jenkins JF，Francomano CA，“Genetics in clinical practice”，new directions for nursing and health care，Sudbury：Jones & Bartlett Publishers，Inc.，1998.

[2] https：//www.genome.gov/12513430/2004-release-ihgsc-describes-finished-human-sequence/. Accessed 25 May 2018.

[3] Hanahan D，Weinberg RA，Hallmarks of cancer：the next generation，Cell，2011，144（5）：646-674.

[4] Trahan Rieger P，Biotherapy，a comprehensive overview，2nd ed.，Sudbury：Jones & Bartlett Publ Inc.，2001.

[5] Chial H. Proto-oncogenes to oncogenes to cancer. Nat Educ. 2008；1（1）：33. Write Science Right @2008 Nature Education.

[6] Mooney SM，Jolly MK，Levine H，Kulkarni P. Phenotypic plasticity in prostate cancer：role of intrinsically disordered proteins. Asian J Androl. 2016；18：704-710. © 2016 AJA，SIMM & SJTU. All rights reserved 1008-682X.

[7] Kim YA, Cho DY, Przytycka TM. Understanding genotype-phenotype effects in cancer via network approaches. PLoS Comput Biol. 2016; https: //doi.org/10.1371/journal.pcbi.1004747.

[8] Levine AJ, Puzio-Kuter AM. The control of the metabolic switch in cancers by oncogenes and tumor suppressor genes. Science. 2010; 330: 1340.

[9] Hanahan D, Weinberg RA. The hallmarks of cancer. Cell. 2000; 100: 57-70.

[10] Li H, Fan X, Houghton JM. Tumor Microenvironment: The Role of the Tumor Stroma in Cancer. J Cell Biochem. 2007; 101: 805-15.

[11] Bocci G, Lenzi P. Looking for the word "angiogenesis" in the history of health sciences: from ancient times to the first decades of the twentieth century. World J Surg. 2016; 41: 1625-34.

[12] Bracci L, Mandarini E, Brunetti J, Depau L, Pini A, Terzuoli L, Scali S, Falciani C. The GAG-specific branched peptide NT4 reduces angiogenesis and invasiveness of tumor cells. PLoS One. 2018; https: //doi.org/10.1371/journal.pone.0194744.

[13] Palucka AK, Coussens LM. The basis of oncoimmunology. Cell. 2016; 164 (6): 1233-47. https: //doi.org/10.1016/j.cell.2016.01.049.

[14] Maciver NJ, Jacobs SR, Wieman HL, Wofford JA, Hayes HL, Rathmell JC. Glucose metabolism in lymphocytes is a regulated process with significant effects on immune cell function and survival. J Leukoc Biol. 2008; 84: 949-57.

[15] Chikuma S, Kanamori M, Mise-Omata S, Yoshimura A. Suppressors of cytokine signaling: potential immune checkpoint molecules for cancer immunotherapy. Cancer Sci. 2017; 108: 574-80.

第二章　肿瘤的流行病学及预防

安妮·墨菲（Anne E.Murphy）

摘　要

自19世纪以来，癌症的发病率（见本章末的“术语表”）和死亡率逐渐增加，给全球带来了巨大的负担。如前所述，随着年龄的增长，癌症风险会增加。同时观察到，由于人口的增长，癌症的发病率和死亡率也随之增加［美国国家癌症研究所.癌症危险因素和保护因素.www.cancer.gov/about-cancer/causes-prevention/risk/age（2018年5月1日访问）］。上述情况多发于发达国家和地区，但是，44%的新发癌症病例和53%的癌症死亡病例也发生在人类发展指数中低水平的国家和地区。

关键词

流行病学；癌症统计；早期检测；癌症筛查；危险因素

引言

自19世纪以来，癌症的发病率和死亡率逐渐增加，给全球带来了巨大的负担。如前所述，随着年龄的增长，癌症风险会增加，同时观察到，由于人口的增长，癌症的发病率和死亡率也随之增加。上述情况多发于发达国家和地区，但目前44%的新发癌症病例和53%的癌症死亡病例也发生在人类发展指数中低水平的国家和地区。

癌症给人类带来了巨大的痛苦，癌症的护理和治疗花费是全球医疗保险费用飙升的重要因素之一。

为了阐述该问题，本章节涉及的全球流行病学调查数据源自以下机构：

· 国际癌症研究机构（International Agency for Research on Cancer，IARC）

· 世界卫生组织（WHO）

· 美国国立癌症研究所监测、流行病学和最终结果数据库（Surveillance，Epidemiology and End Results，SEER）

· 美国国立癌症研究所（National Cancer Institute，NCI）

· 国家癌症登记（National Cancer Registries）

欧洲和全球癌症流行病统计数据

根据美国癌症协会的数据，每两名男性或每三名女性中就有一人会在其一生中被诊断为癌症。2012年，在28个欧盟成员国中，新发癌症病例为男性143万例和女性120万例；死亡病例为男性71万例，女性55万例。乳腺癌、宫颈癌和结直肠癌是欧盟国家中最为常见的癌症，死亡病例达26万例。2012年全球新增约1410万例癌症病例。肺癌、女性乳腺癌、结直肠癌和胃癌占全球癌症病例总数的40%以上。肺癌在男性中最常见，占新发病例总数的16.7%，而乳腺癌在女性中最常见，占新发病例总数的25.2%（图2.1）。

如图2.2所示，世界各地观察到的癌症类型差异与不同的生活习惯有关，尤其是宫颈癌的筛查影响和吸烟习惯与肺癌（图2.3）。

在全球范围内，男性和女性75岁之前的患癌风险分别为21%和16.4%，75岁之前死于癌症的风险分别为12.7%和8.4%。在欧洲，男性和女性75岁之前的患癌风险（男性29.5% vs.女性21.5%）和死亡风险（男性15.7% vs.女性9.3%）更高。这些差异显然与人口老龄化、生活方式以及欧洲传染病较少有关。

作为一种与年龄相关的疾病，癌症的发病率在青少年和成年人之间有较大差异，50岁至80岁阶段人群的发病率最高（图2.4）。

癌症的类型也存在差异，年轻人群更容易患睾丸癌、白血病、脑癌或甲状腺癌，而年长人群更容易患乳腺癌、结直肠癌和肺癌。

癌症的发病率和死亡率在不同国家和地区之间存在差异，这与环境因素和生活方式的改变，以及早期检测和筛查措施的获益有关。2005—2009年，美国75岁以上的男性，以及男女群体中肺癌发病率下降趋势的例子反映了该人群中吸烟率下降的情况（图2.5）。

癌症与其他疾病

非传染性慢性疾病（non-communicable diseases，NCD），如心血管疾病（心脏病和卒中）、癌症、糖尿病和慢性肺部疾病，每年导致4000万人死亡，占全球总死亡人数的70%。每年有1500万人在30岁至69岁死于NCD，超过80%的“过早”死亡发生在低收入和中等收入国家。

NCD往往持续时间长，是遗传、生理、环境和行为因素共同作用的结果。儿童、成人和老年人都容易受NCD危险因素的影响，如不健康饮食、缺乏运动以及接触烟草烟雾或过量饮用酒精。

心血管疾病（cardiovascular diseases，CVD）是导致NCD死亡的主要原因，每年有1770万人死于CVD，其次是癌症（880万）、呼吸系统疾病（390万）和糖尿病（160万）。

在发达国家，癌症往往被认为是仅次于CVD的第二大死因，但2016年在欧洲进行的一项研究发现，“过去10年里，CVD的死亡率已下降了25%至50%。随着这一变化的发生，在欧洲12个国家中，较多的男性死于癌症而非CVD。尽管在整个欧洲地区癌症死亡人数不足CVD死亡人数的一半，在以色列和丹麦，女性更多死于癌症而非CVD。癌症取代CVD成为男性的头号死因，这种转变首先出现在法国，其次是西班牙”。

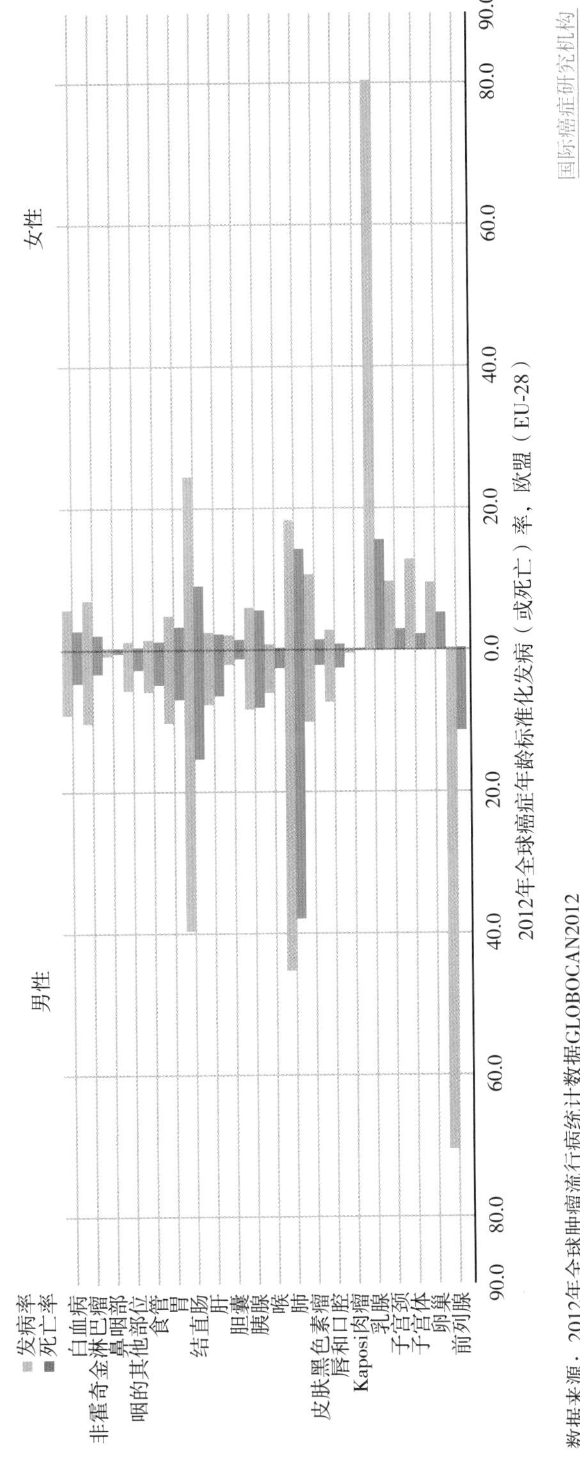

图2.1　2012年欧盟国家男女癌症差异

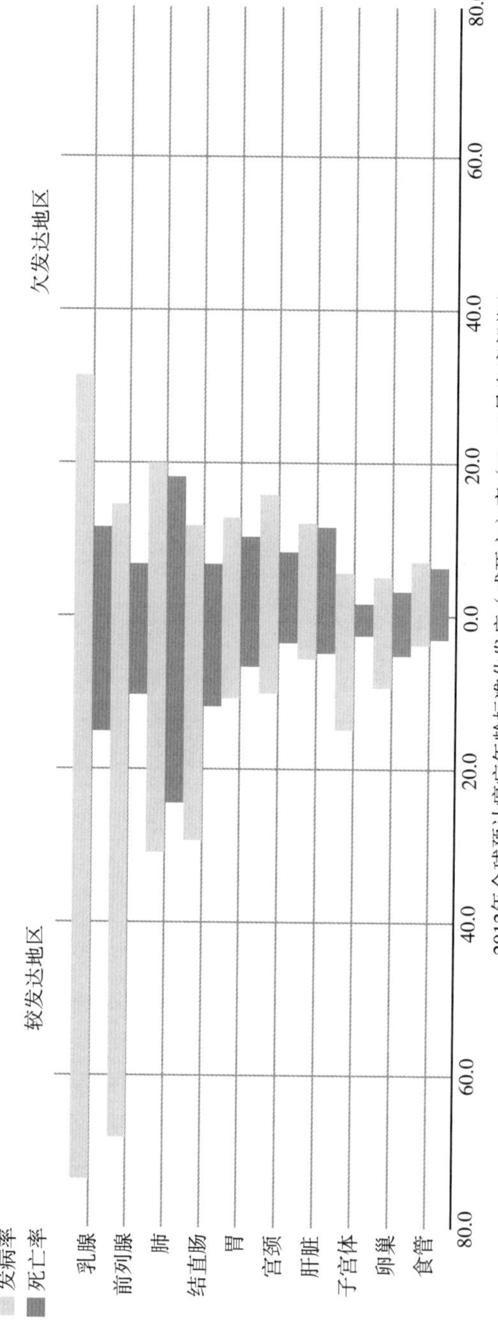

数据来源：2012年全球肿瘤流行病统计数据
图片来源：Global Cancer Observatory（http://gco.iarc.fr/）

图2.2 2012年较发达地区与欠发达地区的癌症差异

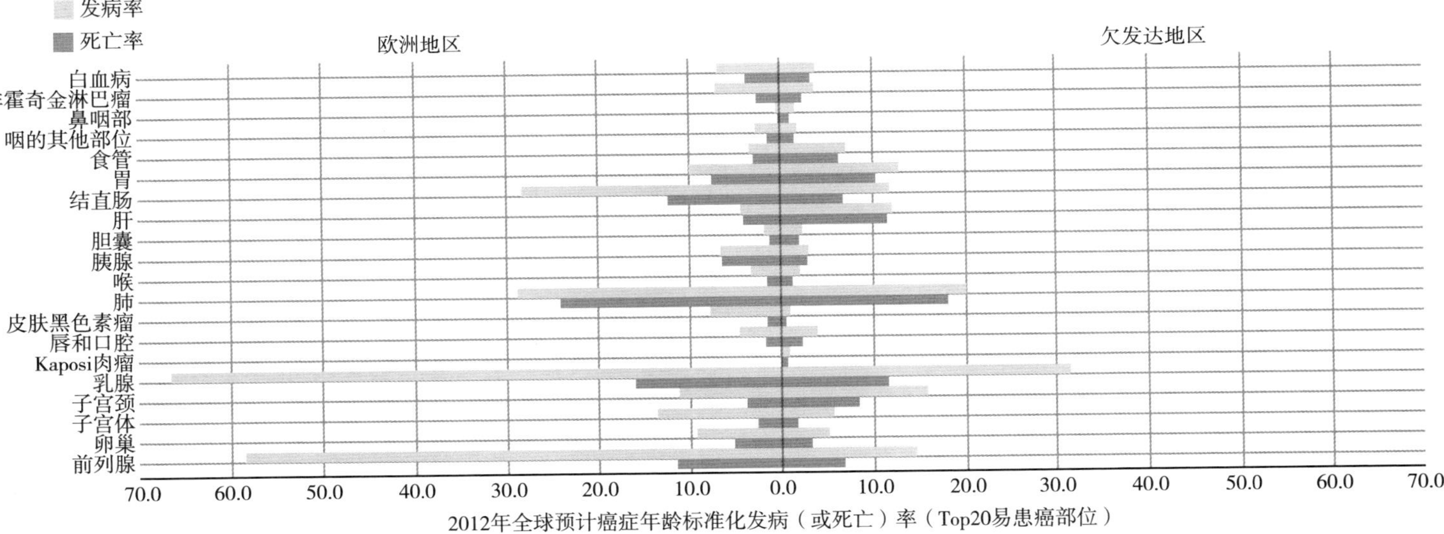

数据来源：2012年全球肿瘤流行病统计数据
图片来源：Global Cancer Observatory（http://gco.iarc.fr/）

图2.3　欧洲地区与欠发达地区的癌症差异

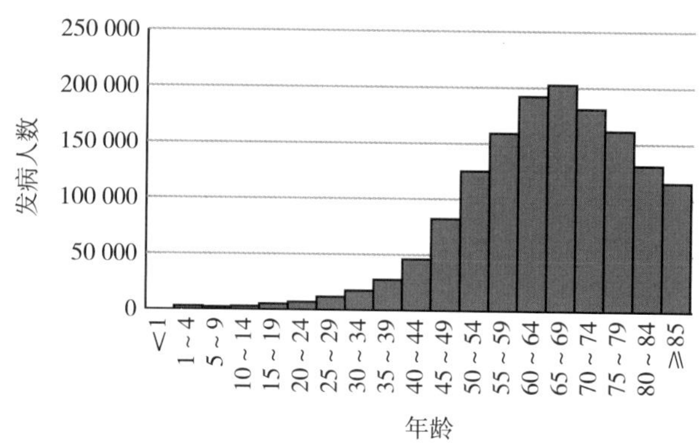

图2.4　2009年美国按年龄划分的浸润性癌症发病率

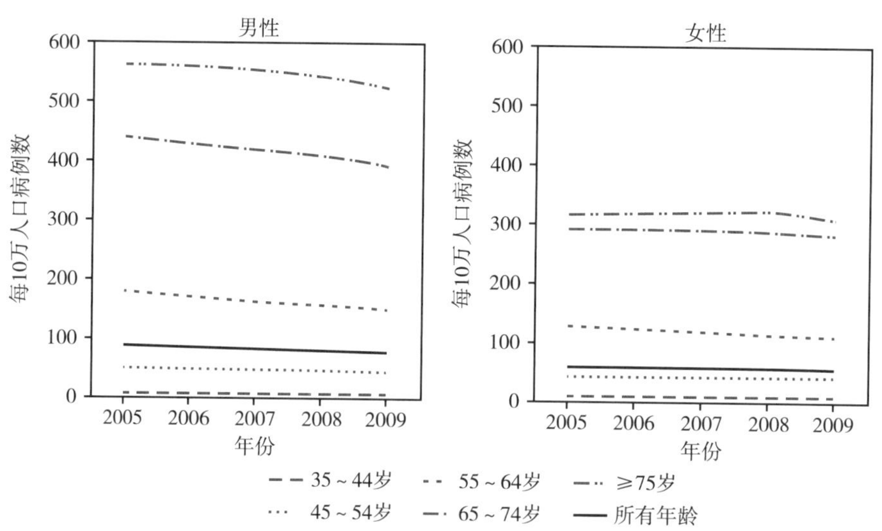

图2.5　2005—2009年美国每10万男性和女性浸润性肺癌发病率（按年龄分组）

治疗对癌症生存率的影响

初诊后固定时间内的生存率可用于评估治疗对癌症患者的影响。五年生存率是以人群为基础的癌症研究中最为常用的衡量指标，是评估和监测患者治疗效果的最佳方法。五年生存率可以反映出不同国家和地区之间肿瘤治疗效果、诊断技术、防控意识和筛查政策的差异。

四十多年来，癌症治疗对全球患者的总生存率产生了积极的影响。然而，国际比较显示出不同国家之间的生存率存在差异，这些差异可以归因于早期诊断和最佳治疗方案的差异。例如，在美国，尽管男性癌症发病率稳步下降，女性发病率保持平稳，但癌症幸存者的数量持续增长。根据全球癌症生存分析工作组（CONCORD）研究的数据，大多数发达国家的结肠癌和乳腺癌患者的五年生存率呈现稳步上升，并且在一些发达国家，乳腺癌患者的五年生存率可以达到85%及以上。

在美国，超过一半（56%）的癌症幸存者在过去10年里被确诊，47%的人年龄超过70岁。

肿瘤科及其他科室的护士，尤其是与70岁以上高龄患者接触的护士，将面对大量的癌症幸存者。这些幸存者虽然经历了艰难的肿瘤急性治疗期，但往往可以获得较好的生活质量，治疗的副作用也相对较少。

危险因素

目前我们尚未完全理解癌症的发生机制。我们无法控制衰老（癌症的主要危险因素），也无法改变个人的家族史。科学家们进行了大量的个体研究，比较癌症患者与未患癌症的个体，通过流行病学确定了一些危险因素。这些研究表明，与未患癌症的个体相比，癌症患者有不同的行为习惯或某些物质的暴露史，例如肺癌与吸烟有关。

但从患者的角度来看，没有研究可以证明他的某种特定行为或暴露于某些物质是导致癌症发生的唯一因素。

识别危险因素是了解多步骤致癌的关键，可以帮助公共卫生决策者采取措施降低癌症的发生率。然而，人们在避免已知危险因素方面仍面临巨大挑战。

吸烟、超重和饮酒等危险因素通常与心脏病、卒中、慢性呼吸系统疾病和糖尿病等主要慢性病有很大的关联。

美国癌症研究协会（American Association for Cancer Research，AACR）的报告指出，2012年主要可预防的癌症危险因素包括：

- 烟草（33%）
- 超重和肥胖（20%）
- 饮食（5%）
- 缺乏运动（5%）
- 职业（5%）
- 病毒（5%）
- 家族史（5%）
- 酒精（3%）
- 紫外线和电离辐射（2%）
- 处方药（1%）
- 生殖因素（3%）
- 污染（2%）
- 未知（11%）

WHO在2012年的一份报告中指出，过高的体重指数（BMI）会增加部分癌症的患病风险，如绝经后乳腺癌（24%）、子宫癌（22%）、结肠癌（18%）、肾癌（13%）、胆囊癌（6.7%）、胰腺癌（5.6%）、直肠癌（5.2%）、食管癌（3.6%）和卵巢癌（1.9%）。美国癌症协会估计，超重与缺乏运动结合、过度饮酒和营养不良等因素与20%的癌症有关，而这些都是可以预防的。

从感染性病原体的角度来看，2016年的一项研究确定了与全球男女癌症发生发展相关的五种不同的传染原。首先是幽门螺杆菌（36%），其次是人乳头瘤病毒（29%）、乙型肝炎病毒（19%）、丙型肝炎病毒（7.7%）及其他病原体（8.1%）。预防感染性病原体引发的不同类型癌症可以通过疫苗接种、治疗感染及改变行为习惯等方式来实现。

此外，避免过度日晒和使用室内日光浴设备可以降低皮肤癌的患病风险。

预防和早期检测

癌症的预防可以定义为采取特定措施预防癌症的发生发展，并对癌症相关死亡率产生显著影响的过程。

通常将癌症预防措施分为以下三个级别。

· 一级预防：防止癌症的发生，降低癌症发病率。

· 二级预防或早期检测：降低癌症患病率，癌症的早期筛查，以及提供最佳护理。

· 三级预防：例如，为乳腺癌高危妇女提供预防性乳腺切除术，也包括化学预防、管理复发，以及减少癌症并发症、后遗症（图2.6）。

护士在癌症预防中发挥着非常重要的作用，他们可以评估个体癌症风险、推广健康生活方式，以及提供定期筛查措施，从而有效预防癌症的发生和发展。

前文指出了癌症的一级预防措施。而在欧洲，《欧洲抗癌法典》根据已知危险因素列出了12种防癌方法，旨在帮助人们采取更健康的生活方式，从而预防癌症的发生，加强癌症预防。据估算，如果人人都遵守《欧洲抗癌法典》中列出的防癌方法，欧洲可以避免几乎一半的癌症死亡。

《欧洲抗癌法典》由癌症专家、科学家和其他领域专家共同编写而成，旨在提高欧洲公民对有效预防癌症的认识。该法典第一版于1987年出版（图2.7）。

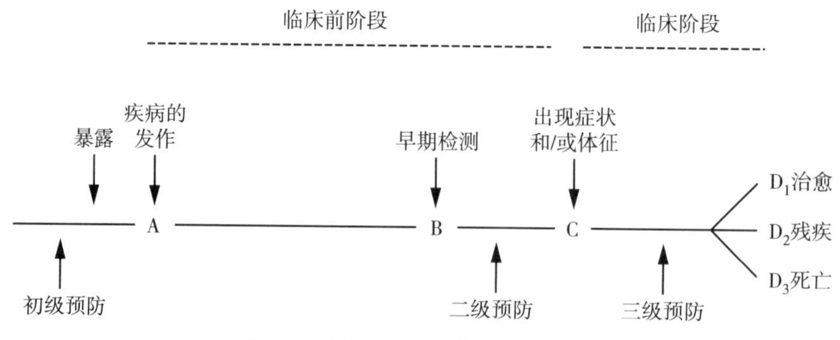

图2.6 癌症的自然史和分级预防

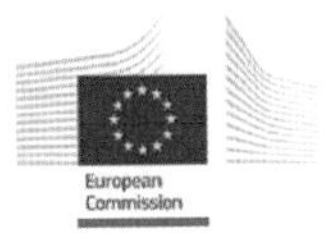

欧洲抗癌法典

种防癌方法

1. 不吸烟。不使用任何形式的烟草。
2. 在家和工作场所禁烟。
3. 体重符合健康标准。
4. 每天坚持运动，减少久坐时间。
5. 健康饮食：
   （1）充足的粗粮、豆类、蔬菜及水果。
   （2）限制高糖及高脂等高热量食物的摄入，避免饮用含糖饮料。
   （3）避免加工肉的摄入，限制红肉和高盐食物的摄入。
6. 不饮酒，或限制酒精摄入量。
7. 避免过多日光照射，尤其是儿童。使用防晒产品，不进行日光浴。
8. 减少工作场所中的职业暴露。
9. 检测家中是否存在较高水平的自然氡气。家中自然氡气水平较高，应采取相应措施予以降低。
10. 对女性而言：
    （1）母乳喂养可降低癌症风险，尽可能实施母乳喂养。
    （2）激素替代治疗（HRT）会增加癌症风险，应限制使用。
11. 确保儿童接种疫苗：
    （1）新生儿接种乙肝疫苗。
    （2）适龄女孩接种人乳头瘤病毒（HPV）疫苗。
12. 参加癌症筛查项目：
    （1）肠癌筛查（男性和女性）。
    （2）乳腺癌筛查（女性）。
    （3）宫颈癌筛查（女性）。

《欧洲抗癌法典》为公民提供有效预防癌症的措施。
成功的癌症预防需要公民个体行动和政府政策支持。
详情请访问：http：//cancer-code-europe.iarc.fr
该项目由欧盟共同资助，并由WHO的癌症专门机构——国际癌症研究机构负责。

国际癌症研究机构

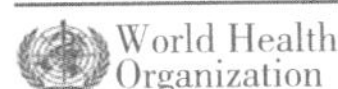

图2.7　欧洲抗癌法典

癌症筛查

癌症筛查是二级（或三级）预防的一种方法，其目的是在个体尚未出现任何症状前尽早检测出那些可能演变为癌症的病变（如皮肤病、息肉）。筛查可通过特定的方法（如化验、检查）识别可疑患者或有缺陷者。

筛查可分为基于个体的筛查（也称为机会性筛查）和基于人群的筛查，需要满足一定的标准。根据WHO的定义，国家癌症控制计划（NCCP）是一项公共卫生计划，旨在通过利用现有资源，实施系统、公平和基于证据的预防、早期检测、诊断、治疗和减轻痛苦的措施，从而减少癌症病例和死亡人数，并提高癌症患者的生活质量。

在选择筛查技术时，必须综合考虑以下多种因素。

· 灵敏度：将实际患病个体判定为真阳性的比例。

· 特异度：将实际无病个体判定为真阴性的比例。

· 阳性预测值：阳性结果中患病个体的比例。

· 阴性预测值：阴性结果中健康个体的比例。

· 可接受度：目标人群同意接受检测的比例。

成功实施基于人群的筛查项目还需要考虑多种因素，包括：

· 选择一种常见的癌症作为筛查对象，其发病率和死亡率较高，长期处于临床前阶段，并且有可能在早期接受治疗。

· 确保有效的治疗方法。

· 筛查项目的可接受性、安全性和经济性。

制订筛查计划时，需要考虑到假阳性或假阴性结果可能带来的心理和经济负担，还应该避免过度诊疗。医生和护士们愿意与患者进行有效的沟通，并向患者介绍筛查项目的潜在益处和危害。

在国家层面，筛查计划必须能够覆盖大部分目标群体，并确保出现异常的个体能够及时接受适当的诊断和治疗。制定筛查计划的准则是适用于计划的所有参与者，需要特别注意以下几方面。

· 筛查的频率和年龄。

· 筛查测试的质量控制。

· 建立必要的转诊和治疗项目。

· 特定的信息指南，邀请目标人群进行筛查，召回下次检测的个体，随访结果异常的个体，并监测和评估筛查计划。

实际上，并非每个国家都有这样结构化的筛查项目，发达国家与欠发达国家的筛查项目存在差异。

评估筛查项目时，需要考虑一些常见的偏差，包括信息偏差和选择偏差。信息偏差是指数据的不准确性，这可能是仪器故障或数据错误导致的。选择偏差是指研究人群不能代表目标人群的情况，可能是随访期间丢失大量个体或抽样过程不充分等因素所致。

癌症筛查存在四种偏倚，分别如下。

· 前置时间偏倚：通过在早期检测疾病而显著提高生存率的系统误差。

· 长时间偏倚：通过检测具有长潜伏期或临床前期的癌症而导致的系统误差。

· 检测偏倚：检测无关疾病的系统误差。

· 转诊/志愿者偏倚：对有就诊倾向的个体疾病检测的系统误差。

2003年，欧洲理事会建议针对符合上述标准的三种癌症人群筛查计划，即乳腺癌、结肠癌和宫颈癌，并建议采取以下三项措施。

· 50～69岁的妇女进行乳腺X线检查。

· 50～74岁男性和女性进行隐血试验（FOBT）。

· 20～30岁女性进行巴氏涂片检测。

基于上述建议，近期一项研究显示，欧盟许多成员国在癌症筛查方面取得了进展，特别是在结直肠癌筛查方面取得了显著成果。该研究还指出，与2007年相比，2016年接受结直肠癌筛查的男性和女性数量几乎翻了一番（从5790万人次增加到11 030万人次）。

然而，关于癌症筛查的检测技术仍在讨论中。尽管已经有一些癌症筛查项目被证明可以减少癌症死亡率，但在选择和应用这些检测技术时需要权衡其优缺点。

下面是一些最常见癌症的特定筛查项目的"优缺点"。

乳腺癌

乳腺钼靶成像被认为是乳腺癌筛查和诊断最重要的手段之一，欧洲乳腺影像学会（EUSOBI）和欧洲乳腺癌联盟（Europa Donna）于2017年发布了有关乳腺癌筛查的指南，为所有女性提供了以下建议。

· 直接数字化乳腺X线摄影应优先于传统的荧光胶片成像。

· 应将筛查（无症状女性）和诊断（有症状女性）区分开。

· 即使乳腺钼靶成像结果为阴性，也应考虑乳腺症状。

· 数字乳腺断层摄影提高了乳腺癌的检测率并降低了召回率。

· 对比增强乳腺钼靶成像有助于癌症检测和病变特征分析。

该指南建议50～70岁女性每2年进行一次乳腺癌筛查。根据国家或地区的实际情况，乳腺X线摄影已广泛应用于40～75岁女性。这些年龄差异主要归因于文化差异、经济状况、技术限制以及乳腺癌患病率等各种因素。

建议40～50岁女性每年进行一次乳腺癌筛查，由于该年龄段女性乳腺密度较高，建议将检查年限延长至45～50岁。此外，建议70岁后的女性根据其整体健康状况来定制筛查方案。

乳腺X线摄影与其他筛查技术一样并不能排除所有的癌症病变，也存在一些局限性，其中一个局限性是诊断效能的限制，估计有高达28%的乳腺癌未能被识别，尤其是在乳腺密度较高的年轻女性中，可能出现漏诊的情况；而另一个局限性是过度诊断，2014年欧洲筛查工作组的数据表明，"每1000名接受筛查的50～69岁女性中，有7～9例的乳腺癌患者免于死亡，4例患者被过度诊断，170例患者至少被召回1次，经过无创评估后结果为阴性，30例患者至少被召回1次，经有创手术后结果为阴性"。

对于携带*BRCA1/BRCA2*基因突变或有强家族遗传性乳腺癌的女性，建议保留MRI筛查。

结肠癌

与乳腺癌筛查相比，结肠息肉和结肠癌的筛查可以通过不同的检测方法来实现。美国癌症协会鼓励任何有平均风险的男性和女性进行结肠癌筛查，并将其分为以下两类。

1. 可以发现息肉和癌症的试验包括：

· 结肠镜检查。

· 虚拟结肠镜检查。

· 可弯曲乙状结肠镜检查。

· 双重对比剂钡灌肠造影。

2．主要用于发现癌症的试验：

· 粪便免疫化学试验（FIT）。

· 胶固法粪便隐血试验（gFOBT）。

· 每3年进行1次粪便DNA检测。

对于50岁及以上的人群，建议采用以下检查组合：

· 每年进行1次粪便隐血试验（FOBT）。

· 每5年进行1次可弯曲乙状结肠镜检查。

· 每年进行1次粪便隐血试验（FOBT）加上每5年进行1次可弯曲乙状结肠镜检查。

· 每年进行1次双重对比剂钡灌肠造影（DCBE）。

· 每10年进行1次结肠镜检查。

近期的研究表明，上述所有结肠癌筛查方式都能有效降低结直肠癌的死亡率，且患者易于接受。行FOBT需要对饮食进行限制；而FIT则没有特殊的膳食限制，对患者来说更为友好。

对于一般人群中无结肠癌症状的个体而言，其他筛查方法在依从性方面仍面临着巨大挑战。

结肠镜检查的特定指南是针对高风险人群而设计的。对于有FAP（家族性腺瘤性息肉病）或林奇综合征病史家庭的人，建议尽早进行结肠癌筛查，并每年进行1次检查。

宫颈癌

尽管宫颈癌在发达国家的发病率相对较低，但它仍然是西方世界女性面临的重要健康问题。例如，在法国，宫颈癌是发病率排名第10位的癌症，每年导致1100人死亡。宫颈癌也是人类癌症中最可预防的恶性肿瘤之一，其发生主要与HPV（人乳头瘤病毒）引起的宫颈感染有关。

近40年来，随着对无症状女性进行宫颈癌筛查，欧洲和北美地区的宫颈癌发病率和死亡率有所下降。这种基于人群的筛查通常采用常规的巴氏涂片检查，包括对宫颈细胞进行显微镜检查。这项检查结果可能显示为阴性，即未发现上皮恶变或恶性肿瘤，或者显示为上皮异常或恶性肿瘤。

建议女性从20岁左右开始进行巴氏涂片检查，具体的检查间隔因国家而异，通常情况下，如果连续两次检查间隔1年均为正常结果，则建议3年进行一次检查。

对于HPV病毒的新认知也促使美国癌症协会提出建议，即30岁及以上的女性和巴氏涂片检查结果异常的女性需同时接受巴氏涂片检查和HPV DNA检测。

尽管HPV疫苗与其他疫苗一样存在争议，但许多卫生部门仍然建议11～12岁的女孩和男孩接种HPV疫苗。但由于HPV疫苗不能预防所有类型的HPV病毒，接种疫苗的女性仍需要定期进行巴氏涂片检查。

前列腺癌

尽管前列腺癌发展缓慢，有足够的时间进行早期检测和有效治疗，但目前基于人群的前列腺癌筛查的益处尚未确定。在欧洲前列腺癌筛查随机对照研究（ERSPC）和美国前列腺癌、肺癌、结直肠癌和卵巢癌筛查试验（PLCO）进行的两项研究得出了类似的结果，表明没有足够的证据评估前列腺癌筛查在75岁以下男性中的利弊关系。PLCO的主要结论是，“经过7～10年的随访，前列腺癌的死亡率非常低，每年接受筛查的人群和对照组之间没有显著差异”。治疗相关并发症，如尿失禁或阳痿，尤其是过度诊断的情况下，不利于筛查的开展。

因此，各个组织的前列腺癌筛查建议有所不同，但仍然需要根据个体情况讨论，并进行直肠指检和PSA检测。

黑色素瘤

诸如黑色素瘤、基底细胞癌和鳞状细胞癌等皮肤癌无法进行人群筛查。基底细胞癌和鳞状细胞癌被称为非黑色素瘤皮肤癌，占皮肤癌的绝大部分，但不会导致死亡。黑色素瘤在欧洲的发病率、死亡率和生存率各不相同，这无疑与皮肤癌早期发现和预防的不平等以及病例登记有关。

临床医生通过肉眼评估皮肤，对黑色素瘤的早期发现敏感性和特异性不高，不能作为人群筛查工具。避免危险因素等一级预防目前缺乏国家计划，皮肤癌登记不足以反映现状。

实际上，现有共识是继续为普通人群进行皮肤癌预防宣传，并强调尤其要减少儿童、青少年和年轻人接触紫外线辐射。

预防皮肤癌的另一种方法是提高对黑色素瘤危险因素的认识，其危险因素如下。

· 个人或家族黑色素瘤病史。
· 皮肤较白。
· 使用室内日光浴床。
· 晒伤史或既往皮肤癌。
· ≥2个不规则痣。
· 多痣（＞40个）。
· 不典型痣（不规则痣）。

如果一个人具有上述任一危险因素，皮肤科医生应使用ABCDE法则进行临床检查，即痣不对称、边缘不规则、颜色不均匀、直径＞6mm以及随时间在变化。有时在个体基础上，还可以使用内窥镜检查和数字计算机辅助评估等工具来帮助诊断和治疗黑色素瘤。

肺癌

肺癌的筛查有以下三种方法，通常针对重度吸烟者或戒烟者。

· 痰液细胞学检查。
· 胸部X线。

· 低剂量螺旋CT扫描。

痰液细胞学检查和胸部X线检查可用于检测肺癌早期症状，而低剂量螺旋CT扫描可用于健康体检。美国放射学院影像网（American College of Radiology Imaging Network，ACRIN）和国家癌症研究所（National Cancer Institute）自2002年以来在美国进行的美国国家肺部筛查试验（NLST）显示，与X线检查相比，CT可筛查出更微小的早期肺癌从而降低死亡率。然而，2011年发表的另一项研究并没有得出这些令人鼓舞的结果。

这些有争议的研究结果让CT筛查成为一个可以单独讨论的问题，当然，避免肺癌的最佳方法是不吸烟或戒烟。

总之，必须强调的是，尽管化学预防、DNA分析和易于获得的筛查项目等新工具将在癌症预防方面取得进展，但一级预防，尤其是避免已知危险因素是减少全球癌症负担的关键之一。

术语表

年龄标准化率（ASR）：年龄标准化率是一个人口在具有标准年龄结构的情况下的发病率。由于年龄是癌症发生的重要危险因素，因此在比较具有年龄差异的人群时，需要使用标准化方法。

平均风险：结肠癌的平均风险是50岁以上的男性或女性，无既往腺瘤或结肠癌病史，无既往结肠炎症性疾病，无家族史（一位一级亲属或两位二级亲属）。

人类发展指数（HDI）：人类发展指数是一个基于三个人类发展维度的综合指数，包括。①预期寿命（出生时预计的平均寿命）；②受教育程度（成年人的识字率和初等至高等教育入学率的组合）；③收入［平价购买力（PPP，美元）调整后的人均GDP］。根据2012年联合国开发计划署的估计，国家按照人类发展指数分为四个等级：极高HDI、高HDI、中HDI和低HDI。

发病率：发病率是在一定时间和人群中新发病例的数量，通常以每年10万人的发病率来表示。

患病率：患病率是患有疾病或有疾病症状，或在一定人群中的患病数量也指治疗过程中引起的并发症。

死亡率：死亡率是在特定时间内一定人群中因疾病死亡的人数，通常以每年绝对死亡人数或每10万人的标准化率表示。

患病率：特定癌症的患病率是在某段时间内某个人群中被诊断患有某种癌症并且在该时间段结束时仍然存活的人数，通常以每10万人的数量和百分比来表示。

（翻译：石丘玲　校对：车　云）

参考文献

[1] National Cancer Institute．Cancer risk factors and protective factors．www.cancer.gov/aboutcancer/caus-

es-prevention/risk/age. Accessed 1 May 2018.

[2] International Agency for Research on Cancer and Cancer Research UK. World cancer factsheet. London: Cancer Research UK; 2014.

[3] Ferlay J, Soerjomataram I, Ervik M, Dikshit R, Eser S, Mathers C, Rebelo M, Parkin DM, Forman D, Bray F. GLOBOCAN 2012 v1. 0, cancer incidence and mortality worldwide: IARC cancer base No. 11 [Internet]. Lyon: International Agency for Research on Cancer; 2013. Available from: http://globocan.iarc.fr.Accessed 1 May 2018.

[4] White MC, et al. Age and cancer risk: a potentially modifiable relationship. Am J Prev Med. 2014; 46 (3 Suppl 1): S7-15. PMC. Web accessed 1 May 2018.

[5] Six J, et al. Age-dependent risk and lifetime risk of developing cancer in Switzerland. Schweizer Krebsbulletin. 2017; 37 (3): 284-90.

[6] CDC's national program of cancer registries and National Cancer Institute's surveillance, epidemiology, and end results program.

[7] http://www.who.int/ncds/en/. Accessed 1 May 2018.

[8] Townsend N, Wilson L, Bhatnagar P, Wickramasinghe K, Rayner M, Nichols M. Cardiovascular disease in Europe: epidemiological update 2016. Eur Heart J. 2016; 37 (42): 3232-45. https://doi.org/10.1093/eurheartj/ehw334. Accessed 1 May 2018.

[9] Siegel RL, Miller KD, Jemal A. Cancer statistics, 2016. CA Cancer J Clin. 2016; 66: 7-30.

[10] M. P. Coleman and the CONCORD Working Group, published online November 26, 2014. www.thelancet.com. Vol. 385, March 14, 2015.

[11] Plumer M, de Martel C, et al. Global burden of cancers attributable to infections in 2012: a synthetic analysis. The Lancet. 2016; 4: 9: e609-16. https://doi.org/10.1016/S2214109X (16) 30143-7. Accessed 26 May 2018.

[12] Dos Santos Silva I. Cancer epidemiology: principles and methods. Lyon: IARC; 1999.

[13] www.who.int/cancer/nccp/en/. Accessed 1 May 2018.

[14] Jorgensen KJ, Gotzsche P. Overdiagnosis in publicly organised mammography screening programmes: systematic review of incidence trends. BMJ. 2009; 339: b2587.

[15] Barret B, McKenna P. Communicating benefits and risks of screening for prostate, colon and breast cancer. www.stfm.org/fmhub/fm20111/April/Bruce248.pdf. Accessed 26 May 2018.

[16] https://newonlinecourses.science.psu.edu. Accessed 27 May 2018.

[17] Kramer BS, Croswell JM. Overdiagnosis in publicly organised mammography screening programmes: systematic review of incidence trends. Annu Rev Med. 2009; 60: 125-37. https://doi.org/10.1146/annurev.med.60.101107.134802.

[18] Basu P, et al. Status of implementation and organization of cancer screening in the European Union member states-summary results from the second European screening report. Int J Cancer. 2018; 142: 44-56.

[19] Sardanelli F, for the European Society of Breast Imaging (EUSOBI), et al. www.ncbi.nlm.nih.gov/pmc/articles/PMC5265195. Accessed 27 May 2018.

[20] Törnberg S, Kemetli L, Ascunce N, et al. A pooled analysis of interval cancer rates in six European countries. Eur J Cancer Prev. 2010; 19: 87-93. https://doi.org/10.1097/CEJ.0b013e32833548ed.

[21] Paci E, Broeders M, Hofvind S, Puliti D, Duffy SW. EUROSCREEN Working Group European breast

cancer service screening outcomes: a first balance sheet of the benefits and harms. Cancer Epidemiol Biomarkers Prev. 2014; 23: 1159-63. https: //doi.org/10.1158/10559965.EPI-13-0320.

[22] www.cancer.org/cancer/colon-rectal/detection-diagnosis-staging/acs-recommendations. Accessed 27 May 2018.

[23] Smith RA, Cokkinides V, Eyre HJ. American cancer society guidelines for the early detection of cancer, 2003. CA Cancer J Clin. 2003; 53: 27-43.

[24] www.e-cancer.fr/Professionels-de-sante/Depistage-et-detection-precoce/Depistage-ducancer-de-l'uterus. Accessed 27 May 2018.

[25] Petry KU, Wörmann B, Schneider A. Benefits and risks of cervical cancer screening. Oncol Res Treat. 2014; 37 (suppl 3): 48-57.

[26] Schroder FH, Hugosson J, Roobol MJ, et al. Screening and prostate-cancer mortality in a randomized European study. N Engl J Med. 2009; 360: 1320-8.

[27] Andriole GL, for the PLCO Project Team, et al. Mortality results form a randomized prostate-cancer screening trial. N Engl J Med. 2009; 360: 1310-9.

[28] https: //jamanetwork.com/journals/jam/articlepdf/2536643/us160009.pdf. Screening for skin cancer US preventive services task force recommendation statement. Accessed 1 June 2018.

[29] Forsea AM, del Marmot V, Geller A. Priorities and challenges for skin cancer prevention in Europe: an expert survey. Melanoma Res. 2013; 23 (4): 298-306. https: //doi.org/10.1097/CM.Ob013e3283632c67. Accessed 3 June 2018.

[30] Aberle DR, Adams AM, Berg CD, Black WC, Clapp JD, Fagerstrom R, et al. Reduced lung-cancer mortality with low-dose computed tomographic screening. N Engl J Med. 2011; 365 (5): 395-409. https: //doi.org/10.1056/NEJMoa1102873. Epub 2011 Jun 29.

[31] Oken MM, for the PLCO Project Team, et al. Screening by chest radiograph and lung cancer mortality: the prostate, lung, colorectal, and ovarian (PLCO) randomized trial. JAMA. 2011; 306 (17): 1865-73. https: //doi.org/10.1001/jama.2011.1591. Epub 2011 Oct 26.

[32] www.cancer.gov/publications/dictionaries/cancer-terms/def/morbidity. Accessed 1 May 2018.

第三章　循证护理在基本抗癌治疗中的应用：最主要副作用的管理

克洛蒂尔德·梅辛和凯茜·阿姆莱因（Clotilde Messin and Cathie Amrhein）

摘　要

每种癌都是独一无二的。每位患者都将受益于最适合他们情况的治疗策略。手术、放疗和化疗仍然是基本的治疗方法。不论单独使用或联合使用，目标都是一致的：杀死所有癌细胞，同时尽可能不伤害健康组织，以限制不良影响。这些快速、累积或延迟的副作用会对患者的全身产生影响。在这一章中，我们只讨论主要影响，以血液系统疾病、消化系统疾病、身体形象的改变、疲劳和性健康障碍。护士有责任通过提供个性化的咨询和提高教育水平来尊重和赋予患者自主权。今天，癌症病理学越来越被认为是慢性的。这种慢性意味着要对患者进行长期随访。

关键词

副作用；慢性；患者教育；身体形象；疲劳；性健康团队

引言

肿瘤疾病的复杂性和可能的治疗方法的多样性需要多学科的联合决策。此外，并不是所有的肿瘤都对相同的治疗方法敏感，这需要经过多学科协作会议的讨论后决定。

每种癌症都是独一无二的。每个患者都可以通过个人护理计划从最佳治疗策略中受益。这些治疗策略是基于美国国立综合癌症网络（NCCN）、国家专家组（基于所做工作的国际参考文献公认的专业组织）和法国国立癌症研究所（INCa）的标准和建议（SOR）。

治疗策略如下。

· 通过限制毒性，确保患者从每种治疗方法中获得最佳效果是至关重要的。

· 旨在确保从一开始就有最大的恢复机会。

· 在复发时进行评估，以延长生存时间并保持舒适。

一项研究表明，通过多学科诊疗（MDT）决策可以更好地管理癌症疾病。此外，患者应积极融入MDT过程，以保证他们对自己的治疗措施做出明智的选择，并确保治疗选择是基于现有的患者基础及临床证据做出的最有可行性的选择。

主要治疗方法概述

让我们首先回顾一下主要抗癌治疗方法的概况。

外科手术是当地用于治疗癌症的首要治疗方法，手术至今仍是一种可供选择的治疗方法。

手术治疗适应证如下。

· **探查术**是诊断性手术。收集肿瘤的解剖病理标本使我们能够明确癌症的诊断，并确定其特征（组织学、化疗敏感性、放射敏感性、倍增时间），这些特征将被纳入治疗策略的考虑范围。这种手术程序使我们能够评估肿瘤的局部扩展，周围组织扩散以及淋巴转移的风险。

· **切除术**包括在周围健康组织有安全边缘的情况下进行肿瘤全切除，不留任何癌细胞。它有时会造成身体残缺，破坏身体形象。对于一些早期容易发现或早期诊断的癌症，手术可能是治疗癌症的唯一方法。有时，手术治疗的目标是缩小肿瘤体积以便于第二步放射治疗或化学治疗。

· **修复或整形手术**能够弥补器官完全切除后的残缺。

· **姑息手术**的目的是重建功能（例如，通过进行结肠造口或输尿管造口），确保舒适性（例如，通过移除坏死、溃烂或压缩的肿瘤），和/或通过中断疼痛敏感通路来减轻疼痛。

目前所有的手术技术都有自己的一席之地，但我们可以观察到，微创干预和门诊手术越来越受欢迎。此外，研究表明，如果可以选择的话，很大一部分患者更愿意步行到手术室进行手术。此过程增强了患者的自主性，并可能减少将患者转移到手术室的延误。这凸显了一个事实，即在两种选择之间做决定时，患者感觉在决策过程中获得了更大的权力，更愿意接受改变。

像巴黎古斯塔夫·鲁西研究所（Gustave Roussy Institute）这样的医院将这一过程应用于乳腺癌患者，并观察到患者的焦虑和前期药物需求减少。

由亨利克·凯利特（Henrik Kehlet）教授在20世纪90年代发起的一项“快速通道”计划-加速术后恢复（ERAS）已经重新回到了舞台中央。这项计划旨在改变对手术的生理和心理反应。它可以减少并发症，缩短住院时间，更早地恢复肠道功能，更早地恢复正常活动。该计划是基于多专业的协作（图3.1）。

放射疗法是一种局部治疗，它试图通过辐射破坏DNA来摧毁癌细胞，辐射包括电子、光子或质子。在法国，50%的癌症患者接受放射治疗。

组织通过血管获得的氧气越多，放射就越成功。血管较少的组织对放射的敏感性较低。不同的技术如下。

· 经皮：肿瘤的近距离放射治疗（通过间质穿刺针或腔内模具）。

· 代谢：通过口服途径（放射性碘）。

这种疗法有不同的适应证，具体如下。

· 根治性放射治疗：单独或与手术和/或化疗相关的。

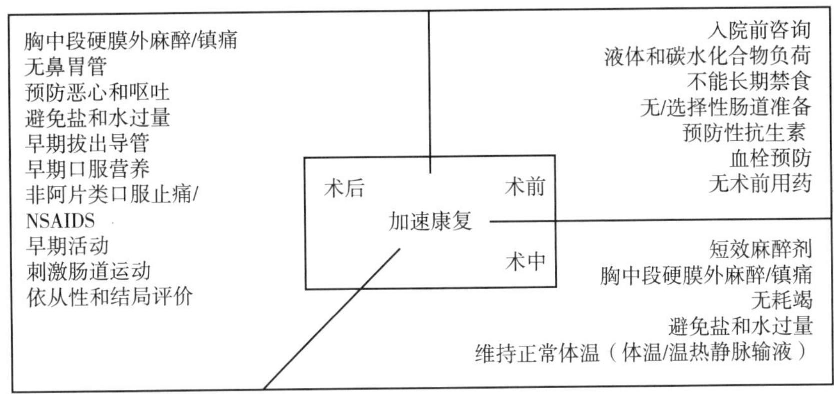

图3.1　围手术期加速康复护理

· 姑息性放射治疗：缓解骨和肝转移的疼痛，或纾解脑或脊椎转移瘤造成的压迫。

这种治疗的挑战是不接触周围的健康细胞，否则将导致副作用。将提供辐射的区域（肿瘤）在三维空间上更好地进行定位，在这方面已经取得了显著性进展。此外，第四代放射治疗是一种可控的放射治疗，可以照射移动的肺部肿瘤，同时保护健康组织。

为了减少副作用，我们必须等到组织再生。这就是治疗被分成一定数量的疗程的原因，一个疗程持续5～7周。

不良反应可能在早期出现和/或造成不便，但无严重后果。会出现不同程度、从红斑到渗出性表皮炎的皮肤疾病，由于细胞破坏、合成代谢过程增加、前去治疗等也会导致疲劳。

其他影响取决于受照射的区域：

耳、鼻、喉（ENT）范围照射后引起口干和味觉障碍。

腹盆腔照射引起的膀胱炎、直肠炎、腹泻、恶心和呕吐。

根据照射剂量和持续时间，患者还可能出现后期副作用，可在治疗6个月、12个月或18个月后出现，如放射性损伤（辐射引起的小肠损伤）、肺纤维化、放射性心包炎等。

Flash放射治疗是一种非常有前景的技术，放射剂量通常在200ms内完成照射，而传统放疗技术的持续时间为几分钟。Flash技术与传统技术在肺癌治疗中的比较，已经观察到在通过Flash放疗技术递送20Gy以下的辐射剂量后没有出现纤维化，而在传统放疗技术照射后6～8个月可能观察到肺部纤维化。

癌症化疗是一种影响体内所有细胞的一般治疗方法，它针对所有癌细胞，无论它们扩散以及转移到哪里。

该治疗可以通过静脉注射、皮下注射、动脉内注射、鞘内注射、胸膜内注射、腹膜内注射或口服，与不同药物的组合产生毒性作用和/或互补作用来增强疗效。

据估计，到2020年，50%的患者将在家接受口服化疗。

口服化疗可以减少某些副作用，如注射部位相关的感染、渗出的风险、治疗费用、住院和移动。此外，患者的优势是可以在家中接受治疗。

化疗有以下几个适应证。

· 根治性化疗：辅助或新辅助治疗。

· 姑息性化疗：目标是在对患者进行获益/风险评估后缓解疼痛。

这些药物在细胞增殖过程中会同时杀死癌细胞和健康细胞。如果细胞处于休眠状态，它就不会受到药物的影响。所以，有必要重复治疗。

化疗会导致大量的副作用，这些副作用是治疗方案中的每个药物分子所特有的。我们谈论的是早期、累积或后期副作用。

由于化疗作用于分裂过程中的所有细胞，快速分裂的细胞将首先受到影响，如造血细胞、消化上皮细胞或生殖细胞，这解释了主要的不良影响：

· 血液毒性，导致贫血、疲劳、感染风险、出血影响。

· 对表皮的毒副作用、脱发、指甲脆、黏膜炎。

· 消化系统紊乱、恶心、呕吐。

· 性健康障碍。

一般来说，化疗会使身体脱水。有必要让患者参与对此的日常监测。在早期阶段，我们建议患者喝一瓶水（并遵循任何关于液体摄入的医学建议），用含有防晒因子的润肤霜滋润面部和身体，用补水润唇膏滋润嘴唇。

外科手术、放射治疗和化学治疗经常是相继或并行联合使用。其他疗法如靶向疗法、激素疗法、免疫疗法、疫苗接种、基因疗法、单克隆抗体、射频疗法或针对转移瘤的冷冻疗法，可能会完善所提出的治疗策略。

今天，癌症越来越被认为是一种慢性病。这种假设随着时间的推移，患者的生理和心理状态会发生变化。这种慢性意味着需要对受到影响的人进行长期随访。慢性病需要教育与应对策略。

根据卢布金（J.M.Lubkin）的说法，"慢性病是一种由疾病或残疾引起的不适状态，需要医疗和社会的干预，且影响到有关人员生活的多个方面"。慢性病不能治愈，这种观点改变了护理者的护理形式。护理者关心护理方法，而患者关心他们未来的生活，双方没有相同的愿景。

随着门诊服务的发展，患者可以更早居家照顾自己，虽然远离医院医疗保健专业人员的看护，但有受过专门培训的专业人员提供医疗保障。护士在患者教育中可以发挥非常重要的作用，以促进优质护理。

常见副作用的管理

抗癌治疗会导致大量的副作用，这些副作用是每种治疗所特有的。我们谈论的是早期、累积或延迟的副作用。抗癌治疗也会产生所谓的间接副作用，这些副作用对患者的全身有重大影响，但不是由治疗直接导致的，如焦虑、身体形象受损、疲劳、厌食症或性健康障碍。

在接下来的章节中，我们将讨论抗癌治疗的主要副作用。本讨论并非详尽无遗，本书的其他章节深入讨论了这些主题。这里的目标是专注主题，专注护理。

血液毒性，骨髓毒性

骨髓毒性是由快速分裂的造血干细胞被破坏所致。它是癌症治疗的主要毒副作用，是最早也是最常见的并发症。它涉及除博来霉素以外的所有抗癌药物。

骨髓毒性是可逆的，但可能对治疗是一个限制因素，特别是在化疗中，因为它可能会使患者处于危险之中。因此，在任何化疗治疗开始之前以及放疗之后的随访期间，必须对血细胞计数进行监测。这项评估将是获得“绿灯”开始治疗的关键因素。

骨髓毒性因使用的分子、剂量和治疗持续时间而异。到治疗的第4天，白细胞和血小板计数开始下降。这种下降还在继续，通常在第8～12天达到最低点。预计在第3周恢复正常；因此，某些化疗方案是每21天进行一次。这些骨髓毒性发作有时需要输注浓缩红细胞或血小板。

几种细胞毒性药物的组合会增加毒性。所有血细胞系都会受到造血干细胞破坏的影响，导致全血细胞减少（所有三种血细胞系：白细胞、红细胞和血小板计数的减少）。患者对这种毒性了解甚少，因为它是不可见的。因此，有必要在开展监测的作用和如何阅读血液检查结果等方面开展培训（表3.1和表3.2）。

表3.1　世界卫生组织血液毒性分级表

血液学参数	毒性				
	0级	1级	2级	3级	4级
血红蛋白（g/L）	＜110	95～109	80～94	65～79	＜65
白细胞计数（10^9/L）	＞4	3.0～3.9	2.0～2.9	1.0～1.9	＜1
粒细胞计数（10^9/L）	＜2	1.5～1.9	1.0～1.4	0.5～0.9	＜0.5
血小板计数（10^9/L）	＜100	75～99	50～74	25～49	＜25
出血	无	瘀点	轻微出血	重大出血；有输血指征	大出血

表3.2 骨髓毒性副作用概述

	中性粒细胞减少	贫血	血小板减少	发育障碍
一般性	骨髓抑制的首次表现；它的严重程度和持续时间各不相同	随治疗周数后进展		全血细胞减少或重度全血细胞减少化疗并发症
标准性	多核中性粒细胞计数＜500/mm^{3}时出现中性粒细胞减少	女性血红蛋白＜11g/dl或男性血红蛋白＜12g/dl为贫血	血小板计数＜20 000有出血风险	白细胞计数＜1000/mm^3，多核中性粒细胞计数＜500/mm^3
标志性	发热	皮肤黏膜苍白、乏力、呼吸急促、心动过速、低血压、头痛、眩晕	所有血迹：鼻出血、直肠出血、瘀点、血尿等	血液样本高热＝发热性发育不全
并发症	并发症风险为5%在门诊护理环境中，34%在医院护理环境中，最常见的死亡原因（90%的病例）是细菌感染		出血	感染死亡的主要风险
患者教育	定期测量体温 发热＝潜在感染 不可自行用药（如退烧药和/或皮质激素） 简单的卫生规则，洗手、洗澡、洗内衣、口腔卫生 避免受伤并迅速治疗 筛查贫血/血小板减少症的体征 调整饮食中的营养成分和液体成分 饮食教育，不吃生食或剩菜 避开公共场所和交通工具 避免修剪花草 防止被动物抓伤	关于贫血的迹象，确保患者保持警惕；协助建立诊断；启用快速干预	按指示用软牙刷或漱口水，不可自行用药（如阿司匹林），避免割伤，避免园艺、运动、拳击等 不可使用电动剃须刀 不可脱毛要小心尖锐的食物，如面包干、小骨头、薯条等 报告任何血迹，如鼻出血，直肠出血，瘀斑，血尿	中性粒细胞减少症的宣教
护理职责	如果出现体温过高，通过监测血液测试进行预防，如血液培养＋其他样本［细胞细菌尿液分析、鼻咽拭子、KT（静脉血压计）等］ 严格无菌护理 患者教育评估	通过抽血监测和临床观察潜在体征	注意Dinamap®的袖套：血肿的风险 血压测试后的压迫点 禁止肌内注射和皮下注射	这种情况下，根据所支持的配文件，在无菌环境中进行保护性隔离，采用正压流、层流等 在食物（缺乏生食）、探访等方面有严格的指导方针

NCCN指南是医生和护士管理抗癌治疗引起的骨髓毒性的世界标准（图3.2）。在2010年发表的一篇文章中，尼伦伯格（Nirenberg）等人强调肿瘤科护士需要使用NCCN临床实践指南来治疗化疗引起的中性粒细胞减少症（CIN）和发热性中性粒细胞减少症（FN）。由于肿瘤科护士在门诊的基础上为患者提供癌症护理，因此他们应该能够识别风险因素，并指导患者及其家属如何在家中进行治疗。

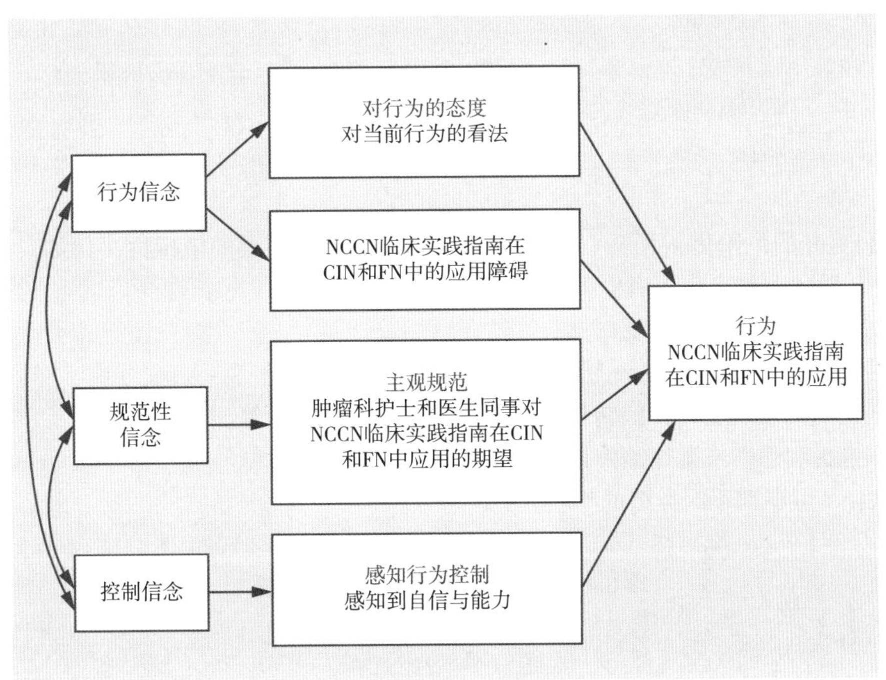

图3.2　NCCN指南

消化道毒性

这种毒性是由上皮细胞的破坏引起的。这些细胞是受化疗影响最多的细胞之一。这种副作用是众所周知的且令人担忧，以至于患者认为这是“正常的”，一些患者甚至认为没有恶心就意味着治疗效率低下。

这些不同的疾病也可能是腹部放射治疗引起的。

恶心/呕吐

1978年，90%的患者出现了这种副作用，但在2018年，由于预防性使用止吐治疗，只有10%～20%的患者出现了这种副作用。我们可以将毒性分为五个等级（表3.3）。

表3.3 世界卫生组织消化道毒性分级量表

毒性分级	呕吐	腹	便秘
0级	无	无	无
1级	1次	大便＜4次/天	偶尔或间歇性
2级	2～5次/天 需要静脉输液	大便4～6次/天	常用泻药引起的持续症状
3级	＞6次/天 需要静脉输液	大便＞6次/天 需要静脉输液	部分闭塞
4级	不可控-危及生命	危及生命的出血、腹泻、脱水	闭塞

恶心和呕吐的风险因人而异，取决于人群对某些风险因素的敏感性（例如，妊娠期恶心/呕吐史、晕动病史或偏头痛史）。

· 性别差异：女性比男性更敏感。

· 年龄差异：年龄≤55岁的人比老年人更敏感。

· 根据疾病的发展变化：脑转移瘤、消化道梗阻、脑水肿等。

· 根据焦虑和恐惧或既往治疗期间的恶心/呕吐史而变化。

根据表3.4可识别不同类型的呕吐。

表3.4 化疗引起的恶心、呕吐的类型

类型	特征
急性	发生在化疗注射后的第一个24小时内
延迟性	发生在化疗注射后24小时以上（没有结束限制）
难治性	尽管治疗得当，但仍会发生
预期性	发生在化疗之前

止吐药的适应性将基于可变性因素和所用的分子。

· 如果我们通过刺激丘脑来确定化疗的中枢毒性，那么神经镇静药、抗焦虑药和皮质类固醇将是有效的。

· 当外周毒性引起肠动力障碍或肠壁改变时，司琼类药物对早期和迟发性呕吐有作用。

· 预期性恶心和呕吐与分子没有直接关系，但与焦虑有关，抗焦虑药和皮质类固醇可以有效地治疗它们。

· 阿瑞匹坦（Emend）用于最“危险”的分子。

· 延迟性恶心通常被护理人员低估，被认为是正常的毒性。且对延迟性恶心有一定效果，皮质类固醇与其他联合用药也有效（表3.5）。

表3.5 护理在治疗恶心和呕吐中的作用

护理作用	患者教育
确定恶心、呕吐的类型（急性、延迟、预期）及其原因（其他药物、疼痛等） 通过交流采集数据对患者进行营养状况的评估 调整止吐药的给药途径，使其有利于给药（直肠、舌下、静脉注射） 预期会出现的延迟性恶心和呕吐 脱水监测 支持性护理：安排专业营养师、补充药物、正念冥想、催眠疗法、顺势疗法等	纠正错误观念，恶心不代表有效治疗 患者须能够描述他在化疗后几天的消化状态，以便能够适当调整止吐治疗；应在笔记本上记录消化状态 避免空腹化疗：治疗前一天和治疗当天早上清淡饮食 每次进食后进行口腔护理 小心不合适的假牙 新鲜碳酸饮料：可乐 进餐，宜少量零食，容易消化的 温或冷食物 避免烟、酒和油腻或辛辣的食物 患者不应强迫自己进食吃完后立即上床睡觉，2～3小时后上床睡觉

腹泻和便秘

这些肠道疾病因所使用的化疗类型而有所不同。它们可能导致腹泻（5-氟尿嘧啶、开普拓®），而其他用于止吐的药物可能会导致便秘。这与肠黏膜的毒性或肠蠕动加速有关。这些肠道疾病有必要排除化疗以外的其他原因，如感染性结肠炎、肠道肿瘤灶、肿瘤压迫肠壁等。

早期症状包括体重减轻、乏力、厌食、心动过速、低血压和意识障碍（表3.6）。

在某些严重腹泻或便秘的情况下，有必要引入辅助治疗，调整细胞毒素剂量，甚至停止治疗。

表3.6 护理在治疗腹泻和便秘中的职责

护理作用	患者教育
粪便评估 检测任何低位出血迹象 脱水监测与损失补偿 体重监测 卫生和饮食建议 支持性护理，安排专业营养师	便秘可餐外大量饮水，每天早上醒来后喝一杯清水，多食富含纤维的食物（如绿色蔬菜、水果、西梅），鼓励多活动 腹部按摩（腹膜癌除外） 腹泻：平常的饮食建议，如多喝水 避免食用水果、乳制品、谷物和绿色蔬菜 喜食的米饭、淀粉类食物、胡萝卜和香蕉；渐进式补给

味觉障碍

味觉细胞（味蕾）和嗅觉细胞是一些快速分裂的细胞，可能会暂时受到某些化疗的影响。它们主要位于舌头和鼻子的局部，有助于分析口腔中食物的味道。这影响了50%的化疗患者，90%接受咽喉和口腔放射治疗的患者在治疗过程中出现味觉和唾液分泌不足问题。

这些病症表现为对食物味觉的变化。这可能是定量的，也就是说减少（味觉减退或味觉丧失）或增加（味觉亢进），也可能是定性的（味觉障碍），表现为口腔中的苦味、金属味、硬纸板味等。

患者对其描述如下。

- 对吃的厌恶，因为缺乏味觉而对食物有“无动于衷”的感觉。
- 对口味极度敏感，导致对某些菜肴产生新的欲望，或对以前喜欢的食物产生厌恶。
- 对调料味觉减弱，致使食物变得平淡无味。
- 品位和调料会改变食物的性质。
- 对烹饪气味过于敏感（表3.7）。

表3.7 护理在味觉障碍治疗中的职责

护理职责	患者教育
告知患者关于疾病的信息 支持性护理，安排专业营养师	应对气味 避免有令患者不快的气味的食物（如卷心菜、洋葱） 喜欢凉菜 如有需要可在一个封闭的杯子里用吸管 避免高脂肪食物和油炸食物 避免食物味道的变化，尤其是患者平常喜欢的食物，以避免造成永久性厌恶 应对清淡的饮食 使用香料或调味汁 加入风味增强剂（如调味盐、草本香料） 避免添加过多的糖或盐来调整食物的味道，因为这不会使食物更美味，而且会造成不理想的后果（如水分滞留、血糖升高） 如果食物太酸可加一些奶油 应对吃肉时的金属味 用鸡蛋、鱼、大豆或扁豆代替肉类

黏膜炎

黏膜炎是一种覆盖消化道内部（从口腔到肛门）的黏膜炎症。通常位于口腔中，症状是口腔或喉咙灼烧、口腔溃疡、真菌感染、唾液流量减少，黏膜的脱落变成溃疡和坏死。这些疾病可能会很严重也很痛苦，因为口腔由丰富的神经支配。

这种疾病影响了40%接受化疗的患者和80%接受骨髓移植的患者。接受耳鼻喉癌症放疗/化疗的患者中有60%经历了严重的黏膜炎，这就是血液科患者住院的主要原因。

黏膜炎引起许多并发症，如伴有营养缺乏的吞咽困难、味觉障碍、言语障碍、唾液减少（会提高龋齿和细菌或真菌感染的风险）和厌食症。

世界卫生组织（WHO）和美国国家癌症研究所（NCI）对黏膜炎的分级如下：

0＝无

1＝红斑：不适、疼痛

2＝片状溃疡或假膜：疼痛但仍能进食

3＝复合性溃疡或假膜，出血伴有轻微创伤：疼痛无法吃固体食物，只能吃液体食物

4＝组织坏死、自发性出血、危及生命：无法忍受的疼痛，导致无法进食、饮水或说话；需要肠内或肠外营养（表3.8）

所有的这些消化系统疾病都会增加患者出现食物摄入不足或营养不良的风险。它们被描述为“癌症之外真正的附加疾病”。

平均来说，肿瘤患者中营养不良的情况占总数的40%；然而，它经常被患者以及护理人员低估。

全法抗癌中心食品和营养联络委员会主席布鲁诺·雷纳兹（Bruno Raynards）表示，“70岁以上的患者患病率增加了45%，其中四分之三患有厌食症，厌食症患者中一半人失去味觉”。

表3.8　护理在治疗黏膜炎中的职责

护理职责	患者教育
日常口腔视诊，可以识别出最轻微的变化 计划使用漱口水 必要时使用抗真菌药、止痛药、冷冻疗法、激光疗法 氨磷汀® 营养评估 饮食结构的调整；软食，混合食物 支持性护理，安排专业营养师	口腔卫生预防，每天至少用软毛刷/漱口液刷牙3次 咨询牙医 了解使用碳酸氢盐（甚至可乐）漱口水的重要性，并每天使用3～6次 如有假牙，在晚上或在清洁口腔时取下，或尽量少戴 避免太辣、太酸的食物（如醋、柠檬、芥末）、坚果、奶酪 增加液体摄入，吸入冰镇液体 滋润嘴唇 减少烟草和酒精的使用 嚼口香糖能抗菌并保持唾液分泌

在患病期间，80%的患者会出现营养不良。

如果营养不良与化疗和放疗的不良反应有关，由于部位不同或原因不同，如高分解代谢，某些肿瘤的高代谢或某些特定部位的肿瘤（包括累及胰腺或胃的消化系统肿瘤、累及口腔或咽喉的耳鼻喉科肿瘤以及胰腺、肺、乳腺或前列腺受累的70岁以上的患者）将增加这种风险。

与该疾病相关的疼痛、疲劳和抑郁也会导致食物摄入困难。

对营养不良的评估是基于以下因素。

· 减重速度：1个月超过5%，6个月超过10%。

· 70岁以上的成年人体重指数（BMI）＜21，或70岁以下的成年人BMI＜18。

· 白蛋白血症发病率降低。

这种营养不良对患者有很大影响（图3.3）。

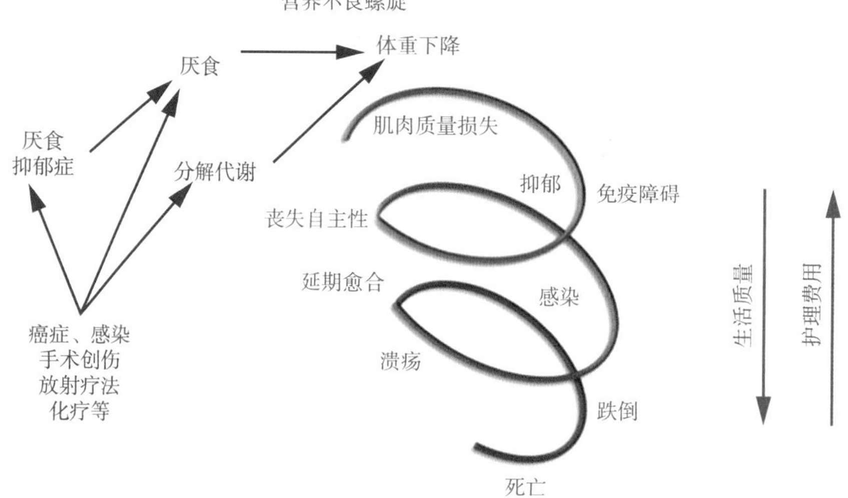

图3.3 营养不良螺旋

营养不良增加因化疗引起的血液毒副作用（贫血）的概率。

治疗方案的连续性可能会受到影响，并且治疗中断的风险更大或获得的益处更少。

化疗对进食多的患者更有效，因为它在细胞分裂时起作用。因此，如果患者进食得少，细胞分裂就会少。

30%的癌症患者死于营养不良。还有一个问题是化疗剂量是根据体表面积（BSA）而不是体重指数（BMI）来计算的（表3.9）。

如果饮食不能满足营养需求，医生可能会开处方来补充营养，具体如下。

· 建议在两餐之间使用口服营养补充剂，并应在新鲜时缓慢少量摄入，因为它们会快速产生饱腹感。必须保证味道和口感合适。

· 只要保持消化道功能，肠内营养就可以维持更长时间。1个月的肠内营养比3个月的肠外营养更有效。

· 肠外营养增加了患者感染的风险，尤其是在肿瘤科中，因为患者免疫功能低下。

在可能的情况下，将人工营养与口服饮食结合起来是非常重要的，因为这样患者才不会失去进食的反射。

表3.9 护理在治疗营养不良中的职责

护理职责	患者教育
一旦确诊疾病就要保证营养平衡（体重/体型，食物摄入量，口味，无味等） 进行血液检测查看白蛋白及前白蛋白 至少连续3天对食物进行评估 考虑并治疗所有引起食物摄入量减少的症状（恶心、厌恶、黏膜炎、疼痛等） 使饮食适应患者的习惯和偏好，例如"食物的乐趣"和"随意进食"，并争取家属的参与 改善餐点的摆放（摆在盘子上，分成两半，让患者有清空盘子的满足感） 让患者有时间在安静的环境中进食 建议与其他患者或患者家属一起进餐 在相同的条件下，用客观数据对患者的体重进行评估并定期绘图 支持性护理：为患者以及患者周围的人提供个性化的饮食建议 建议将能量摄入量增加至30kcal/（kg·d），并增加蛋白质摄入量	帮助患者了解饮食问题（对治疗的影响、减少疲劳、保持自主性、生存等） 避免饱腹感，在两餐之间（而不是在吃饭期间）喝水，分开进食，提供零食，限制刺激性物质（如咖啡）以减少饥饿 用奶粉、蛋黄、磨碎的奶酪、奶油、粗面粉等来丰富食物 在远离化疗或放疗的场所用餐 建议患者进行体力活动，以保持或恢复肌肉质量

身体形象受损

这是患者最担心的后果。它与外科手术（切除器官、造口）的破坏性有关，也与化疗引起的脱发、体重减轻或增加有关。

这种创伤除了身体上的影响外，还会从心理学和社会学的角度，还会对自尊、自信甚至个人认同感产生影响。

身体残缺

切除乳房——这个投入巨大的器官，它象征着女性气质和母性光辉，并与性有关——会导致患者对伴侣的凝视感到恐惧，并导致性吸引力和性欲减退。14%～24%的女性患有乳房切除术后抑郁症。

喉切除术会导致患者放弃"像以前那样"说话，并失去说话的魅力，会使男子产生丢失权威和男子气概的感觉，感到"丢脸"。正如莱奇（Reich）所描述，气管造口术代表着"向别人脸上吐口水的洞"且很难掩盖。

造口的患者会经历造口处的渗漏和异味。由于肛门括约肌控制的锻炼和清洁程度的改变导致大便或小便不能完全控制，从而产生不安全感。患者可能会因为在腹部应用的材料而感到身体外观不佳，进而感觉身体不再完整。

这些变化会引起人们对彼此对视和被观察的担忧。接受这样的身体需要一个痛苦的过程，在一个外表比生存更重要的社会里，这属于美学上的瑕疵。

外科手术后最初几天，临床团队的态度起着决定性的作用。一些患者将会期望被安慰，并希望被言语和体贴的举动所感动。在这个角色中，护士可以激发患者对自己转变后形象的新的积极认知（表3.10）。

表3.10 关于身体形象受损的护理职责

护理职责	患者教育
建立信任、帮助和同情的关系，鼓励对方表达自己的感受，并用语言表达自己的情绪（愤怒、悲伤、沮丧、内疚等） 倾听患者独特的经历 评估主要的抑郁发作 邀请患者提问 邀请患者观察和触摸手术区域，使患者逐渐自主地适应新形象 将亲人融入关怀教育 提供支持性护理，心理支持或抗抑郁治疗、言语与吞咽疗法、社会美学疗法，提供伪装策略、围巾和化妆技巧 联系能够证明并分享他们经历的协会或以前的患者	纠正误解 目前有造口灌肠和结肠灌洗的技术，可以防止48小时内造口袋排出粪便；在此期间可以使用较小的袋子，如允许游泳练习 气管造口术并不妨碍患者正常生活、休闲和工作，除外某些条件下，如并非所有的运动都是允许的，不准洗澡，谨慎从事产生灰尘的行业和活动；在患者的日常配置中包含有抽吸设备 鼓励患者保持社交生活，如拜访朋友、参加社交活动等

当患者能够在没有尴尬或厌恶的情况下照顾自己，找到解决自己身体问题（失声、憋气等）的方法并恢复社交生活时，他将制定有效的应对策略。因此，时间创造奇迹。

被诊断患有乳腺癌的妇女在4年内没有接受重建手术的比例与年龄和合并疾病的存在密切相关。在法国，选择乳房再造的女性比例不到20%。即使患者的选择违反了通常存在的偏见，作为护理人员，我们必须跨越这种偏见，尊重患者的选择。

脱发

脱发是指全部或部分脱发，包括睫毛和阴毛。脱发在化疗的第10天至3周开始。1～2个月后出现或多或少的完全秃顶。这是一种常见但可逆的副作用，其强度取决于使用的药物。头发的再生是缓慢的，大约每月1cm，视患者而定。应该告知患者，头发的质地和颜色可能会在再生时发生变化。

脱发是一种已知的毒副作用，在临床上是最不严重的，但它却是患者心理上最害怕的毒副作用。化疗后脱发是肿瘤的最终可见标志，是压死骆驼的是最后一根稻草。

脱发程度分为以下五个等级。

· 5级：重度脱发。

· 4级：中度至重度脱发。

· 3级：中度脱发。

· 2级：轻度至中度脱发。

· 1级：轻度脱发。

· 0级：无脱发。

遭受的最难受是“中度”等级，头发以零碎和难看的方式脱落，变得稀疏。

在某些情况下，可以提供冰帽。其目的是使低温作用于头皮，引起血管收缩，并减少化疗产品流向头发生殖细胞的剂量。这不一定会防止脱发，但冰帽可以减缓脱发，并保留毛囊以促进再生。

使用冰帽的禁忌证如下。

· 肿瘤或脑转移瘤，支气管肿瘤。
· 颈椎骨转移。
· 头皮创伤。
· 白血病、淋巴瘤。
· 输液时间过长（无效）。
· 偏头痛史。

使用冰帽可能产生的副作用如下。

· 眼部或颈部疼痛。
· 偏头痛。
· 耳轮压疮。

希恩（Shin）等人对文献中的不同干预措施进行了Meta分析，涉及1000多名参与者，其中大多数是接受多柔比星或含表柔比星化疗的乳腺癌妇女。头皮冷却是一种受欢迎的干预措施，显著降低了化疗后脱发（CIA）的风险，而其他方法没有如此显著的效果。这些数据强调了头皮冷却作为CIA预防性治疗的有效性，但是作者力劝进行更多的研究以确定该方法的长期安全性（表3.11）。

表3.11 脱发中护理的职责

护理职责	患者教育
如果出现这种副作用，应立即通知临床团队 告知患者这种副作用的可逆性，陪伴患者走过这艰难的一步 言论自由，允许患者表达自己的感受建议把头发逐渐剪短 提供冰帽 支持性护理，如社会美容疗法，帮助应用围巾、假发、临时或半永久性化妆	不要频繁洗头，使用无摩擦的梳子轻轻梳理头发 不使用吹风机、加热卷发器，或者会使头发脱落的物品 不使用发胶或染发剂 不使用会闭合毛鳞片的洗发水 如果患者有意愿，可在脱发之前预计购买需要的假发和头巾

性健康

性健康在我们的社会中是一个禁忌话题，当一个人的性健康出现问题时，多方面的功能受限往往被低估。癌症治疗很少会导致性能力或性欲的改变。

性健康被定义为与性行为相关的身体、情感、精神和社会健康的状态。性健康是一个重要方面，包括性、性别认同和角色、性欲、快感、亲密关系和生殖。这是一种积极且尊重性的方式（表3.12）。

护理人员要为患者提供信息和帮助。我们必须减少患者对主要需求信息的抵触。患者和护理人员都有这种抵触情绪。性健康的重要性是次要的，被认为是与癌症相关的次要问题。

谈论癌症和性是自相矛盾的。在我们的社会表象中，癌症是死亡的同义词，而性是生活的同义词。

表3.12 抗癌药在性健康方面的后果

对女性	对男性	对男性和女性两者
月经周期紊乱	少精子症或无精子症	疾病的表现，不仅影响患者也影响周围的人
无月经	性欲下降	疲劳
更年期潮热	阳萎	焦虑、恐惧、忧虑
外阴阴道瘙痒	男性性征和身体形象的紊乱	由于害怕打扰到伴侣或造成伤害或无法应对，伴侣的请求减少了
早期绝经		亲密行为的环境改变，住院、生活环境的改变
阴道干燥，会导致阴道壁开裂		治疗后的副作用，恶心、胃肠道紊乱、口渴等
性欲下降		一般状态的改变
女性身份和身体形象的紊乱		通过改变自我形象来改变身体的外表
短期或长期低生育率		附加的约束器具
致畸作用		感觉对伴侣不重要
		性欲下降对生活质量的影响
		由于身体改造或伤残，造成夫妻之间的尴尬，患者对身体状况感到羞耻
		情感、关系甚至交流发生改变

护理人员必须预知到这个话题，并证明它可以很容易地处理。这需要知道如何就话题进行交流、提供答案，解决不同性取向的可能性，并知道如何转介患者接受适当的支持性护理。尽管不可能进行性活动（就像危重症或绝症的某些阶段一样），但亲密关系和身体温暖仍然十分重要。拥抱或按摩可令人满足。亲近亲人会带来愉悦和恢复的自信。

护理人员将表现出三重能力：理论知识、预知能力和实际经验，在不超出需要且不打扰的情况下帮助患者解决问题，同时保持作为护理人员的能力和行为都合法性（表3.13）。

所有的患者和他们的伴侣都会关注性方面的问题，无论他们的年龄和护理人员对他人性方面的观念如何。患者的伴侣不公正的对待配偶的精力和不配合治疗，将有可能引发问题和挫败情绪。能够谈论问题并被倾听通常可以解决所提到的大多数问题

表3.13 性健康中护理的职责

对于女性	对于男性	对于男性和女性两者
补水建议，增加液体摄入	推荐精子库（如在CECOS）	打破沉默，畅谈性健康问题，如告知、建议
润滑剂	促进勃起的药物	给予更多的安慰
有规律的性活动以保持阴道分泌物		重塑患者在互联网上可能读到、听到或看到的信息，还原“真相”并纠正误解
卵泡或雌激素凝胶用于阴道干燥和使用屏障避孕期间		有规律的性行为以提升自尊和维持性健康
治疗结束后18个月至2年可允许怀孕		发现在工作中的变化，如全新的处境
		与伴侣会面，传播这些消息，解释副作用，并向他们提出建议
		在长期住院期间允许有相对隐私，避免频繁闯入房间，通知团队在门上放置标志及指示，需要护理的时间等
		支持性护理，如心理学家、社会美学家、妇科医生、泌尿科医生、性学家

注：CECOS，人类精子研究与保存中心。

疲劳

直至最近10年，医学界才开始考虑疲劳问题——不是因为无知，而是因为缺乏解决方法。疲劳是患者很早就出现的副作用，这种症状出现在恶心、抑郁或疼痛之前。事实上，与其他三种症状不同，疲劳是一种无法提出治疗方法的症状。它被认为是患者日常生活中最可怕、最严重、最具影响力的症状。然而，试图对疲劳采取任何措施往往被认为是徒劳的。疲劳是一种听说过但没有认识到的症状，也是肿瘤医学中不可避免的症状，无论对于患者还是护理人员。

疲劳有多种定义。疲劳可以被定义为一种主观的多维现象，没有生理成分。北美护理诊断协会将疲劳定义为一种压倒性的长期疲劳感，这种疲劳感降低了平常的体力或脑力劳动的能力。疲劳是患者的首发症状也是最后出现的症状。

在患有肿瘤疾病的患者中，乏力表现在以下时期。

· 50% ～ 75%的患者在诊断时。

· 75% ～ 95%的患者接受化疗时。

· 60% ～ 80%的患者接受放疗时。

· 80%的患者在离开治疗期间。

· 13% ～ 35%的患者在首次治疗后6个月。

· 40% ～ 75%的姑息治疗患者（表3.14）。

表3.14 癌症患者疲劳的原因

与患者有关	与疾病有关	与治疗有关	与环境和背景有关
压力 对未来恐惧 睡眠障碍 反应性抑郁	疾病本身 癌症的类型 癌症的严重程度 诱发的疼痛及其治疗 诱发的体重减轻	治疗本身 治疗的副作用，如贫血、白细胞减少、感染、发热、厌食、消瘦、呕吐、腹泻等	社会问题，如失业、家庭失衡、孤立等 不合适的住房，如楼梯、卧室和浴室之间的距离等 与预期不一致 出行需要多种交通工具 住院治疗

疲劳表现在以下四个主要方面。

· 体力：身体疲劳或缺乏精力的感觉。

· 认知：注意力不集中。

· 情绪化：一种不适和动力下降的状态。

· 行为：抑制活动。

已明确的疲劳有两种类型，包括晚上和傍晚虚弱引起的身体疲劳，以及醒来时虚弱引起的精神疲劳，通常伴有精神病理障碍。应该注意的是，患有精神病理障碍的人通常会感到疲劳，但疲劳的人并不总是患有精神病理障碍。

护理者的初衷是去除病理性因素并纠正，具体如下。

· 矫正贫血。

· 疼痛管理。

· 预防营养不良。

· 检测和解决精神病理学障碍。

疲劳经常被误解，它经常与疾病联系在一起，特别是癌症。医学界与临床团队给出的第一条建议是“休息！”45%的患者认为他们对疲惫无能为力——疲惫与癌症本身和治疗有关。患者愿意休息，但休息会对机体产生了戏剧化的影响。

休息会导致一系列后果，如失调或错配。

失调

失调被定义为涉及所有器官和功能的身体表现削弱的状态。当身体变得不习惯体力劳动时，它是与癌症相关的疲劳的主要原因之一。这是一种自我恶化的现象，每件事都会导致失调。患者做得越少则他能做的就越少。其后果是多方面的，如失调会加剧身体的脆弱性和身体失调，导致肌肉萎缩，贬低自我形象，加快自信的丧失，降低生活质量，并有很高的残疾风险。

医疗和护理团队可以照顾患者的疲劳。但首先有必要确定有利于缓解疲劳的因素和患者的资源，以便于建立治疗性教育（表3.15和表3.16）。

表3.15　失调中护理的职责

导致疲劳的因素	治疗教育的资源
预后不良	有益的伙伴
患者以及患者周围的人	患者是否易于表达/参与
普遍症状或症状最小化	陈述的识别
抑郁症	精力充沛的患者/运动者
疲劳、无助、厌倦感	目前的健康生活方式
罪恶感	可从专业人员/医疗团队/敏感度获得自信
习得的信念，来自互联网或其他人，由值得信赖的医疗专业人员提供的不良信息	患者随访时间/护理连续性
癌症/疲劳表现	沟通工具/促进
宗教信仰	EVA
团队不可用/缺乏倾听	告知患者可行的管理疲劳的方法
慢性	精神信仰
认知能力下降	意愿
上瘾	服从
缺乏精神，活力	信任
缺乏信息	
家庭平衡状态被打破	
恐惧	
住院时间或住院次数	

表3.16　失调中护理的职责

护理职责	患者教育
允许患者谈论	避免休息过多，但在一天中要安排休息，劳逸结合
倾听患者关于疲劳的陈述	优先安排日常目标，限制非核心活动
鼓励患者用言语表达症状	委派某些任务，如处理事务、购物、会议
导致不可挽回的结果	将家务分配为一周或将其委托给他人
借助模拟视觉量表或其他更全面的量表（例如，Piper疲劳量表或FACT-F量表）对疲劳进行评估	营养平衡能量摄入和消耗
安抚患者	安排娱乐活动
解决可治疗的原因，如贫血、疼痛、恶心、失眠、营养不良、抑郁等	适应环境，在房子的不同地方放置椅子，避开楼梯，把扶手杆放在适当的位置等
提出有利于保存体力的方法；此类倡议都将受到团队、患者或患者周围的人的赞同	评估睡眠质量，如床垫、室温、枕头、噪声、固定时间等
鼓励患者周围人参与	防寒、防晒
在住院期间的护理操作要尊重患者的休息时间	避免不必要的旅行
支持性护理，如社会工作者、适当的体力活动的指导老师、物理治疗师、职业治疗师、营养师、辅助医学治疗师、放松治疗师、压力管理教练	避免重大工作
	避免公共交通工具和大型购物环境，及送货
	简化日常的姿势，使用浴袍而非毛巾，使用沐浴露而不是肥皂，使用电动剃须刀和电动牙刷，穿易穿的衣服等
	鼓励恢复注意力的活动，如阅读、短途旅行、休闲、文化出游等
	适量的体力活动

注：癌症治疗的功能评估－疲劳（FACT-F）。

适应性体力活动

这些不同的元素必须与适应性体力活动（APA）相辅相成。APA指那些由于身体、精神或社会条件而不能在正常情况下进行体力活动的人的活动状态。APA指与休息时的能量消耗相比，导致能量消耗显著增加的任何身体运动，不仅限于体育活动，还包括日常生活的所有活动，如家务、工作、交通、休闲等。

在过去的十年中，关于这一主题的研究成倍增加并都证明了APA在改善肿瘤患者一般状况方面的有效性。我们讨论的不是运动，而是适合每个人在各种情况下的体力活动。几项分析一致显示其科学的可靠性很足。

适应性体力活动（APA）是治疗肿瘤性疲劳的唯一有效方法

APA显著降低了癌症疲劳的发生。总体来说，APA减少了27%的疲劳（不考虑护理时间），包括治疗期间的疲劳（减少了23%）和治疗后出现的间隔疲劳（减少了44%）。由于APA，抑郁症状显著减少、身体形象改善、焦虑减少、睡眠质量改善、精神药物摄入减少。

APA在大多数情况下都是可能做到的，无论患者的年龄、疾病阶段（包括治疗期间）、癌症类型和既往体力活动情况。另外，APA也有禁忌证，如伤口、高风险的骨骼病变、转移、免疫防御能力下降、严重的血小板减少或心脏病。因此，需要肿瘤医师的医学证明保证患者安全。

APA必须由经过专门培训的APA导师来监督。这是一个循序渐进、个性化的活动，且是分组进行的。为了有效性，APA的速度应该是每周3～5次，每次20～50分钟。须是个有氧渐进性并能适应患者的需要的中等强度活动。

迄今为止，不建议患者在癌症治疗期间停止活动和休息。有必要从癌症治疗的一开始就计划好APA，治疗不能成为APA的障碍。

APA的好处并不局限于控制疲劳。APA能够改善生活质量，提高对治疗的耐受性与坚持性，控制体重增加，并已证明有防止癌症复发的作用。在乳腺癌和结肠癌患者的生存中，APA可以降低35%～40%的复发风险。在胶质母细胞瘤或前列腺癌患者中也有类似的数据。

卫生保健专业人员的作用是告知患者APA的好处，鼓励其实践，尽量消除阻碍或劝阻患者实践APA治疗的因素，检测限制因素并建立患者实践APA的能力。

结论

癌症是一种具有挑战性的疾病，会影响患者本人和患者周围的人。治疗是与疾病斗争的过程。

虽然大多数副作用是暂时的，但有一些患者可能会出现延迟的副作用。据报道，3/5的人在被诊断为癌症后的两年会有后遗症，包括疼痛、慢性疲劳、运动或视力问题、心理障碍、记忆和注意力障碍，或生育能力受损。

必须尽一切努力保持康复后个人、家庭和社会职业水平上的生活质量。在治疗的急性期后，患者可能会有迷茫、孤独、巨大的空虚感或被遗弃感——这是一个医学治疗无能为力的时期。

从长远来看，患癌后的时间是一个新的护理周期。它必须适应患者的独特需求，并随着时间的推移而进行调整。它包含对患者进行基础的全面监控包括援助和获得支持性护理。它必须能够强调并具体说明医院团队和社区卫生专业人员之间的联合监控模式。

通过提供个性化咨询和发展健康教育，护士有责任在整个过程中尊重并促进患者的独立性。电子医疗（在本卷的另一章中讨论）对医疗专业人员来说是一个真正的挑战。用于患者远程监控的新型数字工具将从根本上改变我们的护理方法，其目标是为患者提供联网、知情和参与治疗的支持。这些都是未来卫生专业人员需要开发的新技能。

（翻译：叶艳胜　校对：罗　稀）

参考文献

[1] Institut Nationale de Cancer. Le plan cancer 2003-2007. https://www.e-cancer.fr/Plan-cancer/Les-Plans-cancer-de-2003-a-2013/Le-Plan-cancer-2003-2007. Accessed 27 Jan 2019.

[2] Carretier J, Brusco S, Déchelette M, Delavigne V, Leichtnam-Dugarin L, Philip T, Fervers B. Les SOR savoir patient: programme d'information et d'éducation des patients atteints de cancer et de leurs proches. Bulletin Infirmier du Cancer. 2006; 6 (1): 19-22.

[3] Campbell BA, Ball D, Mornex F. Multidisciplinary lung cancer meetings: improving the practice of radiation oncology and facing future challenges. Respirology. 2015; 20 (2): 192-8. https://doi.org/10.1111/resp.12459.

[4] Taylor C, Finnegan-John J, Green JS. "No decision about me without me" in the context of cancer multidisciplinary team meetings: a qualitative interview study. BMC Health Serv Res. 2014; 14: 488. https://doi.org/10.1186/s12913-014-0488-2.

[5] Nagraj S, Ingham Clark C, Talbot J, Walker S. Which patients would prefer to walk to theatre? Ann R Coll Surg Engl. 2006; 88 (2): 172-3. https://doi.org/10.1308/003588406X95011.

[6] Keegan-Doody M. Walk or be driven? A study on walking patients to the operating theatre. Can Oper Room Nurs J. 2007; 25 (2): 30-1, 33-5, 38.

[7] Allemand A, Challus C, Heulot V, Lagou G, Manuel C, Gonan-Cornette L. Quand le patient marche vers le bloc opératoire. Poster presented at Rencontres Infirmières en Oncologie, Paris, Mar 2018.

[8] Melnyk M, Casey RG, Black P, Kouppari s AJ. Enhanced recovery after surgery (ERAS) pro-tocols: time to change practice? Can Urol Assoc J. 2011; 5 (5): 342-8.

[9] Gillet E. Cap sur la radiothérapie de demain! Le Journal de l'Institut Curie. 2018; 114: 10-3.

[10] Perron V. Sécurisation et optimisation du parcours des patients traités par thérapies orales. Paper presented at Rencontres Infirmières en Oncologie, Paris, Mar 2018.

[11] Lubkin JM. Chronic illness: impact and interventions. Boston: Jones and Bartlett; 1986.

[12] Heron JF. WHO toxicity scale. Last update 18 June 2017. http://www.oncoprof.net/Generale2000/g09_Chimiotherapie/Complements/g09_comp01.php.

[13] Somogyi A, Misbahi R, Renier JL. Carnets des ECN: hématologie. Issy-les-Moulineaux: Masson; 2006.

[14] Nirenberg A, Reame NK, Cato KD, Larson EL. Oncology nurses' use of National Comprehensive Cancer Network clinical practice guidelines for chemotherapy-induced and febrile neutropenia. Oncol Nurs Forum. 2010; 37 (6): 765-73.

[15] Dr Jovenin, PH. Nausées et vomissements chimio-induits: nouvelles alternatives thérapeutique pour un meilleur confort des patients. Paper presented at Rencontres Infirmières en Oncologie, Paris, Mar 2018.

[16] Gustave Roussy. Dénutrition & troubles du goût. https: //www.gustaveroussy.fr/sites/default/files/Denutrition-troubles-du-gout-2014.pdf. Accessed 20 Jun 2018.

[17] Lalla RV, Bowen J, Barasch A, Elting L, Epstein J, Keefe DM, McGuire DB, Migliorati C, Nicolatou-Galitis O, Peterson DE, Raber-Durlacher JE, Sonis ST, Elad S, Mucositis Guidelines Leadership Group of the Multinational Association of Supportive Care in Cancer and International Society of Oral Oncology (MASCC/ISOO). MASCC/ISOO clinical practice guidelines for the management of mucositis secondary to cancer therapy. Cancer. 2014; 120 (10): 1453-61. https: //doi.org/10.1002/cncr.28592.

[18] Amrhein C. Les Journées Francophones de la Nutrition—Décembre 2014 Bruxelles. Bulletin Infirmier du Cancer. 2015; 15 (2): 61-4.

[19] Boucquiau A. Pour réussir ensemble: le patient cancéreux au coeur du parcours nutritionnel. Paper presented at Les Journées Francophones de la Nutrition, Brussels, Dec 2014.

[20] Henry M, Bass C, Mathelin C. Reconstruction mammaire après cancer du sein: les motifs du refus. Gynécologie Obstétrique et Fertilité. 2010; 38: 217-23.

[21] Reich M. Cancer et image du corps: identité, représentation et symbolique. L'information Psychiatrique. 2009; 85: 245-54.

[22] Mennie JC, Mohanna PN, O'Donoghue JM, Rainsbury R, Cromwell DA. The proportion of women who have a breast 4 years after breast cancer surgery: a population-based cohort study. PLoS One. 2016; 11 (5): e0153704. https: //doi.org/10.1371/journal.pone.0153704.

[23] Organisation Mondiale de la Santé. 2002.

[24] Référentiels AFSOS-Decembre 2010: Association francophone des Soins Oncologiques de Support.

[25] Hofman M, Ryan JL, Figueroa-Moseley CD, Jean-Pierre P, Morrow GR. Cancer-related fatigue: the scale of the problem. Oncologist. 2007; 12 (Suppl 1): 4-10.

[26] Berger AM, Wamker SN. An explanatory model of fatigue in women receiving adjuvant breast cancer chemotherapy. Nurs Res. 2001; 50 (1): 42-52.

[27] Thesaurus ONCORA. Réseau de cancérologie de la Région Rhône Alpes. http: //Espacecancer.sante-ra.fr.

[28] Ghasarossian C, Lafortune J. Fatigue et cancer. Médecine. 2011; 7 (4): 165-6.

[29] Gelinas C, Fillion L, Fortier M. Mieux comprendre la fatigue liée au cancer. Perspective Infirmière. 2004; 1 (4): 14-21.

[30] Curt GA, Breitbart W, Cella D, Groopman JE, Horning SJ, Itri LM, Johnson DH, Miaskowski C, Scherr SL, Portenoy RK, Vogelzang NJ. Impact of cancer-related fatigue on the lives of patients: new findings from the Fatigue Coalition. The Oncologist. 2000; 5 (5): 353-60.

[31] Duijts SF, Faber MM, Oldenburg HS, et al. Effectiveness of behavioral techniques and physical exercise on psychosocial functioning and health-related quality of life in breast cancer patients and survivors-a meta-analysis. Psychooncology. 2011; 20 (2): 115-26.

[32] Association Francophone des Soins Oncologiques de Support. Référentiel activité physique et cancer. http://www.afsos.org/fiche-referentiel/activite-physique-cancer/. Accessed 27 Jan 2019.

[33] Ruden E, Reardon DA, Coan AD, Herndon JE 2nd, Hornsby WE, West M, Fels DR, Desjardins A, Vredenburgh JJ, Waner E, Friedman AH, Friedman HS, Peters KB, Jones LW. Exercise behavior, functional capacity, and survival in adults with malignant recurrent glioma. Clin Oncol. 2011; 29 (21): 2918-23. https://doi.org/10.1200/JCO.2011.34.9852.

[34] Plan Cancer 2014/2017-Enquête VICAN. 2012: 77. On peut ajouter un lien: lesdonnees. ecancer. fr/Themes/vie-apres-cancer/etude-VICAN-2.

[35] Voruganti T, Husain A, Grunfeld E, Webster F. Disruption or innovation? A qualitative descrip-tive study on the use of electronic patient-physician communication in patients with advanced cancer. Support Care Cancer. 2018; 26: 2785-92.

[36] P. Lavaud: lecture "Les fondamentaux en cancérologie" hold at the efec in 2016

第四章　患者的靶向治疗之旅

克里斯汀·雷马克尔（Christine Remacle）

摘　要

口服靶向治疗已经成为晚期癌症管理的核心，因为它们可以延缓疾病的进展并延长患者的总生存时间。靶向治疗虽然会产生显著效用，但很少能根除癌症，而是将其转变为慢性疾病状态。这意味着治疗将持续几个月甚至几年，整个治疗过程会非常依赖患者的依从性。尤为重要的是，因为靶向抗癌药物有其特定的副作用，会严重影响患者的生活质量。在本章中，从专业护理的角度对靶向治疗的主要副作用及其管理以及几种预防措施进行了综述。护士在指导和支持口服药物治疗的患者群里中发挥着关键作用。由医生、药剂师和辅助医疗人员参与的多学科和多专业团队协作确保了治疗效率。此外，合适的患者教育将提高他们对治疗的依从性。

关键词

癌症靶向治疗；治疗依从性；治疗教育；副作用；指南；生活质量

引言

包括癌症在内的慢性病患者数量持续增加。在过去的20年中，由于预期寿命普遍提高，确诊癌症的肿瘤患者中位年龄增加至约70岁。使得医疗保健服务也必须随着与年龄相关的共病和慢性病的癌症患者数量的增加，而与日俱增。许多口服药物的发展，主要是靶向治疗药物，正在将癌症护理的重点从住院期间的化疗和有创治疗工作转移到门诊，最终转移到家庭护理。与具有广泛且相对非特异性的细胞毒性化学疗法相反，靶向治疗能特异性阻断或靶向治疗通过特定的细胞内途径特异性阻断或增强参与特定肿瘤的发生发展。靶向治疗很少能根除癌症，而是将其转变为慢性病状态，从而延缓疾病进展，最终延长总生存期。这意味着靶向药物通常需要长期服用。由于靶向治疗是靶向于在癌细胞和正常细胞中冗余的特定生理通路，因此它们非常具有特异性，并且副作用谱各不相同。因此，为患者及其特定的治疗环境提供一个支持系统，以应对这一重大变化是至关重要的。除了抗癌治疗，许多患者还会同时接受多种药物治疗，这些药物的相互作用，可降低药效、增加毒性、导致患者发生严重副作用甚至死亡。因此，卫生专业人员必须特别关注联合用药。口服制剂的另一个关键难题是患者依从性问题。医生在开具注射药物时，会精确控制剂量和给药时间表。但如果开具口服药物，则需要依靠患者的依从性来达到治疗目标。

根据世界卫生组织（WHO）2003年报告，符合治疗要求的慢性病患者比例仅为50%左右。健康专家过去认为，由于担心复发或死亡，癌症患者比大多数慢性病患者更容易坚持治疗。与这些观点相反，不同的研究表明，这种治疗的依从性并非那么好。值得注意的是，不仅患者本人的依从性很重要，治疗提供者的角色也很重要。因此，需要一种合理并适宜遵守的系统方法。根据世界卫生组织的报告，单一因素方法的效果可能有限。最有效的方法已被证明是多层次的，针对一个以上的因素进行多维度干预（如自我管理教育，药物管理计划，护士、药剂师和其他非医疗健康专业干预方案，咨询，行为干预，随访和提醒等）。已有多项研究证明了使用多层次团队方法的良好效果，包括多学科和多专业模式。

世界卫生组织建议实施治疗教育，这是一种帮助患者变得自主（被授权）、照顾自己以维持或改善其自身生活质量的支持性教育。是护士对接受口服药物治疗患者提供支持作用的主要部分。对口服抗癌药物治疗的患者进行患者教育旨在赋予他们权利，确保其治疗过程顺利进行，提高治疗效果，并保证其生活质量。包括医生、护士、药剂师、营养师、心理咨询师、其他相关医疗保健专业人员和受过适当教育的患者在内的跨领域、多专业的护理途径将确保高效给药。

一般措施

在开始治疗之前，医疗保健专业人员应考虑以下一般措施。根据古丁（Goodin）等人总结的，应该为患者和护理人员提供教育和培训，让患者了解如何安全地接受治疗。应持续评估患者病历和其他教育材料，以确保信息准确且最新。应获得患者对口服抗癌治疗的知情同意。应评估患者接受口服治疗和遵守治疗计划的能力。还应告知患者与用药安全有关的所有问题。应检查常规治疗药物的相互作用。应提供药物对饮食的影响和明确的剂量说明，包括漏服或出现呕吐时该怎么办。在处方转诊期间，应重新评估任何潜在的药物和食物相互作用，并与患者或护理人员进行讨论。应通过访问最初治疗的机构的书面协议和治疗计划，让患者了解所需的监测安排。

医生和患者必须知道可能严重影响健康和生活质量的主要副作用，尤其是服用新的靶向药物时，这些药物副作用有时会持续很长一段时间。识别主要药物类别、详尽了解其副作用、适当监测以及对护士和患者的深入教育是确保这些疗法疗效的关键因素。

靶向治疗的主要副作用及其管理

我们总结了四类最常见的副作用，皮肤反应、心血管问题、口腔和上消化道反应，以及代谢毒性包括疲劳。最常用的分类是不良事件通用术语标准（CTCAE）。

皮肤副作用的管理（表4.1）

许多靶向治疗药物会引起皮肤反应。它们通常在服药后几天或几周后出现，发展缓慢，从轻微（轻微皮肤变化或1级）到严重（疼痛溃疡性皮炎或3级）。这不是药物过敏的迹象，药物过敏通常包括其他严重症状，如呼吸困难、头晕、咽喉或胸部紧绷或嘴唇、舌头肿胀。

在患者开始治疗之前，须告知他们在治疗过程中可能出现的皮肤症状，以帮助他们预防皮肤不良反应，或者至少努力控制皮肤不良反应。须采取预防性措施，以提高患者生活质量和治疗依从性。确定皮肤症状是否与抗癌治疗有关是至关重要的。癌症患者通常表现为炎症、感染性和特异性皮肤损伤以及移植物抗宿主病相关皮疹。由于癌症患者经常合并服用多种药物，很难知道哪种药物导致的皮肤症状。另一个关键点是如评估为严重皮肤反应需要停止治疗和/或具体处理。

靶向药物的作用模式经常导致皮肤改变，皮肤是一个非常复杂的由调控途径控制的环境，与癌症发病途径非常相似。EGFR抑制剂［例如西妥昔单抗（Erbitux®）、帕尼单抗（Vectibix®）、厄洛替尼（Tarceva®）等药物］以表皮生长因子受体（EGFR）蛋白为靶点，该蛋白会促进癌细胞生长和分裂。正常皮肤的稳态在很大程度上依赖于EGFR途径，靶向EGFR途径的药物可以切断皮肤细胞正常生长的信号，使其更难保持水分，从而导致皮肤干燥。

表4.1 保持患者皮肤良好状态的一般预防措施

建议患者
使用不含酒精、香水或染料的温和肥皂、沐浴露和洗发水。
泡澡而不是淋浴，并尝试燕麦沐浴产品来舒缓皮肤。
用冷水或温水（而不是热水）洗澡，避免去湿热的地方。
使用不含酒精、香料或染料的润肤霜，每天至少涂抹两次。涂抹润肤霜的最佳时间是在沐浴后，皮肤还潮湿的时候。
穿宽松、柔软的衣服。
勤剪指甲，避免咬指甲或美甲。
使用不含浓烈香水的洗衣液或织物柔软剂。
尽量避免暴露在阳光下，因为阳光可能会引发和/或导致皮疹。这也适用于透过玻璃的阳光下，如在车里或家里。白天在户外戴帽子、穿长袖衣服。出门前至少1小时使用防晒指数SPF30＋的防晒霜、氧化锌或二氧化钛。
不要使用治疗痤疮的药物。虽然皮疹看起来像痤疮，但痤疮药物并不起作用。它们甚至会使皮疹变干，使病情恶化。
如果想让脚底柔软，可以试试凝胶鞋垫。
穿宽松适度的鞋子。厚而软的袜子可能会有所帮助。
使用某些种类的化妆品（亲肤和液态）。水性粉底液可以遮盖皮疹而不会使其恶化。
按照医生的指示，只使用类固醇霜、软膏或凝胶（即使是不需要处方的）。

皮肤干燥（干燥症）可出现在首次摄入靶向治疗药物后的最初几周内。据报道，约1/3

的患者在1～3个月后出现皮肤干燥。几乎所有接受EGFR抑制药治疗的患者都有这种情况。几乎所有接受靶向治疗的患者在治疗6个月后均会出现皮肤干燥、发痒、起鳞屑、脆弱甚至可能破溃。手足的皮肤问题尤其重要。最好通过在潮湿的皮肤上涂抹润肤剂来控制皮肤干燥问题，这样效果更好。

指腹或足跟裂性皮炎可以用维生素A或尿素软膏治疗。

干性皮肤的预防措施，保持皮肤处于良好状态至关重要。

· 用无气味的油性面霜每天至少涂抹两次保湿。

· 使用温和的淋浴/沐浴油，保湿，最好不含酒精，因为它有干燥作用。

· 在皮肤上涂抹尽可能干净的乳液，尤其是在洗涤、淋浴或沐浴后。

皮疹（脂溢性丘疹性皮疹/毛囊炎）它通常在治疗的第一周出现不同程度的症状，通常被描述为痤疮，而与痤疮不同的是没有滞留性病变或存在粉刺。对于大多数人来说皮疹是轻微的，但可能会大量出疹，并且被描述为不舒服的，有时会疼痛。应告知患者，这种皮疹的发生和强度与更好的疗效和总生存率相关。该假说认为EGFR的一些多态性可能与皮肤反应的出现和更好的抗肿瘤效果有关。另一个假设是药物在皮肤和肿瘤中的生物利用度更好，是皮肤和肿瘤中的炎症/免疫反应有效的体现。这些作者还指出了区分中度皮疹和严重超敏反应的重要性，如嗜酸性粒细胞增多症和全身症状（DRESS）综合征或史-约综合征的药物反应，这些反应通常表现为黏膜受累、大疱性以及全身反应。

皮疹的管理

轻度皮肤变化（1级）可能不需要治疗。它们包括只在有限区域出现的皮疹，对日常生活无影响，也不会被感染。不含酒精、香水或化妆品的保湿霜或软膏有时有助于缓解干燥。当症状更严重时则需要依靠局部抗生素（红霉素、克林霉素、甲硝唑）和铜锌基抑菌霜进行局部治疗。当抗生素不充足时，局部使用皮质类固醇通常是有效的。可以使用适当的不致粉刺的化妆品（水基）来遮盖病变部位。

中度皮肤变化（2～3级）包括身体大面积皮疹或皮肤变化，引起瘙痒或酸痛对日常生活有轻微影响，但没有感染迹象。建议密切观察皮疹是否好转或恶化。进行系统治疗，如细胞周期蛋白（多西环素，100～200mg/d），如有需要，可在一线治疗中使用4～8周。对于中度皮肤问题，靶向治疗药物的剂量通常不需要调整。

严重皮肤变化（3级）是指覆盖大量皮肤的严重皮疹，会导致瘙痒和酸痛，影响生活质量（如睡眠问题或疼痛），并可发生感染。如果患者耐受性差，建议减少药物剂量。如果皮疹在大约2周内没有好转，通常会停止使用靶向药物，直到皮肤症状转好。在减少药物剂量或中断治疗后，皮肤症状会迅速减轻，并且在恢复用药后可能不会复发。此时我们可以重新开始抗癌药物治疗，同时继续进行皮肤护理。乳膏或凝胶，以及口服抗生素和皮质类固醇药物也经常用于皮疹治疗。

预防措施。抗生素可以将EGFR靶向药物引起的严重皮疹相对风险降低42%～77%。维生素K霜也被认为在治疗EGFR靶向药物诱导的皮疹中具有潜在作用。

HFSR的管理

手足综合征（HFSR）是作用于血管内皮生长因子（VEGF）的血管生成抑制剂的典型副作用，例如，抗VEGF贝伐单抗（Avastin®）、酪氨酸激酶抑制剂索拉非尼（Nexavar®）、舒尼替尼（Sutent®）、帕唑帕尼（Votrient®）和阿西替尼（Inlyta®）。VEGF有助于肿瘤的形成并维持血液供应，但它们似乎对手足部位的微小的血管也很重要。阻断VEGF蛋白会导致这些微小血管的损伤，使得药物外漏造成损伤，从而导致手足综合征。

HFSR最早的症状是敏感、刺痛、麻木和手足疼痛。手掌和足底变红。在某些情况下，这种红色看起来像是晒伤后起了水疱。在严重的情况下，水疱会破开并变得疼痛。病变位于受压或摩擦的部位时，可迅速角化过度，这种现象通常是双侧对称的。发生手足综合征的患者会非常痛苦。这种副作用会影响走路和日常生活能力。

1级HFSR，可以通过简单的对症治疗来控制，包括保湿霜、40%尿素等角质溶解剂和/或在长满老茧的部位涂上含有1%～10%水杨酸的药膏。

2级HFSR，除了推荐用于1级HFSR的措施外，局部皮质类固醇（氯倍他索）可用于炎症病变。如果需要，应开具镇痛治疗处方。在某些情况下，应考虑减少50%的抗癌药物剂量。

3级HFSR，应制定对症治疗措施，并对水疱和溃烂部位进行处理。抗癌药物治疗应中断至少7天，直到毒性反应降到0～1级。然后药物减量治疗，至少持续7天。如第2次或第3次发生2级或3级毒性，应根据临床判断和患者情况选择药物剂量恢复或递增。

HFSR预防措施，包括通过机械或化学角质溶解治疗（局部使用10%～50%的尿素软膏，2%～5%的水杨酸软膏）去除角化过度区域。建议患者穿舒适方便的鞋，内垫胶质或泡沫减震鞋垫，避免运动引起摩擦和创伤，并减少手和脚暴露在热水中。应该用润肤剂、保湿霜或软膏来治疗干燥、开裂的部位。

甲沟炎

甲沟炎是指甲周围出现红色和疼痛的角质层。甲沟炎可在治疗1个月后发生，其发生频率低于皮疹。外观看起来像是甲周褶皱的炎症，也可能像指甲向内生长。它对大脚趾的影响比对手指（拇指）的影响更大。指甲和脚趾甲周围会出现肿胀、发红、疼痛和溃疡。严重可至感染并影响行走能力。指甲也可能变得脆弱，生长速度较慢。

甲沟炎的治疗，通过局部皮质类固醇、液氮化学烧灼（硝酸银或三氯乙酸），甚至手术切除，之后应用苯酚来减少肉芽组织范围。

甲沟炎的预防措施，包括建议患者在慢跑、散步、跳跃时避免鞋子承受过大压力。避免摩擦创伤，并穿宽大、敞口的鞋子。

头发或皮肤颜色的改变

靶向治疗相关的头发改变在文献中报道不足。一些靶向药物在治疗过程中会使皮肤或头发变成黄色［例如帕唑帕尼（Votrient®）和舒尼替尼（Sutent®）］。少数人头发和/或皮肤会变黑。这种情况往往会在治疗结束后消失。几乎所有接受激酶抑制药物或抗体阻断药物治疗的患者，在2～3个月后，头发质地都会发生变化（例如，头上的头发变得稀疏、干燥、稻草状、易断，甚至卷曲）。长期口服靶向药物可能导致斑秃或脱发（索拉非尼与舒尼替尼和帕唑帕尼相比发生的比例低）。头皮和其他有毛发的部位可能会出现溃疡。这些溃疡引起的瘢痕会使头发在治疗后无法再次生长。男性和女性均可能出现面部多毛症，毛发比平时长得更快，如眉毛和睫毛会更长、更密、卷曲。但对于一些男性来说，面部毛发生长会减慢，眉毛也可能会变稀少。这些变化通常会在治疗后被注意到。

头发或皮肤颜色改变的预防措施，建议患者使用护发素，为面部毛发脱毛，并定期修剪睫毛，以预防结膜炎和角膜炎。因其他眼部疾病，如结膜炎和角结膜干燥症，可使抗EGFR治疗复杂化［如厄洛替尼（Tarceva®）］，因此发现症状应及时找眼科医生就诊。理发和脱毛被公认是令人满意和安全的治疗措施。护士可以为患者推荐假发。

水肿

可能发生在早上的眶周区域和晚上的身体下垂部位。在开始抗KIT、血小板衍生生长因子受体（PDGFR）治疗［如伊马替尼（Gleevec®）］后，6周左右出现频率最高。眼睛可能会烧灼感、发红或发干。有些人眼睑会变红、变软、肿胀，睫毛可能会变硬。有时眼睑可能会内翻或外翻。眼睑扭曲或干燥可能会损伤角膜。

水肿的治疗。中度眶周水肿不需要任何治疗。通过利尿药和电解质监测可以缓解严重和/或弥漫性水肿。如果眼睑有硬皮或肿胀，仔细清洁并用干净、温热、潮湿的敷料闭目外敷可能会有所缓解。

心血管副作用

大多数靶向治疗和联合治疗可能会增加心血管毒性。

心肌病与左心室功能障碍

靶向治疗（Ⅱ型）如曲妥珠单抗（赫赛汀®）和酪氨酸激酶抑制药舒尼替尼（Sutent®）、拉帕替尼（Tyverb®）和伊马替尼（Glivec®），已显示可诱发心肌病。与Ⅰ型药物（包括蒽环类、米托蒽醌或环磷酰胺等化疗药物）相比，Ⅱ型药物导致的心肌病可能是可逆的。

冠状动脉疾病

抗血管生成药物主要通过两种不同的机制诱导冠状动脉事件，即冠状动脉血管痉挛和通过抑制血管内皮生长因子（VEGF）引起动脉血栓。

心律失常

大多数心律失常没有临床意义。最令人担忧的是QT/QTc间期延长，相关的尖端扭转型室速风险增加。这在接受多靶点激酶抑制药和血管生成抑制药治疗的患者中很常见。定期做心电图进行早期监测和适当的治疗对于避免危及生命的心律失常至关重要。

高血压

在通过多靶点酪氨酸激酶抑制药（舒尼替尼、索拉非尼、阿西替尼、塞迪拉尼、替拉替尼等）或单克隆抗体（贝伐单抗）进行抗VEGF治疗后，高血压非常常见。不同的作用机制与血压的快速升高有关，包括VEGF通路抑制引起的血管收缩、一氧化氮水平下降和内皮细胞凋亡，这会导致毛细血管减少和所有血管阻力增加。通常在停止治疗后2周内高血压症状可以缓解。

要告知患者，靶向药物尤其是血管生成抑制药物，可能促使血压升高甚至因此需要进行药物治疗。指导患者居家进行血压监测，一旦出现血压变化应迅速报告给医护人员。

静脉血栓栓塞性疾病

沙利度胺和厄洛替尼等药物与静脉血栓栓塞发生率增加有关，可能是由于血小板聚集和对血管内皮产生了影响。

心血管健康的预防措施发现有危险因素时尽早转诊给心脏病专家。应告知患者在抗癌治疗期间和之后需要进行心血管监测。对于已有高血压、高胆固醇血症、2型糖尿病和高甘油三酯血症等心脏病患者，应请心脏病专家尽早介入。在开始癌症治疗之前，应向高危人群建议心脏保护措施或按需修订治疗方案。当发生心血管不良事件时应立即停用抗癌药物，如LVEF显著降低或QTc显著延长（＞500ms）。

口腔和上消化道副作用

口干症（口干）和味觉障碍（味觉丧失或紊乱）、口腔炎和黏膜炎（口腔溃疡）是mTOR抑制剂常见的，如依维莫司（Afinitor®）或坦罗莫司（Torisel®）。口腔炎是口腔黏膜的疼痛性炎症，而黏膜炎是一种疼痛性炎症以及消化道黏膜溃疡。几乎一半的患者有味觉障碍。我们观察到对酸味的感知减少，而对甜味的感知增加，苦味和咸味的改变不是很显著。红色和红外低水平激光治疗（LLLT）可以部分预防口腔黏膜炎，还可以显著减轻疼痛、降低严重程度和减少持续时间。

预防措施具体如下。

· 经常使用漱口水。

· 建议食用柔软、奶油状和脂类食物。

· 避免刺激性食物：干燥、坚硬、过咸、过辣和酸性食物、酒精以及饮料。

· 用冰块、喷雾器和人造唾液保湿有助于治疗口干症。

· 吮吸酸味和薄荷糖可能有助于减少口腔干燥和黏稠感。

· 在用餐开始时吃一勺奶油来帮助吞咽。

· 每餐前用漱口水或酸性苏打水（苏打水＋柠檬汁）漱口，以增强食物的味道，以防出现味觉障碍。

胃肠道穿孔

是比较罕见的，据报道与靶向药物相关的胃肠道穿孔，贝伐单抗最常见。如发生胃肠道穿孔应立即停止药物治疗。

首要预防措施是在治疗前进行详细问诊和查体。医护人员应特别注意既往憩室炎或溃疡史、既往辐射暴露史、近期乙状结肠镜检查或结肠镜检查史、胃肠道梗阻史和多次手术的病史。

腹泻

是靶向药物最常见的副作用。酪氨酸激酶抑制药经常发生此类不良事件。病理生理机制是抑制EGFR对氯化物分泌的负反馈调节。腹泻会严重影响肿瘤患者的日常活动并可能导致危及生命的后果，因此其治疗至关重要。

治疗和管理

轻度腹泻可以通过饮食来控制，以减少排便次数。BRAT饮食，即香蕉（banana）、米饭（rice）、苹果（apple）、吐司（toast）饮食，可能会有所帮助。

洛哌丁胺仍然是无并发症病例的标准治疗方法。慢性至中度（1～2级）腹泻症状可以用洛哌丁胺持续治疗。应尽早对复杂型腹泻病例预警。对于一些严重病例，添加抗生素治疗是必要的。3级或4级腹泻则需要调整抗癌药物的剂量，甚至停药。

腹泻的预防措施具体如下。

保持充足的液体和盐摄入量。理想情况下，饮料应该含有淀粉和/或糖、钠和钾。可以使用糖浆和其他形式的原糖，与白糖相比钾的含量更高。世界卫生组织建议使用自制的口服补液溶液：将1L水、2.5ml（1/2茶匙）盐和30ml（6茶匙）盐混合并搅拌至溶解。建议使用传统疗法，如胡萝卜汤、大米水、燕麦粥（煮熟的谷物和水的稀释混合物）、淡茶和青椰子水。

鼓励保持饮食控制措施，避免药物相互作用。

避免高纤维或乳糖的饮食，因为这可能会加重腹泻。

体重下降

癌症引起的食欲减退可能导致体重下降，如治疗相关的恶心、呕吐、味觉障碍、腹泻、疼痛和机械性梗阻等。食欲缺乏可能导致厌食症。相关症状包括疲劳、虚弱和焦虑，会影响日常生活质量。在严重恶病质的情况下，将需要药物干预。

建议和预防措施

针对癌症患者营养不良筛查，有供护理人员可选用的筛选和评估工具（MSTC）。简易营养评估工具（MNA）是一种用于确定营养状况的实用工具。

简单的营养评估计划和营养师的早期咨询对于指导营养支持和提醒医生干预是十分重要

的。建议患者每天至少吃三顿饭，最好是六顿小餐，以减少每餐摄入量。建议患者在安静/舒适的地方用餐，选择适用的餐具和食材，去除异味，丰富食物种类，迎合患者口味同时避免辛辣的食物。

疲劳和代谢毒性

疲劳被癌症患者视为对生活质量影响最大的副作用也是放弃治疗的主要原因，可能会影响治疗的效果。疲劳是由多种原因造成的。它可能与肿瘤相关，与治疗相关（如靶向治疗常见的副作用），与其他疾病相关（包括贫血、甲状腺功能减退、睡眠障碍、抑郁或疼痛）。

建议和预防措施具体如下。

首先，重要的是需了解疲劳的潜在原因。

甲状腺功能减退是接受TKI治疗的患者很常见的副作用。建议在开始TKI治疗之前对患者甲状腺功能检测并治疗。最初应每月服用TSH，但对甲状腺功能的监测频率没有明确的要求。高血糖是mTOR抑制药很常见的副作用。在开始mTOR治疗之前，需要监测空腹血糖，并在治疗过程中定期监测。

疲劳的治疗和管理应基于日常评估（使用可靠和简单的工具）、患者主诉、疾病状态和治疗过程，必要时给予抗炎治疗以及患者教育和心理支持。

遵循并坚持治疗方案：患者主动性和依从性

对患者进行健康宣教是与患者建立强有力治疗体系的重要组成部分，这也是护士的一个重要角色。治疗体系是围绕受教育者建立的，并与之达成一致。这一体系包括需求评估、可利用资源和教育目标及工具选择、干预计划和评价。

具体来讲，优化口服抗癌疗法的安全性和有效性，从详尽的信息采集和患者宣教计划开始。目的是确保患者了解并明确自身疾病状态和治疗方法，以及服用药物的重要性。为患者如何安全服用药物以及如何识别和管理药物副作用提供咨询服务，是保障患者治疗和全面管理的关键因素。过程中会使用的工具包括笔记本、文件夹、计算机应用程序和选择合理的目标等。然而，过多的信息灌输并不能保证最佳的患者依从性。为能使患者自愿参与到健康医疗体系中，输入的医疗信息必须能符合患者的理念和表现，或者改变患者的想法。因此，护士必须根据患者的自身情况给予个性化信息，这些信息不仅是一味的输出，也要倾听患者的发声。向患者提出开放式问题，因为这些问题更有可能发现患者的担忧，并帮助确定患者需求。必要时，应将患者转诊给相关专业的心理医师、营养师、内科医师和全科医师。最终，形成为每个患者制定个性化流程。预先评估是至关重要的。为了确保患者坚持治疗，多学科小组必须评估患者接受治疗的能力（认知、心理），并遵循建议提出适当的支持性护理。在护理团队和患者之间进行详尽的信息交流是一种开放的信任关系，这是使患者遵循并坚持治疗方案的重要因素。此外，卫生保健专业人员应牢记，每日给药方案会影响患者依从性，降低给药频率，从而提高患者治疗的依从性。

建立患者教育项目的一般建议

根据Mc Cue的说法，全面的口服抗癌药物宣教应包含以下信息：药物和适应证、剂量、给药计划、开始日期、给药管理、药物漏服的处理方法、饮食和药物的相互作用、副作用及对症处理、临床联系信息和安全处理说明。

癌症多学科支持性护理（MASCC）开发了一款口服抗肿瘤药物患者健康教育工具（MOATT），包括四个步骤。此工具可在线获取，网址为http://www.mascc.org/MOATT.。四个步骤分别是：①关键评估问题。②患者教育。③药物特异性教育。④评价。这些步骤专注于健康专业人员在评估、教育和评估接受口服抗癌药物治疗的患者时可能需要考虑的特殊因素。

关键评估问题

在对患者进行教育时，建议对教育进行调整以适应特殊的考虑因素，如年龄、营养管、视力问题/色盲、饮食问题和精神问题（痴呆、抑郁、认知障碍）。

MOATT提出的关键评估问题与患者被告知和了解的口服药物治疗计划有关。确保患者知道这些口服药物是治疗癌症并且是口服的。必须询问患者有无其他的口服药物。建议与患者一起查看患者用药（处方药、非处方药）、中草药、滋补类药品和其他治疗相关的药品。应针对患者吞服重要药片的能力和口服药物相关问题的掌握情况进行测试。需要评估患者阅读药品标签/说明书以及安全处理药品、药瓶或药物外包装的能力。为了查明服药时是否出现问题或任何其他事件，如不良事件，建议询问如下问题，“你有没有服用其他抗癌药物？”“你是否出现任何会影响你服药的症状，例如恶心或呕吐？”在一些国家，由于保险问题，患者可能会因延迟获得口服药物而间断治疗。应评估患者是否有保险方面的问题，并询问患者是否会影响按既定治疗方案服药。

患者教育

通过让患者意识到以下项目的重要性，可以提高患者的知识、技能和责任感。

· 将治疗方案告知患者的保健相关人员、其他医生和牙医。

· 药品应远离儿童和宠物，药品在非特殊情况下应保存在原包装中。不要与其他药片混在一起。

· 在服用药丸/片剂前后要洗手。

· 除非有特殊说明，否则应避免压碎、咀嚼、切割或破坏药丸/片剂。

· 将药片存放在远离热源、阳光或潮湿的地方，因为这可能会降低药丸/片剂的疗效。

· 建立一个正确服用药丸/片剂的流程。

· 如果漏服药物应知晓如何处理。

· 如果意外过量服用药品，或者其他人服用了药品，请立即联系医生或护士。

· 向护士或药剂师咨询如何处理未服用或过期的药片。

· 随时携带所服用的药物清单，包括抗癌药物。

· 开处方的医生或护士应知悉患者在支付或取药方面是否有问题。

· 提前规划好旅行、假期和周末时段。

药物的特殊信息

以下参考资料来自MOATT工具。

· 欧盟国家的官方产品包装插页或处方信息可在EMA网站上找到：http：//www.ema.europa.eu.。

· 我们是麦克米伦癌症支持（“We are Macmillan Cancer Support”）网站：http：//www.cancerbackup.org.uk/Treatments/Chemotherapy/individualdrugs.。

· Micromedex数据库：https：//www.micromedexsolutions.com/home/dispatch.。

· 美国医院药师协会（AHFS）的药品信息网站：http：//www.ahfsdruginformation.com.。

本列表仅展示了部分信息，应同时查询其他地方或国家官方信息来源。

建议无论采用哪种工具，医护人员在进行患者教育时均应阐述如下药物特殊信息。

· 药品名称（通用名和商品名）。

· 药物的外观。

· 剂量和服药时间（多少种不同的药丸？每日服用几次？间隔多久？）。

· 药品存放位置。患者需要得到具体的建议。例如，要特别远离热源（不要放在厨房）、注意湿度（不要放在浴室）和注意防晒（不要放在窗台上）。

· 潜在的副作用是什么以及对它们的管理？包括用于药物监测的实验室评估或医学检测。

· 有什么预防措施吗？

· 与食物冲突吗？

· 出现问题时打电话给谁？给出姓名和电话号码。

评估

在患者教育过程结束时，患者可能只汲取了部分信息。因此，在患者开始治疗之前进行评估并复习关键点至关重要。进行评估的一个简单方法是让患者和/或其护理人员回答以下问题，以确保他们了解所提供的信息。

· 现服用的抗癌药丸/片剂的名称是什么？

· 每天什么时间段服用抗癌药物？

· 是否可以将这种药丸/片剂与食物一起服用？

· 计划把药品存放在哪里？

· 什么时候给医生或护士打电话

· 还有其他问题吗？

· 下一次复诊是什么时候？

· 如果出现问题，你应该联系谁？

心理方面

癌症患者的需求会根据他们的个性、表现、信仰和经历在不同的阶段发生心理变化。痛苦往往与疾病的不确定性有关。患者面对疾病无法完成既定治疗方案，往往是由于治疗方案影响了患者的生活质量。

护士在患者的应对过程中发挥着关键作用，支持患者在日常生活中应对疾病和治疗的影响，并观察患者表现。使用“心理痛苦温度计”可能有助于评估心理情况。当发现患者存在心理痛苦时，需要立即咨询肿瘤心理学家。

总结

口服靶向药物治疗有效地延长了患者生存时间，改善了生活质量。然而，由于长时间服用此类药物，患者不得不面临严重影响其生活质量的副作用。预防和对症治疗是优化患者治疗依从性，提高患者生活质量的关键。管理药物相关的副作用已经成为护理工作的重心。护士要为患者提供护理支持，使之能按照既定治疗方案完成治疗。这需要护士在患者整个治疗过程中为其提供适当的信息和个性化的教育。遗憾的是，往往不能全部实现。实际上，必须考虑患者的个体化差异以及随着时间的推移影响信息传递和教育支持的因素。

最后，口服靶向抗癌药物的护理工作应充分考虑到各种影响因素。为患者提供护理支持具有临床意义，包括在治疗过程中的提供适用的信息和患者教育，使患者在治疗计划中成为主动参与者。其重要职能是多学科和多专业团队协作，医疗专业人员会根据不同学科领域和专业知识为患者提供照顾。

（翻译：唐　乐　校对：于　媛）

参 考 文 献

[1] Adherence to long-term therapies: evidence for action. Available from www.who.int/chp/knowledge/publications/adherence_full_report.pdf.

[2] Mikael D. Chimiothérapie orales: Mythes et réalités, centre Henri Bequerel, Rouen. 2010. https://onconormandie.fr/wp-content/uploads/2017/05/Chimiotherapie-orale-adherence-M.Daouphars.pdf.

[3] Goodin S, Griffith N, Chen B, Chuk K, Daouphars M, Doreau C, et al. Safe handling of oral chemotherapeutic agents in clinical practice: recommendations from an international phar-macy panel. J Oncol Pract. 2011; 7 (1): 7-12.

[4] National Cancer Institute Common Terminology Criteria for Adverse Events (CTCAE) version 3. 0. Available from http://ctep.cancer.gov/protocolDevelopment/electronic_applications/docs/ctcaev3.pdf. Accessed 16 Mar 2009.

[5] Targeted Therapy, American Society of Cancer. Available from https://www.cancer.org/treat-ment/targeted-therapy.htlm.

[6] Dicato MA, editor. Side effects of medical cancer therapy. p.388. https://doi.org/10.1007/978-0-85729-

787-7_10.

[7] Autier J, Escudier B, Wechsler J, Spatz A, Robert C. Prospective study of the cutaneous adverse effects of sorafenib, a novel multikinase inhibitor. Arch Dermatol. 2008a; 144 (7): 886-92.

[8] Lacouture ME, Tsao AS, Oishi K. Strategies for rash management: an expert-guided discus-sion for nurses. ONS Connect. 2010; 25: 47-8.

[9] Autier J, Mateus C, Wechsker J, Spatz A, Robert C. Cutaneous side effects of Sorafenib and sunitinib. Ann Dermatol Venereol. 2008b; 135 (2): 148-53; quiz 147, 154.

[10] Dicato MA, editor. Side effects of medical cancer therapy. p.385-6. https: //doi.org/10.1007/978-0-85729-787-7_10.

[11] Ocvirk J, Heeger S, McCloud P, Hofheinz RD. A review of the treatment options for skin rash induced by EGFR-targeted therapies: evidence from randomized clinical trials and a meta-analysis. Radiol Oncol. 2013; 47: 166-75.

[12] Robert C, Soria J-C, Spatz A, Le Cesne A, Malka D, Pautier P, et al. Cutaneous side effects of kinase inhibitors and blocking antibodies. Lancet Oncol. 2005; 6 (7): 491-500.

[13] Dicato MA, editor. Side effects of medical cancer therapy. p.397-8. https: //doi.org/10.1007/978-0-85729-787-7_15.

[14] Mario E, Lacouture ME. The growing importance of skin toxicity in EGFR inhibitor therapy. Oncology (Williston Park). 2009; 23 (2): 194-6.

[15] Dicato MA, editor. Side effects of medical cancer therapy. p.399-400. https: //doi.org/10.1007/978-0-85729-787-7_15.

[16] Braiteh F, Kurzrock R, Johnson FM. Trichomegaly of the eyelashes after lung cancer treatment with the epidermal growth factor receptor inhibitor erlotinib. J Clin Oncol. 2008; 26: 3460-2.

[17] Scheinfeld N. Imatinib mesylate and dermatology part 2: a review of the cutaneous side effects of imatinib mesylate. J Drugs Dermatol. 2006; 5 (3): 228-31.

[18] Dicato MA, editor. Side effects of medical cancer therapy. p.483. https: //doi.org/10.1007/978-0-85729-787-7_15.

[19] Dicato MA, editor. Side effects of medical cancer therapy. p.485. https: //doi.org/10.1007/978-0-85729-787-7_15.

[20] Ederhy S, Cohen A, Dufaitre G, Izzedine H, Massard C, Meuleman C, et al. QT interval prolongation among patients treated with angiogenesis inhibitors. Target Oncol. 2009; 4 (2): 89-97.

[21] Maitland ML, Kasza KE, Karrison T, Moshier K, Sit L, Black HR, et al. Ambulatory monitoring detects sorafenib-induced blood pressure elevations on the first day of treatment. Clin Cancer Res. 2009; 15 (19): 6250-7.

[22] Van der Veldt AAM, de Boer MP, Boven E, Eringa EC, van den Eertwegh AJM, van Hinsbergh VW, et al. Reduction in skin microvascular density and changes in vessel morphology in patients treated with sunitinib. Anti-Cancer Drugs. 2010; 21 (4): 439-46.

[23] Dicato MA, editor. Side effects of medical cancer Therapy. p.515-6. https: //doi.org/10.1007/978-0-85729-787-7_6.

[24] Dicato MA, editor. Side effects of medical cancer therapy. p.277. https: //doi.org/10.1007/978-0-85729-787-7_6.

[25] Bjordal JM, Bensadoun RJ, Tuner J, Frigo L, Gjerde K, Lopes-Martins RA. A systematic review with

meta-analysis of the effects of low-level laser therapy（LLLT）in cancer therapy-induced oral mucositis. Support Care Cancer. 2011; 19（8）: 1069-77.

[26] Hapani S, Chu D, Wu S. Risk of gastrointestinal perforation in patients with cancer treated with bevacizumab: a meta-analysis. Lancet Oncol. 2009; 10（6）: 559-68.

[27] BCCA guidelines for management of chemotherapy-induced diarrhea. Available from www.bccancer.bc.ca/nursing-site/Documents/GuidelinesforManagementofCDI.pdf

[28] Benson AB, Ajani JA, Catalano RB, Engelking C, Kornblau SM, Matrenson JA Jr, et al. Recommended guidelines for the treatment of cancer treatment-induced diarrhea. J Clin Oncol. 2004; 22（14）: 2918-26.

[29] Lim SL, Ang E. Validity and reliability of nutrition screening administered by nurses. Sage Journals. First published October 9, 2013.

[30] Vellas B, Guigoz Y, Garry PJ, Nourhashemi F, Bennahum D, Lauque S, Albarede JL. The Mini Nutritional Assessment（MNA）and its use in grading the nutritional state of elderly patients. Nutrition. 1999; 15（2）: 116-22.

[31] Nitenberg G, Raynard B. Nutritional support of the cancer patient: issues and dilemmas. Crit Rev Oncol Hematol. 2000 Jun; 34（3）: 137-68.

[32] Joly F. Renal carcinoma and fatigue: which challenge in the era of antiangiogenic drugs. Bull Cancer. 2011; 98（9）: 1071-81. https: //doi.org/10.1016/j.ijrobp.2010.06.037.

[33] Dicato MA, editor. Side effects of medical cancer therapy. p.278-9. https: //doi.org/10.1007/978-0-85729-787-7_6.

[34] Horne R. Compliance, adherence and concordance. In: Taylor KMG, Harding G, editors. Pharmacy practice. London: Taylor & Francis; 2001.

[35] NICE Medicines Adherence guidelines. 2009. Available from https: //www.nice.org.uk/guidance/cg76/evidence/full-guideline-242062957.

[36] Claxton AJ, Cramer J, Pierre C. A systematic review of the associations between dose regimens and medication compliance. Clin Ther. 2001; 23（8）: 1296-310.

[37] McCue DA, Lohr LK, Pick AM. Improving adherence to oral cancer therapy in clinical practice. Pharmacotherapy. 2014; 34（5）: 481-94.

[38] MASCC Oral Agent Teaching Tool（MOATT）. Available from www.mascc.org/assets/documents/moatt_userguide.pdf.

[39] NCCN Distress thermometer and problem list for patients. Available from https: //www.nccn.org/patients/resources/life_with_cancer/pdf/nccn_distress_thermometer.pdf.

第五章　免疫治疗：护理的新挑战

克劳德・贝特朗（Claude Bertrand）

摘　要

免疫治疗给肿瘤学带来了抗肿瘤治疗的根本性变化，这主要有两个原因。

首先，在科学性方面，免疫治疗的靶目标是免疫系统，而传统的其他抗肿瘤治疗靶目标是癌细胞。

免疫疗法利用患者自身的免疫系统作为武器，使患者成为对抗癌症的主角。第二个是临床程序。事实上，免疫疗法的抗体是静脉注射的，不需要用药预处理。

免疫治疗副作用的不可预测性是肿瘤学的新问题。患者和护理团队对免疫副作用的识别和管理提出了真正的挑战。

免疫疗法带来了巨大的希望。将使全球患者在生存方面获利，尤其是在提升生活质量方面，最终使疾病得到控制。

随着新的治疗适应证的出现，免疫疗法以闪电般的方式发展，“这是第一次有可能使用同样的分子治疗这么多不同的癌症”。

因此，有必要依靠经过专门培训的护理人员。

一名高级执业护士或推荐人或协调员可以负责这些不同的任务。

对疾病和治疗有广博知识的人，必然成为患者及家属交流的核心，同时也是跨学科团队中医生和护士的朋友。

关键词

免疫疗法；慢性；社区治疗模式；副作用；多学科

引言

免疫疗法是当下肿瘤研究的一条重要途径。目前已有几种免疫疗法显示其有效性。免疫治疗已经成为护士日常关注的问题，因其经常涉及稳定或进展期的慢性疾病的长期过程，并且也颠覆了我们看待癌症的方式。伴随这场治疗革命，有必要改变心态。

免疫疗法从根本上改变了人们看待癌症的方式。

随着癌症治疗的重要性日益增加，这些治疗对患者和卫生系统组织影响出现了相关问题，特别是在获得治疗的公平性方面。

我们也想知道，这将为提高护理质量带来哪些机遇和挑战。特别是通过患者随访的重要性。

新的不太为人所知的副作用的出现，需要护理人员采取完全不同的应对方法。

因此，我们即将一起面对新的挑战。

患者面临的挑战

癌症及其长期性一直让人难以忍受；治疗和控制约束了患者及其近亲属日常生活安排。其中一个挑战是维持长期治疗及应对治疗副作用成为了日常生活的一部分。

患者成为自己健康的主宰者。这需要患者同意将自己及其近亲属纳入护理体系之中，在这里我们称为患者-护理伙伴关系或者飞行员-助理飞行员关系。

如果在症状管理方面有积极的暗示和理解，与长期疾病相关的问题将得到更好的解决。

与保健小组的沟通必须畅通。事实上，今天的患者对他们的病症有了更好的了解（通过互联网），但所以我们不能让他们独自面对所有这些信息。

医院正在提供越来越多的专业知识及卓越的治疗，而患者们有更多的时间待在家里。

多学科工作的挑战

每个团队成员必须在了解其他人工作的同时，扮演好自己角色。为了达到团队明确定义的目标，每个人都必须知道谁将在何时采取行动。对医疗团队来说，这无疑是生产力的附加值，他们必须共同努力，最大限度地提高总体行动对患者产生的附加效果，同时避免重复、重叠和浪费时间。

这就是为什么拥有一支训练有素的免疫治疗团队如此重要，尤其是肿瘤分子治疗的处方不断增多，这种免疫功能障碍毒副作用的跨学科管理成为一个真正的问题。

因此，对整个团队进行持续的免疫治疗培训和了解将是非常重要的，特别是随着肿瘤学处方领域的扩大，以及这些免疫障碍毒副作用的跨学科管理成为一个真正的挑战。

护理团队的挑战

对免疫治疗患者的管理应适当调整：我们不再只注重信息，同时也关注治疗相关健康教育，并将其融入治疗过程中。

护理团队需要患者不仅是其健康管理的参与者，更是主导者。因此，护理团队需要掌握患者及其周边关系（他的近亲属、朋友、故事、生活环境、社会情况等）。

由于住院时间已经减少到每15天或每3周1小时，这种需要就更加迫切了。这种情况使患者和他的近亲属处于第一线。

今天，患者的要求不仅是被团队成员“看到”。他们希望得到更多的信息，希望有人解释和回答他们的疑问。

书面或电话交流是满足合适于时间充裕的护理团队；书面表达可以加深记忆，可以重读，可以完美表达，避免忘记。

然后，与专业人员的关系聚焦在患者选择的主题上，从而使他们感兴趣。

电子记录，移动应用程序，将使患者和他们的亲属感觉更深入地参与了他们的治疗，因为他们自己可以访问部分数据，并收到更多的反馈。

什么是免疫疗法?

与靶向治疗、化疗、放疗及外科手术等治疗方式不同，免疫疗法主要是利用患者的免疫系统直接或间接治疗癌症。

免疫系统是所有能保护我们免受病菌（病毒、细菌、寄生虫）侵扰，同时能抗击肿瘤的器官、组织和细胞。为此，免疫系统有特殊的细胞，淋巴细胞（一种白细胞）可以识别侵略者和异常细胞上的分子和抗原。免疫系统在人体的任何地方都很活跃，并将其作用集中在被肿瘤侵犯的部位。它还可以随着时间的推移调整自己的行动。因此，可以充分利用它来对抗肿瘤，填补其他治疗方法的空白。

淋巴细胞是负责识别抗原的白细胞。淋巴细胞有两种类型。B淋巴细胞产生并释放抗体，抗体是一种蛋白质，它将自身附着在细胞外的抗原上（要么是游离的，要么附着在细胞表面的）。T淋巴细胞识别另一种抗原，这种抗原是从细胞内部发出的。这些抗原出现在被感染细胞表面的蛋白质小片段（多肽）。T淋巴细胞能够附着在呈现这些抗原的细胞上并杀死它们，例如被病毒或癌细胞感染的细胞。免疫系统的作用是非常有效的，它能够识别各种各样的抗原，并面对众多的攻击。它的行动也非常精确，可通过区分正常细胞与组织，将外来元素与异常细胞作为攻击目标。此外，已经发生反应的部分B淋巴细胞和T淋巴细胞将在体内存留数年，以便在新的攻击发生时更快地做出反应。这就是免疫记忆。

通常，癌细胞基本没有表面抗原，使其有别于正常细胞。虽然来自癌症患者的B淋巴细胞和他产生的抗体对这些癌细胞几乎没有作用。然而，由于基因异常，癌细胞具有一定数量的内部抗原，导致许多异常多肽出现在其表面，从而使其成为T淋巴细胞的攻击目标。人类肿瘤经常被T淋巴细胞浸润，那些被较多T淋巴细胞浸润的肿瘤演变更慢、方向也更有利。

然而，大多数肿瘤即使被T淋巴细胞浸润也会增长，这表明免疫反应不足以有效地控制它们。事实上，一些肿瘤会通过消灭一部分肿瘤细胞进行自我适应，但对罕见的抵抗细胞没有太大影响，最终会被吞噬。在其他情况下，免疫细胞被抑制。比如，抑制剂可以防止太强或太持久的免疫反应，以防止损伤发生炎症的组织。但肿瘤会利用这些抑制剂来避免自身被破坏。有一些已经被证实的抑制剂。这种情况下，可以用新的药物来调和，比如免疫调节抗体（通常被称为“免疫检查点抑制剂”）。

肿瘤免疫治疗的主要治疗方法：免疫调节抗体

PD-1是T淋巴细胞被激活时出现的一种受体。当T淋巴细胞存在于炎症组织中或存在于肿瘤细胞中时，T淋巴细胞上的PD-1受体遇到PD-L1蛋白，它们就会变得不活跃（“回到睡眠状态”）。休眠的T淋巴细胞不能杀死肿瘤细胞，肿瘤就可以无限制地生长。因此，PD-1/PD-L1就是我们讨论的关键。

主要的免疫调节抗体会与PD-1（或PD-L1）结合，并通过阻断PD-1/PD-L1的联系来阻止淋巴细胞的休眠，从而维持其对肿瘤的杀伤活性。PD-1抗体对30%～40%的转移性黑色素瘤患者的治疗有效。一个重要的事实是，很多患者的病情得到长时间的缓解，而且很可能被治愈，这是目前其他任何治疗方法都无法做到的。免疫疗法也适用于其他类型的癌症，如肺癌、膀胱癌或肾癌、头颈癌和霍奇金淋巴瘤。

这种药物的功效可用它的作用方式来解释，它不仅针对癌细胞直接杀死它们，同时还激活免疫细胞。被这些疗法唤醒的淋巴细胞会通过识别几种不同的抗原来攻击肿瘤，这将削弱肿瘤抵抗力，使得其更容易受到攻击。此外，由于其记忆效应，免疫反应在全身长期活跃（可以在多个地方转移），这延迟了癌症的复发。

目前，免疫疗法在癌症治理方面，PD1、PD-L1和CTLA4是基本的检查点，并且检查点的数量在研究中没有停止增加。

对治疗的反应并不总是立竿见影，可能需要数周或数月才能看到效果。

但治疗中也会遇到挫折。首先，许多患者对这些治疗无效，原因尚不清楚，而且副作用可能很严重。

研究正在大步前进，很快，将在其他病症中得到证实，免疫治疗将成为对应适应证的辅助治疗手段。

我们还可以注意到其他存在的免疫治疗方法，例如：

双特异性抗体由两个完全相同的部分组成，每一部分都识别相同的抗原。首个双特异性抗体刚刚被批准用于治疗某些淋巴瘤和白血病。

T淋巴细胞的过继转移：这里，淋巴细胞来自癌症患者的血液或转移灶。然后将“富集”的T淋巴细胞重新大量注射到同一患者体内。

主要治疗特征（表5.1）

表5.1　美国食品和药物管理局批准的免疫检查点阻断抗体

药物名称	靶标	表征
伊匹单抗	CTLA-4	黑色素瘤
纳武利尤单抗	PD-1	黑色素瘤、非小细胞肺癌、肾细胞癌、肝细胞癌、经典霍奇金淋巴瘤、头颈部鳞状细胞癌、尿路上皮癌、高度不稳定或错配修复缺陷的结直肠癌
派姆单抗	PD-1	黑色素瘤、非小细胞肺癌、经典霍奇金淋巴瘤、头颈部鳞状细胞癌、尿路上皮癌、胃癌、高度不稳定性或错配修复缺陷的实体瘤
阿特珠单抗	PD-L1	非小细胞肺癌、尿路上皮癌
阿替利珠单抗	PD-L1	梅克尔细胞癌、尿路上皮癌
德瓦鲁单抗	PD-L1	尿路上皮癌

资料来源：韦伯（Weber）等。

注：CTLA-4，细胞毒副作用T淋巴细胞相关抗原4；PD-1，程序性细胞死亡蛋白1；PD-L1，程序性死亡配体1。

与免疫反应相关的副作用的管理要点

新的免疫治疗分子免疫检查点抑制药导致新的副作用称为免疫功能障碍。

事实上，这些分子通过它们的作用模式，允许解除对免疫系统的抑制，从而导致淋巴细胞的活性提高，有利于发生类似于影响所有系统和器官的自身免疫性疾病的临床表现，具有高度的个体和时间差异。重要的是要了解并认识到这些副作用，在开始治疗时告知患者，并在治疗期间系统地发现这些副作用。

这些继发效应（secondary effects，SE）可以在治疗期间的任何时间出现，甚至在治疗结束1年后出现，因此患者需要知晓这些继发效应在引入皮质激素治疗后是可逆的，这至关重要。

由于检测点的不同，使用CTLA-4将比使用PD-1和PD-L1导致更频繁、更严重的免疫功能障碍。

继发效应（SE）

免疫疗法SE的不完全列表见图5.1。

虽然某些SE的发生频率比其他的要高得多，但重要的是要注意，任何器官或组织都

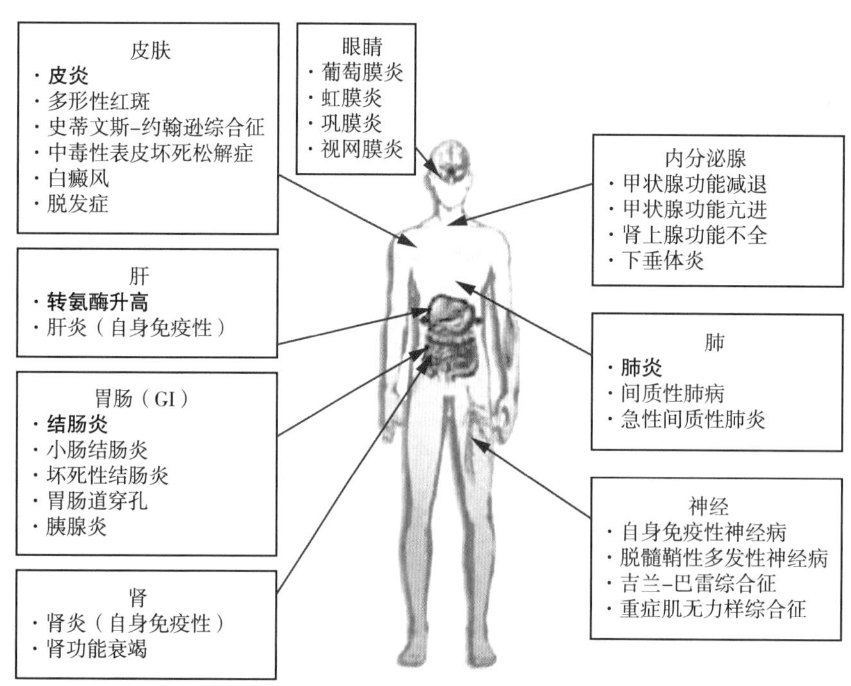

图5.1 **免疫疗法SE的不完全列表**

注：比较频繁和严重的并发症用黑体进行了表示。

资料来源：布里根（Bridgen）。

可能受到影响。其他疾病发病率较低，但可能非常严重，甚至致命，如神经系统疾病和心肌炎。

两种免疫疗法的联合应用增加了所有级别SE的风险（图5.2和图5.3）。

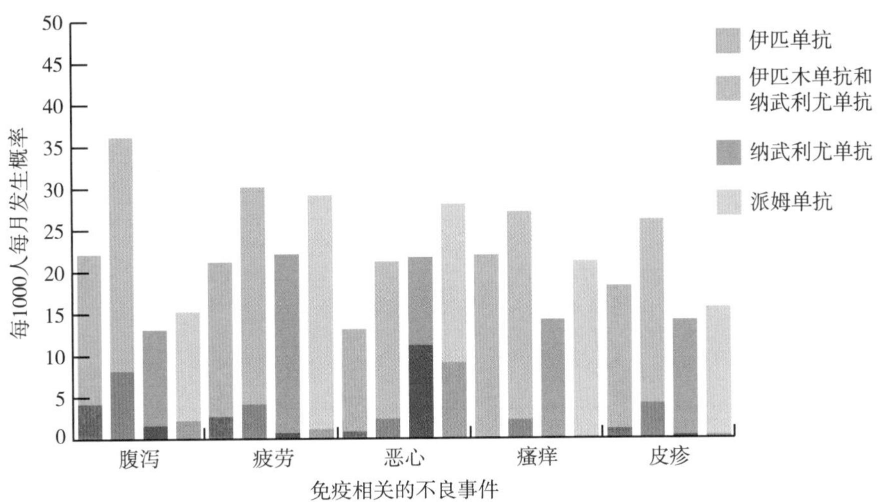

图5.2　免疫检查点抑制药最常见的不良事件

注：1～2级不良事件用较浅的阴影表示，3～5级不良事件用较深的阴影表示。［资料来源：布特罗斯（Boutros）等，麦克米伦（Macmillan）出版有限公司2016年版权所有经许可改编］

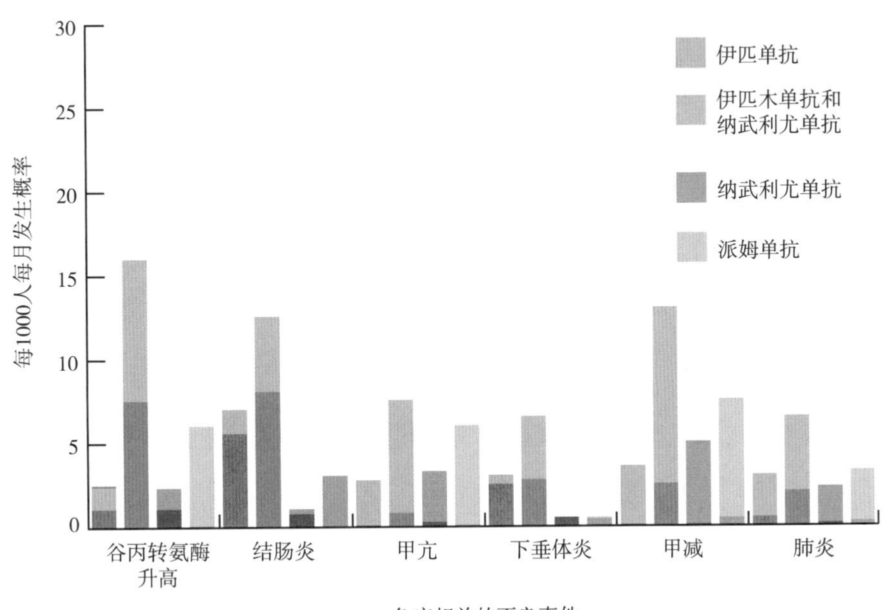

图5.3　与免疫检查点抑制药相关的特别关注的不良事件

注：1～2级不良事件用较浅的阴影表示，3～5级不良事件用较深的阴影表示。［资料来源：布特罗斯（Boutros）等，麦克米伦（Macmillan）出版有限公司2016年版权所有经许可改编］

SE的发生频率及其解决方法

有些SE发生得更早；一般是皮肤、肝脏或胃肠道系统的毒副作用。

一些SE，如内分泌毒副作用，之后会被解决。

预测SE的发生是不可能的（图5.4）。

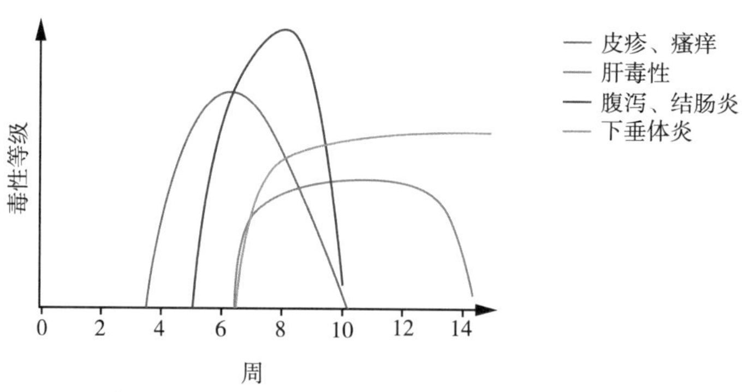

图5.4 免疫监测点抑制剂相关副作用的发生趋势

由免疫造成的SE的管理指南

SE的管理根据《通用不良事件术语标准》（CTCAE）分级进行。

我们将在此分析较为常见的SE的护理职责。

关于其他副作用的补充信息，我们邀请您查阅《免疫疗法的毒副作用管理：ESMO临床实践指南》。

这些非常实用的建议涉及较常见和较已知的副作用（针对皮肤、内分泌、消化、肺、肝等），同时也涉及较罕见的副作用（针对神经中枢和外周神经、心脏、眼、风湿病、血液、肾等）。

我们将在此分析较为常见的SE的护理职责。

以下是常规建议（表5.2）。对于某些器官特异性免疫来源的继发效应的治疗，建议参考药品的总结。

表5.2　SE的护理职责

CTCAE严重程度等级	门诊住院治疗	激素	其他免疫抑制药物	免疫疗法
1	门诊	不推荐	不推荐	继续治疗
2	门诊	局部激素或全身激素，口服0.5～1mg/（kg·d）	不推荐	临时暂停
3	住院治疗	全身类固醇，口服或静脉注射1～2mg/（kg·d），3天，然后减少到1mg/（kg·d）	对于激素治疗3～5天后症状未缓解的患者，可考虑（建议器官专科转诊）	暂停，并根据与患者讨论风险/获益概率决定是否恢复治疗
4	住院治疗，考虑重症监护病房	全身性类固醇，静脉注射甲泼尼龙1～2mg/（kg·d），连续3天，然后减量至1mg/（kg·d）	对于激素治疗3～5天后症状未缓解的患者，可考虑（建议器官专科转诊）	终止治疗

资料来源：朗切（Lonchay）。

皮肤毒副作用

皮肤斑丘疹、瘙痒和皮疹是最常见的继发效应，通常是最早出现的。

在抗CTLA-4治疗中，瘙痒性皮疹更常见。

伴有或不伴有瘙痒的皮疹通常较轻至轻度，可以很容易地通过快速治疗进行治疗。

白癜风可以在治疗黑色素瘤的患者身上观察到。

临床护理评估

体征和症状

- 患者的一般情况。
- 皮肤的临床检查。
- 发红、瘙痒、出疹。
- 水肿、瘙痒、干燥、皮疹。
- 色素沉着或皮肤颜色的变化。

识别

- 一种预先存在的皮炎。
- 已有的银屑病。
- 与另一病因相关的血液学异常（嗜酸性粒细胞、肝脏异常）。

皮疹是一个通用术语。

护士通过鼓励患者实施自助护理策略来提高他们对皮肤SE的认识。

自助护理的策略是尊重皮肤自然的pH使用皮肤清洁产品、保湿霜和高级防晒霜。主要作用是进行预防性干预，对于易患皮炎、干燥症的高危患者更是如此。

如果患者出现皮肤毒副作用，护士必须对这种毒副作用进行分级，提出适当的支持性护理，并与团队合作进行管理（图5.5）。治疗的角色、使用的主题、口服类固醇、抗组胺药都需要与多学科（康复）综合小组讨论，并征询皮肤科医生的意见。口服或静脉皮质激素治疗可有效缓解症状。

在整个治疗过程中必须保持警惕，以迅速识别皮疹、口腔病变、毛囊炎或史－约综合征或中毒副作用表皮坏死松解等症状的最初体征，这些症状通常是需要住院治疗的紧急事件。

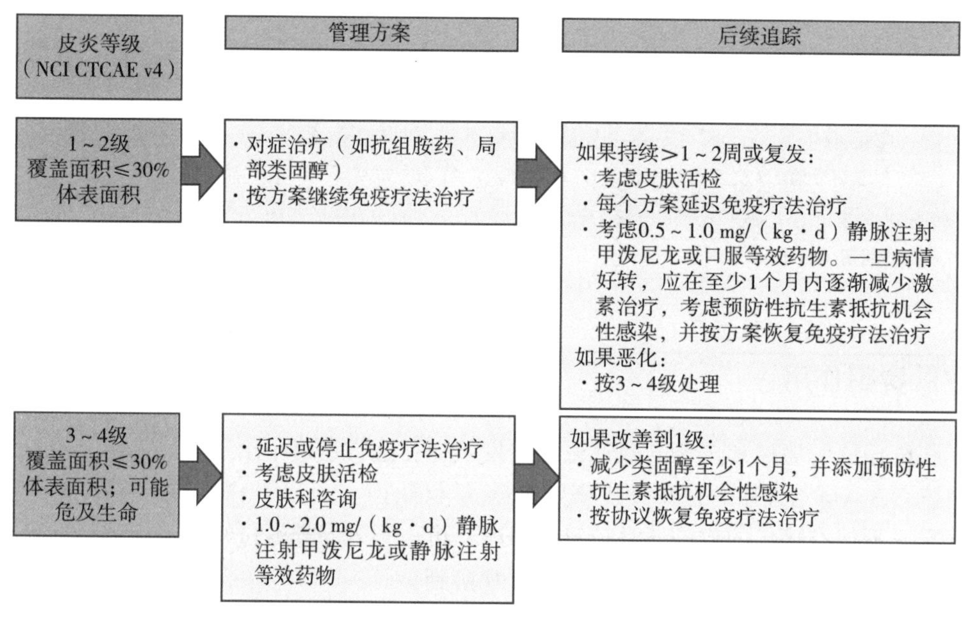

图5.5 皮炎的分级与管理

资料来源：百时美施贵宝肿瘤免疫药物管理法则。

胃肠道毒副作用

胃肠道毒副作用是免疫疗法第二常见的SE，从轻度腹泻到严重结肠炎和肠穿孔，甚至极少量导致死亡的病例。

对于严重形式的腹泻，通常有必要咨询消化科医生。

临床护理评估

体征和症状

· 虚弱。
· 疲劳。
· 发热。
· 食欲缺乏。
· 体重下降。

· 脱水。
· 频率和稠度的改变；直肠出血、黏液或痰。
· 腹痛。

识别

· 血液异常。
· 脱水。
· 传染原因。
· 胃肠穿孔迹象（疼痛、腹胀）。

与既往病症相比，护理在这些毒副作用的早期识别和分级中起着至关重要的作用（图5.6）。

因为简单的腹泻可以迅速发展为结肠炎和重度腹泻，所以患者报告任何胃肠道的改变，无论多么小，都应重视。

对于中度至重度腹泻，皮质疗法是控制症状的关键。

这个问题的解决通常是很快的，也可以重新引入免疫疗法。

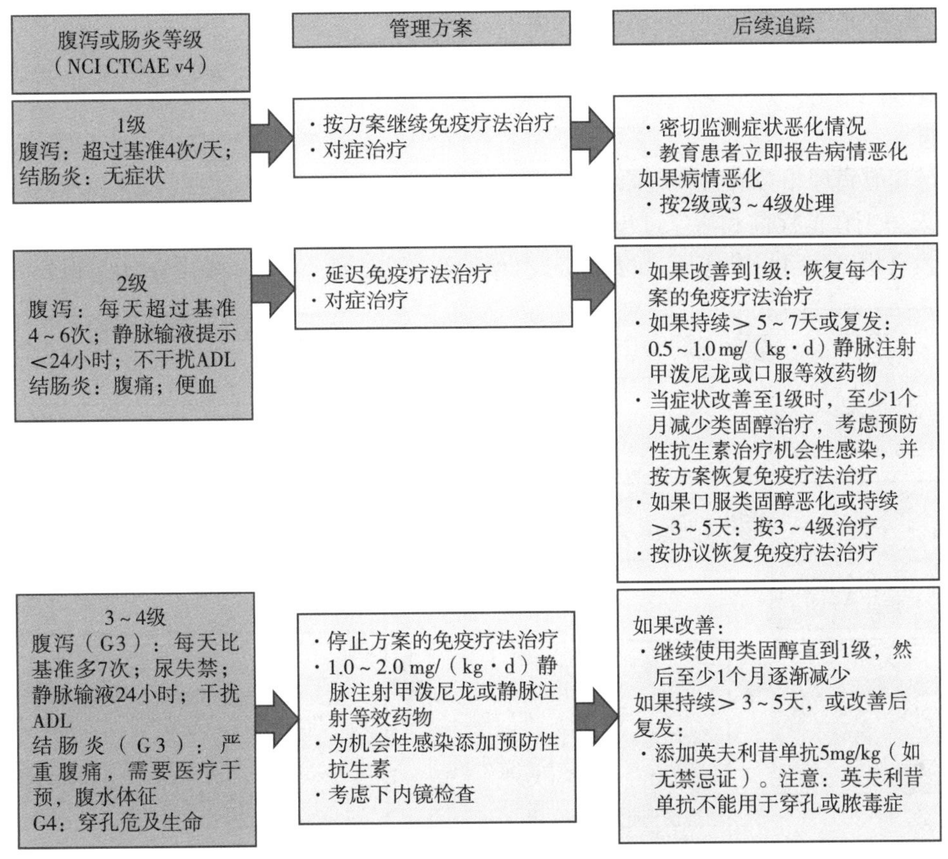

图5.6　腹泻或肠炎的分级与管理

资料来源：百时美施贵宝肿瘤免疫药物管理法则。

肝毒副作用：肝炎

临床护理评估

体征和症状

· 疲劳。

· 能级降低。

· 瘀伤。

· 黄疸。

· 大便颜色的改变。

· 出血更频繁。

· 尿液颜色较深。

· 出汗增多。

识别

· 血液异常：转氨酶升高。

· 总胆红素增高。

· 胃肠功能改变。

· 黄疸。

· 腹水。

· 与其他病理相关的感染病原学。

建议护士在治疗前和治疗过程中密切监测指标。

在没有明显病因的情况下，如果2级或1级持续超过2周，则需要提供专门的建议（图5.7）。

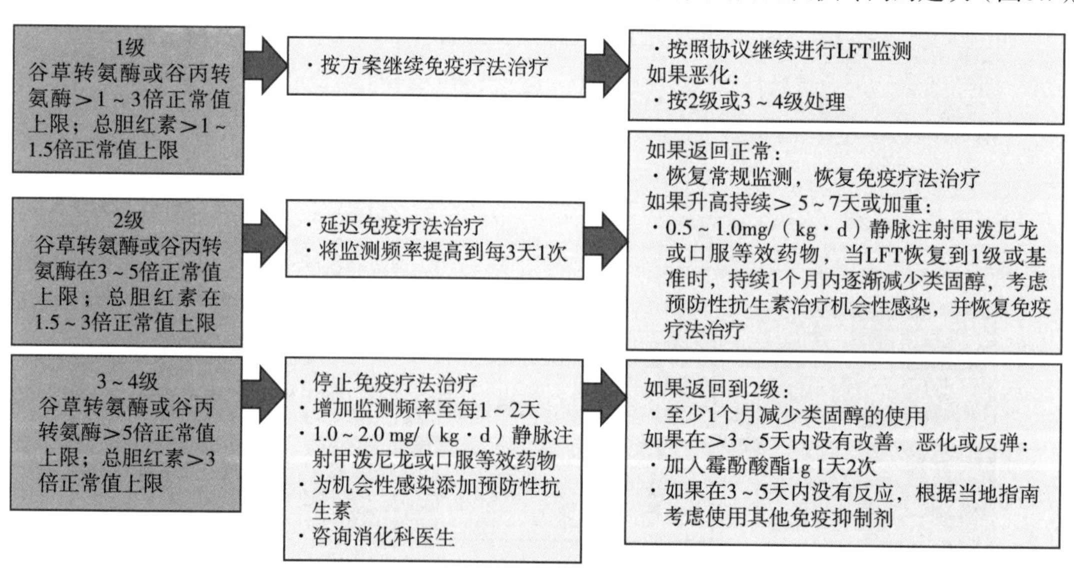

图5.7 肝炎的分级与管理

资料来源：百时美施贵宝肿瘤免疫药物管理法则。

内分泌毒副作用：内分泌病变

这一术语主要包括以下炎症：甲减、甲亢、肾上腺功能不全、垂体炎和糖尿病。

免疫治疗下的内分泌病是由于过度活跃的免疫系统模仿自身免疫过程对内分泌器官造成损害。

与皮肤或胃肠道SE相比，内分泌病变的发生率较低，但如果不加以识别和正确治疗，可能会造成严重后果。

临床护理评估

体征和症状

· 疲劳。
· 乏力。
· 体重改变。
· 心悸。
· 头痛。
· 烦渴。
· 尿频。
· 精神状态的改变。
· 腹痛。
· 肠道转运异常。
· 低血压。
· 感觉热/冷。

识别

· 糖尿病的症状：血糖升高。
· 甲亢或甲减（游离TSH-T4的改变）。
· 垂体炎：激素水平降低（ACTH-TSH-FSH-LH-GH），皮质醇水平降低。
· 感染。
· 其他诊断，如抑郁症。

护理在内分泌病诊断中的作用并不容易，因为内分泌病通常表现为模糊和弥漫性症状（如疲劳、头痛、抑郁、困倦），需要在每次输液前进行更深入的评估和参考既往病症。

如果需要，有必要启动替代激素治疗的方式，而且往往是不可逆的。

为了满足这些条件的要求，与内分泌专家合作是必不可少的（图5.8）。

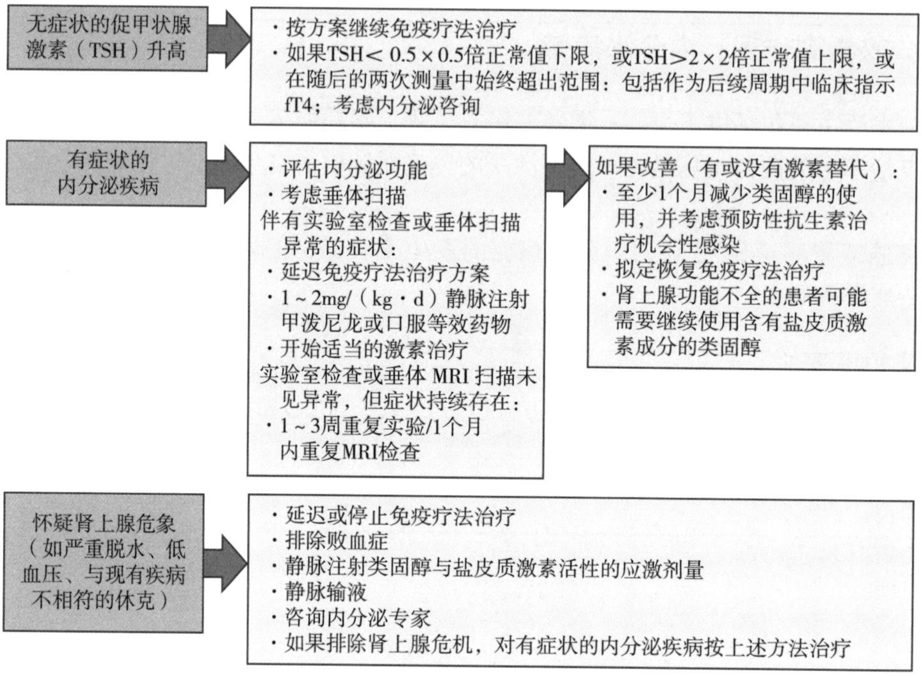

无症状的促甲状腺激素（TSH）升高	· 按方案继续免疫疗法治疗 · 如果TSH＜0.5×0.5倍正常值下限，或TSH>2×2倍正常值上限，或在随后的两次测量中始终超出范围：包括作为后续周期中临床指示fT4；考虑内分泌咨询	
有症状的内分泌疾病	· 评估内分泌功能 · 考虑垂体扫描 伴有实验室检查或垂体扫描异常的症状： · 延迟免疫疗法治疗方案 · 1～2mg/（kg·d）静脉注射甲泼尼龙或口服等效药物 · 开始适当的激素治疗 实验室检查或垂体 MRI 扫描未见异常，但症状持续存在： · 1～3周重复实验/1个月内重复MRI检查	如果改善（有或没有激素替代）： · 至少1个月减少类固醇的使用，并考虑预防性抗生素治疗机会性感染 · 拟定恢复免疫疗法治疗 · 肾上腺功能不全的患者可能需要继续使用含有盐皮质激素成分的类固醇
怀疑肾上腺危象（如严重脱水、低血压、与现有疾病不相符的休克）	· 延迟或停止免疫疗法治疗 · 排除败血症 · 静脉注射类固醇与盐皮质激素活性的应激剂量 · 静脉输液 · 咨询内分泌专家 · 如果排除肾上腺危机，对有症状的内分泌疾病按上述方法治疗	

图5.8　内分泌疾病的分类与管理

资料来源：百时美施贵宝肿瘤免疫药的管理法则。

肺毒性：肺炎

肺炎是一种不常见的疾病，但可能致命。肺炎或间质性严重肺部疾病可被观察到。像内分泌病变，肺炎往往比免疫治疗相关的其他SE发生晚。

肺毒副作用在肺癌患者中更为常见（图5.9）。

深入分析既往病症的将帮助我们了解症状的演变，并使我们能够从病症发展过程中发现问题（图5.10）。

临床护理评估

体征和症状

· 呼吸困难。

· 呼吸衰竭。

· 咳嗽。

· 咳痰。

· 疲劳。

· 喘息。

· 发热。

分级	处理	随访
1级 仅是影像学变化	· 按方案继续免疫疗法治疗 · 每2～3天监测一次症状 · 考虑肺部和内镜检查	· 至少每3周重新成像一次 如果恶化： · 按2级或3～4级处理
2级 轻度至中度新症状	· 延迟免疫疗法治疗 · 肺部和内镜会诊 · 每天监测症状，考虑住院治疗 · 1.0 mg/（kg · d）静脉注射甲泼尼龙或口服等效药物 · 考虑支气管镜检查、肺部活检	· 每1～3天重新拍摄一次 如果改善： · 当症状恢复到接近正常值时，至少在1个月内逐渐减少类固醇，然后恢复免疫疗法治疗，并考虑预防性抗生素 如果2周后没有好转或恶化： · 按3～4级病症对待
3～4级 新出现的严重症状；新/持续氧浓度降低；危及生命	· 停止免疫疗法治疗* · 就医 · 肺部和内镜会诊 · 2～4mg/（kg · d）静脉注射甲泼尼龙或口服等效药物 · 为机会性感染添加预防性抗生素 · 考虑支气管镜检查、肺活检	如果改善到正常值： · 至少在6周内逐渐减少类固醇的使用 如48小时后无好转或恶化： · 添加额外的免疫抑制

图5.9　肺炎分级与管理

资料来源：百时美施贵宝肿瘤免疫药物管理法则。

预防
了解毒性谱，识别危险因素；培训患者和家属（维持家庭生计者）
预测
治疗前后随访
检测
了解基准值和参考值；考虑目前或以前接受过免疫疗法药物治疗的任何患者的免疫疗法毒性
治疗
缓解症状，咨询专科医生，考虑使用皮质类固醇或其他免疫抑制药物
监护
用于病症复发或毒性复发及免疫抑制并发症

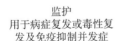

图5.10　帮助管理毒副作用的五大支柱

资料来源：改编自尚皮亚特（Champiat）等。

识别

· 血氧饱和度是否低于既往病症？
· 是否有呼吸道背景：哮喘、支气管肺？
· 慢性病理、烟草、结节病？
· 以前做过放疗吗？
· 肺部感染？

寻找其他原因总是必要：感染，肺栓塞，疾病进展。

（A）预防

至关重要的是，团队所有的成员都知道毒副作用的范围，并接受SE管理的培训。

在开始任何免疫疗法之前，需告知和教育患者免疫疗法的SE，患者必须知道一旦发生SE或与他的治疗和病症有关的任何其他问题，应在何时、如何以及与谁联系。

有必要强调任何“早期发现”。如前所述，SE在开始阶段可以是可逆的，并将允许免疫治疗的连续性。已完成免疫治疗的既往病症的特异性是很重要的。这种既往病症是患者最初状态的真实快照。

它也是需要共同参与的。事实上，患者的自我评估会强化他在这个过程中的角色的职责（表5.3）。

表5.3 自我评估

副作用
病状描述
你如何评估你的健康状况？
这些治疗是否给你的生活带来了烦恼？
你有什么要告诉我们的吗？
你的能量水平是多少？
你觉得你现在的疲劳到什么程度？
你的胃口怎么样？
你有睡眠困难吗？
你的体重是多少？身高是多少？
消化系统
您是否腹泻或排便增加？
你觉得恶心吗？
你有腹部疼痛或压痛吗？
你的大便颜色有改变吗？
皮肤
你的皮肤干燥或发痒吗？
你的皮肤脱皮吗？
肺
你是否感到呼吸急促或胸痛？
你有新的咳嗽或加重的咳嗽吗？

肝

你注意到皮肤或眼睛发黄吗？

你注意到右侧腹部疼痛吗？

你更容易流血或擦伤吗？

肾

你有过尿量减少或尿液颜色改变的经历吗？

你的脚踝肿吗？

激素水平的改变

你是否觉得比平时更饿或更渴？

你觉得比平时更累吗？

你觉得比平时冷还是热？

你有过头痛、头晕或昏厥的经历吗？

你便秘吗？

你的声音低沉吗？

你或你的家人注意到你的情绪或行为有什么变化吗？

体格检查：

· 体重。

· 身高。

· 血压。

· 心率。

· 测量血氧饱和度。

· 体温。

病史：

识别免疫功能障碍的危险因素。

· 自身免疫性疾病的个人和家族病史。

· 牛皮癣、甲状腺炎、克罗恩病、胰腺炎、狼疮、多发性关节炎、2型糖尿病。

· 慢性感染：病毒性肝炎、肺结核、艾滋病。

· 与先前免疫治疗相关的毒副作用概念。

手术病历。

实验室检查：

· 全血液生物学。

· 影像参考：胸部扫描。

在治疗培训过程结束时，应确保患者及其家属的理解良好。为了做到这一点，有一些问题的例子可以让你评估患者的理解水平。

· 如果你看到身上有疮怎么办？

· 你什么时候需要打电话给你的医生或护士？

· 你知道在必要的时候该找谁吗？

· 你还有别的问题要问吗？

全科医师、物理治疗师和药剂师必须被告知患者所接受的治疗，并且患者必须拥有一张“警告卡”，上面有其他护理人员的目的地。这张卡片将包含治疗的主要信息。

（B）预测

每次输液前必须更新既往病史，现状必须重新评估。

向患者提问的例子

· 你想分享一下自上次治疗以来出现的变化，即使是很小的变化吗？

· 你如何评价自己对治疗的耐受性？

体格检查

· 体重。

· 身高。

· 血压。

· 心率。

· 测量血氧饱和度。

· 体温。

· 完成临床评估。

· 每次输液前血液检查：肾功能、COFO、肝酶、TSH、尿蛋白（每2个月1次）。

除了2个月后进行第一次体检外，将每3个月进行一次体检（扫描仪和更完整的血液检查）。

（C）检测

回顾病史。

当一个病症出现时，有以下三种可能。

· 这是肿瘤的进展。

· 这是一个偶然事件（鉴别诊断）。

· 它确实是一种自身免疫毒副作用：有必要对SE进行分级，以便以适当的方式治疗。

当怀疑是免疫造成异常（咳嗽、腹泻、生理紊乱），建议尽快进行补充检查。

（D）治疗

对于低至中度的症状，应采取对症治疗。

如果在早期治疗，大多数SE是可逆的。

根据病情分级，口服或静脉注射皮质激素治疗。

3级和4级通常需要住院治疗。

逐渐减少皮质激素的使用，并在1级症状减轻后重新引入免疫治疗。

如果对皮质激素有耐药性，我们将给予免疫抑制药治疗。

SE症状3级或4级、严重或周期性复发的患者将最终停止免疫治疗。

有必要永远保持警惕；总是有复发或产生新的SE的风险。
从发生SE起，拥有一个专业的资源网络是很重要的。

（E）监测

针对SE有不同的处理方案。
（参考免疫相关性不良事件（irAEs）的动力学特征的相关文献）。
当长期使用皮质激素治疗时，可适当地给患者开预防性抗菌药物。

结论

今天，新的免疫疗法延长了患者的生命，并使其生活质量得到了极大的改善。

由于肿瘤学护士对免疫疗法的病理学和治疗方法的知识的掌握，他们可以对治疗的连续性产生积极的影响，包括通过培训患者及时指出他们健康状况的任何变化的重要性，通过在整个治疗过程中为患者提供支持，并通过在治疗的几个阶段对治疗的观察和认识进行评估。护士是患者、患者亲属、医疗小组和参考医生之间的纽带。

“跨学科”一词具有护理工作全部含义，即通过执行有利于跨学科工作的专业框架，提高了护理效率。

这种工作方式并不容易，“这需要良好的沟通和积极的合作。它是为了相同的目标而共同努力”。

随着研究的快速发展，医务人员的知识必须不断更新。如何提高这些治疗的疗效，减少副作用，并使更多的患者能够使用这些治疗，将被确定为新的目标。

前途是光明的！明天，免疫疗法可以在家里进行，它将与其他治疗相结合，并且每次治疗的时间间隔将更长。如果我们的患者越来越多地在家进行治疗，对于他们而言，我们的职责将是非常有存在感的。

我们还有很长的路要走，在免疫治疗的历史上还有很多篇章要写。

（翻译：罗　稀　校对：叶艳胜）

参考文献

[1] Les défis de l’immunothérapie en oncologie：Réussir l’intégration de l’innovation en immunothérapie anti-cancéreuse dans la prise en charge du cancer en France. Cercle de réflexion Immuno-oncologie; 2017. p.10.

[2] Zitvogel L，Marabelle A. Comprendre les effets indésirables des immunothérapies. Paris：Gustave Roussy; 2017. p.4.

[3] https：//www.linkedin.com/pulse/le-patient-30-comment-piloter-sa-santé-neveut-plus-êtrelescure.

[4] Godoy S. Quelle prise en charge des patients pour un traitement d’avenir，l’immunothérapie? 2016. p.20.

[5] www.infiressources.ca/fer/.../Interdisciplinarite_et_plan_therapeutique_infirmier.pdf.

[6] Bertrand C. L’immuno-oncologie en pratique：reconnaissance des effets secondaires，education du patient.

MasterClass en Oncologie; 2017.

[7] Meunier E., Pecoil H., Debard M, et al. Le suivi téléphonique à l'usage des infirmiers en oncologie. Association Française des infirmiers de cancérologie, Janssen France; 2016. p.23.

[8] Van Baren N. L'immunothérapie du cancer: notions de base. Bruxelles: Cliniques Universitaires Saint-Luc; 2015.

[9] Comprendre l'immuno-oncologie; Ou comment mobiliser son propre système de défenses pour lutter contre le cancer. Bristol-Meyrers-Squib; 2017. p.36.

[10] National Cancer Institute Common Terminology Criteria for Adverse Events (CTCAE) version 3. 0. Avaible from http://ctep.cancer.gov/protocolDevolpment/electronic_/docs/ctcaev3.pdf. Accessed 16 Mar 2009.

[11] Haanen J, Carbonnel F, Robert C, et al. Management of toxicities from immunotherapy: ESMO clinical practice guidelines. Ann Oncol. 2017; 28 (suppl 4): 142.

[12] Guide pratique d'utilisation OPDIVO (Nivolumab). Bristol-Meyrers-Squib; 2017. p.18.

[13] Dadu, Zobniw et Diab, 2016, Friedman et al., 2016.

[14] Madden K, Hoffner B. Ipilimumab-based therapy: consensus statement from the faculty of the melanoma nursing initiative on managing adverse events witch Ipilimumab Monotherapy and combination therapy with Nivolumab; 2017. p.57.

[15] Manuel pratique d oncologie de Gustave Roussy à l usage des internes-Immunothérapie, Application mobile.

[16] Madden K, Hoffner B. Ipilimumab-based therapy: consensus statement from the faculty of the Melanoma nursing initiative on managing adverse events witch Ipilimumab Monotherapy and combination therapy with Nivolumab; 2017.

[17] Complications endocriniennes des immunothérapies Available from: https://www.tao-meeting.com/.../BERDELOU-TAO.2016.immunotherapie.berdelou.p

[18] Naidoo J, et al. Pneumonitis in patients treated with anti-programmed death-1 /programmed death ligand 1 therapy. J Clin Oncol. 2017; 35 (7): 709-17.

[19] Champiat S, Lambotte O, Barreau E, et al. Management of immune checkpoint blockade dysimmune toxicities: a collaborative position paper. Ann Oncol. 2016; 27 (4): 559.

[20] Optimisation du parcours du patient sous immunothérapie en oncologie. AstraZeneca, Imagine Health Agency; 2017. p.49.

[21] Bertrand C, Lambin S. L'immuno-oncologie (IO) en pratique: reconnaissance des Effets secondaires-éducation du patient. Brussels: Institut Roi Albert II; 2017.

[22] Champiat S. Gestion et prévention des toxicités dysimmunitaires liées aux immunothérapie. Paris; 2016.

[23] L'approche interdisciplinaire: Quelques notions clés. Available from: http://www.lmg.ulg.ac.be/competences/chantier/contenus/cont_interdis.html.

[24] Van Baren N, Coulie P, Baurain J-F. L'immunothérapie du cancer: notions de base. Bruxelles: Cliniques Universitaires Saint-Luc; 2015. p.2.

[25] Weber JS, Hodi F, et al. Safety profile of Nivolumab monotherapy: a pooled analysis of patients with advanced melanoma. Jclin Oncolo. 2017; 35 (7): 785-92.

[26] Bridgen M. Delivering immuno-oncology therapies in the community oncology setting: introduction of anti-PD-1 therapy into two community oncology programs, 2016.

[27] Boutros C, Tarhini A, Routier E, Lambotte O, Ladurie FL, Carbonnel F, et al. Safety profiles of anti CTLA-4 and anti-PD-1 antibodies alone and in combination. Nat Rev Clin Oncol. 2016; 13: 473-86.

[28] Lonchay C. Immuno-oncologie: Nouveau paradigme thérapeutique, Nouvelles toxicités. Bruxelles; 2017. p.34.

第六章　机器人手术

达努塔·利乔西克（Danuta Lichosik）

摘　要

纵观护理史，昨天的发现和信念体系是今天创新的基础。对于微创手术（minimally invasive surgery，MIS）尤其如此，围手术期医护人员确实面临挑战，要在一个不断变化的新技术和改进的仪器设备的过程中与技术保持同步。20世纪80年代的“腹腔镜革命”引发并推动了向微创方法和新技术（如现代机器人辅助手术）的转变。科学技术正以惊人的速度发展。在过去的几十年里，手术室的技术取得了进步。机器人在医疗领域中的应用正在迅速扩大。手术机器人的发展是在虚拟现实、远程呈现、远程操作和被动（主从）机器人手术系统的背景下出现的。对这些新技术进行批判性应用成为围手术期护理的职责。

全世界许多医院都在进行微创手术（包括机器人辅助手术），尤其是在泌尿外科、妇产科、普通外科、儿科、心胸外科、头颈外科和乳腺外科。

机器人手术围手术期护理十分重要。目标是通过对患者进行充分的护理来降低手术过程中的风险。护理团队需要严格遵守临床方案和特定流程。所有团队成员均须共享和遵循临床决策支持工具。

启动机器人手术计划意味着必须对组织工作进行评估。启动机器人手术项目具有挑战性，因为所有的团队成员都要学习这项新技术和自己在这个项目中所要承担的个人角色。需要特别注意的是，机器人手术计划需要经常更新，并对效果、结局和患者满意度进行评价。

关键词

机器人手术；达芬奇手术系统；机器人手术计划；多学科方法；护士角色；手术室护士的挑战和机遇；教育；培训；学习曲线；围手术期护理；患者利益

引言

机器人手术（robotic surgery）、计算机辅助手术（computer-assisted surgery）和机器人辅助手术（robotically assisted surgery）是使用机器人系统辅助手术的技术术语。开发机器人辅助手术是为了克服现有微创外科手术的局限性，使外科医生摆脱传统的开放手术。这些技术减少了住院时间、失血、输血和止痛药的使用，也减少了手术瘢痕。

机器人辅助手术最近改变了手术的面貌，机器人技术在过去20年里一直处于不断变化之中。机器人手术已成为世界上许多大医院的标准程序。机器人辅助手术让围手术期护士有机会调整和更新他们的实践，创造性地思考，并制定行之有效的方案来护理接受机器人手术的患者。

任何手术都可能出现严重的并发症，包括达芬奇手术，手术结果可能有个体差异。患者应与他们的医生交谈，以确定达芬奇手术是否适合他们。患者和医生应一起讨论手术的必要性以及手术方案，以便做出明智的决定。

手术机器人的发展

目前用于微创手术的机器人系统在各外科均已经开发或正在开发过程中，以提高手术精准度和拓展外科医生能力，如心胸外科、腹部外科、泌尿外科、妇科、儿外科、乳腺外科、头颈外科、神经外科、骨科、眼科和其他外科领域。与其他微创手术相比，机器人辅助手术使外科医生能够更好地观察手术部位，并更好地控制手术器械。包含深度感知能力的三维视野比传统的腹腔镜相机视野有显著改进。机器人的计算机软件会过滤掉手部颤抖，同时，手术机器人系统也可以连续工作供各手术团队轮流使用。

机器人计划成功的关键因素

制定商业计划需要对直接成本进行评估，例如：

· 购买机器人系统和相关耗材。

· 可能需要对手术室进行改造。

· 人员招聘和/或人员培训。

成本分析——我们需要评估以下项目：

· 机器人辅助手术的成本。

· 报销（根据不同的医保系统）。

启动机器人手术计划意味着必须对组织工作进行评估。机器人手术计划需要经常更新和检查效率、结局和患者满意度。大体量的医疗中心可以降低耗材成本。通过增加手术量来降低成本的最好方式是多个手术团队和不同专业共用达芬奇系统。

简史

在20世纪80年代中后期，美国国家航空航天局（National Aeronautics and Space Administration，NASA）艾姆斯研究中心（Ames Research Center）的一组研究虚拟现实的研究人员对利用远程技术开发远程手术产生了兴趣。这种远程手术的概念成为手术机器人发展的主要驱动力之一。20世纪90年代初，NASA-Ames团队的几位科学家加入了斯坦福研究所（Stanford Research Institute，SRI）。与SRI合作的还有其他机器人专家和虚拟现实专家，这些科学家开发了一种灵巧的遥控机械手，用于手部手术。在开发这些机器人的同时，普外科医生和内镜医生加入了开发团队，发现这些系统有改善传统腹腔镜手术局限性的潜力。

1985年，一个名为PUMA 560的机器人被用于在CT引导下进行脑组织活检。三年后，同样的机器人系统被用于进行经尿道切除术。

1987年，这些技术进步促成了第一例腹腔镜手术，由德国妇科医生科特·塞姆（Kurt Semm）进行了腹腔镜阑尾切除术，同年法国外科医生菲利普·莫瑞特（Philippe Mouret）进行了腹腔镜胆囊切除术。一些文献表明，是德国外科医生埃里克·穆赫（Erich Mühe）于1985年完成了第一例腹腔镜胆囊切除术。

1988年，伦敦帝国理工学院开发的PROBOT专门用于辅助前列腺切除手术。该系统具有图像引导、模型化、仿真和在线视频监控功能。

1990年，计算机运动公司（Computer Motion）生产的“自动内镜精准定位系统”（automated endoscopic system for optimal positioning，AESOP）成为美国食品及药物管理局（Food and Drug Administration，FDA）批准的第一个内镜手术系统。

1992年，来自综合手术系统（integrated surgical systems，ISS）的ROBODOC被引入骨科手术，在股骨上磨出精确的配型，用于髋关节置换。该系统作为第一个辅助人类全髋关节置换术（total hip arthroplasty，THA）的机器人创造了医学历史。

机器人在腹部手术中的首次应用可以追溯到1993年，当时王玉林（Yulin Wang）成功开发了第一个经美国食品药品监督管理局批准用于普外科的机器人设备。“自动内窥镜最佳定位系统”（AESOP）包括一个安装在桌面上的关节臂，用于在腹腔镜手术期间控制镜头的移动。最初，AESOP是通过手或脚来控制操作，但后来的版本能够使用语音命令，包括对内窥镜和手术室灯光的语音控制。

2001年，ZEUS系统（计算机运动股份有限公司，加利福尼亚州圣巴巴拉市）的推出代表了向现代意义上的机器人辅助腹腔镜手术迈出的真正一步。外科医生可以通过这个系统控制一个机器人从属设备，该设备通过操控台远程对接到患者身上。ZEUS机器人系统有一个语音控制的摄像臂（AESOP系统），以及另外两个提供四个自由度的操作臂，能够固定各种器械，这些器械通过手术操控台的操纵杆进行远程操作。2001年，雅克·马雷斯考（Jacques Marescaux）利用ZEUS系统对法国斯特拉斯堡的一名患者进行了机器人辅助胆囊切除术，该患者距离身在纽约的外科医生4000公里。这项被称为“林德伯格手术”（Operation Lindbergh）（译者注：查尔斯·奥古斯都·林德伯格是美国飞行家，1927年驾驶“圣路易斯精神”号单翼机作首次横跨大西洋的单人飞行）的手术是一次远程手术。这意味着，专家可以为距离很远的患者进行手术。

1995年在加利福尼亚州成立了国际直观外科公司（Intuitive Surgical International，ISI）。这支研究人员团队成功开发出了第一个由FDA批准应用于腹腔镜手术的全机器人系统，该系统使用了麻省理工学院、IBM和斯坦福研究所的授权技术。加州圣巴巴拉市的计算机运动公司（Computer Motion Inc.）推出了ZEUS机器人手术系统，进一步推动了机器人系统的开发，同时ISI也推出了达芬奇手术系统。

1998年5月，弗里德里希-威廉·莫尔（Friedrich-Wilhelm Mohr）医生在德国莱比锡心脏中心（Leipzig Heart Centre）使用达芬奇手术机器人进行了第一次机器人辅助心脏搭桥手术。

1999年9月，兰德尔·沃尔夫（Randall Wolf）医生和罗伯特·米克勒（Robert Michler）医生在俄亥俄州立大学进行了美国第一次机器人辅助心脏搭桥手术。

2000年，达芬奇手术系统开创了新局面，成为FDA批准的第一个用于以下领域的成人和儿童机器人手术的机器人手术系统：

· 泌尿外科手术。
· 妇科手术。
· 普通腹腔镜手术。
· 普通非心血管胸腔镜手术。
· 心胸外科手术。

这是FDA首次批准了一套全功能的手术器械和相机/显微用具系统。达芬奇机器人手术系统的三维放大屏幕使外科医生能够以高分辨率清晰地观察手术区域。达芬奇机器人手术系统无须利用切口壁的侧面做支点，这可以进一步减少暴露的内部组织与手术器械之间的接触，从而大大降低感染风险。操作臂的"内腕"（endowrist）功能精确地复制了主刀医生在控制器上的技巧动作，提高了狭小手术空间内的准确性。

20世纪80年代的"腹腔镜革命"推动并鼓励了向微创方法和新技术的发展，现代机器人辅助手术就是代表之一。

达芬奇机器人系统介绍

达芬奇手术系统是一组称为操纵器的手腕型辅助工具，它们从接口计算机接收数字指令。患者体内的操纵器在操控台上复制外科医生的手部动作（图6.1～图6.3）。该系统由三个主要部分组成：

· 外科医生操控台——主刀医生坐在这里进行手术操作。
· 床旁机械臂系统——用于固定器械。
· 影像系统——装有摄像头、光源和其他辅助设备，如电外科设备。

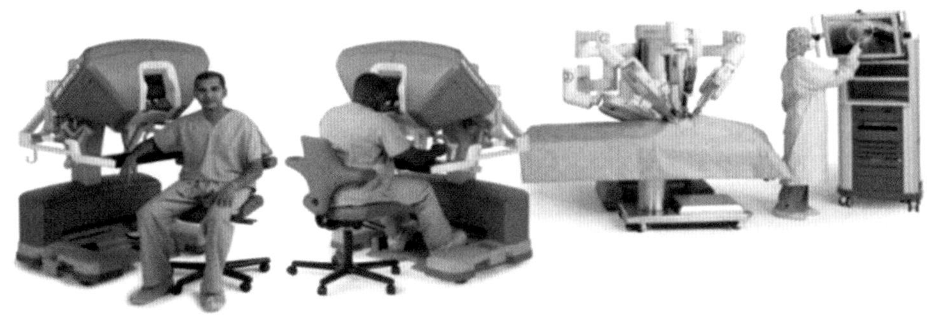

图6.1　达芬奇机器人系统——器械和附件

照片由Intuitive Surgical，Inc.提供

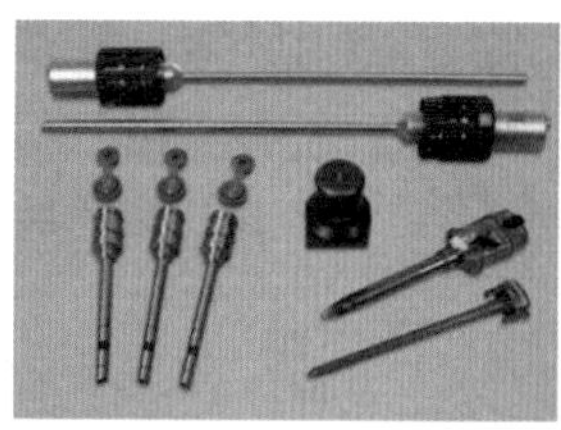
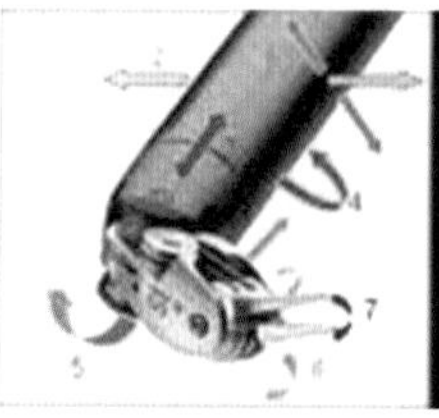
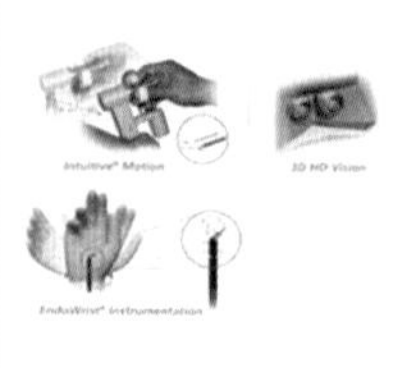
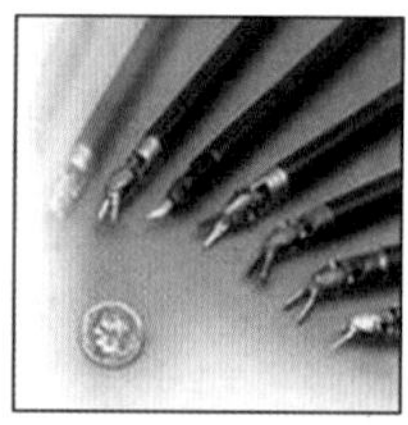

图6.2 达芬奇机器人系统Si——器械和附件
照片由Intuitive Surgical，Inc.提供

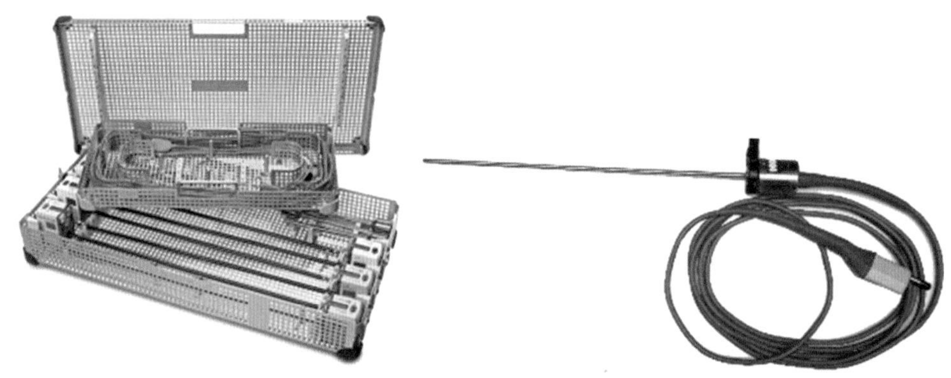

图6.3 达芬奇机器人系统Xi——器械和附件
照片由Intuitive Surgical，Inc.提供

“内腕”（EndoWrist）器械有多种专用末端设计可供选择。每种器械在手术中都有特定的作用，如钳夹、缝合和组织处理。“内腕”器械产品套装包括：

· 种类繁多的镊子。
· 持针器。
· 剪刀。
· 单极和双极电凝器械。
· 手术刀。
· 其他专用器械。

达芬奇手术系统可用于不同外科领域，包括泌尿外科、妇科、普外科、心胸外科、儿外科、头颈外科、神经外科和乳腺外科。微创机器人手术为患者和手术团队带来了重要的好处。这些系统的优点很多，因为它们克服了腹腔镜手术的许多障碍。它增加了灵活性，恢复了适当的手眼协调性和人体工程学姿势，并提高了可视化。此外，这些系统使以前技术上困难或不可行的手术现在成为可能（图6.4～图6.11）。

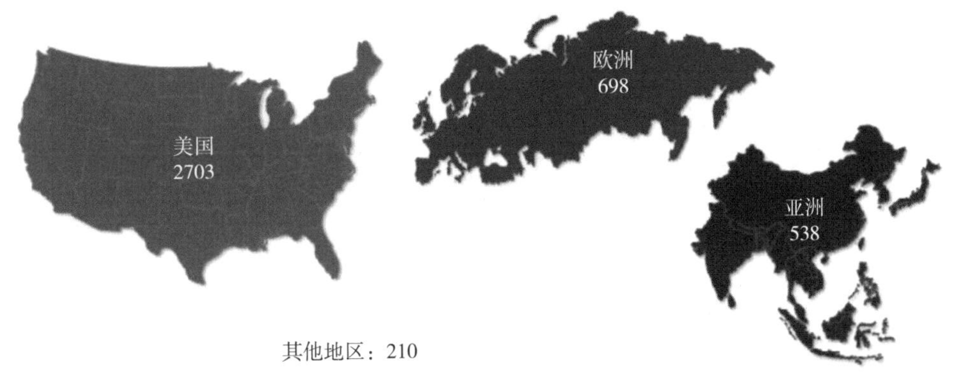

图6.4　2017年达芬奇机器人系统（4.149机器人系统）在世界范围内的传播

数据由Intuitive Surgical，Inc.提供

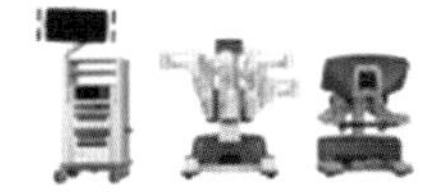

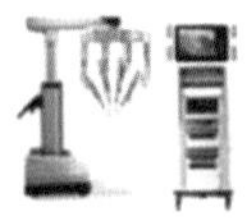
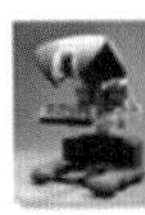
达芬奇 Xi-2014
·革命性的解剖通路
·视觉清晰剔透
·新技术的平台

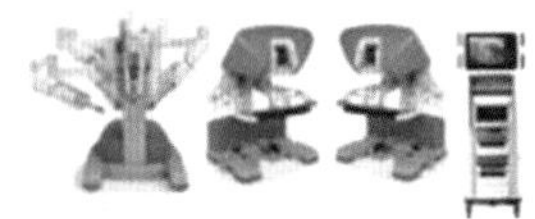
达芬奇 Si-2009
·协作手术
·全高清（1080i）视觉
·人体工程学
·可扩展架构
·先进的仪器

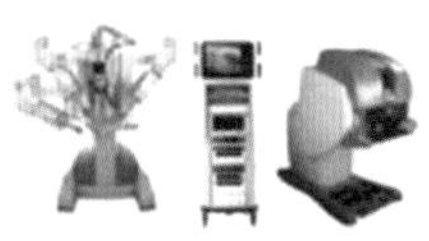
达芬奇 S-2006
·高清视觉（720p）
·视觉输入-TilePro
·快速设置
·专用工具

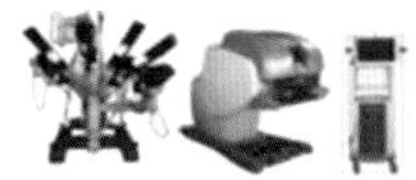

图6.5　达芬奇机器人手术系统的演变

照片由意大利麦迪卡公司提供

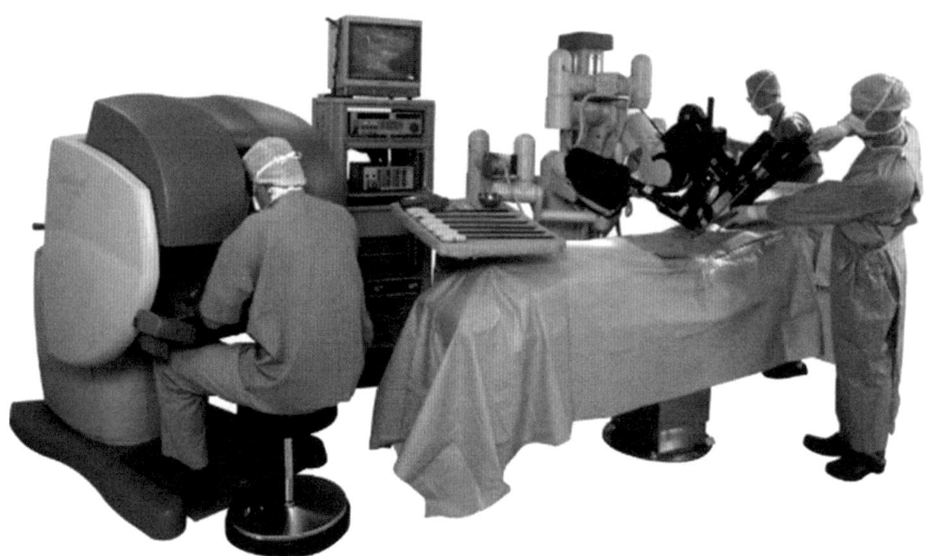

图6.6 达芬奇S（da Vinci® S™ 1998）

照片由Intuitive Surgical，Inc.提供

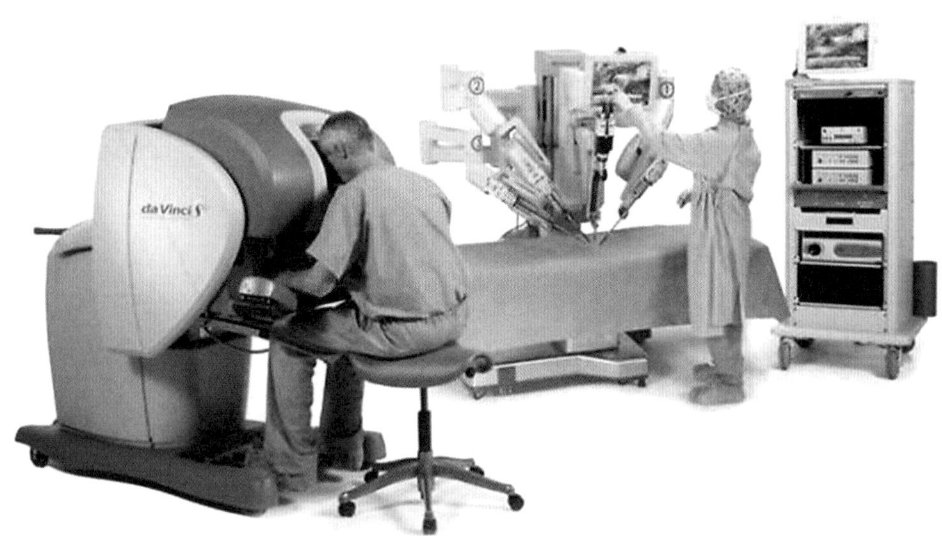

图6.7 机器人系统达芬奇S（da Vinci® S™）2006

照片由Intuitive Surgical，Inc.提供

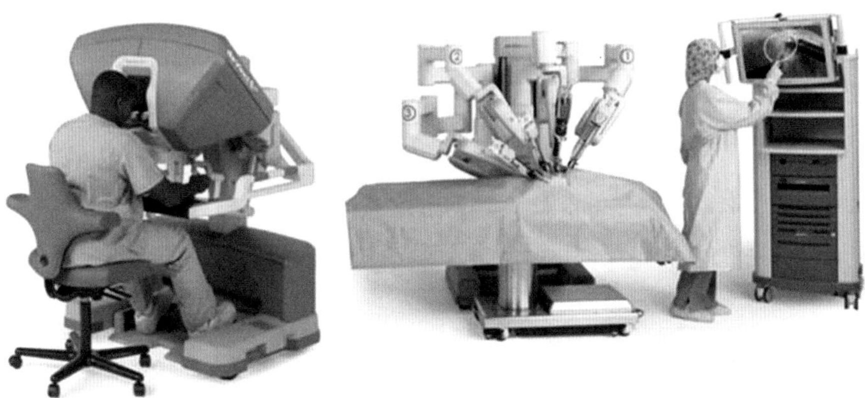

图6.8　机器人系统达芬奇S（da Vinci® S™）2009

照片由Intuitive Surgical，Inc.提供

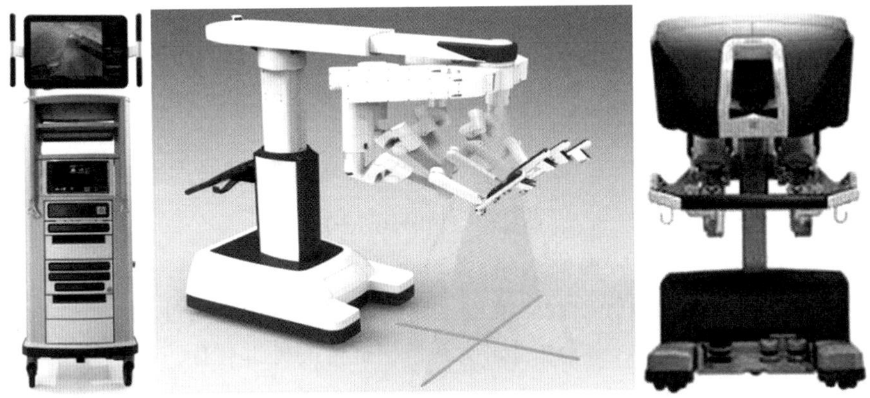

图6.9　机器人系统达芬奇Xi（da Vinci® Xi™）2014

照片由Intuitive Surgical，Inc.提供

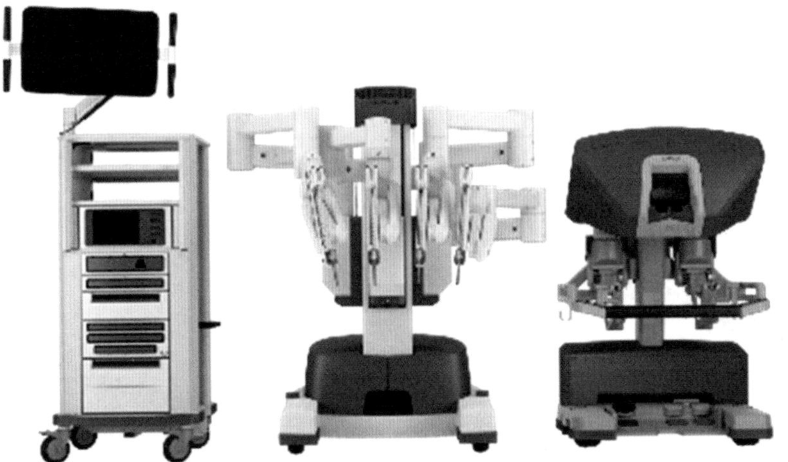

图6.10　机器人系统达芬奇X（da Vinci® X™）2017

照片由Intuitive Surgical，Inc.提供

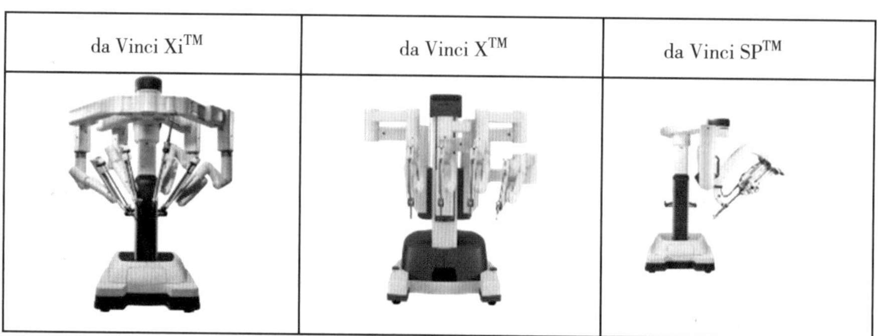

图6.11 达芬奇X（da Vinci X）机器人系统的演变（床旁机械臂系统）

照片由Intuitive Surgical，Inc.提供

达芬奇单孔手术（Single-Site）：器械和附件

达芬奇单孔手术使外科医生能够通过患者脐部的单一小切口进行手术，通常用于胆囊切除术或良性子宫切除术。

单孔配置

与达芬奇Si和Xi手术系统兼容（图6.12和图6.13）

五管端口为两组单孔器械提供入路：8.5mm 3D高清内窥镜和5/10mm附件口和气腹接头。该端口通过1.5cm的切口轻松安全地进入体腔，通过弯曲套管使用，并优化针对目标解剖结构的三角定位，同时最大限度地减少仪器和相机臂的外部碰撞。

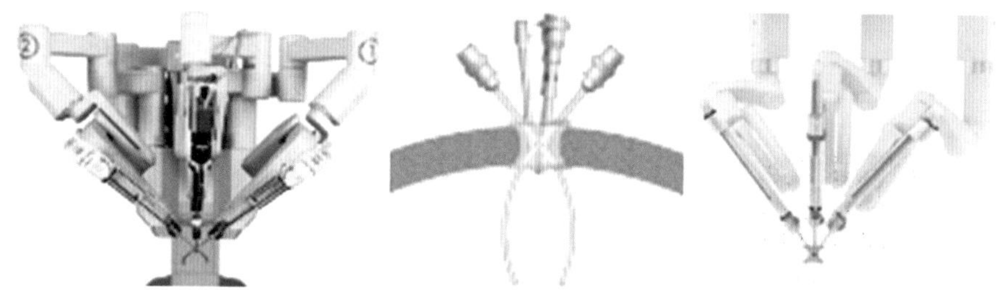

图6.12 机器人系统达芬奇单孔Si和Xi（da Vinci Si和Xi）

照片由Intuitive Surgical，Inc.提供

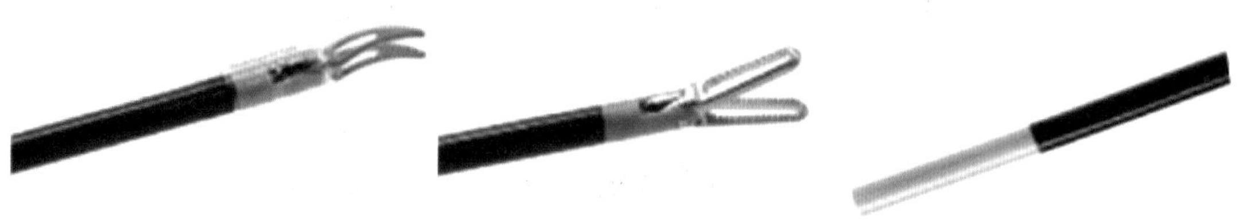

图6.13 单孔机器人手术器械示例，达芬奇机器人手术系统Si和Xi

照片由Intuitive Surgical，Inc.提供

弯曲结构将机械臂分离在身体壁外，最大化扩大运动范围和减少器械拥挤。手术器械和镜头在单通道端口内交叉，并使用远程中心技术将套管碰撞、手臂干扰和端口位置移动降至最低。达芬奇系统软件自动检测用户的手部动作并将其与器械末端关联，通过交叉的套管产生符合ISI的动作。

护士在机器人手术围手术期中的作用

围手术期护理角色包含了各种护理行为和器械操作。护理领域中没有其他领域像围手术期护理一样需要广泛知识基础、护理科学的即时回忆、需要通过护理经验指导、思想和行动的多样性、耐力和灵活性。围手术期护理需要依靠对外科解剖学、生理变化及其对患者的影响、术中风险因素及其预防手段以及手术对患者及其家庭的心理社会影响的知识。这些知识使围手术期护士能够预见患者和手术团队的需求，并迅速启动安全和适当的护理干预。

围手术期注册护士协会（Association of Perioperative Registered Nurses，AORN）强调了围手术期安全的重要性，并肯定了为实现人员技能组合必须确保给接受手术和侵入性操作的患者配备一名围手术期护士作为巡回人员，并且围手术期护理的核心活动（评估、诊断、结果鉴定、计划和评价，后续讨论）由围手术期护士完成（图6.14）。

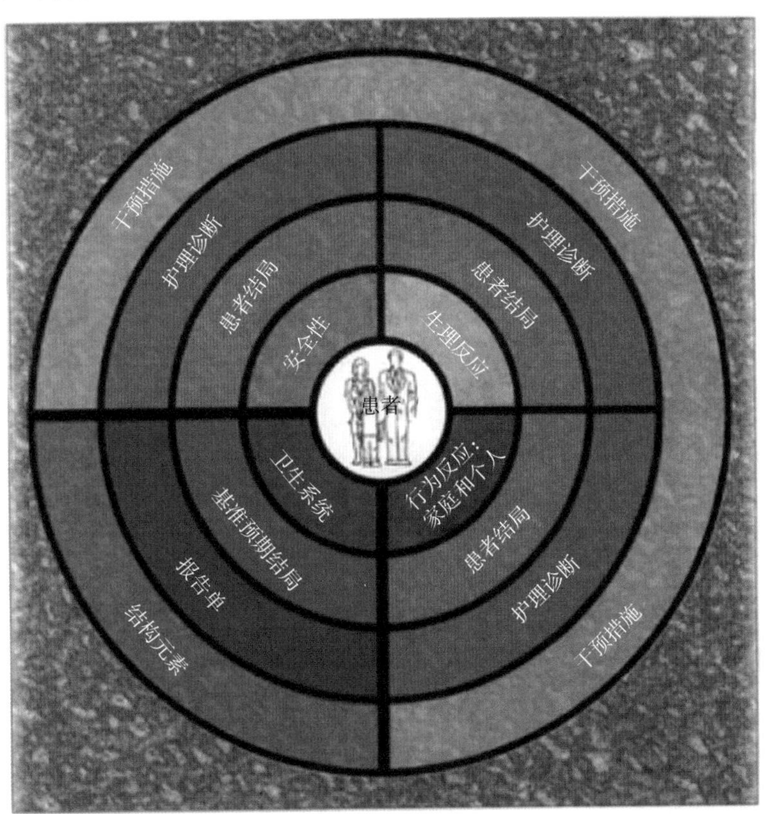

图6.14 手术室护理

资料来源：JC Rothrock，DA Smith AORN期刊，2000年威利（Wiley），在线图书馆。

机器人手术的围手术期护理和患者宣教

接受机器人手术的患者处于麻醉状态，无法自己做出决定。在手术室的护理活动中，护士不能忽略患者对这项新技术的看法。护士的职责是就这项新技术向患者讲解、建议并安慰。来自进行围手术期准备的护士的友好问候会给患者留下我们是他的代言人的印象。作为他们的代言人，护士应该让他们有机会与手术团队见面，并获得有关手术流程的所有信息。在我们按流程摆放体位（通常为特伦德伦伯卧位）并观察患者的过程中，术中代言人的角色仍在继续。巡回护士的工作是保护病人安全和免受伤害。在机器人辅助手术等高科技手术过程中，巡回护士应该始终专注于患者。向恢复室护士进行全面的交接班对术后随访非常重要。

总之，机器人手术期间，护士为患者充当“代言人”对于手术的成功至关重要。建立信任和积极的护患关系可以减少患者对手术和这项技术的恐惧和担忧。

护士面临的挑战和机遇是什么？

机器人手术护理专家的角色既有挑战性又令人兴奋，因为这项技术是新的，这个角色可以自由解释和定义，因此需要灵活描述这项工作。日常实践表明我们需要持续学习，特别是关于电子护理技能、指南和具体临床规范的构建和修订。科学技术正以令人难以置信的速度发展，对这些新发展的批判性分析是围手术期护士的责任。护士作为机器人手术团队的成员，必须具备高水平的专业知识，并成为机器人技术方面的专家。护士将在数据收集、趋势和结果分析以及识别安全问题方面发挥关键作用。手术室护理人员在遵循最佳实践规则方面负有重要责任。定期分析他们的角色和技能是改进日常实践的有效手段。指南和特定临床规范的创建和使用在日常实践中产生了积极的结果，并保持了护理标准。

作为一个多学科团队工作有什么意义？

机器人技术对手术室工作人员提出新的要求。参与机器人项目的协调护士、器械护士和巡回护士与外科医生一样专业。当一次手术结束时，护士和临床技术人员负责完成病历、卸载机器人并清点机器人设备，然后为下一例手术进行清理和设置。一切都要立即进行，工作量十分密集。手术室工作人员努力提高效率，同时保持最高质量，以使患者、外科医生和医院受益。这种做法在手术室中创造了一个更加平等的团队氛围，这让我发现它不仅更加高效，而且更加友好、有趣，最重要的是对患者有益。毫无疑问，凭借外科医生和优秀的机器人协调护士、器械巡回护士和技术人员的专业知识，机器人手术项目可以得到发展。团队作战使机器人手术得到认可（图6.15、图6.16）。

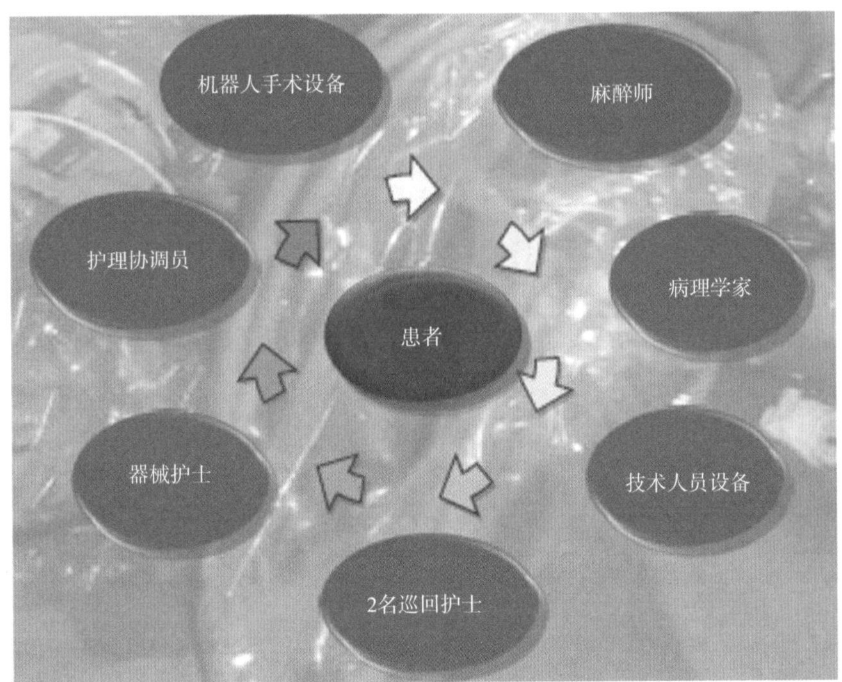

图6.15　**机器人手术——机器人手术过程中的多学科团队合作**

照片来自里超希克个人存档

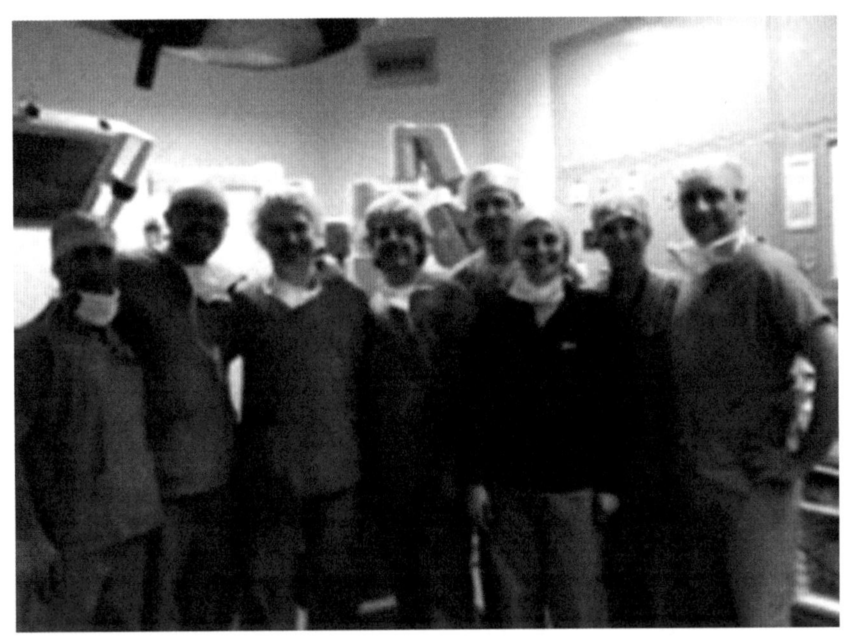

图6.16　**机器人手术团队——欧洲肿瘤研究所，意大利/米兰**

照片来自里超希克个人存档

机器人手术对护士培训意味着什么?

培训途径包括针对外科医生和手术室工作人员的综合团队的产品培训、临床培训和临床教育。培训计划的主要目的是培养和提高手术团队在使用达芬奇手术系统方面的信心和能力。最终目标是建立一个自给自足的团队,完全能够在最少的产品支持和指导下进行手术。培训计划是为外科医生、首席助手、护士、达芬奇操作员、住院医生和研究员设计的。达芬奇技能模拟器包含各种专门设计的练习和场景,让用户有机会提高他们对操控台控制的熟练程度。模拟训练是机器人手术技术学习体验的重要组成部分。练习从基础到高阶,包含所有外科专业与医生和护士相关的课程(图6.17)。

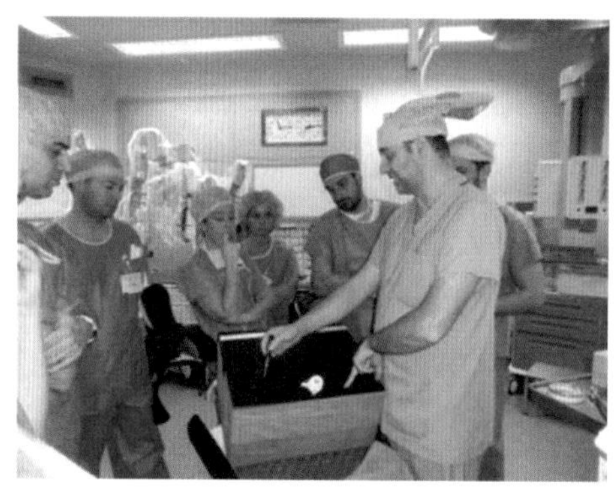
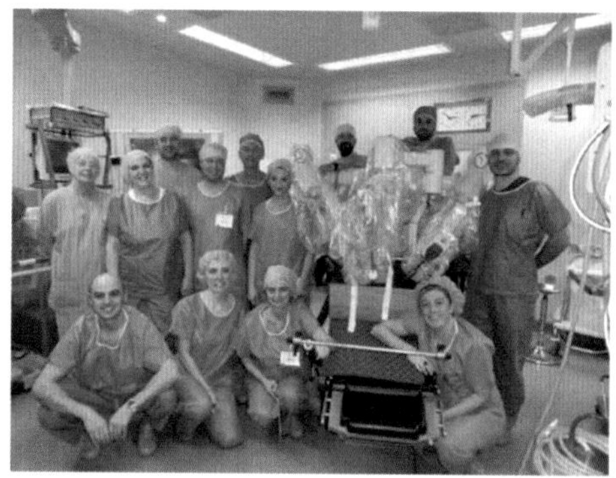

图6.17 机器人辅助手术的护士培训——学习如何正确为患者摆体位以避免神经肌肉损伤

照片来自里超希克个人存档

达芬奇手术系统培训

任何机器人计划的开始都可能具有挑战性,因为团队中的每个成员都要学习技术和自己在团队中的个人角色。根据机器人手术中心的经验,在项目启动期间每周需要进行3～5次手术才能是获得学习曲线连续性所必需的。非常重要的是在一开始就确定需要涉及哪些机器人流程,因为机器人团队的主要目标是尽快使流程标准化。参与机器人计划的不同专业人士都有自己的学习曲线。培训在世界范围内都是机器人手术发展的重要途径。"学会学习"和"学会实践"对于良好的临床实践至关重要,尤其是在机器人手术等快速发展的领域(从广泛的基础知识到高度专业和技术化的知识)。

学习新的医疗技术需要有指导的和自主的培训。为此,直觉外科公司开发了达芬奇技术培训方案(da Vinci® Technology Training Pathway)。目标是帮助团队掌握安全高效地使用达芬奇系统技术所需的知识和技能。这种以团队为导向的方法专为外科医生和手术室工作人员的综合团队而设计,因为达芬奇培训在整个团队都参与时最为成功。

技术培训方案侧重于

· 系统知识和技能掌握——掌握达芬奇外科手术系统的工作原理，并学习在手术室中使用达芬奇手术系统的技术技能。

· 同行教育：从经验丰富的达芬奇外科医生那里学习和应用临床技术。合格的独立操作的医疗专家进行外科医生之间的指导和教授。

达芬奇技术培训方案的最终目标是培训外科团队掌握达芬奇系统技术，并提供将该技术安全集成到临床应用中的机会。达芬奇技术培训方案分为四个阶段，为外科医生和手术室工作人员提供强化活动和支持工具。

培训：达芬奇技能模拟器

达芬奇技能模拟器适合各种达芬奇手术系统。当模拟器与达芬奇Xi、Si或Si-e外科医生操控台集成时，用户可以进行以下操作：外科医生和手术团队可以通过系统技能练习和3D视频进行培训，匹配各种专业外科的培训方案。技能模拟器练习范围从基础到高级，旨在适合各种专科的外科医生（图6.18）。

每个练习至少覆盖以下技能类别之一：

·“内腕”（EndoWrist）器械操作——“内腕”器械旨在为外科医生提供自然的灵活性和远大于人手的运动范围。这些练习旨在帮助用户熟悉这些器械的动作。

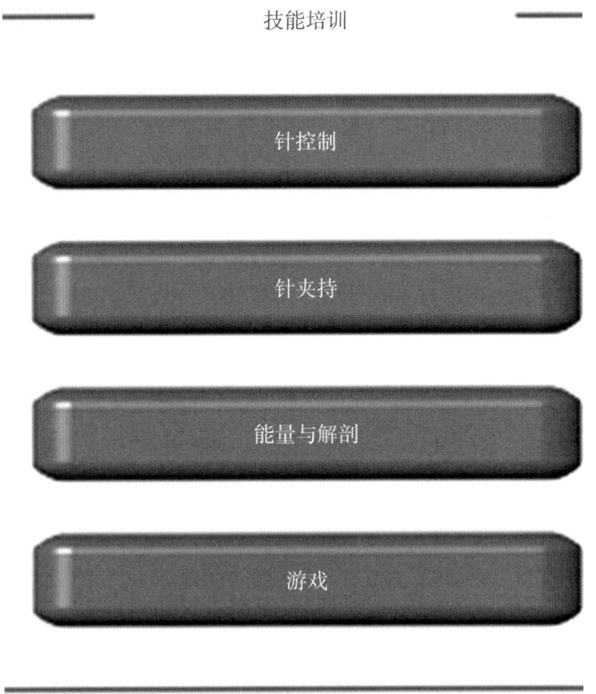

图6.18　**技能训练示例——Mimic's dV-Trainer™**

照片由Intuitive Surgical，Inc.提供

· 相机和离合器——达芬奇系统的三维超高清影像为手术提供了一项关键的临床优势，这些练习有助于用户改善相机控制并学会有效使用离合器。

· 第四臂整合——为了获得更高级的设备控制技能，必须要进行第四机械臂使用的练习。这旨在提高器械使用技能，并鼓励用户在任务期间策略性地考虑仪器放置位置。

· 系统设置——外科医生操控台包含可由用户设置的综合控制项。模拟器上的测验练习侧重于基本设置方面，如图标、人体工程学和设备缩放。

· 针头控制和夹持——这些场景旨在帮助外科医生培养操作针头的技能，包括重点关注如何在练习各种操作范围内有效地切换和放置针头。

· 能量和解剖——脚踏开关面板使外科医生能够执行一系列任务，如在不同类型的能量器械之间切换。这些训练让外科医生在做解剖任务时练习使用单极和双极能量器械，从而熟悉脚踏开关面板（图6.19、图6.20）。

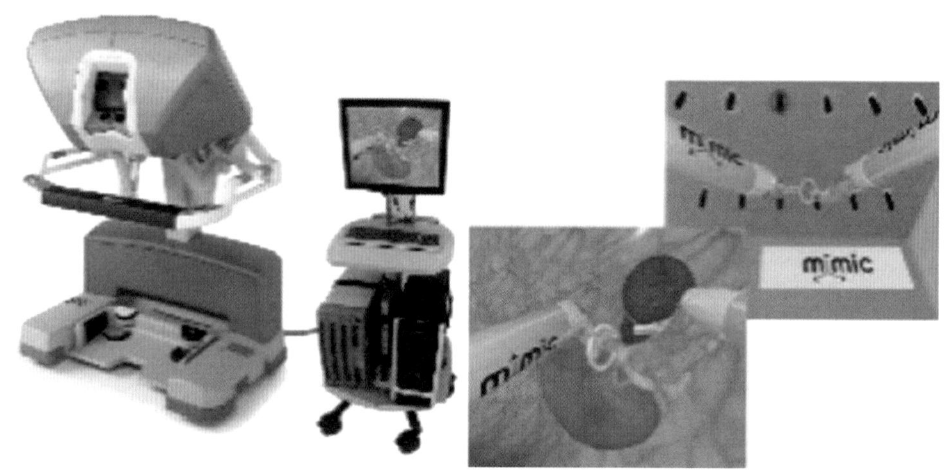

图6.19　**训练——模拟器/MIMIC & ROSS**

照片由Intuitive Surgical，Inc.提供

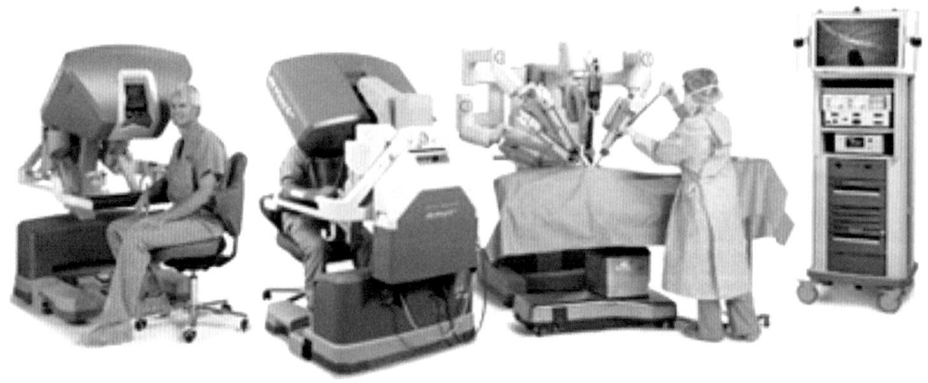

图6.20　**手术团队培训——Mimic's dV-Trainer™机器人手术模拟器**

照片由Intuitive Surgical，Inc.提供

创建机器人手术程序是个持续的过程，不是在做完第一例手术或机器人启动运行达到某个次数就完成了。确保您的身体组织可以长期支持和完成这项手术。随着时间推移，技术的发展、机器人系统的改进、新型手术和更复杂的病例都需要全体人员的持续努力必须要继续研究。引入机器人手术是令人兴奋的，但最终目的是让患者得到更好的护理，那样才值得投入时间和金钱。

培训显然是在全世界推广机器人手术的重要工具。“学会学习”和“学会实践”对于良好的临床实践至关重要，尤其是在像机器人手术这样快速发展的领域——从广泛的基础知识到高度专业和技术化的知识。

机器人手术的未来

机器人手术的未来充满希望，如同人类愿意发明更好的方法来完成精细医疗程序一样。可以合理地假设，当前机器人手术系统的优势将在下一代医疗机器人中进一步扩大。机器人手术系统能够在医生操控台和患者侧机器人之间的更远距离上发挥作用，从而更大限度减少术中人与人的接触。这将允许患者在就近的“无菌室”中进行机器人手术，从而减少或消除术中感染。下一代医疗机器人和机器人手术也有可能远程进行手术准备工作。

手术助手是机器人团队的基本成员，在手术过程中承担着众多角色。由于身体上的接近，助手充当机器人操控台外科医生与患者的联系。根据外科手术的类型，助手可以是住院医师、研究员、医师助理或执业护士。

技术进步正在使机器人手术系统能够更好的复制外科医生在传统开放手术中所体验到的触觉和感觉，这让外科医生两全其美，既可以获得微创手术的精确度和优势，又不会丢失有助于在机器人手术中做出判断的感觉。

直到现在还不知道机器人手术将如何发展和演变。机器人技术不能取代人类的智慧、技能和经验，但人们相信它是有未来的。

护士在机器人手术中的角色未来会是什么样子？挑战和机遇是什么？

随着越来越多的外科医生进行机器人手术，越来越多的患者体验到机器人手术，手术室护士也看到了他们的角色发生了变化。我的一位护士同事自1986年起就获得了执业资质，她说，“她的角色传统上是一名患者代言人，提供情感支持，是患者安全团队的一员，并提供临床护理”。现在，技术监督是护士角色中很大一部分内容。在患者到达手术室之前，护士们确保大型机器人设备在手术室中正确设置，并准备好其他器械和一次性物品（图6.21～图6.23）。

必须根据要进行的手术以特定方式摆放患者体位。正确的患者体位摆放对于安全、成功的外科手术至关重要。手术团队通过了解手术体位的作用及其相关风险，以确保给患者摆放最合理的体位。机器人辅助手术可以应用于许多不同的解剖区域，身体可能需要以多种、有时不太自然的方式摆放以暴露手术部位。体位与麻醉及其生理效应相结合可能会危及接受机

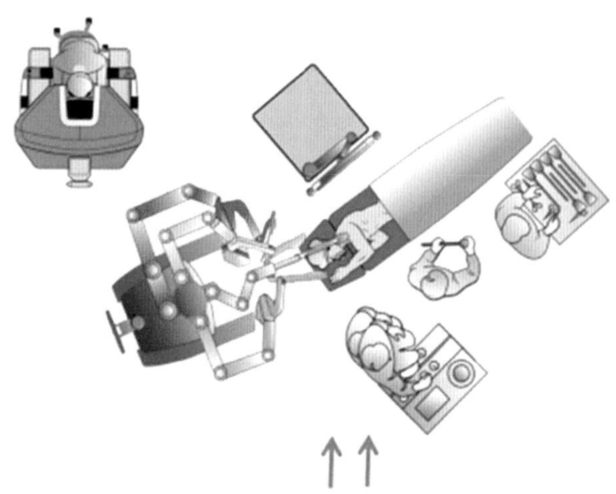

图6.21 **用于机器人辅助左肺切除术的手术室设置示例，欧洲肿瘤研究所方案，意大利/米兰**

照片来自里超希克个人存档

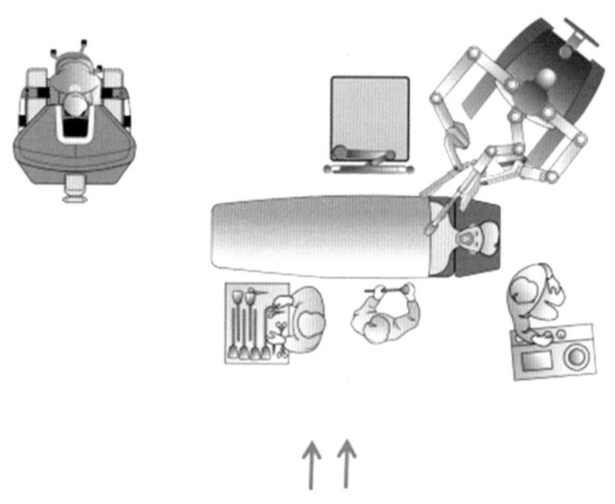

图6.22 **用于机器人辅助胸腺切除术（纵隔左侧入路）的手术室设置示例，欧洲肿瘤研究所方案，意大利/米兰**

照片来自里超希克个人存档

器人手术的患者的安全。手术体位摆放的目标包括提供最佳的手术暴露部位和手术入路、保持身体功能位、支持循环和呼吸功能、保护神经肌肉和皮肤完整性，以及允许进入静脉注射部位和麻醉支持设备。因此，准确的患者体位、仔细保护所有受压点以及适当使用防滑材料对于预防神经肌肉损伤至关重要。在保持患者舒适和安全的同时实现这些目标是外科团队每一位成员的责任。

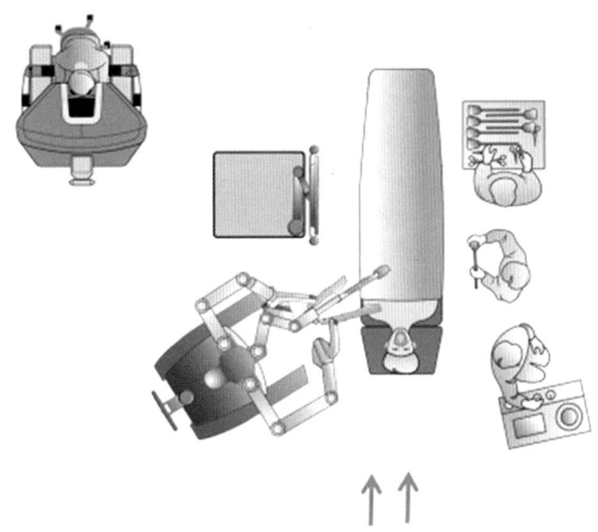

图6.23　**机器人辅助胸腺切除术（纵隔右侧入路）手术室设置示例，欧洲肿瘤研究所方案，意大利/米兰**

照片来自里超希克个人存档

外科医生根据手术类型的不同，外科医生在机器人手臂上使用不同的工具。由于技术的发展，护士必须与时俱进，以提供最好的护理。在手术过程中，医生在患者体内的操作会显示在手术室的高清显示器上。护士通过显示器观察以预测外科医生的需求。许多护士之所以选择在手术室工作，是因为她们喜欢解剖学、生理学和技术。机器人辅助手术令人兴奋在于不断发展的新技术、团队合作和多学科手术实践，尤其是在肿瘤外科领域。现在人们还不知道机器人手术将如何发展和演变。机器人技术不能取代人类的智慧、技能和经验，但人们相信它是有未来的（图6.24、图6.25）。

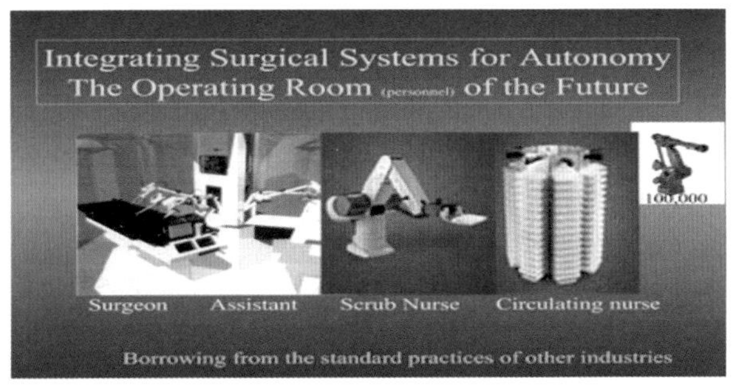

图6.24　**未来的机器人手术手术室**

图片由机器人产业网站提供，2018年

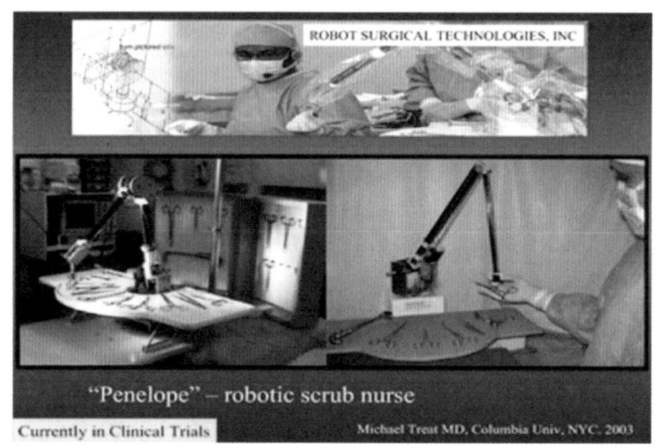

图6.25 未来的手术室护士——"Penelope"——机器人器械护士

照片由医学博士迈克尔·特雷德（Michael Tread）提供，纽约哥伦比亚大学，2003年

我们希望手术室护士有机会更贴近患者，体现自身价值。

（翻译：梁 蕊 校对：于 媛）

参考文献

[1] Ewing DR，Pigazz IA，Wang Y，et al．Robots in the operating room-the history．Semin Laparosc Surg．2004；11：63．

[2] Turner WF Jr，Sloan JH．Robotic assisted coronary artery bypass on a beating heart：initial experi-ence and implications for the future．Ann Thorac Surg．2006；82：790．

[3] Marescaux J，Leroy J，Gagner M，et al．Transatlantic robot-assisted telesurgery．Nature．2001；413：379．

[4] Hill JW，Holst PA，Jensen JF，et al．Telepresence interface with applications to microsurgery and surgical simulation．Stud Health Technol Inform．1998；50：96．

[5] AORN．Perioperative standards and recommended practices．Denver：AORN Inc；2010．

[6] Stanton C．Robotics a new addition to SA．AORN Connect．2009；7（5）：12．http：//www.aorn.org/News/May2009News/MLRSA．Accessed 16 Feb 2010．

[7] Resin S，Firat O，Sozbilen M．Single-incision laparoscopic cholecystectomy：is it more than a chal-lenge? Surg Endosc．2010；24（6）：68-71．

[8] Spinoglio G，et al．Robotic surgery：current applications and new trends，updates in surgery．Single-Site Surgery，Springer-Verlag Italia 2015：18（2）：179-91．

[9] Hanks RG．The medical-surgical perspective of advocate role．Nurs Forum．2010；45（2）：97-107．

[10] Boyle HJ．Patient advocacy in the perioperative setting．AORN J．2005；82（2）：250-62．

[11] Pritchard MJ．Identifying and assessing anxiety in pre-operative patients．Nurs Stand．2009；23（51）：35-45．

[12] Kruglikova I，et al．Assessment of early learning curves among nurses and physicians using a high-fidelity virtual-reality colonoscopy simulator．Surg Endosc．2010；24（2）：366-70．Epub 2009 Jun 18

[13] Cabello JM，et al．Camera and trocar placement for robot-assisted radical and partial nephrectomy：which

configuration provides optimal visualization and instrument mobility? J Robot Surg. 2009; 3 (8): 155-9.

[14] Phillips NM. Berry and Kohn's operating room technique. 11th ed. St. Louis: Elsevier; 2007.

[15] Spinoglio G, editor & Others. Robotic surgery: current applications and new trends, updates in surgery. Right colectomy with complete mesocolic four-arm technique excision. Springer-Verlag Italia 2015: 13 (5): 125-32.

[16] Protocols and procedures, European Institute of Oncology, Operating theatre, 2007-13.

[17] Kaul S, Shah NL, Menon M. Learning curve using robotic surgery. Curr Urol Rep. 2006; 7 (2): 125-9.

[18] Allgower CE, et al. The robotic revolution: advancing laparoscopy and urology further into the future. Contemp Urol. 2006; 18 (10): 28, 30-2

[19] Sim HG, Yip SKH, Cheng CWS. Equipment and technology in surgical robotics. World J Urol. 2006; 24 (2): 128-35.

[20] Le CQ, Gettman MT. Laparoscopic and robotic radical prostatectomy. Expert Rev Anticancer Ther. 2006; 6 (7): 1003-21.

[21] Kumar R, Hemal AK. The "scrubbed surgeon" in robotic surgery. World J Urol. 2006; 24 (4): 144-7.

[22] AORN standards, recommended practices and guidelines. Denver: The Association; 2006.

[23] AORN statement on operating room staffing skill mix for direct caregivers. AORN J. 2005; 81 (6): 1204-5.

[24] Beyea SC. Patient advocacy-nurses keeping patient's safe. AORN J. 2005; 81 (5): 1046-7.

[25] Francis P. Evolution of robotics in surgery and implementing a perioperative robotics nurse spe-cialist role. AORN J. 2006; 83 (3): 630-50.

第七章　建立关系的能力

卡琳·穆塞特（Carine Musete）

摘　要

医疗保健专业人员需要培养建立关系的能力，这是关于自己和他人的双重专业技能，以便以有效和适当的方式照顾患者。自己的意识和倾听他人是使护理适应患者需求的基础。

患者经常面临困难，我们称为“情感反应”或“防御机制”。因此，医疗保健专业人员要考虑到这种潜在的死亡恐惧意识，了解其可能影响与患者关系的结果和情感过程是至关重要的。代表意识觉醒的内在因素包括几个概念，如心理表现、情感、需求和责任。这些观念将推动护理人员进行转变，使他们能够掌握建立关系的能力。

关键词

意识觉醒；需求；心理表征；倾听他人；陪伴；适应；建立关系的能力

引言

如今，照顾癌症患者需要医疗保健专业人员具有双重能力。他必须意识到他的自我意识和与他人相遇的意识。护理人员需要调节和适应双重专业知识，以便有效地实践。

像癌症这种严重的疾病将引起身体和精神上的痛苦，使患者面临许多的损耗，产生死亡的念头。护理人员必须明白自己承受痛苦和目睹他人受苦的区别。凯瑟琳·佩罗汀（Catherine Perrotin）在她的文章《信息卡拉：哲学家对人类苦难的看法》中引用了凯瑟琳·查利尔（Catherine Chalier）的话：“他人的痛苦破坏了我们生活的美好秩序。因为他人无法忍受的东西，导致无法融入他自己的生活，对我们来说是一个可怕的烦恼。”事实上，陪伴意味着分担。如果我们没有陪伴，我们怎么能理解他们的遭遇呢？

对护理人员来说，最具挑战性的是允许患者存在于照顾关系中。根据人类学家、护士西莉亚·罗尔巴赫·维亚达斯（Cécilia Rohrbach Viadas）2007年3月发表在《护理研究》（第90期）第19～25页的文章中的描述，“护理是有关人类中的知识。患者让我们发现我们未知的东西，即使我们认为自己是护理方面的专家”。护理人员见患者前不告知他必须去见患者，以便在治疗过程中使自己的行为适应他。这种对他人的适应使护理人员发展出一种真正的人际关系智能。因此，建立关系的能力成为与他人关系的一个有用且必不可少的概念。我们强调这种技能出现的两个指标，克制和自我控制的程度以及对他人的理解程度。

与患者在一起，并让他感到放松，允许与他人的关系存在，有必要了解护理人员是如何回应患者的。这种代表意识觉醒的内在因素，汇集了几个概念，如心理表现、情感、需求和责任。对我们来说，重要的是定义意识的觉醒，然后去探究是什么阻碍了这种体验。

意识觉醒

往外看的人梦着，往内看的人醒着。

——卡尔·古斯塔夫·杨（Carle Gustave Young）

我们将首先强调意识的觉醒意味着什么，怎样追寻它。克劳德·赫斯佩尔（Claude Hespel）在他的文章《训练你的大脑，控制你的生活》[2017年1月，《智人》杂志（神经科学–觉醒–良知）第104页]中告诉我们："今天在西方，大脑的死亡意味着某人的身体和法律上的死亡。然而意识在人的身体里面还是外面呢？这个问题仍然没有答案，关于这个问题的观点是多元的和有争议的。两种观念针锋相对，一种认为大脑是意识的传递者，另一种认为大脑只是一个简单的接受者。"

弗雷德里克·勒努瓦（Frédéric Lenoir）在为西尔维·德索拉兹（Sylvie Dethiollaz）和克劳德·查尔斯·傅立叶（Claude Charles Fourrier）合著的《意识极限之旅》撰写的序言中写道，"对人类意识的理解可能是未来最美丽的科学冒险之一"。面对许多人的证词，他们声称自己曾经有过不同寻常的经历，比如濒死体验和灵魂出窍，两种最常见的态度是轻信和完全拒绝相信。在濒死实验中，实验者的描述往往是相似的，尤其是在心搏骤停的情况下。这个人说，她看到自己在自己的身体之上，目睹了自己的复活。当她苏醒时，她能够还原现场的细节和听到的话语。面对这些不断发生的现象，越来越多的科学家开始对意识这一话题产生兴趣。

艾克哈特·托勒（Eckhart Tolle）在他的书《新世界：人类意识的出现》[阿里安（Ariane）出版社，2005 ISBN：2-89626-007-2]中说："觉醒的本质特征是认识到你没有意识到的"，认识到自我的思考、说话和行为，认识到共同和条件心理过程使非觉醒状态永续下去。当你识别到你内在的意识时，这才真正出现了意识。这就是觉醒。只有通过经历一件事，一个人才能获得学问，知识的积累并不能保证学识。只有通过觉醒，我们才能真正理解觉醒这个词的含义。中国儒家教育思想主张"少教多学"。一位高级官员问一位西藏僧人什么是自我，什么是意识的觉醒？西藏僧人回答说："你远道而来，就是为了问我什么傻问题！"这位高级官员非常生气，回应道："你就是这样跟我说话的，你知道我是谁，了解我的能力吗！"僧人回答："这就是自我。"官员对僧人说："我对我的反应表示道歉。"僧人回答说："这就是意识的觉醒。"

只要我们没有意识到这个自我，这个虚假的自我是如何运作的，操纵着我们，让我们在人际关系和处境中做出反应，我们就会一直被它囚禁。因此，重要的是要知道如何揭开它的面纱，以便让它释放出来。事实上，对心理表征的理解是认识自我功能的一项有利条件。意识的觉醒在于理解我们不是什么，停止用我们的思想来定义我们自己。我不是我所想的那样，我是思想背后的观察者。"我思故我在"是笛卡尔（Descartes）的名言，他将思想与人联系起来，换句话说就是确立了思想的同一性。另一位著名的哲学家让-保罗·萨特（Jean-Paul Sartre）仔细分析了笛卡尔（Descartes）的陈述，意识到说“我是”的觉醒不可能是思考的觉醒。当你意识到你在思考时，这种觉醒就不是思想的一部分。

心理表征

在我的讲座“宣布癌症诊断后护理人员与患者的关系”中，护理人员经常提出一个问题：他们难以应对患者和家属的“攻击性”。

通常在教学情况下，我能够和护理人员一起进行“和护理相关的治疗”，作为肿瘤学诊断后护士会诊的一部分。护理人员依然会频繁遇到一个问题，即他们难以应对患者和家属的“攻击性”。鉴于这一事实，我向他们解释，有几种可能性来理解这种情况。

首先，认为患者的行为是一种侵犯行为的护理人员可能回怼患者：“你要明白我们是来帮你治疗的，而你却在责备我们。”这种反应可能与护理人员感受到患者的攻击性并对这种攻击性做出反应有关。实际上只不过是我们自我感知的，是心里想象出来的而不是真实存在的。

其次，护理人员感受到患者真正的痛苦，并建立了防御机制。所以潜意识和无意识保护自己的唯一方式就是认为攻击性投射是患者表达他感觉不舒服的方式。在这种情况下，护理人员可以告诉患者：“我觉得你的情况很复杂，你想谈谈吗？”这种对患者有耐心的谅解态度可能反映了护理人员对患者人生处于这个阶段的接纳。

这两种情况中，患者都拥有同样的行为，只有护理人员对情况的看法发生了变化。我曾经用海浪的比喻。“想象一下，你有两个孩子，他们被海浪卷走了。其中一个孩子被海浪吓坏了，他喝了一肚子水，一边喊一边找妈妈。另一个孩子突然大笑起来，他被海浪逗乐了，他要求更多，然后他又跳入海浪中。”所以，对于同一个海浪，问题不在于浪潮的程度，而在于两个孩子对海浪的内心真实体验。总之，你应该把生活中的所有情况都看成是一个海浪。你无法改变周围的人、环境和限制条件，你唯一能改变的是你面对处境的态度。

这既不好也不坏，因为在特定的时刻，解释和批判的缺失让我们内心感到更平静，乐于接受。问题不在外部，而在于我们对影响我们内心状态的处境的态度。这个阶段代表了护理人员的第一意识，他的经历都源于内心状态。对处境的认知态度与他的知识、他的教育和他的文化有关，这代表了他现在的世界观。

在案例分析会议上，我鼓励护理人员就对他们遭遇的经历进行质疑。突出无意识的部分，掌控他们和他们不知不觉中的情感反应。他们经常对我说这样的话：“我现在明白了，面对疾病的患者会有一种防御机制，比如攻击性投射。但我还是控制不住情感反应。”我们会试着去理解看护者的这些情感反应，以便让他和这个正在受苦的患者一起面对。当然，我们天生不知道自己所有的思维模式，只有通过观察我们的情绪，我们才会意识到。

我们的思想、情感和无意识的思考过程在我们的日常生活中不知不觉的运作。无意识的过程都可以用机械的、电的、生物的和有机的生理机制解释，这要归功于新技术的进步。实际上，神经科学利用脑成像来了解我们大脑中发生的不同过程以及与之相关的行为。物理学家菲利普·吉列曼特（Philippe Guillemant）在他的著作《意识的物理学》中指出："我们称之为'真实'的环境是虚幻的。"它主要是由我们的大脑构建的。我们通过信念的过滤来看待我们所处的环境。我们的想法会产生强烈的情感，从而影响我们的行为。

细胞生物学也有助于理解环境对我们内部生物学的影响。我们学习的方式与我们接受和重现的模式都写在我们的细胞里。事实上，今天的表观遗传学讲的是将获得的元素传递给后代。乔尔·德·罗斯奈（Joel de Rosnay）在《生命交响曲》一书中说："科学解释说，我们受到遗传基因的控制。现在，根据最新的研究，科学家们正在重新审视他们的理论。"生物学的新革命被称为表观遗传学，它表明我们的日常行为——我们吃什么、我们进行的体育活动、我们维持的关系、我们对压力的抵抗力等等会抑制或激活我们的一些基因。我们的生活可以像指挥交响乐和保持我们的生活、健康、身心平衡一样和谐。

在治疗陪伴中，护理者将面对患者的情感反应，如愤怒、悲伤、沉默、哭泣等。但最让他们动摇的是患者的"攻击性"。

情感

每个人都会生气。但是，我们必须在正确的时间和场合，以正当的理由对正确的人生气。

——亚里士多德（Aristotle）《尼各马可伦理学》

丹尼尔·戈尔曼（Daniel Goleman）在他的著作《情商》中将情感定义为那些帮助我们面对危险、困难失败等情况的个人感情。情感对人类来说是必不可少的；它们是生存所必需的，是我们身体的组成部分。对艾克哈特·托勒（Eckhart Tolle）来说，情感是心灵的身体反应，或者是我们心灵在身体上的表象。一个激进的想法会在体内积累能量，就像身体准备对抗的愤怒一样。当身体上和心理上感受到威胁，身体就会蜷缩，这就是我们所说的恐惧的物理反应。神经生物学的研究表明，强烈的情感可以改变我们细胞的生理机制。身体的这些生化变化构成了情感的物理或物质组成。为了理解情感在我们身上的变化过程，我们必须观察情感。实际上，观察情感和观察思想一样重要，而且这两个部分之间可能存在冲突。但思想往往会说谎，因为它使我们处于与现实脱节的虚幻的心理想象中。情感会告诉我们精神状态的真相，尤其是我们当下的需求。因此，这是一个重要的问题：我感觉到了什么？为解释我在这种情况下发生了什么？这使得不把自己与情感联系起来，而把注意力重新集中在自己的感觉上，集中在身体内部活动上。通常情感是一种思想形态的放大表现；充满活力的冲锋往往是快速而耀眼的。

由于新方法使我们能够了解身体和大脑内部发生的事情，研究人员每次都能更好地了解每种情感是促使身体准备不同类型的反应的。事实上，意大利神经生理学家贾科莫·里佐拉蒂（Giacomo Rizzolatti）在1996年发现了一种特殊的神经元，他称为"镜像神经元"。这一发现告诉我们，我们不能再相信我们的感知是独立存在的。通过我们的镜像神经元，我们的情感与别人的情感发生共振。他的恐惧唤醒了我的焦虑，他的愤怒助长了我的焦虑，他的悲伤具有传染性，他的欲望使我兴奋，也刺激了我的欲望。对丹尼尔·戈尔曼（Daniel Goleman）来说，所有情感都是行动的诱因。"情感"一词由拉丁语动词"moere"（意为

“移动”）和表示向外移动的前缀“é”组成。它们还会在身体中发出可感知的信号，表明需求是否得到满足。

与情感相关的需求

现在我们将关注四种基本情感，对于每一种情感，我们将明确它们在我们的存在中所扮演的具体角色。最重要的是确定我们的情感发生的过程。我们将讨论最常见的触发情感的事件或情况，这些事件或情况是根据对该事件的理解而触发的，这属于思想和感官知觉领域。在大多数情况下，根据事件的心理解读，会有情感流露，但也存在一些情感没有通过大脑皮层的生理反应流露；爬行动物和边缘大脑独自处理这种情况，以保证行动的速度。然后，在这些情感的基础上，根据不同的需求产生对应的行为。

恐惧是癌症患者经常出现的情感，这是一个患者感到“有死亡危险”的情况。这种情感的功能是保护，它发出了需要保护的信号。由此产生的行为通常与防御机制有关，患者通过转移来进行逃避，攻击有强烈反应的现象，通过否认进行抵制。

悲伤是第二种情感，发生在我们失去的情况下，它的功能是让我们的强烈心痛有一个过渡。这种情感通常需要安慰和倾听，这种行为源于自我封闭。

当我们在前进的道路上遇到障碍时，我们常常会感到愤怒；就其功能而言，它的主张是需要得到补偿和变革。这种情感跟随的行动通常是攻击。

最后，快乐作为第四种情感，在需求得到满足的情况下表现出来；当其功能得到实现，动作一般会表现为向对方开放。

情感中的责任概念

在我的讲座中，我经常与学生们分享我的个人经历，使我的观点更加具体。当我小的时候，我是一个相当邋遢的孩子。当我留在家里学习的时候，我甚至能感受到妈妈对我“是否能一整天保持房子干净”的担心。当我结婚以后，我母亲来看我，我的儿子没有整理他的房间，这对我来说并不是问题。但当我母亲进入我儿子房间的时候，我生气了。我问她：“在你看来是什么问题？是因为我儿子没有打扫房间吗？”然后我说：“如果你把你的房间收拾好，我就不会生气了。”显然不是，我的问题不是我儿子造成的；在我的处境中，他更像是一个触发器，而原因似乎是我需要得到我母亲的认可。事实上，今天是我儿子的房间，这引发了我的愤怒。明天，当我妈妈下次来的时候，可能是我丈夫没有把厨房收拾好，或者是我女儿的娃娃散乱在起居室，这些都会引发我的愤怒。只要我不正视自己愤怒的根源，问题就会继续下去。我过去常常对学生们说：“你不必为别人的情感或反应负责；你可以是一个触发器，但绝不是内在因素。”每个人都要对自己的情感和情感反应负责，因为它们与内在需求直接相关。虽然从很小的时候起，我就被教导要对他人的情感感到内疚和负责。这是照顾者与患者关系中的一个基本概念，责任的概念。他不必为患者的情感或反应负责；他在某一时刻可能是一个触发因素，但绝不是内在因素。患者的反应或情感就会成为陪伴的杠杆。

怎样满足患者

在关系中了解对方

现在我们将考虑护理人员支持的目标。我们提到了护理人员帮助患者意识到他正在经历的事情，提供一个空间让患者可以梳理他的感受、他的问题和他的恐惧。为此，护理人员必须在关键时刻，在患者所表现的情况中与患者会面，并探索与他需求相关联的误区、感受和情感。明确是患者自己选择目的地，而不是护理人员为他选择。在开启这一探索之前，向患者提出的第一个问题是他在哪里以及他想去哪里。我们将用加德纳的多元智能理论来定义护理人员在他的专业实践中可以获得不同能力。我们将一步一步地强调这些涉及多元智能理论的技能。

第一步是确定这种支持的目的，这是护理人员在整个陪伴过程中受到指导的重要一步。事实上，在患者有重大疾病的情况下，护理人员必须认识到护理指导的位置和角色，它是复杂和动态护理的一部分。患者将在混乱和令人焦虑的“水域”中“航行”（治疗的节奏、咨询、医疗检查等）；在他的“旅途”中，他需要一些基准来指引他到达目的地。护理人员是他要了解这个“旅途”的基准之一，我们可以想象为通过GPS导航前行。他的生活被正在驶向一个目的地，而疾病可以被视为一种障碍，使他的GPS接收器上的方向信号变得模糊。护理人员要帮助患者理解并意识到干扰的程度，采取针对性的行动，使患者的旅程可以顺利进行下去。我们定义GPS有两方面。第一方面，我们称为卫星，代表患者的参考系统；他的信仰，他的价值观。他的整个人生都围绕着这些参考系统建立。当诊断出疾病并向患者宣布时，他经常把这一刻的震惊描述为:“就像天塌下来了一样。”在心理学上，我们称为惊愕，像是在患者的身份标签刻上印记。他身处雾中，在获取信息方面有了困难。组成接收器的第二方面又包括三个部分，天线即我们称之为直觉或意识，指代思想的电子系统，最后是代表患者能量和情感的电池。通常，为了检索这些定位数据，患者一开始需要有人陪伴，直到他能在不知不觉中锻炼这项新技能，与他的疾病共存。

为了实现与患者保持一致的目标，护理人员将使用语言智能，顺着患者使用的词语，以及他对疾病、治疗、需求和感受的表达方式进行表述。

探索阶段：了解患者在他或她的旅程中所处的位置

沟通工具

护理人员会使用不同的语言模式。他将经历一个探索的阶段，即是在疾病的表征或患者的感觉层面上。从患者的角度出发，使用开放式问题是一个关键因素:“你明白医生告诉你的吗？”与患者在这个探索阶段的经历，允许他以不同方式重现他所经历道路。这种重构思想的练习让他变得更加明白。关于阐明主题和准确定义，护理人员将用重新表述和封闭的问题来进行控制。事实上，护理人员必须展示提问和倾听的技巧，以获得患者的理解。这种方法将产生事半功倍的效果。一方面，护理人员将能够掌握患者对他所说的话的理解程度。另一方面，它将使患者更加了解他与疾病之间的关系。

调整阶段：跟上患者的发展进程

在法国公布癌症诊断后（2003—2009年癌症计划）的护理咨询实施之初，一些学生告诉我，他们在患者咨询中遇到的困难：因没法让患者用言语描述他的情况，让患者带着痛苦离开而感到非常沮丧和内疚。鉴于这一体验，我给护理人员一个机会，通过另一个版本的场景来远离这种情况。我问他们："在你们会面时，你的患者处于哪个阶段？"这种会面通常是在宣布诊断结果后不久开展的。这个问题使他们考虑到一个原始概念，暂时性，即关键时刻；患者刚刚得到诊断结果，他受到了惊吓，精神上处于无助的阶段。这不是护理人员陪伴患者，与其聊天的能力，而是患者的暂时性问题，他需要时间来消化坏消息带来的震惊。护理人员意识到在他的实践中需要一种新的技能，一种将自己与他将要照顾的患者的处境保持距离的能力。法国的许多机构随后根据组织要求，选择将护理咨询和诊断公告的时间间隔从几天延长至几周后。

态度和姿势：倾听、共情和超然的概念

为了在陪伴的过程中感到舒适，护理人员需要展开姿态，要保持超然，这意味着接受患者，包括接受他的焦虑、他的怀疑，在他表达的内容中积极倾听他的情感、他的需要。当患者说话时，对护理人员来说，重要的是要思考"当他和我说话时，他到底在告诉我什么"，并关注患者到底想表达什么，而不是他的字面意思。事物对患者的意义与他的学识、他的表象和他的经验有关。把自己的表象放在一边，以便与患者的表象相匹配，这需要专注和心理上的可用性。语言本身的意思很重要，但是理解患者的需求需要一种技巧，叫作超然的艺术，即放手。

有了逻辑数学智力这一能力，护理人员将能够理解患者的行动轨迹和他的情感，将会满足他的需求。

我们在这里谈论的是关系智力，更确切地说是情感智力，即允许患者识别他的情感，这在大多数严重疾病的情况下会导致死亡焦虑的表达。

恐惧是最容易与愤怒和悲伤相伴随的情感。照顾者将帮助患者认识到他的情感、他的职责以及与之相关的需求。面对让我们害怕的东西，就有可能有不同的理解，要在这个过程中逐渐接受它。如此我们可以减少内心的抵抗和痛苦。在这种情况下，护理人员的需要保持距离。因此，护理人员要具有空间智能，这可以反映当下的情况。其中一个重要的态度是精神上的可用性，它指的是存在和当下的概念。当下是获得这种有利资源的主要方式之一，根据艾克哈特·托勒（Eckhart Tolle）的说法，"作为你大脑的观察者，包括你的思想，你的情绪和你在各种情况下的反应。至少对你的反应给予与让你做出反应的情况和人同样多的关注。还要注意你的关注是否会在过去或未来重复。不要判断或分析你所观察到的。观察思想，感受情绪，观察反应。不要把它当成困难。然后，你会感受到某种比你的观察对象更强大的东西，从内心深处观察的平静存在，沉默的见证”。

当时间的概念消失时，护理者获得了真正的以清晰的姿态陪伴患者的能力；事实上，情感痛苦的概念为同情和积极倾听留下了空间。通过看到不真实的东西，可以让真实的东西出现。

护理人员不在过去：患者的情况把他带回到个人经历。在这种情况下，护理人员不再把这种情况看作患者的焦虑，而是变成了他自己的焦虑，情绪上表现为恐惧，他们在情感上被一种真实的心理体验湮没，防御机制出现了（通常表现为虚假的安慰，提前逃跑，或语言掩饰）。

护理人员也不在未来：护理人员通过患者的故事投射自己，进入根据他自己描述的他害怕的生活场景，这个虚构的场景造成了担忧和焦虑。

当护理人员处于当下时，他就能够意识到自己在患者面前的角色以及所处的位置，他不是“我”，而是“他本人”。根据卡尔·罗杰斯（Carl Rogers）的说法，这就是重合。这种态度只有在护理人员清楚自己是谁的情况下才有可能，这样才能陪伴患者而不会让自己陷入困境。这种技能是通过让护理人员自己完成工作的内省智力获得的。有自知之明，发展对情况的自我意识，不加评判地接受情况的超然能力，允许这种行动的自由。

结论

满足患者是护理人员在陪伴过程中的首要目标。这种满足需要他意识到他自己，他的世界观，让头脑去做“识别”的工作。我向学生们提出了这个概念，即通过TEB模型促进过程的可见性（思想、情感、行为）。我们的思想根据我们赋予情境的意义产生情绪，情绪会产生行动、态度和行为。当我改变主意时，改变的过程就开始了，但我们都同意仅仅通过改变想法是无法改变情感、习惯和无意识行为的。这需要一个识别、改变和转换的过程。学习过程是一个综合的过程，包括多个步骤，以确保转换和控制水平。

根据马斯洛（A.Maslow）的理论，这些步骤可以总结如下：

第一步是“无能的无意识”：我不知道患者不是我沮丧、愤怒等情感的原因。像培训这样的学习场所是护理人员意识到并对情况有不同看法的机会。

第二步是“无能意识”：我知道患者不是我生气的原因，但我忍不住对他的行为做出反应。

在意识提升阶段之后，就是实验阶段，面对新的形势。这种情况必须多次面对，以便内部流程熟悉另一种操作。“我知道患者处于攻击性投射。我时而作出反应，时而不作出反应。”

第三步是“有能力的意识”：我知道患者不是我生气的原因，我在痛苦中找到了原因，我接受这种情况的出现，因为我不觉得有危险，把注意力集中在患者身上，而不是对这种情况作出反应。但有时当我的注意力不集中时，我仍然会感到我所做的和我所感受到的之间存在差距。我也欢迎这种转变。这个阶段是通过与新概念的对抗来促进的，比如放手，接受现状，和患者一起度过关键时刻。

我没有把患者的反应看作障碍，而是把它看作一个机会，一个可以在我的陪护中使用的素材。重复带来了整合，并设置了第四个阶段“无意识能力”：我不再需要集中精力行动，这个过程已经被无意识接管了。然后我们就需要关系技能领域的专业知识。

（翻译：罗 稀 校对：叶艳胜）

参考文献

[1] Viadas CR. soins et anthropologie. Une démarche réflexive. Recherche en soins infirmiers. 2007; 90(3): 19-25. https://doi.org/10.3917/rsi.090.0019.

[2] Perrotin C. Regard du philosophe sur la souffrance de l'être humain. InfoKara. 2006; 21 (1): 7-8. https://doi.org/10.3917/inka.061.0007.

书 籍

[1]《La physique de la conscience》. deuxième édition, Philippe Guillemant, Jocelin Morisson. Guy TREDANIEL éditeur, 2015-2016; ISBN: 978-2-9132-0841-5.

[2]《Voyage aux confins de la conscience》. Sylvie Dethiollaz, Claude Charles Fourier, préface de Frédéric Lenoir; Guy TREDANIEL éditeur, 2016; ISBN: 978-2-8132-0969-6.

[3]《La symphonie du vivant》, Joël d Rosnay, éditions les liens qui libèrent, 2018; ISBN: 979-10-209-0589-5.

[4]《l'intelligence émotionnelle》, tomes 1 et 2, Daniel Goleman, éditions Robert Laffont, S. A, Paris; 1997.

第八章　肿瘤专科护理诊断

苏丹·卡夫（Sultan Kav）

摘　要

无论在哪个科室、从事哪项工作，为加强护士对医疗保健和患者健康结局的贡献，护士都面临着越来越大的压力。为了证明护理对癌症照护的贡献，有必要使用可见的、可量化的标准化诊断、干预和结果术语。为肿瘤科护士确定核心诊断、干预和结果的模式，可以指导临床护理实践，未来在高影响力领域开展研究，并为护士能力的教育和评估指明方向。

关键词

护理诊断；国际北美护理诊断协会NANDA；肿瘤学护理；标准化的护理语言

引言

目前的调查表明，受癌症影响的人数将会越来越多，这意味着更多的人将在他们的癌症发展过程中需要专门的、以人为本的护理。癌症患者必须处理与癌症相关的慢性和危及生命的疾病，并需要处理多模式和复杂的治疗方案带来的影响。

因此，患者期望并要求得到高质量的癌症护理，也是医疗保健提供者应做到的

无论是工作领域还是专业领域，为了强调他们对医疗保健和患者恢复结果的贡献，护士都面临着越来越大的压力，特别是在快速变化的医疗系统的背景下。在保证护理质量的同时，还要满足对医疗保健系统效率结果的需求，使医院面临实施重大组织变革挑战，并使护士面临越来越大的压力，要求他们在解决或预防健康问题和患者健康结局方面，在质量和成本起到作用和影响。为了保证护理对癌症照护的贡献，有必要使用可见的、可量化的标准化诊断、干预和结果术语。

标准化护理语言是一种为护士提供通用词汇的沟通工具。标准化护理语言的优点是护士和其他医疗保健专业人员之间可以更好地沟通，提高护理干预措施的可见度，改善患者照护，加强数据收集以评估护理结局，加强对护理标准的遵守，并促进对护理能力的相关评估。国际北美护理诊断协会（NANDA-I）现定了标准化护理语言，翻译了几种语言，通常用于护理实践或教育。

护理的主要目标是：①确定客户/家庭对人类问题的反应、健康水平和对援助的需求。

②提供身体护理、情感关怀、教学、指导、咨询。③实施干预措施，旨在预防和帮助客户满足自己的需求和健康相关的目标。护理程序，这是一种识别和治疗患者问题的解决方法，为协助患者和家庭达到最佳的功能水平提供了一个框架。护理程序包括五个动态阶段：评估、诊断、计划、实施和评价。护理程序指导护士在日常专业实践中的行动，并提供了与患者的个人需求、家庭和社区需求相一致的组织结构，代表了在护理实践中提供必要的、系统的护理和记录的主要方法工具。

护理诊断的历史发展

标准化护理语言（SNLs）的演变已经有四十多年（图8.1）。

- NANDA-I（国际北美护理诊断协会）
- NIC（护理干预分类）
- NOC（护理结局分类）
- ICNP（护理实践的国际分类）
- 奥马哈系统
- CCC/HHCC（临床照护分类/家庭健康照护分类）
- PNDS（围手术期护理数据集）
- NMSD（护理最小数据集）
- LOINC（观察指标逻辑命名和代码）
- SNOMED（医学系统命名法）临床术语
- NMMDS（护理管理最小数据集）
- ABC（替代计费概念）代码

图8.1 **标准化护理语言集合**

始于1973年的护理诊断分类工作促进了NANDA国际协会的形成（前身为北美护理诊断协会）。NANDA是国际上的先驱以及最常实施的护理诊断分类。NIC成立于1987年，NOC随后于1991年成立。2002年，北美护理诊断协会更名为NANDA国际协会（NANDA-I），以号召许多海外国家的护士更多的参与进来。

ICNP是一个为护理实践提供描述和比较的国际术语，允许其他术语之间的交叉映射。分类包括护理诊断、对护理敏感的患者的反馈和护理干预。

随后建立了其他系统，所有这些分类系统的目的是提供一种通用的标准化语言，以改善同事之间的交流和研究电子数据库的编纂。在国际上制定了许多举措，来确定一组条目，以确保护理数据能系统的收集和记录。这组条目被称为护理最小数据集（NMSD），是基于大多数护士常规采用的对数据的统一定义，分为评估、问题、干预和结果类别。第一个NMDS在美国建立，随后是加拿大、澳大利亚，和最近的泰国。在欧洲国家中，起源于1998年的比利时国家NMDS被广泛验证并用作参考。在整个欧洲，护士最小数据集已经开发出来，在法国、荷兰、瑞士、芬兰、瑞典、德国、意大利和爱尔兰也有实例。

一些学者已经讨论了在患者护理记录中绘制记录照护计划时，使用护理诊断来代表患者的问题，并反映护士对患者状况的判断。许多来自世界各地的作者使用NANDA国际协会（NANDA-I）护理诊断来描述护士在患者护理记录中记录了什么，也解释了护士如何系统地为不同的患者群体的制定照护计划。

护理诊断包括一个诊断、诊断依据以及相关的或危险因素。NANDA-I（2009）将护理诊断定义为“个人、家庭、群体或社区对健康状况/生活过程的反应或该反应的脆弱性的临床判断”。护理诊断为选择护理干预措施提供了基础，以达到护士责任制的目的。NANDA-I分类法Ⅱ将护理诊断分为13个领域（表8.1）

表8.1　护理诊断的类型

类型	定义	解释和示例
针对问题的护理诊断	关于个人、家庭、群体或社区中存在的对健康状况/生活过程的不良反应的临床判断	为了做出以问题为中心的诊断，必须具备以下条件，即以相关线索或推论的模式聚集的定义性特征（表现、体征和症状）。 还需要与之相关的、促成的或先于诊断重点（主要诊断）的相关因素（病因学因素） 例如：慢性疼痛与原发病相关
健康促进护理诊断	关于提高幸福感和实现人类健康潜力的动机和愿望的临床判断。这些健康促进反应通过准备增强特定的健康行为来表达，可用于任何健康状态。健康促进反应可能存在于个人、家庭、群体或社区	为了进行健康促进诊断，必须具备以下条件，即以“表达希望加强……”开头的诊断依据 例如：有增强营养的愿望……表达改变饮食形态和吃更健康食物的意愿
潜在的（危险的）护理诊断	关于个人、家庭、群体或社区对健康状况/生活过程产生不良反应的弱点临床诊断	为了进行以风险为重点的诊断，必须具备以下条件，即需要有能促成脆弱性的危险因素所支持 例如：有感染的风险与免疫抑制、营养缺乏或有创操作有关
综合的护理诊断（综合征）	关于一组特定的临床护理诊断的临床判断，这些诊断同时出现，最好通过类似的干预措施一起处理	为了进行综合征的诊断，必须具备以下条件，即必须使用两个或两个以上的护理诊断作为诊断依据。如果相关因素增加了使定义更清晰，则可以使用，但不是必需 例如：有创伤后综合征的危险，与创伤事件有关

护士的兴趣焦点是个体的反应而不是疾病，因为患有相同的疾病的不同个体可能有不同的护理诊断。然而，一些诊断是客观的，因此可以通过观察和测量进行评估，而另一些诊断则更主观，需要以患者为中心的方法和/或交谈方式来判断。护士要通过识别诊断依据来进行临床判断，因为这些是作为诊断一系列临床表现的可观察到的线索或推断，用于识别诊断

依据的评估有助于确认护理诊断是否准确。

肿瘤学的常见护理诊断

文献中发现的肿瘤学的护理诊断主要集中在患有血液恶性肿瘤的成年患者、乳腺癌、脑瘤、成人/老年患者、门诊化疗、胃癌患者及其家庭护理人员。我们研究了单一护理诊断的诊断依据，如恶心和精神困扰。

通过对9项研究的分析，本综述确定了成人/老年癌症住院患者中最常见的10种护理诊断，即焦虑、知识缺乏、便秘、洗澡/卫生方面的自理能力缺陷、身体形象障碍、急性/慢性疼痛、恐惧、睡眠形态紊乱、有感染的危险和体液容量不足的危险。

斯佩克斯尼（Speksnijder）等确定了64个相关的护理诊断，由"2009—2011年NANDA-I分类"组成。作者称，2009—2011年NANDA-I分类描述了一个血液恶性肿瘤成人患者的几乎所有疾病和治疗相关问题（98%）的护理诊断，因此认为与血液肿瘤护理非常相关。NANDA-I、NOC和NIC（NNN）是研究中使用的一套标准化护理术语，前瞻性地代表护理诊断、护理敏感患者结果和护理干预，最常见的护理流程是急性疼痛-疼痛水平-疼痛管理。疼痛是肿瘤科患者的首要护理诊断，感染的危险是成人白血病和骨移植科最常见的护理诊断。在表8.2中列出了常见的护理诊断和核心护理干预措施。

表8.2 肿瘤学特有的常见护理诊断和核心护理干预措施

领域	类别	护理诊断	护理干预
健康促进	健康意识	娱乐活动缺乏	活动疗法
		静态的生活方式	娱乐疗法
	健康管理	有增强健康管理的愿望	财政资助
营养	能量摄入	营养失调：低于机体需要量	体液管理
			营养管理
	液体摄入	有体液缺乏的危险	营养监测
排泄	排尿功能	排尿形态改变	排尿管理
	胃肠功能	便秘	排便管理
		有便秘的危险	排便训练
		腹泻	腹泻管理
			用药管理

续 表

领域	类别	护理诊断	护理干预
活动/休息	睡眠/休息	睡眠形态紊乱	精力管理
	能量平衡	疲乏	环境管理，舒适
	心血管/肺部反应	活动无耐力	锻炼促进，力量训练
		有活动无耐力的危险	
	自我照护	自理能力缺陷	提供自理的支持
		持家能力障碍	提供持家能力的支持
知觉/认知	认知	知识缺乏	宣教，疾病过程
		有增加知识的愿望	宣教，手术/治疗
	沟通	有增加沟通的愿望	积极倾听
			预备感官信息
自我认知	自我概念	绝望	希望激励
	自尊	情境性低自尊	支持小组
		有情境性低自尊的危险	辅导
	身体形象	自我形象紊乱	情感支持
			自我效能感增加
			自尊心增加
角色关系	照顾者的角色	照顾者角色紧张	照顾者支持
		有照顾者角色紧张的危险	经济来源管理
	家庭关系	家庭运作中断	提供家庭维系的支持
	角色表现	社交障碍	促进家庭成员的参与
		角色紊乱	
性学	性功能	性生活形态改变	性咨询
			教学内容：性学
调适/压力耐受	压力反应	焦虑	预测性指导
		死亡焦虑	减少焦虑
		无能为力	安抚技巧
		恐惧	增强应对能力
		悲哀	放松疗法
		恢复力受损	临终关怀

续 表

领域	类别	护理诊断	护理干预
生命原则	信念	有促进健康增强的愿望	积极倾听
			精神上的支持
	价值/信念、行动一致	有增强宗教信仰的愿望	危机干预
			决策支持
		精神困扰	协助度过悲伤的过程
			存在感
安全/保护	感染	有感染的危险	预防中心静脉通路感染
	身体伤害	牙齿受损	化疗管理
		皮肤完整性受损	设备管理
		有皮肤完整性受损的危险	出血预防措施
		组织完整性受损	发热治疗
		有出血的危险	感染控制
		有受伤的危险	感染保护
		口腔黏膜受损	针对不愈合伤口的护理
		有血管受损的危险	静脉穿刺
舒适	身体舒适	舒适的改变	疼痛管理
		急性疼痛	给予镇痛治疗
		恶心	恶心的管理
		慢性疼痛综合征	疼痛管理
	社交舒适	社交隔离	促进社交正常化
			躯体形象加强
生长/发育	生长	有生长不成比例的危险	健康筛查
			行为矫正
	发育	有发育缓慢的危险	发育增强（改善）：青少年
			兄弟姐妹的支持

注：核心干预措施，包含经常或主要使用的干预措施。

结论

为了突出护士对癌症患者护理的独特贡献并行之有效地管理了护理工作，必须向关键决策者提供有关护理角色的信息。因此，关于护理工作对照护的贡献必须用经验证据来取代护理专业对癌症护理的实际贡献。

在认识到电子病历对改善沟通、协调和护理质量的好处的同时，护理人员一直面临着挑战，护士在不同专业为患者提供护理时要适应技术带来的影响。确定肿瘤科护士的核心诊断、干预和结果的模式，可以指导临床护理实践，并为未来针对高影响力领域的研究提供方向，指导教育和评估护士能力。

（翻译：于凤霞　校对：李琳琳）

参考文献

[1] Ackley BJ，Ladwig GB，MBF M，editors. Nursing diagnosis handbook：an evidence-based guide to planning care. 11th ed. St. Louis：Elsevier；2017.

[2] Bilgin S，Gozum S. Effect of nursing care given at home on the quality of life of patients with stomach cancer and their family caregivers' nursing care. Eur J Cancer Care. 2018；27（2）：e12567.

[3] Butler M，Treacy M，Scott A，Hyde A，Mac Neela P，Irving K，Byrne A，Drennan J. Towards a nursing minimum data set for Ireland：making Irish nursing visible. J Adv Nurs. 2006；55（3）：364-75.

[4] Caldeira S，Timmins F，de Carvalho EC，Vieira M. Nursing diagnosis of "spiritual distress" in women with breast cancer prevalence and major defining characteristics. Cancer Nurs. 2016；39（4）：321-7. https：//doi.org/10.1097/NCC.0000000000000310.

[5] Caldeira S，Timmins F，de Carvalho EC，Vieira M. Spiritual well-being and spiritual dis tress in cancer patients undergoing chemotherapy：utilizing the SWBQ as component of holistic nursing diagnosis. J Relig Health. 2017；56（4）：1489-502. https：//doi.org/10.1007/s10943-017-0390-4.

[6] Charalambous A，Radwin L，Berg A，Sjovall K，Patiraki E，Lemonidou C，Katajisto J，Suhonen R. An international study of hospitalized cancer patients' health status，nursing care quality，perceived individuality in care and trust in nurses：a path analysis. Int J Nurs Stud. 2016；61：176-86. https：//doi.org/10.1016/j.ijnurstu.2016.06.013.

[7] Charalambous A，Adamakidou T，Cloconi C，Charalambous M，Tsitsi T，Vondráčková L，Bužgová R. The quality of oncology nursing care：a cross sectional survey in three countries in Europe. Eur J Oncol Nurs. 2017；27：45-52. https：//doi.org/10.1016/j.ejon.2016.12.006.

[8] de Carvalho EC，Eduardo AHA，Romanzini A，Simão TP，Zamarioli CM，Garbuio DC，Herdman TH. Correspondence between NANDA international nursing diagnoses and out comes as proposed by the nursing outcomes classification. Int J Nurs Knowl. 2018；29（1）：66-78. https：//doi.org/10.1111/2047-3095.12135.

[9] Ferrell B，McCabe MS，Levit L. The institute of medicine report on high quality cancer care：implications for oncology nursing. Oncol Nurs Forum. 2013；40（6）：603-9.

[10] Herdman TH，Kamitsuru S. NANDA international nursing diagnoses：definitions and classifi cation 2015-

2017. Oxford: Wiley Blackwell; 2014. p.2014.

[11] Ilce A, Totur B, Ozbayir T. Evaluation of patients with brain tumors according to ınternational NANDA nursing diagnoses: care suggestions/Beyin tümörlü hastaların uluslararası NANDA hemşirelik tanılarına göre değerlendirilmesi: Bakım önerileri. J Neurol Sci. 2010; 27 (2): 178-84. S. Kav151

[12] Jomar RT, de Souza Bispo VR. The most common nursing diagnosis among adults/seniors hospitalised with cancer: integrative review. Ecancermedicalscience. 2014; 8: 462. https: //doi.org/10.3332/ecancer.2014. 462.

[13] Jomar RT, de Souza Bispo VR. The most common nursing diagnosis among adults/seniors hospitalised with cancer: integrative review. Ecancermedicalscience. 2014; 8: 462. https: //doi.org/10.3332/ecancer.2014. 462.

[14] Jomar RT, Gomes RAF, Leite DC, Gomes HF, Peres EM, Junior EFP. Nursing diagno ses in adult/elderly patients undergoing outpatient antineoplastic chemotherapy: a review. Ecancermedicalscience. 2017; 11: 736. https: //doi.org/10.3332/ecancer.2017.736.

[15] Jones T. Outcome measurement in nursing: imperatives, ideals, history, and challenges. Online J Issues Nur. 2016; 21 (2). Manuscript 1.

[16] Jones D, Lunney M, Keenan G, Moorhead S. Standardized nursing languages: essential for the nursing workforce. Annu Rev Nurs Res. 2010; 28: 253-94.

[17] Juvé-Udina ME. What patients' problems do nurses e-chart? Longitudinal study to evaluate the usability of an interface terminology. Int J Nurs Stud. 2013; 50 (12): 1698-710. https: //doi.org/10.1016/j.ijnurstu.2013.04.008.

[18] Milani A, Mauri S, Gandini S, Magon G. Oncology nursing minimum data set (ONMDS): can we hypothesize a set of prevalent nursing sensitive outcomes (NSO) in cancer patients?Ecancermedicalscience. 2013; 7: 345. Published 2013 Sep 2. https: //doi.org/10.3332/ecancer.2013.345.

[19] Morris R, Matthews A, Scott AP. Validity, reliability and utility of the Irish nursing minimum data set for general nursing in investigating the effectiveness of nursing interventions in a gen eral nursing setting: a repeated measures design. Int J Nurs Stud. 2014; 51 (4): 562-71. https: //doi.org/10.1016/j.ijnurstu.2013.07.011.

[20] Moysés AMB, Durant LC, de Almeida AM, Gozzo T de O. Integrative review of factors related to the nursing diagnosis nausea during antineoplastic chemotherapy. Rev Lat Am Enfermagem. 2016; 24: e2812. https: //doi.org/10.1590/1518-8345.1176.2812.

[21] Muller-Staub M, Lavin MA, Needham I, van Achterberg T. Nursing diagnoses, interventions and outcomes-application and impact on nursing practice: systematic review. J Adv Nurs. 2006; 56 (5): 514-31. https: //doi.org/10.1111/j.1365-2648.2006.04012.x.

[22] NANDA International. http: //kb.nanda.org/article/AA-00226/30/English-/Resources/Glossary-of-Terms.html. Accessed 10 June 2018.

[23] Ogasawara C, Hasegawa T, Kume Y, Takahashi I, Katayama Y, Furuhashi Y, Andoh M, Yamamoto Y, Okazaki S, Tanabe M. Nursing diagnoses and interventions of Japanese patients with end-stage breast cancer admitted for different care purposes. Int J Nurs Terminol Classif. 2005; 16 (3-4): 54-64.

[24] Palese A, Zanini A, Carlevaris E, Morandin A, Carpanelli I, Dante A. Hidden outpatient oncol ogy clinical nursing minimum data set: findings from an Italian multi-method study. Eur J Oncol Nurs. 2013; 17 (4): 423-8. https: //doi.org/10.1016/j.ejon.2012.11.006.

[25] Phelps L，Ralph SS，Taylor CM. Sparks and Taylor's nursing diagnosis reference manual. 10th ed. Philadelphia：Wolters Kluwer Health；2017.

[26] Rutherford M. Standardized nursing language：what does it mean for nursing practice? Online J Issues Nurs. 2008；13（1）https：//doi.org/10.3912/OJIN.Vol13No01PPT05.

[27] Speksnijder HT，Mank AP，van Achterberg T. Nursing diagnoses（NANDA-I）in hematology oncology：a Delphi-study. Int J Nurs Terminol Classif. 2011；22（2）：77-91. https：//doi.org/10.1111/j.1744-618X.2011.01183.x.

[28] Standard nursing terminologies：a landscape analysis. 2017. https：//www.healthit.gov/sites/default/files/snt_final_05302017.pdf. Accessed 10 June 2018.

[29] Tastan S，Linch GC，Keenan GM，Stifter J，McKinney D，Fahey L，Lopez KD，Yao Y，Wilkie DJ. Evidence for the existing American Nurses Association-recognized standardized nurs ing terminologies：a systematic review. Int J Nurs Stud. 2014；51(8)：1160-70. https：//doi.org/10.1016/j.ijnurstu.2013.12.004.

[30] Tseng H. Use of standardized nursing terminologies in electronic health records for oncology care：the impact of NANDA-I，NOC，and NIC. PhD（Doctor of Philosophy）thesis，University of Iowa；2012. http：//ir.uiowa.edu/etd/1409.

第九章　告知癌症诊断的模式：法国研究者的经验

卡琳·穆塞特（Carine Musete）和弗朗索瓦丝·沙尔奈–索内克（Françoise Charnay-Sonnek）

摘　要

对患者来说，宣布癌症诊断就像一块大石头落在他的头上。特别是在过去，这种疾病是死亡、毁灭性的副作用、疼痛、身体形象受损等的代名词。现在，我们不太想做这样的比较，因为今天我们有可能带癌生存多年，这要感谢医学的进步和新技术。事实上，我们认为癌症是一种慢性病，除了某些类型的癌症外，我们可以与癌症共存很长时间。

回溯到几十年前，考虑到癌症的形象和它造成的负担，医疗组织无法对这种情况无动于衷。在世界各地，卫生组织领导了大规模的行动，以更好地面对癌症疾病和加强对癌症患者的照护。在欧洲，法国是最早制定癌症计划的国家之一。

关键词

癌症计划；告知诊断；支持性护理；整体方法；多学科；诊断癌症之后

引言

癌症一直被认为是一种需要特别关注的疾病。早在20世纪70年代美国就出现了一些倡议。1971年，美国总统尼克松签署了第一个全球癌症计划和行动呼吁。1998年美国成立了国家综合癌症控制中心。

2002年，世界卫生组织首次出版了《国家癌症控制计划：政策和管理指南》。从那时起，这些计划发展迅速，特别是在欧洲。到2003年，三个欧洲成员国已经建立了自己的癌症计划，即罗马尼亚、立陶宛和法国。但其他国家也没有落后，在这个方向上同时采取了不同的行动。

欧盟非常支持，在2012年创建了“欧洲抗癌行动伙伴关系”（European partership for action against cancer，EPAAC）。

“欧洲防治癌症行动伙伴关系”是在欧洲委员会的保护下开展的一项为期五年倡议，旨在填补国家癌症控制政策领域具有类似需求和不同经验的国家之间在合作、协作和分享经验方面的空白。

近年来，它还发布了与癌症控制有关的服务和行动的文件。其中大多数成为国家癌症计划或国家癌症控制计划的参考资料。到2013年，几乎所有欧盟国家都制订了不同形式的国家癌症计划。

因此，本书聚焦于癌症，而宣布诊断癌症的这段时间对患者来说是至关重要的；通过介绍法国的经验来提出这个主题很重要，因为法国是欧洲最早建立癌症计划的三个国家之一。在这一章中，我们强调了不同癌症计划的主流观点，我们认为这有助于护士更好地理解他们在这方面必须发挥的作用。

在患者接受治疗后的整个过程中，护理扮演着非常重要的角色。事实上，在卫生保健系统中度过了一段受重点保护的时期后，患者在回到家中时往往会说感到非常孤独。重新融入社会生活对他们来说并不容易。回归社会这个阶段，他们本该是世界上最幸福的人，但他们可能因为爱人的担忧而陷入抑郁。因此，罹患癌症后的时期是很重要的，应该引起我们的注意。护士可以提升自己的能力，支持患者回到癌症前的生活，即使这种生活并不能和以前完全一样。在本章中，我们将从1998年开始，领会不同癌症计划的亮点。

社会学背景

这是1998年法国卫生系统的一场革命，当时患者和亲属在第一次癌症患者总动员中发言，公开表达自己的意见。卫生专业人员和公共机构的代表第一次听取了他们的证词。他们提出了照护结构中的人性缺失，信息匮乏，以及照护者之间缺乏协调的问题。他们表示需要有人陪伴，并强调他们遇到的社会和法律困难。有这些事例之后，法国政府在21世纪初开始深入思考如何满足这些需求。它推动了2003—2008年第一个癌症计划的实施。

2003—2008年癌症计划

以下是大卫·卡亚特（David Khayat）教授在2003年左右的世界癌症大会上提出的一个非常明确的计划（图9.1），他与法国总统雅克·希拉克一起推动了第一个癌症计划的实施。

整体方法

整体方法的目标是通过发展补充照护和姑息治疗，确保在技术方案之外，得到对人的全面支持。根据第42条和第43条措施，支持性治疗方案可以用来治疗症状、满足营养需求，并提供心理和社会支持。他们支持发展姑息治疗，作为国家姑息治疗计划的一部分。在“治疗”或“缓解”阶段，对患者的照护在整个疾病中是与癌症治疗并行的。

这个概念是一个跨学科的概念。需要所有参与癌症治疗的专业人员（肿瘤医生、全科医生、护士、物理治疗师等）互相关联并密切协作。专家团队的成立是为了照护情况复杂的患者，提供评估和治疗咨询的是疼痛管理部门，姑息治疗部门，心理肿瘤学部门，社会服务等。

确诊疾病的不同顺序

疾病的诊断：咨询的目的是告知患者所患疾病和治疗的方向。这是一个允许与患者对话

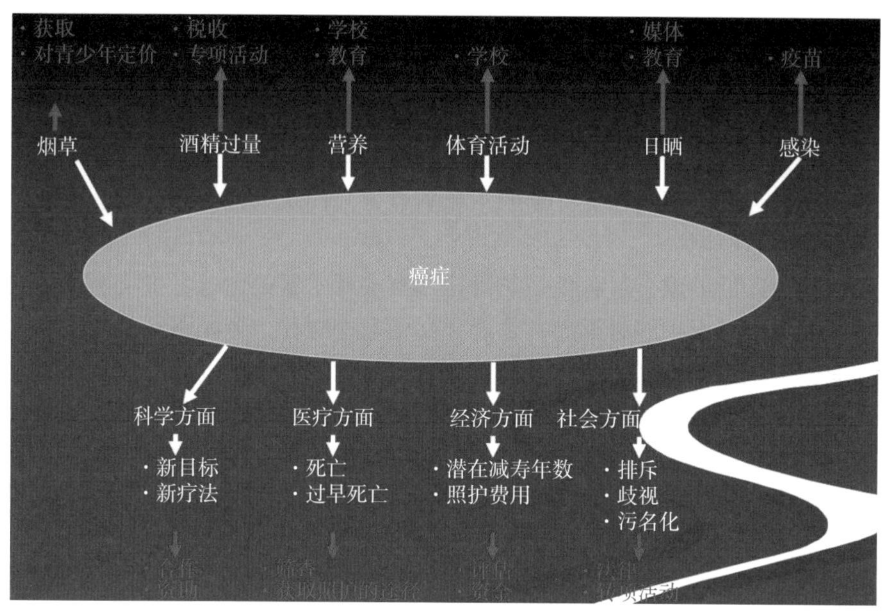

图 9.1　**大卫·卡亚特提出的癌症计划**

的时间，围绕告知的内容，同时尊重它可能引起的情绪。这段时间可以确定患者的心理和社会状况，并介绍可能参与治疗的照护者。在这段医疗时间里，将制定个性化的治疗方案。患者将被告知预期的好处和可能的副作用，如果他愿意的话，还将被告知近期或远期的治疗风险和预后因素。这将使患者能够对自己的健康做出“知情”的决定。

护士咨询：这种咨询在告知和协调患者的过程中起着关键作用。它可以在医疗咨询后立即或几天后进行。它提供了一个参与支持性护理的团队的途径（识别和转介给各种专家，如职业治疗师、社会美学师、心理学家、社会工作者等）。这段陪伴时间必须是倾听、支持和为患者提供信息的时间。护士让患者重新表述医疗咨询中所说的内容。护理人员处理在整个护理过程中陪伴患者的人员的问题。护士还要确定患者的心理和社会需求，以预见照护，并回答有关治疗的询问和担心。最后，通过在早期阶段将所有可能直接或间接照护患者的参与者联系起来，这次护士咨询促进了居住城市医疗和医院医学之间的衔接。鉴于患者的个人和组织的困难，这种协调让全科医生和社区护士参与决策，它使医院和居住城市之间的路径为患者无缝衔接。

2009—2013 年癌症计划

时间线

研究

坚持科研是肿瘤学进步的动力。2011 年 2 月 4 日关于癌症计划进展的报告显示，为了使患者受益，已经有了科学发展的转变（有157个研究项目得到资助）。有16个早期临床试验中心。通过基于征求建议和多学科认可以及综合研究站点政策提供专项资金，加强转化研究是最重要的行动之一。

预防和筛查

允许更好地考虑癌症预防所面临的不平等问题，并实施旨在纠正这些问题的措施。帮助人们戒烟的政策得到了加强。孕妇和有资格获得全额社会保障的人可以获得尼古丁替代品的医疗服务制度已经制定。

2007年2月1日创建的一个由社会保障提供资金的项目被用来报销尼古丁替代品和某些用于戒烟的药物的费用。鉴于怀孕期间戒烟所涉及的特殊问题，建议增加对该基金的投入以惠及孕妇。

照护

加强照护的协调，并将其扩展到医院之外，以更好地影响全科医生。通过设立卫生站来协调医院和家庭之间的关系，改善患者的医疗行程。为护理协调员的任务制定规范。为80%的患者提供至少一个个性化的护理方案（PPS）。2011年5月，885家医疗机构达到了所有类型治疗（化疗、手术、放疗等）的安全和质量的预期标准。人们还希望开展培训，将社会和道德层面进一步纳入照护/治疗关系，并促进对照护团队内实践的分析。应发展肿瘤学领域三种新技能的大学培训计划：照护协调员、剂量测定师和解剖细胞病理学技师，以及为护士提供协调照护路径的硕士学位。

带癌生存及患癌之后

新的健康和医疗-社会倡议，可以更好地支持“在癌症期间和之后”的人们。在全科医生的参与下，癌症后的个性化和支持性照护得到了加强。

通过在个性化照护计划中融入社会元素，在告知系统的框架内推广社会评估，这一行动意味着护士扮演的“协调员”的存在价值。为了能够在治疗期间为每个患者提供社会咨询，这种咨询成为告知系统融入连续性的社会评估的一部分。

实施癌症后的个性化计划（cMYP）将适应患者的个人特征。它将包括必要的随访和评估复发及后遗症的风险，预防第二次癌症的风险，以及与患者重新融入社会生活有关的内容。这一行动包括为癌症患者和照护者提供癌症后的心理支持。

2014—2019年癌症计划

这个计划安抚到了那些生命走到尽头的人。它的主要任务是确保全面和个性化的照护，从以癌症医疗为中心的照护途径，转向考虑到癌症患者及其亲人从身体、心理和社会角度的所有需求的健康途径。患者必须能够充分参与到他们必须做出的决定中来。他们必须在旅程的各个阶段获得适当的和可获得的信息，包括研究和临床试验。所有有需要的患者必须能够获得适当的支持性护理。此外，该计划敦促为肿瘤学专业的护士开发一个硕士学位。

总结

世界各地的主管部门为支持实施适当的措施以改善对癌症患者的照护做出了重大贡献，如WTO、美国的国家综合癌症控制计划、欧洲委员会的EPAAC等，其结果是令人信服的。我们可以看到，由于制订了不同的癌症计划，法国的癌症护理发生了真正的变化：告知癌症诊断的过程，实施支持性照护，协调患者旅程，以及改善患病后的生活质量。

不同国家采取的所有关于癌症照护的倡议都可能成为其他疾病照护的一个很好的样板。

（翻译：于凤霞　校对：李琳琳）

参考文献

[1] Celebrating 10 Years of the National Comprehensive Cancer Control Program，1998 to 2008，Anne major，Sherri L. Stewart，PhD，Preventing Chronic Disease Public health Research，Pratice and Policy; 6（4）October 2009.

[2] European Guide for Quality National Cancer Control Programs Tit Albreht，Jose M. Martin Moreno，Marjetka Jelenc，Lydia Gorgojo，Meggan Harris. European Partnership Against Cancer（EPAC），National Institute of Public Health，European Commission.

[3] EPAAC Final Preliminary Report prepared by Lydia Gorgojo，MD，PhD; Meggan Harris，BA; Eva Garcia-Lopez，MS，MPH and the Core Working Group coordinated by the National Institute of Public Health of the Republic of Slovenia（12 December 2011 and amended until 22 April 2012）.

[4] Dauchy S，Ellien F，Lesieur A，Bezy O，Boinon D，Chabrier M，Charles C，Dolbeault S，Joly F，Heuguerot A，Lemaitre L，Machavoine J-L，Marx E，Marx G，Piollet-Calmette I. Quelle prise en charge psychologique dans l'après-cancer? Les recommandations de la Société Française de Psycho-Oncologie（SFPO）. Psycho-Oncologie. 2013; 7（1）: 4-17.

[5] What psychological care should there be after cancer? Guidelines from the French Psycho Oncology Society（SFPO）S. Dauchy（Villejuif）F. Ellien（Champcueil）A. Lesieur（Paris）O. Bezy（Clermont-Ferrand）D. Boinon（Villejuif）M. Chabrier（Clermont-Ferrand）C. Charles（Villejuif）S. Dolbeault（Paris）F. Joly（Caen）A. Heuguerot（Paris）L. Lemaitre（Montpellier）J. -L. Machavoine（Caen）E. Marx（Strasbourg）G. Marx（Saint-Cloud）I. Piollet-Calmette（Avignon）S. Pucheu（Paris）M. Reich（Lille）E. Seigneur（Paris）Psycho-Oncol. 2013; 7: 4-17. https://doi.org/10.1007/s11839-013-0409-3.

网　站

Institut National du Cancer：http://www.e-cancer.fr/.

Ministère de la santé et de la protection sociale：http://social-sante.gouv.fr.

Plan cancer 1（2003-2007）：http://www.e-cancer.fr/Plan-cancer/Les-Plans-cancer-de-2003-a-2013/Le-Plan-cancer-2003-2007.

Plan cancer 2（2009-2013）：http：//www.e-cancer.fr/Plan-cancer/Les-plans-cancer-de-2003-a-2013/Le-Plan-cancer-2009-2013.

Plan cancer 3（2014-2019）：http：//www.e-cancer.fr/Plan-cancer-2014-2019-priorites-et-objectifs.

Worldcancer congress. https：//www.worldcancercongress.org/sites/congress/files/atoms/files/PS47_Khayat-David.p.

第十章　治疗性教育

克莱尔·兰布里奇·莫林斯（Claire Lambrich Molines）

在所有参与直接护理和间接护理的人中，患者本人的工作经常被忽视。患者本人没有专业头衔，他们完成的工作往往不被注意，但矛盾的是他们的工作往往被认为是理所应当并寄予期望的。当然，医院不会为此而支付报酬给他们。事实上，这项工作的大部分内容都无法让专业人士所认识到，要么是因为他们没有看到工作的开展，要么是因为这些工作没有被定义为工作。

斯特劳斯（Strauss）（1982）

摘　要

如今，癌症患者正在忍受着疾病的折磨，直到生命结束。为这些患者提供教育是对护理工作的必要补充。这与教育学、心理学和社会学中的其他理论模式一致，但是与循证护理和循证医学的临床模式不同。这种互补性不仅给患者、家庭及社会生态系统提供了一套完整的体系，还赋予了患者参与其中的能力，提高对这项工作的认识，并赋予其社会价值。

关键词

治疗性患者教育（TPE）；癌症；教学；支持；患者工作

引言

当代医学正在经历一场变革。受过培训和塑造的医学专业人士可以应对急性护理情况，他们知道如何治疗。而慢性病目前无法被治愈。当无法治愈患者时，我们如何照顾他们呢？护理人员正在面临新的挑战，即帮助患者重新控制那些已经被癌症暂时或永久改变的决定、计划和生活。我们可以看到，癌症患者有不同的阶段，即使他们被治愈了，他们仍然需要照护。这种疾病的经历不可避免地影响到患者的日常生活。

患者从疾病的体验中获得的知识往往被照护者忽视。患者凭着自己的主观经验积累知识，其中一部分完全是患者自己的认知，护理人员无法理解。

谁是专家？经历了疾病的患者还是通过规范医学专业学习的专业人士？我们是否认为循证医学知识与从疾病经历中的主观经验一样重要呢？文化互渗是可能的吗？如果我们认为循证医学知识与得病体验获得的外行知识一样重要的话，那么答案是肯定的。由于生物医学模式与患者相关，所以由患者本人重新定义，并结合新的知识使其适应疾病的社会心理。因此，参与者的文化适应不仅是可以完成的，而且是必须的，以便于为癌症患者提供最佳的支持。

将基于“循证医学（EBM）”或“循证护理（EBN）”的循证知识与通过疾病体验获得的知识相结合，能够大大提高护理质量。因此，为了更好的认识癌症，非常重要的一点就是要让患者自己去应用自己的知识，特别是那些从疾病体验中获得的知识。同时要从循证医学、循证护理、社会学、人类学及心理学的思维模式中获得新的知识。治疗性教育可以使这成为可能。

在第一部分，我们将阐述治疗性患者教育及其基础。然后，我们将介绍由巴黎抗癌中心（Parisian anticancer centre）的护理团队实施的治疗性教育的案例。最后，我们将介绍实施治疗性教育后产生的社会角色的变化，从而重新审视从患者到护理人员每个参与者的角色。

治疗性患者教育，迈向自主的跳板

定义

世界卫生组织提出，“治疗性患者教育必须使患者能够持续获得帮助他们以最佳方式应对疾病的能力。因此，治疗性教育的目的是帮助患者及其家属了解疾病和治疗方法，与护理人员合作，维持或提高其生活质量”。隶属于美国国家癌症研究所（National Cancer Institute，NCI）的癌症患者教育网络（cancer patient education network，CPEN）对这一定义进行了补充，明确指出“患者教育贯穿于医疗保健的所有环节中，包括预防、检测、诊断、治疗、研究、生活、生存和生命的终结。患者教育的目的如下。

- 提高患者对疾病的了解。
- 提高患者对如何管理应对疾病的认识。
- 提高患者的自护能力，使他们能够独立，但又能与他们的护理人员相互依存。
- 通过增加与护理人员的沟通，提高患者治疗的依从性。
- 改善患者的预后，预防或减少并发症。
- 帮助患者做出治疗的决定。
- 通过减少无意义的电话和对医院的求助，改善患者对医疗服务的使用效率。
- 提高患者对医疗服务的满意度，降低专业人员不当行为的风险。

为这些目标添加一个额外的维度似乎很重要。事实上，当“患者不再是护理对象而是护理实施者，那么目标就不再是对抗疾病，而是促进健康，用教育取代治疗的过程”。在健康促进的过程中，患者应被理解为有独立思想的主体，他们根据自己对世界的独特认知而采取行动。因此，治疗性患者教育中使用的工具来自于心理学、人际沟通学和教育学。如果人们是生活的主宰者，那么他们需要发展情感和社会心理技能，作为调动技能的先导，做出决策和行动。

技术和偏见

支持关系

根据卡尔·罗杰斯（Carl Rogers）提出的原则，以及纽曼（Newman）、西姆（Sime）和科罗兰-佩里（Cororan-Perry）于1991年护理科学中描述的转化模式，并由佩平（Pepin），杜莎尔姆（Ducharme）和凯鲁亚克（Kérouac）应用，治疗性患者教育的实践是基于通过调动积极倾听技术和掌握支持关系。其目的是通过促进患者对疾病的了解、治疗和他们的需求、价值、资源、技能和认知机制的理解，为患者提供一个宁静的空间。对于这种沟通技术，专业人员必须掌握以下技巧：倾听，不判断，重新表述、评价和通过非归纳的开放式问题进行提问。管理支持关系的技术在治疗性患者教育的各级干预中都是不可或缺的。护理人员必须在自我定位和沟通技巧上努力，并调整自己那些难以改变的偏见。这种重新定位需要护理人员做出大量的工作。

在心理学中使用这种交流技术的效果被证明在心理护理方面具有治疗作用，可以用来提供支持和帮助进步。此外，它还可以控制患者的震惊和焦虑，帮助做出决策，并提高对鼓励授权的内部过程、自我效能感和自尊等方面的认识。所有这些方法都可以用来提高自我，重新掌控局面。支持关系可以提高生活质量。

教育

教育的基本原则之一是以苏格拉底（Socrates）（约公元前490—399年）的“认为对方是有能力的”思想为基础的，苏格拉底认为每个人都是已经拥有知识的，而教师其实是一无所知的，教师的工作就是通过一系列的提问，从而促使每个人的知识能够展现出来。这种哲学方法并不是那么容易去实施的。事实上，这不是简单地“认为对方有能力”，而是无条件的、直观地“认为对方有能力……”从而提高对方的自信，认为自己有能力去完成工作。

治疗性患者教育有五种主要的教学方法，其中，后三种是治疗性患者教育的教学基础。

· 以教师为中心的教学模式，这是一种知识传递模式。

· 沃森（Watson）和巴甫洛夫（Pavlov）的行为主义。涉及操作性条件反射。

· 弗林奈特（Freinet）、杜威（Dewey）、德克罗利（Decroly）和奥里（Oury）的主动或基于项目的学习是基于学习者的经验。

· 认知主义，即学习者通过从他们的资源和存储的知识中调动所需的内容。

· 建构主义和社会建构主义的创始人分别是皮亚杰（Piaget）和维果茨基（Vygotsky）。他们假设真理并不存在。学习者自己构建现实，在这个理论中，知识是根据每个人的情况而建构的。

根据这些伟大的理论，教学和学习方法通过教学目标和教师对学习者的认知过程的表述得到了不断的发展。

马塞尔·莱斯内（Marcel Lesne）汇总了现有的教育方法，提出了三个类别，他称为教育工作模式（modes of educational work，MEW）：MEW1、MEW2和MEW3，分别对应传授模式、激励模式和占有模式。对于每一种模式，莱斯纳（Lesne）都定义了学习者和教师的地位，以及它所构建的社会个体类型的社会效应。教育工作模式是“解答行为的工具”。

· 第一类教育模式是规范导向的学习。在这种模式下，学习者是学习的对象。教师拥有知识并向学习者传递知识。他们的控制权被认为是合理的。“他们接受并行使培训活动中的教育权力。”在这种模式中使用的教学方法是肯定性的方法（教学模式，示范性），询问式方法，被称为主动的方法，如讲座、问题研究和心理训练。这种类型的主导者是教授，教师，讲师，专家或专业人员。这种教育模式是为了使个人为特定的角色做准备，以缩小个人行为和社会要求之间的差距。概括地说，这创造了能够复制社会模式的个人。对于医学专业人员来说是最容易使用的。

· 第二类教育模式是具有个人特色的教育模式。教师不再是知识的拥有者。他们把学习者置于一个能够引发知识出现的环境中。学习者是主体。个人的创造力是被培训者调动起来的，培训者建立一种学习的动力，并通过鼓励学习者获得不同的知识从而增强他们的自主能动性。他们明确地拒绝以自我评价或群体的形式表现出来的评判标准。这种模式的主导者是能够为学习者创造有利条件的促进者，它创造了具有社会适应性和能够反思个人行为的个体。

· 第三类教育模式是一种以社会融入为主的教育模式。培训者将学员置于真实的环境中，学习者在行动意义上成为主导者，他们在社会活动的同时产生知识并预测他们需要学习的内容。学习者需要一个理论框架和工具来理解现实。培训者和学习者通过民主的方式行使权利，根据实际情况进行判定。这种教育模式的主导者是培训者，他们促进学习和日常生活环境之间的关系，学习者有能力改变他们日常活动的条件并改变现状。

莱斯纳（Lesne）描述的这种方法可以预测教育过程的实施，其方法适用于目标性教学。问题是：我们是否应该创造出能够复制某种实践（心理或生理）的人，还是能够反思他们的实践并将其转化为现实的人？如果我们专注于实现治疗性教育的目标，那么关于教育方法选择的分析以及这些方法对学习者的社会影响是至关重要的。

理论基础

治疗性患者教育要求掌握帮助技巧，使用相关的教育工具以应对个人心理过程的变化，确保教育支持能够适应每个人的特殊性。为此，社会科学和心理学的理论模型可以用来支持教育技术，提供有效的实际支持，构建工具和过程，促进学习和个人发展。

美国国家癌症研究所（NCI）的癌症患者教育网络（CPEN）制定了相应的指南，“建立全面的癌症患者教育计划：实践标准”。该指南汇集了自1993年以来关于治疗性教育的国际建议。它参考了对治疗性患者教育有用的理论，教育者可以利用这些理论更好地了解个人和人群的行为（表10.1）。

表 10.1 **护理理论**

理论/模型的类型	理论/理论提出者/关键词
个人健康行为理论/模型	健康信念模式 来源：霍克巴姆、罗森斯托克和凯格斯（Hochbaum G，Rosenstock I，Kegls S）（1950） 感知的威胁，感知的易感性，感知的严重程度，采取行动的好处和障碍，行为型自我效能
	认知失调理论 来源：费斯廷格（Festinger L，1957）；格兰茨（Glanz L）以及里默（Rimer B，1997） 认知，冲突，共鸣，不协调，动机
	理性行为/计划行为理论 来源：阿耶兹（Ajzen I），菲什拜因（Fishbein M）（1969，1970，1977，1980） 行为意图，结果预期，结果预期的可能性评价，主观规范，规范性信念，规范动机，感知行为控制，控制信念
	保护性动机理论 来源：罗杰斯（Rogers R，1975） 威胁评估，应对评估，严重程度的脆弱性，自我效能，反应效能
人际关系健康行为理论/模型	社会认知理论 来源：班杜拉（Bandura A），沃尔特斯（Walters R，1963） 个人因素，行为，环境因素，相互决定论，个人因素之间的三元相互关系，建模，替代学习，自我效能感
	人际行为理论 来源：特里安迪斯（Triandis H，1977，1980，1994，1995） 认知，社会，个人因素，习惯，意图，促进条件
	社会支持，控制，压力和应对 来源：卡普兰（Caplan G，1974）；科布（Cobb S，1976）；豪斯（House J，1981）；卡恩（Kahn R）以及安托努奇（Antonucci T，1980） 支持性行为，情感支持，评估支持，信息支持，工具支持，社会资本
	健康控制点理论 来源：沃斯顿（Wallston B），沃斯顿（Wallston K），卡普兰（Kaplan G），迈德（Maides S）（1976） 期望，外部控制点，健康外部因素，健康内部因素，内部控制点，其他因素，强化物
	详尽可能性模型 来源：派蒂（Petty R，1979），卡乔鲍（Cacioppo J，1979） 说服性沟通，说服的核心途径，说服的外围途径，处理动机，处理能力，认知处理的性质，认知结构的改变，内部积极态度的改变，内部消极态度的改变，外部态度转变，外部线索，态度，反向态度，持久性，阻力，行为预测

续　表

理论/模型的类型	理论/理论提出者/关键词
阶段性理论/模型	皮亚杰的儿童发展理论 来源：皮亚杰（Piaget J，1950年代） 感知运动阶段（出生至2岁），前运算阶段（2～7岁），具体运算阶段（7～11岁），形式运算阶段（11～15岁）
	格林模式 来源：格林（Green L，1968—1980年代早期） 前期：教育、诊断和评估中的倾向因素、使能因素和增强因素 进展：教育和环境中的政策、法规和组织结构的发展 阶段：社会诊断，流行病学诊断，行为与环境诊断，教育与组织诊断，管理与政策诊断，实施过程，影响评价和结果评价
	跨理论模型/行为阶段改变理论 来源：普罗查斯卡（Prochaska J）和狄克莱门特（DiClemente C，1983） 前意向阶段，意向阶段，准备阶段，行动阶段，保持阶段
	创新扩散理论 来源：罗杰斯（Rogers E，1962） 技术创新，知识说服决策，实施，特点，相对优势，相容性，复杂性，可试用性，可观察性，采纳者类别，先驱者，早期接受者，相对较早的大多数接受者，相对较晚的大多数接受者，迟缓者，角色，意见领袖，变革者，变革援助
	预防措施模型 温斯坦（Weinstein N，1988） 模型：缺乏意识，未参与，决定采取行动，决定不行动，决定采取行动，行动维持
社会系统理论	一般系统理论 冯·贝尔塔兰菲（von Bertalanffy L，1950） 所有现象，包括物理、生物、心理、社会、文化的相互关联和相互依存
	社会营销理论 西尔盖（Sirgy M，1984） 五"P"：产品，价格，地点，促销，定位

注：建立全面的癌症患者教育项目：实践标准24©1998癌症患者教育网络（CPEN），2013年修订。

案例：巴黎抗癌中心

在法国，为了更好地理解癌症这种慢性疾病的生活轨迹，治疗性教育在过去十年得到了发展。2009年颁布的关于医院改革和患者健康的法律要求治疗性患者教育项目加强患者的技能训练，鼓励患者提高治疗依从性以及减少入院，从而提高慢性病患者的生活质量。这包括患者在护理人员的帮助下学习、利用和整合新知识、专业知识和临床技能，以促进他们继续生存。

五年前法国巴黎居里研究所开发的一项治疗教育项目，关于支持患者居家口服抗癌药物。该项目是由一个护士团队设计、创建和实施的。我们将关注项目设计，在描述项目具体内容之前，先阐述项目设计过程，以了解该项目对患者和专业人员的影响。

项目设计

教育行为的实施需要机构各种方式的自愿支持（在法国通常是财政或机构认证）以及后勤的支持（场地、设备、人力、培训）。为了实施这个项目，必须事先由团队完成多项工作。

该教育项目是2008年在口服化疗药物的癌症患者随访咨询期间由护士主动发起的。最初，小组决定培训一组固定的护士来完成这一工作，避免由于单人工作而造成项目无法持久进行。该小组决定统一停止之前的咨询模式。因此他们决定不再提供原始信息，而是改变方法，使患者能够使用他们现有的知识并获得新的知识。小组决定将治疗性患者教育作为护理的一个组成部分，而不是一个单独的内容，教育将作为护理的内容之一。这一决定要求参加咨询工作的人员必须要参加治疗性教育培训（经40小时培训后发放证书）。培训项目是自愿报名的，对象是对这个项目感兴趣的护士。

在团队内每月定期举行治疗性患者教育主题会议，主要是围绕这一概念发展一种共同文化。整个团队人员都被邀请参加这个会议，包括那些不会直接提供治疗性患者教育的工作人员，目的是让每个团队成员都能理解并坚持这种文化理念。事实上，将团队中的发展和转变告诉他们部门的所有专业人员是至关重要的，以便于支持和鼓励他们，使他们认识到同伴工作的重要性。为了能够完成这项工作，由科室主任和护士长支持项目的实施，团队成员和倡议活动能够使专业人员感受到在治疗教育方面的权威专业性。

为了发展治疗性患者教育，护士必须改变角色功能，整合主动倾听技术，同时相信患者有能力完成这一项目。这个模式有个新的理念，“即使是失明的患者，也能够辨明道路并且赋予意义”。这必须要求护士能够重新评估和认识自我，抛开专业人员的固有思维，要承认患者是与医务人员有同等地位的专业人员。这一转变可以通过协调员定期指导团队成员来完成。协调员支持同伴的工作，让他们能够融入这个项目，并在其中找到自己的位置。协调员有指导的作用。这一项目要求护士要改变惯有的模式，通过将自己融入项目来确定自己的地位，并赋予重要意义。

在项目的探索阶段，一组患者使用图像语言的方法来关注他们的需求和期望，接下来的患者使用这样的方法来实施项目。这样做的目的是能够通过患者的意见来调整项目的实施。

总之，治疗性患者教育实施的必要条件是参与者（专业人士和患者）的动机和患者的需求，通过团队的建立、培训、共同发展、协调员的领导、上级的机构支持和鼓励以及对团队成员和整个团队的定期辅导，使项目得以持续。

方案

方案组织过程：在纳入阶段与患者共同进行教育评估，根据每个人的需求采用“定制”的个人或小组研讨会。方案内容并不完全展现在患者面前。对于护士来说，这构成了一种新的护理方法，它涵盖了教育的内容。实际情况下，医务人员并没有使用“共同教育评估”或

“教育研讨会”这样的专业术语，这在与患者的沟通中没有必要使用。专业术语的使用可能会导致双方距离感，让我们回忆起童年时痛苦的学习经历。专业术语的使用也可能会因为过度概念化而使人们内心产生距离感。这样，治疗性教育就成了护理工作中不可或缺的一部分，用以纠正教育和临床工作中的偏差。

在共享的教育评估中，患者与护理人员一起了解他们是谁，他们该做什么，他们如何看待疾病、治疗项目以及他们如何进行日常事务（活动、医疗、组织等）。访谈是在护理会诊室里进行的，当患者结束访谈后，他们需要进行新的治疗。肿瘤科医生把患者转给当班护士。完成评估后，共同总结出方案的优点和缺点，接下来的会议和研讨会将对这些缺点作出回应。这些研讨会基于患者的优势和现有的基础，他们能够调动新的临床知识，并努力研究他们的情绪、态度和感受（表10.2）。

每个患者在护士提出的建议中选择他需要的内容。总体来说，所有患者都从会议或研讨会有所受益。

表10.2　治疗性患者教育小组会议和患者自我管理

患者自我管理	方法/工具	技能发展
我知道如何接受治疗	处方 药盒 实际情况 年度计划表 一支荧光笔 剪刀	了解疾病的慢性性质，阅读，理解和解释处方 明智地采取治疗方法，了解治疗方法 决定开始用药时间，药物存放，分配每天的剂量 计划在家里几个月口服药物
我能阅读和解释CBC全血细胞监测报告	最新的全血细胞计数 荧光笔	了解血细胞，了解血细胞的功能 了解血细胞不足的迹象 认识到前驱症状，身体上的表现 预见到危急情况，了解医院的标准 根据这些新的规范来解释CBC，选择明智的治疗方案并应用
我预测并管理潜在的副作用	（绘图和开放式询问）	了解副作用 根据其发生的频率进行分类，了解期正常的临床体征 识别病理临床体征，根据这些体征的表现进行行动 采取适当的治疗方法（剂量、频率），明智地使用
我可以单独使用敷料	敷料 剪刀 伤口图案	把敷料放在我身上 根据我的日常生活及伤口类型，确定最合适的敷料 向亲属寻求帮助来解释治疗方法 让自己得到帮助
我理解生理学	绘图 数字动画 图解	理解生理现象 解释生理现象

续 表

患者自我管理	方法/工具	技能发展
我准备去咨询医生	教导对谈 风险评估表	表达我对协商的期望 优先考虑我的期望 想象一下对每个期望的可能反应，权衡每个反应的风险 决定要问的问题，问他们
我知道在服用口服化疗药时如何饮食	常见问题 食品分类	了解哪些食物与口服抗癌药物不相容 根据食物分类，确定我的需求 根据食物的类型来确定其益处，了解食品补充剂 制定一个食谱，如果需要可以补充
我表达我的优先需要处理的事情	短练习（概念） 双视错觉 角色扮演 现实生活案例	比较每个人的观点 理解并整合我们所有人 对世界有一个独特的看法 识别我们关于视觉差异的行动机制 修改内向的态度，知道如何说不 谦虚地表达自己对这种情况的反应
我了解疾病和治疗	头脑风暴 决策游戏，量表处理，教育图片	分享患者对疾病和治疗的表述 围绕这些陈述在小组中构建一个过程 识别疾病和治疗的影响，了解每种治疗方法 确定自己在护理路径中的位置，决定接受治疗 有动力为自己的行动而努力

这些人定期返回护理咨询中心进行随访，并可以根据他们当时的需求要求解决不同的主题问题。

方案影响

对方案影响的评估取决于每个人的主观性和独特性。其中一些教学可以以有形的方式进行评估，例如，学习循证相关的临床知识。然而，要准确地评估行为的发展和患者的满意度是很困难的。此外，可以进一步开发一种评估性研究方案，以科学的方式记录这些影响。

这些陈述通常是逐字逐句地简单地表达患者的想法。然而，这些只是对真实和虚幻的论述，有时两者之间有明显的差距。无论如何，我们每天在护理咨询中观察到的是，随着时间的推移，人们不再问同样的问题，那些以前引起焦虑的问题，比如“我的血液结果不正常怎么办？情况严重吗？”逐渐被程序性和信息性的问题所取代，寻求专业帮助，例如“我的白细胞很低，我停止了化疗”。因此，我们观察到，随着时间的推移患者的行为发生了变化，干预出现得更早，判断也更明智。

我们还注意到，有一种非正式的“告别项目”的方法似乎是有益的，这似乎与患者获得了一定程度的自主权有关，直到有新的需求促使他回来。如果这一告别过于正式，这种获得的自主权可能会受到损害，对个人就不那么有利了。治疗性患者教育是患者可以体验的一个机会。

护士们喜欢举办这些研讨会和会议，他们从中取得了丰富的成果，团队的合作对他们的职业形成了有意义的创造性投资。

此外，我们还注意到，医生往往是由患者招募到治疗性患者教育中的。患者与医师之间地位的改变，促使他们自己的地位也发生了变化。

在法国，医院教育是贯穿于各个教育单位的，以促进护理案例教育的开展。而这些项目在各个部门之间产生非常不同的机制，形成了微观文化。这对每个人所期望的社会角色都产生了影响。

社会角色的转变

治疗性患者教育的发展给专业人员带来的变化

护理组织的新模式

一些护士仍然专注于护理技术，而另一些则在支持和教育方面变得更加专业，这些领域越来越广阔和复杂并且可通过越来越多的积极渠道获得。普托（Pouteau）说，“护士正在寻找一种新的工作准则，使他们能够以不同的方式调动自己的专业知识。他们努力与护理部门保持密切联系，以便于跟上技术的发展，避免在角色上产生过于明显的分化”。事实上，在治疗性患者教育的专业化背景下，有必要支持性护理人员向教育者的角色和责任转变。

开发新技能

在设计和创建的过程中，护士们开发并使用教育性游戏。其中一些游戏适合大规模传播，这对形式和内容的准确性和可靠性都有要求。开发这些游戏需要逻辑、营销、游戏设计和法律方面的技能，这些技能扩大了专业人员的行动领域和影响。通过这些游戏护士发展了新的技能。他们的工作是可见的、正式的，并为他们提供了一定程度的认可。

逐步改变

当治疗性患者教育完全融入护理工作，与患者的每一次接触都促使护士成长和自我发展，使护理实践更加接近高级实践。

护士进修个人教育课程：“解释和了解血液检查（CBC）。”基于此，患者可以在理解血液检查的数值，并且知道何时可以服用抗癌药物。他们会致电报告说自己的CBC太低了，需要暂停服用抗癌药物。甚至护士也可以通过电话决定停止化疗。这也适用于全血细胞计数值回升时恢复治疗，以及一些日常程序，否则会不知不觉地增加护士的日常工作负担。虽然从法律上来说，这些“治疗任务变更”实际上应该由专业人员执行，所以这属于非法行医的范畴，但我们认为它们经常能解决一些组织上限制的问题。“这种现象导致了新专业的出现（临床护士、高级实践护士），其基础是在团队中组织工作，允许有控制地委托任务，并将医疗时间重新分配给具有更高附加值的任务”。治疗性患者教育和高级实践硕士培训促进了护士职业发展，提高了护士责任水平，使他们在新的角色中得到认可。

角色转换中的困难

由此产生的对专业领域的质疑可能会引发专业间的冲突，有时也会与自身制定的任务发生冲突。我们还注意到，人们不愿意承担这种立场或做法的改变带来的风险。这改变了专业实践的参考点和习惯，使护理人员离开了他的舒适区，这不是每个人都能接受的。多米尼斯（Dominice）和拉瑟尔·穆特（Lasserre Moutet）指出“治疗性患者教育的医生培训”导致了“医疗思维的重组”。他们谈到“有时要冒很大的风险”，以“由于专业视角的变化可能导致其处于边缘状态”，以及“成为一名教育者对学习意义的新诠释”。根据微安（Veilhan）的说法，患者健康教育路径中的研究者-行动者的概念是可以理解的，但是因为害怕放弃知识型护理人员的职责。

治疗性患者教育的发展给患者带来的变化

赋能

政府为应对癌症患者的增加发出禁令——用更少的资源做更多的工作，导致住院时间减少，这要求医疗服务进行深刻的改变。以加斯佩西（Gaspésie）（魁北克，加拿大）为例，领土面积大，人口稀少，医院位置偏远。这些因素促使了一项政策的产生，即鼓励患者在YouTube上制作常见治疗方法（皮下抗凝剂等）的教程，然后通过与加斯佩西（Gaspésie）的保健中心相连的共享网络来传播这些视频。患者参考这些视频来解决他们的问题，他们几乎是自学的（例如，同伴教学）。护士的角色被改变了，他们在监督患者时最终扮演了指导者和支持者的角色，而患者则成为了他们生活的主宰者和体验者。因此护士放弃了他们作为专业人员的角色。这个实验表明，当你允许患者发展他们自主学习的潜力时，他们就会去适应这个世界并根据患者自己的需求来改变它。图雷特·图吉斯（Tourette Turgis）说，“患者推动治疗性患者教育向前发展并产生知识，将护理对象置于知识创造者的位置促进了护理的发展”。“任何有经验的成年人都具有前所未有的创造力，作为变革者的他们通过长期的研究学习可以揭示这一点。”因此，患者本身就成为了研究对象。

社会影响

参与协会的患者，或者作为促进者和创造者与医务人员一起参与项目或研讨会的患者占据了社会协调人员的位置，并参与了患者地位的改变。患者从医学的关注对象转变为积极思考他们的地位和角色以及他们的贡献的相关性的患者，并代表同龄人参与这种病理学到政治学上的改变。这种立场转变改变了界限，导致了一个符合实际的社会角色逐步发展，突破了将患者的地位定义为不能工作、必须服从医生的做法。在这里，患者成为公共角色，并通过“在集体和健康领域产生有价值的东西”改变社会。图雷特·图吉斯（Tourette Turgis）补充说，“鉴于疾病的慢性化，承认患者的工作变得不可或缺。‘这种经验的专业性’对于改善护理的专业知识体系是必要的”。在这方面，我们可以认为，未来的患者将不仅是一个研究对象，而是一项工作，甚至是一种职业，一个领域，一个客户群，一种交流方式，等等。

总结

治疗性患者教育是一种护理方式，如果在医院服务中得到开展的话，可以产生一个共同的特性，从而产生一种共同的，甚至是有制度的流程，可以大大提高工作效率和幸福感。

在实施治疗性患者教育项目或研讨会，甚至是单独的课程时，护士的整体视野是至关重要的，因为它反映了促进学习的教育基础：不加评判，综合地考虑个体的独特性，不再与不属于他们自己的事先确定的参考体系相关联。

对于微安（Veilhan）来说，“从照顾者到教育者的角色，需要考虑到患者是一个拥有慢性病知识的主体”。这意味着肿瘤学专业人员应该同意让患者克服他们的自我。人类需要被允许改变和发展，伴随着认可、评价和他人（患者，同行，上级，其他专业人员）的信任。治疗性患者教育使每个人都能从外部世界和自己身上学习。这对于重新认识被癌症疾病不可逆地改变地日常生活是必不可少的。

这种行为方式需要护理人员和患者接受社会角色的变化。未来癌症患者可能会成为他们疾病的专业人士，从而让他们每天除了维持生命之外，也能体现价值。

（翻译：胡琰霞　校对：郑儒君）

参考文献

[1] Cancer Patient Education Network（CPEN）. Establishing comprehensive cancer patient education programs：standards of practice 24；1998. Revised 2013.

[2] Desroche H. Éducation permanente et utopie éducativerevue éducation permanente number 201. December 2014.

[3] Dominice P，Lasserre Moutet A. pour une éducation thérapeutique porteuse de sens. Education permanente，edition n° 195-2013-2，apprendre du patient；2013.

[4] Gordon T，Sterling EW. Making the patient your partner：communication skills for doctors and other caregivers. Westport：Auburn House；1997.

[5] Lacroix A，Assal JP. L'éducation thérapeutique des patients，Accompagner les patients avec une maladie chronique：nouvelles approches，Collection Éducation du patient. 3rd ed. Paris：Maloine；2011.

[6] Lecorps P. education du patient：penser le patient comme « sujet » éducable? pédagogie médicale. 2004；5（2）：82-6.

[7] Lesne M. Travail pédagogique et formation d'adultes，éléments d'analyse. 2nd ed. Paris：l'harmattan（1st ed. 1977）；1994.

[8] Liu M. Fondements et pratiques de la recherche-action，Collection Logiques So-ciales. Paris：L'Harmattan；1997.

[9] Llambrich C，Pouteau C. L'éducation thérapeutique du patient：du dire au faire，Une recherche-action qualitative associant six services hospitaliers français. Médecine des maladies Métaboliques. 2017；11（6）：

546-52.

[10] Law n° 2009-879 of 21 July 2009 on hospital reform and patients, health and territories. JORF n°0167 of 22 July 2009, text n° 1. https://www.legifrance.gouv.fr/eli/loi/2009/7/21/SASX0822640L/jo/texte

[11] Newman MA, Sime AM, Corcoran-Perry SA. The focus of the discipline of nursing. ANS Adv Nurs Sci. 1991; 14: 1-6.

[12] Parsons T. The social system. Model Med Pract. 1951.

[13] Pepin J, Ducharme F, Kérouac S. La pensée infirmière. 4th ed. Montréal: Chenelière Éducation; 2017.

[14] Pouteau C. Expérience du geste intracorporel L'expérience des infirmières en interaction avec un malade dans le context d'un soin prescrit. Thesis, CNAM, Paris; 2018.

[15] Rogers C. On becoming a person: a therapist's view of psychotherapy. London: Constable; 1977 (first published 1961).

[16] Sandrin Berton B. et collectif. le patient au secours de la medecine, éducation et formation, biennale de l'éducation. Paris: PUF; 2000.

[17] Strauss A, Fagerhaugh S, Suczek B, Wiener C. The work of hospitalized patients. Soc Sci Med. 1982.

[18] Tourette Turgis C. quand l'évolution du champ de la santé rencontre celui de la formation... les défis de l'éducation thérapeutique du patient. jeudi de l'ARFREF, 20 November 2014.

[19] Veilhan A. prise de risque: la formation ETP, une "restructuration de la pensée médicale". quand l'évolution du champ de la santé rencontre celui de la formation... les défis de l'éducation thérapeutique du patient. jeudi de l'ARFREF.

[20] November 2014. 20. WHO. Therapeutic patient education: continuing education programmes for healthcare providers in the field of prevention of chronic diseases. Copenhagen: WHO Europe; 1998.

第十一章　晚期乳腺癌护士：转移性乳腺癌患者健康管理中的关键角色

苏珊娜·温斯顿（Suzanna Winston）

摘　要

全世界现有数十万女性患有转移性乳腺癌。得益于治疗手段的巨大进步，转移性乳腺癌正逐渐成为一种慢性病。通过问卷调查，这些患者表示他们的生活质量差，对于医疗保健之复杂感到困惑，同时也感受到深深的孤独。在欧洲，对于这些患者的支持性护理仍有很大提升空间。从发现转移到患者转入姑息治疗这一系列的支持性护理中，多学科团队中的晚期乳腺癌护士（ABCN）将发挥关键作用。所有乳腺癌机构都应正式设立ABCN，并提供资金支持。为转移性乳腺癌患者建立医疗追踪，将会促进护士更快融入其角色，并帮助她完成自己的相应使命。

关键词

晚期乳腺癌；晚期乳腺癌护士；临床角色；支持性护理；生活质量

引言

乳腺癌是世界范围内最常见的癌症，也是女性癌症死亡的主要原因。据估计，在2012年就有170万例发病和52.19万例死亡。科学界通常将患者分为早期乳腺癌患者（eBC）和转移性乳腺癌患者（mBC）。尽管缺乏精确的数据，但通常认为20%～30%的eBC发生转移，且有5%～10%的乳腺癌患者在初诊时已经发生转移。据估计，到2030年，乳腺癌的死亡人数将达到805 116人，这意味着乳腺癌死亡的绝对人数将增加43%。

eBC得到了很多关注，这完全是必要的。在欧洲，早期乳房护理护士（eBCN）的数量正在增加。他们的护理面向从初诊癌症到手术、化疗、放疗及激素治疗的患者。考虑到目前eBC生存的妇女人数众多，有人会认为，这些支持性的护理单元也会为她们服务。然而，矛盾的是，eBC的护理和随访很大程度上仍欠发达。eBCN的活动并不一定能超越eBC的随访。许多生活质量（QOL）研究也证明了其真实性。因此，我们的多学科团队完全需要设立一个专门机构，用于为这些妇女的医疗保健进程提供支持：一个全新的、专研晚期乳腺癌的肿瘤护理角色。

晚期乳腺癌：一种慢性病

尽管治疗方法在发展，早期乳腺癌也暂时可以治疗，但直到今天它仍然无法被治愈。eBC的中位总生存期为2～3年，5年生存率为25%。然而，它目前被认为是一种慢性病。当然，它的预后将取决于免疫组织学类型表现以及疾病对所给予治疗的反应。一些女性病情会迅速进展，而另一些的生存期可能长达10～15年。显然，这种疾病的慢性性质显著地改变了生命的连续性。一方面，它需要多线治疗其对患者的身心影响，以及“药物”对日常生活的持续干扰。另一方面，eBC的慢性病状态显著影响医疗管理。这也使得患者需要在日常和长期的基础上，进行特别的关注和管理。

晚期乳腺癌：对生活质量的威胁

转移的发现强调了疾病这个连续整体中的一个过渡。这对患者个人生活的影响是巨大的。曾经的决策参照将被颠覆。他们必须将新的现实与生活相融：无法治愈的确定性、大概率在短期或中期死亡、治疗效果的不确定性、治疗持续时间的不确定性，疾病的慢性状态及其结果管理的现实。再加上逐渐形成的个人耗竭：包括身体、心理、精神层面，以及相伴出现在所爱之人身上的耗竭状态。之后，他们将不得不接受治疗的终止，并决定与生命末期有关的问题。

世界各地的大量QOL研究，指明了mBC生活质量受到的重大影响。从诊断到临终关怀，转移性疾病的需求会根据疾病的分期而变化。这些需求对生活的各个领域都会产生影响，会引起各方面的忧虑，包括认知、情感、人际、心理、精神，乃至家庭和社会经济等，更遑论与疾病本身、病情进展、治疗及其副作用相关的，纯粹的躯体需求了。

得益于现有疗法的诸多进步，转移性乳腺疾病已经成为慢性病。然而，这些患者的QOL仍然难以保障。世界范围和欧洲mBC的数量不断增加，这也鞭策我们要行动起来。必须找到方法，践行更有效的措施，为mBC提供支持性护理。这种情况需要特殊的护理技能和护理干预。

晚期乳腺癌护士（ABCN）：特殊护理功能

今天，在许多欧洲国家，eBC可以获得乳房护理护士（BCN）的服务。从诊断到完全缓解，乳房护理护士均会为eBC提供照护。同时，从mBC治疗停止直到其生命结束，姑息治疗小组会为mBC提供照护。然而，直到今天，诸多乳癌护理专科中心在mBC的医疗保健过程中仍然存在“空白”。这一“空白”始于发现转移或局部复发，一直持续到姑息治疗团队承接患者照护。由于现有疗法的诸多进步，这一空白周期往往会延续数年。这些患者需要ABCN的专科服务。ABCN的使命是与整个医疗团队积极合作，以填补患者整体护理中的这一空白，从而有助于提高患者的生存率和生活质量。转移性患者的管理是复杂的。它随疾病的各个阶段，以及不同治疗方案的介入而变化。现迫切需要在欧洲范围推广这种护理服务，定期更新其知识内容，以紧跟前沿疗法动态，并为患者提供一流的跟进服务。第三版ESO-ESMO晚期乳腺癌国际共识指南也建议，将这些专科肿瘤学护士（若条件允许即乳腺专科护士）纳入与晚期乳腺癌患者管理相关的多学科团队中。

ABCN：特殊护理干预

为了帮助改善疾病危及生命的预后和患者生活质量，ABCN将制定具体的护理干预措施：支持性护理、个案管理、临床管理、多学科团队参与、沟通及教育。

支持性护理

ABCN支持性护理负责从发现转移到治疗停止时mBC的护理。ABCN的工作将针对这一阶段，无论其时间长短。耶茨（Yates）将"支持性护理"定义为在乳腺癌护理的全过程中识别患者生理、心理、社会、性及精神的多重需求，在多学科合作护理的背景下以灵活、积极的方式实施基于证据的支持性护理干预，为乳腺癌患者实现最佳健康结局。支持性护理是转移性乳腺癌护士目前的主要工作，也是所有其他工作的基础。鉴于转移性乳腺癌护士的核心使命是为人类提供照护，支持性护理是不可或缺的。

下面这些基础的实践有助于完成这一使命：

· 真正倾听：积极的倾听对支持性护理至关重要。这是评估患者的信息摄取、治疗依从、自主性、不良反应和心理行为的基础。积极倾听并作出回应。要知道患者提出的最后一个问题往往是对他们最重要的问题。

· 办法联系需求：将解决方案与需求相联系是ABCN支持性护理的核心要务。在全程护理的每个阶段，患者需求都在变化。无论是医疗环境还是在普通社区，都已经有了许多帮助患者的举措，但实际信息仍然匮乏。ABCN对于患者可获得的帮助有充分了解，故可以向有需要的患者提供这些信息。

· 关注家庭需求：尽可能将家庭成员囊括到支持性护理中。确保患者的家人能够获得其可能需要的心理和社会支持。

· 患者赋能：让患者意识到他们可以在自己的癌症经历中改善自身生活质量，这也是晚期乳腺癌国际共识指南所推荐的。

· 计划关键会谈：在发现转移、疾病进展，以及疗法变化之后，数日内应安排会谈。萨兰达（S.Aranda）的研究表明，乳房护理护士的面谈和电话随访，对于那些初始需求较高患者而言，可以显著降低其心理及情感需求。

· 坚持支持性护理：请注意，支持性护理不是姑息治疗。"支持性护理"和"姑息治疗"的概念不应混淆。

姑息治疗开始于转移性疾病显著进展、决定停止治疗的时候。姑息治疗中会有姑息治疗护士提供相应服务，这也是确定的。ABCN在征得患者、肿瘤专家和主治医师的同意后将协调过渡期。在此期间，姑息治疗团队将接管患者及其家人的管理。这也会是ABCN结束对患者责任的最后一步。

案例管理角色

复杂的治疗，众多不同的参与部门，需要ABCN在护理过程中进行干预。在患者的整个疾病谱系中，护士要根据疾病演变、进展及治疗方案的变化，监督治疗协作。护士会考虑到保障因素，来为患者及其家庭提供最大的舒适便利。会确保患者理解护士的计划会谈。也会根据突发情况对患者的护理计划做出必要调整。

临床角色

治疗不依从仍然是控制转移性疾病的主要障碍。护士应在治疗全程评估患者的依从性。不依从通常是由于健忘（41%）或对副作用不耐受（37%）。ABCN需要承担指导角色，以提高患者的治疗依从性。护士要定期评估副作用、毒性反应、疼痛及合并症是否存在。患者的营养状况如何？卡诺夫斯基健康状况量表评分是多少？精神状态怎么样？患者近期是否发生不良事件？这些项目，应在非计划会谈期间定期评估，若患者进行居家口服治疗，也应在计划电话会谈的基础上进行。ABCN在患者报告结局测量（PROMs）的管理中也起着关键作用。最后，转移性乳腺癌护士要监督医疗需求项目的管理。某些疗法在等待上市许可最终确定的过程中即可供患者使用。ABCN要协调这些项目，并与肿瘤学家合作监测药物摄入情况。持续护理、临床管理、健康教育同质化和患者赋能，是ABCN践行临床角色的关键所在。

多学科团队参与

ABCN是多学科团队的积极成员：护士参与肿瘤委员会并讨论mBC病例。

在这些肿瘤委员会研讨之后，ABCN致力于通过协调不同医学专业的干预，来优化患者的就医流程。在关键性的磋商中，比如肿瘤学家宣布发现疾病转移或进展时，ABCN也会一直存在。

在整个临床过程中，护士会根据需要利用医院现有资源：物理治疗师、心理学家、营养师、性学家、社工、美容师和牧师等。护士也会非常重视与临床研究协调员的良好工作关系。她的患者可能会在其疾病过程中多次被邀请参加临床研究。护士会非常注重与研究协调员的合作。重视协调员的互补价值，并根据治疗阶段和疾病进展调整护理。最后，当主治医生从肿瘤科医生那里得知癌症的进展情况时，护士会联系主治医生，以联结护理团队。“团队合作对于统一标准的癌症管理至关重要。大家一致认为，ABCN应具备团队合作的技能，能提出、分析、咨询和实施方案，来与多学科团队的其他成员一起强化医疗保健过程。”

沟通与教育

“应向所有晚期乳腺癌患者提供全面、贴近文化、及时更新且易于理解的疾病及其管理信息。”ABCN积极推进该国际倡议。一些研究也表明，结合信息的共情可以减少乳腺癌患者的心理痛苦。在疾病的每个阶段，ABCN都有必要评估患者对当前情况的理解程度，以便重申肿瘤专家提供的信息、回答问题，以及（在患者同意的情况下）促进家庭参与讨论。

患者手册、网站和患者协会详细信息都很实用。ABCN应负责定期监测这些资源的医疗切合性，并确保其更新及时。然而，这些资源不能替代ABCN提供的个性化信息。必须注意的是，一般面向公众传播的乳腺癌相关信息主要与eBC相关。传媒人士鼓励eBC将自己定位为幸存者和获益者赢家，却没有考虑到成千上万的女性别无选择以这种方式展示自己。这种片面的信息不仅会传达虚假的希望，更可能是孤立的根源所在。护士必须帮助患者打破这种孤独感和失败感，传达清晰的信息，提供希望的机会，同时也帮助他们面对疾病的不确定性。许多欧洲国家的人口存在文化多元现象，也需要特别的照护：在医疗咨询期间需要翻译在场，充分考虑个人情感、习惯和习俗。ABCN将致力于为这些特定的沟通情境提供最优解。

欧洲ABCN

团结和支持欧洲肿瘤领域的所有权益人的欧洲癌症组织（ECCO），正在努力规范临床专科护士（CNS）的职能。组织也承认晚期癌症护士（ACN）的作用，他们是癌症护理中至少一个领域的专家。欧洲癌症组织指出有必要就晚期癌症护士适应的教育水平和专业许可达成共识。

结论

罹患转移性乳腺癌的女性越来越多，确实令人担忧。多亏目前治疗的进步，我们可以对她们活得更加长久给予希望。而她们也需要ABCN的专业支持，以期生活质量得到长久改善。期待为乳腺癌提供专业治疗的多学科小组正式确立ABCN的职能，并构建框架，让这些护士能陪伴mBC，无一例外。在不久的将来，评估ABCN的支持性护理对mBC生活质量的影响，也会起到一定作用。

（翻译：高墨涵　校对：谢建飞）

参考文献

[1] Aranda S, et al. Mapping the quality of life and unmet needs of urban women with metastatic breast cancer. Eur J Cancer Care. 2005; 14: 211-22.

[2] Aranda S, et al. Meeting the support and information needs of women with advanced breast cancer: a randomised controlled trial. Br J Cancer. 2006; 95: 667-73.

[3] Berman A, et al. Incidence and patterns of distant metastases for patients with early-stage breast cancer after conservation treatment. Clin Breast Cancer. 2013; 13: 88.

[4] Cardoso F, et al. Locally recurrent or metastatic breast cancer: ESMO clinical practice guide-lines for diagnosis, treatment and follow-up. Ann Oncol. 2012; 23 (Suppl 7): vii11-9.

[5] Cardoso F, et al. 3rd ESO-ESMO international consensus guidelines for advanced breast can-cer (ABC 3). Ann Oncol. 2016; 28: 16-33.

[6] Chia S, et al. The impact of new chemotherapeutic and hormone agents on survival in a population-based

cohort of women with metastatic breast cancer. Cancer. 2007; 110: 973-9.

[7] daCosta DiBonaventura M, et al. Patient preferences and treatment adherence among women diagnosed with metastatic breast cancer. Am Health Drug Benefits. 2014; 7: 386-96.

[8] Eicher, et al. Training breast care nurses throughout Europe: the EONS post basic curriculum for breast cancer nursing. Eur J Cancer. 2012; 48: 1257-62.

[9] European Cancer Organization (ECCO). V alue of specialized cancer nursing: position state-ment. 2017; http: //www.oeci.eu/Attachments/ECCO_position_paper_V alue_of_Specialised_Cancer_Nursing_FINAL.pdf. Accessed18 Mar 2018.

[10] Hagerty R, et al. Communicating with realism and hope: incurable cancer patients' views on the disclosure of prognosis. J Clin Oncol. 2005; 23: 1278-88.

[11] Johnston S, Swanton C, editors. Handbook of metastatic breast cancer. Abingdon: Informa Healthcare; 2006.

[12] Kobayashi K, et al. Impact of immunohistological subtypes on the long-term prognosis of patients with metastatic breast cancer. Surg Today. 2016; 46: 821-6.

[13] Northouse L, et al. A family-based program of care for women with recurrent breast cancer and their family members. Oncol Nurs Forum. 2002; 29: 1411-9.

[14] Reed E, et al. A survey of provision of breast care nursing for patients with metastatic breast cancer-implications for the role. Eur J Cancer Care. 2010; 19: 575-80.

[15] Reed E, et al. Quality of life and experience of care in women with metastatic breast cancer: a cross-sectional survey. J Pain Symptom Manag. 2012; 43: 747-58.

[16] Sundquist M, et al. Trends in survival in metastatic breast. Cancer Eur J Cancer. 2010; 8: 191. 17. Torre L, et al. Global cancer statistics, 2012. CA Cancer J Clin. 2015; 65: 87-108.

[17] Vila C, et al. Advanced breast cancer clinical nursing curriculum: review and recommenda-tions. Clin Transl Oncol. 2017; 19: 251-60.

[18] Warren M, et al. Co-ordination of supportive care needs in metastatic breast cancer. Cancer Nurs Pract. 2014; 13: 23-7.

[19] Walker MS, Masaquel AS, Kerr J, et al. Early treatment discontinuation and switching in first-line metastatic breast cancer: the role of patient-reported symptom burden. Breast Cancer Res Treat. 2014; 144 (3): 673-81.

[20] World Health Organization. Projections of mortality and causes of death, 2015 and 2030. http: //www.who.int/healthinfo/globalburdendisease/projections/en/. Updated July 2013. Accessed 27 Sept 2015.

[21] Yate P, et al. Competency standards and educational requirements for specialist breast nurses in Australia. Collegian. 2007; 14: 11-5.

第十二章　妇科肿瘤

胡里奥·德拉托雷-蒙特罗（Julio C.dela Torre-Montero）

摘　要

妇科恶性肿瘤的预防、早期诊断以及治疗在所有确诊的癌症中是最具有挑战性的工作之一。在21世纪初，我们见证了新的治疗方法、新的手术技术、更精确的诊断和预后手段的到来，以及抗肿瘤产品的巨大发展，这些产品为患者的预后和疾病演变提供了新的视角，包括患者生活质量的提高。这些都是患者康复过程中的重要影响因素。

重要的是，我们要知道有什么可用的资源：准确的诊断工具，如正电子发射计算机断层显像（PET/CT），针对诱发不同类型肿瘤的病毒感染制定有效的疫苗接种计划，以及基于外科手术、化疗、单克隆抗体治疗等多种手段联合治疗的安全性及有效性，这些都会增加患者对治疗的信心。

关键词

妇科肿瘤；肿瘤治疗；性教育；HPV疫苗；癌症防治；肿瘤护理

引言

肿瘤学的范畴正在经历一场深刻的变革。我们参加的所有科学会议都证实了这一点，在崛起的社交平台网络及互联网大数据中也同样验证了这种新趋势。肿瘤护理是患者在治疗过程中接触到的大量专业人员中的重要的一部分，同样在经历这场变革。精准护理时代的到来要求我们肿瘤护理人员融合优秀的医学专业知识和临床护理经验，做到“慎始而敬终，行稳致远”，为患者的治疗保驾护航。

肿瘤相关的预测因素如CA125常作为肿瘤治疗有效性的参考指标。目前，在常规临床实践中，肿瘤的大小、组织学亚型、组织学分级、增殖指数和CA125作为被验证的与肿瘤相关的预测及预后相关的因素。

肿瘤治疗的新展望建立在个体化治疗新疗法以及精准医学的基础之上，也建立在肿瘤的治疗靶点应用之上，越来越多的靶点被识别和标记。肿瘤学也为其他学科开辟了道路，如心脏病学。抗肿瘤药物研究在人体的药代动力学研究也取得了新的进展，使我们能够通过药代动力学（个体如何代谢药物）和药效学（药物的效果）来确定药物浓度并评估其治疗作用。药物基因组学是基于精准医学治疗方法的应用，研究患者对药物的遗传反应。免疫治疗的出现为预后不佳的肿瘤治疗打开了大门，其应用提高了患者的生存率，给更多的患者带来了希望，在越来越多的病例中让患者感到自己的疾病是可控的。

谈及肿瘤治疗的未来，妇科癌症是其中一个重要的疾病亚型。肿瘤护理是一门艺术，需要我们做到知微见著，臻于至善，为患者提供精准的整体护理。

解剖及生理

妇科器官为腹膜脏器，血供丰富，因此，增殖和转移扩散的风险高于其他类型的癌症。这些风险不仅适用于妇科肿瘤中发病率最高的卵巢癌，也适用于其他妇科癌症。正是由于这些原因，我们认为妇科癌症患者的护理工作是值得被肯定的。

宫颈癌患者群体中65岁以上老年女性的生存率低于年轻女性，因为她们接受手术治疗的可能性相对较小。

早期发现是癌症防治的关键，妇科肿瘤更是如此，因为它们解剖位置邻近消化系统和排泄系统。

我们可以将任何起源于女性生殖器官的恶性肿瘤生长定义为妇科癌症。并且根据它们首次出现的部位对这些肿瘤进行解剖学分类。妇科癌症均起源于下腹部盆腔区域的生殖器官。

自上而下，首先是卵巢，为成对的器官，呈椭圆形，大小不一，长2～3cm，宽1～2cm，悬挂在肠系膜结构上。

输卵管也是成对的器官，呈管状，长5～10cm。负责收集成熟女性的生殖性细胞即卵子，并作为卵巢和子宫之间的桥梁。输卵管具有双重作用，首先是提供受精的环境，将受精或者是未受精的卵子运送至子宫，子宫则是女性内部生殖系统的中心器官。子宫的大小在10～15cm，呈倒置的梨形，是妊娠过程中孕育胚胎的场所。子宫内膜在月经周期中经历由增厚到脱离一系列连续的变化。通常这个生理周期的从22天到35天不等。

宫颈及与之相连接的阴道是性器官及生殖器官的末端，宫颈具有弹性以保证经血能顺利的经过，同时在性交过程中接受勃起状态的阴茎。在妊娠末期，因宫颈及阴道的肌肉组织具有伸缩功能，两者共同组成产道供胎儿娩出，阴道位于骨盆内，在不同时期的大小各不相同，从静息状态的几厘米到性交时的20cm，并可在分娩时达到峰值。

子宫和阴道的共同特征是具有巨大的变化潜力，从静息状态到妊娠期间胎盘及胎儿的孕育。这些变化要归功于以下特征，首先是它们特有的伸展性，另外就是对激素变化的敏感性，这两个重要条件促使阴道既能妊娠生育还能够完成性行为。

从青春期到更年期，妇科器官的生理功能面临着持续的变化。在每一个生理周期中，女性的性激素都会为妊娠提供好需要的条件。如果卵子没有与精子在输卵管中相遇，即没有完成受精，则月经周期继续完成其进程。子宫内膜脱落出血是月经周期的第一天，月经周期平均为22～35天。

在月经周期的第一天，黄体酮及雌激素的水平为月经周期的最低点。这种低水平状态会刺激脑垂体前叶分泌促卵泡激素，促卵泡激素可促进卵泡颗粒层细胞增生分化，直至产生成熟的卵细胞。

在促性腺激素的作用下，不成熟的卵泡逐渐发育，同时合成雌激素，为妊娠做准备。在排卵期，也就是月经期的第12～14天，雌激素达到峰值促使垂体黄体生成素（LH）释放，导致卵泡从卵泡囊释放。破裂的卵泡囊释放孕酮和雌激素，为子宫妊娠做准备。如果卵子未受精则雌激素和孕酮水平就会下降，子宫内膜中的血管收缩，内膜坏死而脱落，引起出血，形成月经，这个周期将会周而复始。

激素水平的波动是正常的生理变化；即使女性一生会经历不同阶段的变化，这种变化也是正常的。癌症的发展有时会破坏这种平衡，在护理方面，我们可以构建更多的护理模式，以提高患者的生活质量和预后。

妇科癌症的类型和治疗方法

妇科癌症治疗需要更加慎重的考虑，基于以下两点因素：一个是激素因素，尤其对于绝经前妇女；另一个是解剖因素，解剖结构的连续性使其接近排泄器官和消化系统是治疗过程中一个不利的预后因素。

不同类型的妇科癌症都具有其特定的体征和症状，以及不同的危险因素（所有的外部因素，通过表观遗传学的研究，都可以增加癌症的检出率），因此需要采取不同的预防策略。所有女性都有罹患妇科癌症的风险，而且这种风险随着年龄和激素的变化而增加，此外还有上述风险因素的影响，如吸烟、饮酒或接触其他毒素。

无论是在临床研究还是临床试验中，当我们在为患者制定治疗及照护方案时都应该考虑到患者的生活质量，这个因素对患者的影响是非常重要的。在患者的初步诊断和随访中需要将CA125的水平作为一个可靠的肿瘤标志物来进行诊断。

标准治疗可简要总结如下：手术治疗，基于铂类（卡铂、顺铂和奥沙利铂）和紫杉类（紫杉醇）的化疗，抗血管内皮生长因子（抗VEGF）抗体，以及CA125随访和术后的局部放射治疗。当患者不适于参加临床试验时，可以采用辅助治疗（姑息治疗）。

我们可以根据所涉及的解剖结构和疾病的分期来区分不同类型的治疗方法。

卵巢癌

卵巢癌是最常见的妇科癌症，是病死率排名第五的恶性肿瘤。

标准手术治疗后的辅助治疗方案，即国际妇产科联合会（FIGO）IA期除外证据等级I级：铂类浓度-时间曲线下面积（AUC 6）加紫杉醇175mg/m^2，每3周输注1次，每次3小时，共6个周期。特殊的病例的方案：卡铂单药治疗（AUC 6），每3周输注30～60分钟，共6个周期。

晚期肿瘤

初次为术后，卡铂AUC6，30～60分钟输注，加紫杉醇175mg/m^2，输注3小时，每3周给药1次，共6个周期。可以考虑延长到9个周期（对于肿瘤生物标志物水平较高的患者）。

对于ⅢC期（姑息性手术，残余病灶测量为＞1cm）和Ⅳ期（伴有胸腔积液或纵隔淋巴结受累）的患者，考虑3～5个周期的新辅助化疗后再进行新辅助化疗和细胞减瘤手术。

腹腔内治疗

对于FIGO分期Ⅲ期的年轻女性，第一次手术后残留病灶大小≤1cm的患者，建议使用顺铂和紫杉醇进行腹腔注射化疗。

复发性疾病

从最后一次使用铂/卡铂的治疗开始计算，如果无铂治疗间隔小于6个月，治疗方案有以下选择。

· 脂质体阿霉素40～50mg/m^2，每3～4周输注，每次1小时。

· 拓扑替康1.25～1.50mg/m^2，每日1次，连续5天，每21天1次。

· 紫杉醇90mg/m^2，每周输注1次，每次1小时。

· Rotterdam方案：卡铂AUC4＋紫杉醇90mg/m^2，每周1次，共6周；然后是卡铂AUC5＋紫杉醇175mg/m^2，每3周1次，共3～6个周期。

· Leuven方案：紫杉醇90mg/m^{2}加卡铂AUC 2.7，第1天及第8天，每3周1次。

如果最后一次使用铂/卡铂开始计算，无铂间期治疗大于6个月的，我们选择以下方案：

· Calypso方案：卡铂AUC5＋聚乙二醇脂质体阿霉素35～40mg/m^2，每4周1次，共6个周期。

· 卡铂AUC 4加吉西他滨1g/m^2，第1天和第8天，每3周1次，共6个周期。

· 无铂替方案：聚乙二醇脂质体阿霉素35～40mg/m^{2}加曲贝替定1.1mg/m^2，每3周1次，输注3小时（OVA-301研究）。

其他治疗放案：

· 依托泊苷50mg，每日1次，连续21天，每28天1次。

· 六甲基三聚氰胺260mg/m^2，连续14天，每21～28天1次。

· 泰索特：7～100mg/m^2，每21天1次，每次输注1小时。

· 奥沙利铂：130mg/m^2，每3周输注2小时，共6个周期。

· 奥沙利铂：130mg/m^{2}加吉西他滨1000mg/m^2，第1天和第8天，每3周1次。

· 帕佐帕尼（2B类）。

· 激素治疗：阿那曲唑（芳香化酶抑制剂）、他莫昔芬、醋酸甲地孕酮。

· FDA已批准鲁卡帕尼用于复发性卵巢癌、输卵管癌或原发性腹膜癌的维持治疗。

卵巢癌的少见组织学类型的研究

5%～10%的卵巢癌的组织学被归类为非腺癌：

· 肉瘤：卡铂AUC6＋紫杉醇175mg/m^2，每3周输注3小时，共6个周期。疾病复发时：每天顺铂20mg/m^{2}加异环磷酰胺1.5g/m^2，均在第1～4天。

· 卵巢类癌：方案1，依维莫司（RAD001）10mg；方案2，链脲佐菌素500mg/m^2，每10周1～5天，加氟尿嘧啶5FU，连续5天；方案3，顺铂75mg，每21天1次。

· Brenner肿瘤：顺铂75mg/m^2，每3周1次。

· 生发肿瘤：从单纯的保守手术到手术加上博来霉素、依托泊苷和顺铂的联合治疗（称为BEP方案）。

子宫内膜癌

· 从单纯肿瘤手术（包括随访）到手术联合放疗或近距离放射治疗，以及联合卡铂加紫杉醇的化疗方案。

· 在疾病复发时，醋酸甲地孕酮160mg/d，卡铂ACU5为基础的化疗，或紫杉醇175mg/m^2加阿霉素45mg/m^2＋顺铂60mg/m^2。替代治疗方案：卡铂AUC5＋聚乙二醇化阿霉素40mg/m^2，每4周1次。

· 二线治疗方案：卡铂AUC 5加紫杉特75mg/m^2加放疗，或拓扑替康4mg/m^2每周1次，或紫杉醇80mg/m^2每周1次，或替西罗莫司25mg总剂量，每周1次。

子宫癌的少见组织学类型研究

· 肉瘤：手术、放疗和铂类化疗加蒽环类药物和异环磷酰胺。

· 子宫内膜间质肉瘤：根治性手术和激素治疗（醋酸甲二醇、三苯氧胺）。

· 高危肉瘤：蒽环类药物和异环磷酰胺。

· 子宫平滑肌肉瘤：基于手术和/或化疗的治疗。

宫颈腺癌与表皮样癌

在对已确诊为各种类型的宫颈或外阴鳞状细胞癌（VSCC）的患者进行的大规模研究中显示，人乳头瘤病毒（HPV）已被确定致病因素。

治疗范围从ⅠA1期的单纯手术治疗到年轻患者的根治性手术（ⅠA2期、Ⅰb1期或ⅡA期，肿瘤＜4cm）联合ⅠB1期，肿瘤＞3cm的放疗。

在ⅠB2期、ⅡA期（肿瘤＞4cm）、ⅡB期、ⅢA期、ⅢB期或ⅣA期，治疗方法为顺铂40mg/m^2，周疗，联合同步放疗。

在ⅣB期，以全身化疗作为一线治疗，顺铂50mg/m^2第1天，拓扑替康0.75mg/m^2第1天、第2天和第3天，每21天一个周期，共6个周期。

其他治疗方案：

· 卡铂AUC 5加紫杉醇175mg/m^2每21天一个周期，或顺铂50mg/m^2第1天加紫杉醇175mg/m^2第1天共6个周期。

· 顺铂80mg/m^2第1天，给长春瑞滨25mg/m^2第1天和第8天，每21天一个周期，共6个周期。

· 顺铂50mg/m^2加吉西他滨1g/m^2第1天和第8天，每21天一个周期，6个周期。

二线治疗选择：

· 泰索特75mg/m^2，每21天输注1小时，共6个周期。

· 伊立替康每周125mg/m^2，连续4周，随后休息2周。

· 丝裂霉素C和5-FU组合。
· 贝伐珠单抗加5-FU。

阴道癌

对于局限性或晚期阴道癌的病例，治疗方法与宫颈癌相同，以手术、化疗及同步放疗为基础。

外阴癌

· Ⅰ期和Ⅱ期：手术作为首选的治疗方法（边缘0.8～1.0cm）；根治性切除或局部切除。
· Ⅲ期，局部晚期：基于铂类治疗的同步放化疗；推荐厄洛替尼和派姆单抗［基于国家综合癌症网络（NCCN）共识2B类证据建议］。

预防

影响妇科癌症的几个因素：激素水平、年龄及其与更年期的关系。与更年期相关的激素补充和其他与癌症相关的表观遗传环境，从全球角度来看，它可能是致癌的，可能在任何部位引发癌症（接触毒素）。特别是，与特定类型的诊断有关并存在直接因果关系的暴露因素，例如乳头瘤病毒和宫颈癌。

性传播感染（STIs）是导致妇科癌症中外阴、阴道和宫颈癌的常见原因。女性在这些器官中可能存在不同感染进而增加了相应部位癌症发病率。这些因素都是直接相关的，女性在其活跃的性生活中可能遭受性传播感染，那么相应的她们在外阴、阴道或子宫颈患癌症的机会也会随之增加。自从人乳头瘤病毒感染与宫颈癌之间的关系得到证实，进而开发并实施了针对性的疫苗，相关的确诊大幅减少。

宫颈癌的经典预防途径之一就是早期诊断，早在20世纪50年代，在肿瘤细胞生长的初始阶段应用巴氏试验检测，该检测可靠性高，成本很低，常规阴道镜检查方便。在一个持续性的健康卫生管理体系中，通过早期筛查从而进行早期预防是非常简单的手段；我们不仅需要关注我们自己国家的卫生健康管理结构，同时还需要有全球性的概念，针对弱势群体和发展中国家的人口，思考和设计与之相符的早期预防策略。

另外，在相关研究中表明，不同类型的妇科肿瘤（卵巢、子宫和乳腺肿瘤）之间存在关系，并建议预防工作应指向相同的方向。关于基因表达的变化，在BRCA1和BRCA2突变的患者中，遗传咨询服务是非常重要的。

通常来说，应用于肿瘤预防的遗传学建议有5%～10%的遗传性肿瘤是可以预防的。基于整合和多平台的Pan-Gyn分析，我们对妇科肿瘤相关基因及其与乳腺肿瘤之间的关系了解得越来越全面，支持我们创建预测系统以此来增加早期筛选的能力，并应用于临床实践。

我们再次回到与健康教育相关的基本问题，以护理实践为中心，要求我们从人文的角度考虑性健康的重要性，需要考虑到文化和宗教等方面，并使我们的工作能力适应这些问题，将健康计划建立在个人卫生、性卫生、感染控制、性传播感染筛查、夫妻生活史和人际关系的基础上，并且在有风险关系中使用有效的隔离方法积极预防疾病的性传播。

在疫苗接种方面，十多年来，开发和销售了有效的疫苗，用于对抗多种人类乳头瘤病毒株，这些病毒株导致了大量被确诊的宫颈癌，以及口腔和咽部的尖锐湿疣，这也是由于口交行为导致人类乳头瘤病毒感染所导致。

目前，市场上有三种有效的疫苗（FDA已批准Gardasil®，Gadasil® 9，and Cervarix®），针对不同毒株的人乳头瘤病毒。它们对预防新的感染非常有效；但是对已经存在的感染无效。疫苗接种可以预防由HPV感染引起的宫颈癌、外阴癌、阴道癌和肛门癌以及生殖器疣。

欧洲和美国所使用的疫苗接种历法包括男孩和女孩的两剂计划，在9～14岁时开始接种Gadasil® 9疫苗。14岁以上才开始接种HPV疫苗的人群则需要按照3针才能完成计划接种。

尽管HPV疫苗已经问世有10多年了，但是在家长层面上，一项系统性的回顾及荟萃分析研究报告关于父母对儿女接种人乳头瘤病毒疫苗接种意识水平不尽人意，尤其是在男孩，主要原因是不同的法规和经济因素的考虑。

我们必须积极参与对女孩、男孩和父母的性教育，以消除对疫苗接种的毫无根据的恐惧和担忧（例如，“如果我的孩子受到保护，他们会去冒险”）。此外，显然HPV疫苗接种在发展中国家更需要被广泛接种。

关于预防妇科肿瘤的最后几点建议，全部都是与教育相关，避免一般风险因素（如烟草和毒素）以及具体风险因素（如无保护的性活动），普及HPV疫苗接种，以及通过标准化筛查程序、细胞学监测、血液检测和妇科相关健康管理以实现妇科肿瘤的早期诊断。

性生活

妇科癌症最重要的方面之一是性行为以及患者对此的担忧和恐惧。

妇科癌症的解剖位置意味着，患者一旦发现妇科肿瘤就可能会对原本和谐的性关系带来困扰。

妇科肿瘤的诊断和后期治疗是影响妇女及其伴侣性生活的因素。一般来说任何一种妇科癌症的诊断都会对患者产生这种影响。卵巢癌和子宫癌的手术改变了女性原有的原有的激素分泌，这种改变根据她的年龄会产生与其相应的后果。经验表明老年女性在就诊以及回访中都能相对更好的应对妇科癌症的诊断以及其对性功能的影响。

关于妇科肿瘤的预防，在挪威的一项关于BRCA1和BRCA2的基因检测研究中显示，在接受了降低风险的输卵管卵巢切除术的女性患者中，能够从伴侣那里得到更多关爱且使用全身激素替代治疗的女性在性功能方面恢复的更好。在这些患者中，激素水平和性快感之间没有关联。

我们可以建议患者考虑使用雌激素和非激素凝胶或润滑剂来促进与伴侣的性关系，非激素润滑剂在诊断为激素敏感性癌症的患者中尤其有用。我们需要指导人们意识到性关系并不总是以性交为中心。此外，我们要时刻鼓励每位表达自己的需求并寻求专业帮助是非常重要的；需要我们倾听患者的每一个问题；识别其潜在的健康问题，创新发展新的技术和技能解决患者的实际问题。

健康教育：生活质量

在全球范围内，无论是在发达国家和发展中国家，妇科癌症都是世界上最常见的癌症之一。性教育作为健康教育的一部分，是一个非常重要的问题，同时还要考虑地方文化和宗教信仰方面。

在护理方面，我们需要解决每一位妇女的具体情况，无论其年龄、身体和心理状况如何。我们可以通过生活质量（QOL）问卷得到帮助，例如FACT-G问卷（癌症治疗的功能评估——一般情况），帮助我们评估患者的身体、社会家庭关系、情感和功能上的健康状况，以及与癌症相关的症状，包括疲劳、恶心和疼痛等。还有其他一些组织，如EORTC（欧洲癌症研究与治疗组织）癌症生活质量问卷（QOL questionnaire）及其针对宫颈癌的特定模块（QLQ CX-24），宫颈癌是第二大妇科癌症，也是排名第四的常见恶性肿瘤。

标准的EORTC QLQ-C30问卷是评估一般癌症的生活质量问卷。它已经被翻译成100多种语言并经过验证，是一个易于操作使用的工具。我们可以提供针对子宫内膜癌（EORTC QLQ-EN24）和卵巢癌（EORTC QLQ-OV28）的免费学术模块。如果对研究患者在治疗组织的生活质量感兴趣，我们可以使用EORTC QLQ-INFO25问卷。

（翻译：孙　捷　校对：唐　乐）

参考文献

[1] Jaffe S. Planning for US precision medicine initiative underway. Lancet. 2015; 385 (9986): 2448-9.

[2] Taking personalized medicine to heart. Nat Med. 2018; 24: 113.

[3] Genetics Home Reference. What is the difference between precision medicine and person alized medicine? What about pharmacogenomics? https: //ghr.nlm.nih.gov/primer/precision medicine/precisionvspersonalized. Accessed 26 Jan 2019.

[4] Bender E. Cancer immunotherapy. Nature. 2017; 552 (7685): S61.

[5] McEvoy MD, Cannon L, Mac Dermott ML. The professional role for nurses in clinical trials. Semin Oncol Nurs. 1991; 7 (4): 268-74.

[6] National Comprehensive Cancer Network [NCCN]. NCCN clinical practice guidelines in oncology (NCCN guidelines®). Ovarian cancer including fallopian tube cancer and primary peritoneal cancer. Version 2. 2018—March 9, 2018. https: //www.nccn.org/professionals/physi cian_gls/pdf/ovarian.pdf. Accessed 26 Jan 2019.

[7] van der Burg MEL, de Wit R, van Putten WL, Logmans A, Kruit WH, Stoter G, Verweij J. Weekly cisplatin and daily oral etoposide is highly effective in platinum pretreated ovarian cancer. Br J Cancer. 2002; 86 (1): 19-25. https: //doi.org/10.1038/sj.bjc.6600002.

[8] Monk BJ, Herzog TJ, Kaye SB, Krasner CN, Vermorken JB, Muggia FM, Pujade-Lauraine E, Park YC, Parekh TV, Poveda AM. Trabectedin plus pegylated liposomal doxorubi cin (PLD) versus PLD in recurrent ovarian cancer: overall survival analysis. Eur J Cancer. 2012; 48 (15): 2361-8. https: //doi.org/10.1016/j.ejca.2012.04.001.

[9] National Comprehensive Cancer Network [NCCN]. NCCN clinical practice guidelines in oncology (NCCN

guidelines®). Vulvar cancer (squamous cell carcinoma). Version 2. 2019—December 17, 2018. https: //www.nccn.org/professionals/physician_gls/pdf/vulvar.pdf. Accessed 26 Jan 2019.

[10] US Food and Drug Administration [FDA]. FDA approves rucaparib for maintenance treatment of recurrent ovarian, fallopian tube, or primary peritoneal cancer. https: //www.fda.gov/Drugs/InformationOnDrugs/ApprovedDrugs/ucm603997.htm. Accessed 26 Jan 2019.

[11] Smith ER, George SH, Kobetz E, Xu XX. New biological research and understanding of Papanicolaou's test. Diagn Cytopathol. 2018; 46 (6): 507-15. https: //doi.org/10.1002/dc.23941.

[12] Chen M, Lee K, Lu C, Wang T, Huang S, Chen C. The bidirectional association among female hormone-related cancers: breast, ovary, and uterine corpus. Cancer Med. 2018; 7 (6): 2299-306. https: //doi.org/10.1002/cam4.1473.

[13] Berger AC, Caesar-Johnson SJ, et al. A comprehensive pan-cancer molecular study of gyneco logic and breast cancers. Cancer Cell. 2018; 33 (4): 690-705. E9.

[14] US Food and Drug Administration [FDA]. Human papillomavirus vaccine. https: //www.fda.gov/biologicsbloodvaccines/vaccines/approvedproducts/ucm172678.htm. Accessed 26 Jan 2019.

[15] Dobson SR, McNeil S, Dionne M, et al. Immunogenicity of 2 doses of HPV vaccine in younger adolescent's vs 3 doses in young women: a randomized clinical trial. JAMA. 2013; 309 (17): 1793-802.

[16] Schiller JT, Castellsague X, Garland SM. A review of clinical trials of human papillomavirus prophylactic vaccines. Vaccine. 2012; 30 (Suppl 5): F123-38.

[17] Newman PA, Logie CH, Lacombe-Duncan A, Baiden P, Tepjan S, Rubincam C, Doukas N, Asey F. Parents' uptake of human papillomavirus vaccines for their children: a systematic review and meta-analysis of observational studies. BMJ Open. 2018; 8 (4): e019206. https: //doi.org/10.1136/bmjopen-2017-019206.

[18] Rahn DD, Carberry C, Sanses TV, et al. Vaginal estrogen for genitourinary syndrome of meno pause: a systematic review. Obstet Gynecol. 2014; 124 (6): 1147-56. https: //doi.org/10.1097/AOG.0000000000000526.

[19] Johansen N, Liavaag AH, Mørkrid L, Michelsen TM. Hormone levels and sexual function ing after risk-reducing salpingo-oophorectomy. Sex Med. 2018; 6 (2): 143-53. https: //doi.org/10.1016/j.esxm.2018.02.002.12 Gynecological Cancer194.

[20] Ulrich CM, et al. Nurse practitioners' attitudes about cancer clinical trials and willingness to recommend research participation. Contemp Clin Trials. 2012; 33 (1): 76-84.

[21] Diver EJ, Hinchcliff EM, Gockley AA, Melamed A, Contrino L, Feldman S, et al. Assessment of treatment factors and clinical outcomes in cervical cancer in older women compared to women under 65 years old. J Geriatr Oncol. 2018; 9 (5): 516-9.

[22] Pimple S, Mishra G, Shastri S. Global strategies for cervical cancer prevention. Curr Opin Obstet Gynecol. 2016; 28 (1): 4-10.

[23] Tahmasebi M, Yarandi F, Eftekhar Z, Montazeri A, Namazi H. Quality of life in gynecologic cancer patients. Asian Pac J Cancer Prev. 2007; 8 (4): 591-2.

[24] Tabano M, Condosta D, Coons M. Symptoms affecting quality of life in women with gyneco logic cancer. Semin Oncol Nurs. 2002; 18 (3): 223-30.

[25] Rahman Z, Singh U, Qureshi S, Nisha, Srivastav K, Nishchal A. Assessment of quality of life in

treated patients of cancer cervix. J Mid-Life Health. 2017; 8 (4): 183-8. https: //doi.org/10.4103/jmh.JMH_40_17.

[26] European Organisation for Research and Treatment of Cancer [EORTC] Quality of Life Group. Questionnaires. https: //qol.eortc.org/questionnaires/. Accessed 26 Jan 2019.

第十三章　前列腺癌患者的历程：护理要点

克里斯汀·雷马克尔（Christine Remacle）

摘　要

前列腺癌（prostate cancer，PCa）患者的最佳护理途径应该是多学科和多专业的。来自各个学科（如肿瘤内科、泌尿外科、放射肿瘤科）的护士应该参与教育患者和指导患者进行广泛并且有效的护理治疗。

为此，参与管理前列腺癌患者的护士应了解不同的治疗方法及其可能的不良事件。大多数前列腺癌是生长缓慢的惰性肿瘤，最好通过积极监测来控制。在这一过程中，护士在安抚患者和增强患者自主权方面发挥着重要作用。局部疾病最好通过手术和/或放疗来治疗，每种疗法都提供不同的路径方法。护士在指导患者对医疗决策做出艰难的选择方面发挥着核心作用。他们将成为共同决策的守护者，并通过让患者参与来维持医疗平衡。处于不同进展阶段的晚期前列腺癌患者最常通过激素疗法进行治疗。激素疗法并不能根除前列腺癌，目的是让癌细胞的生长变慢。这意味着患者将接受更长时间的治疗。激素疗法可能会严重影响患者的各方面，包括情绪和身体健康。通常患者很少被告知已制定的医疗对策。护士的理想定位是提供有关副作用和症状管理的治疗信息、教育和自我管理建议。在众多治疗方式的应对问题上，护士应该为患者提供情感和心理支持，从而提高患者对治疗计划的依从性。

关键词

前列腺癌；预防；危险因素；治疗；副作用；教育依从性

引言

流行病学和危险因素

前列腺癌是男性最常见的癌症之一。最近一项对全球疾病负担研究的系统分析统计显示，2015年全球有160万例新发病例和36.6万例死亡病例。前列腺特异性抗原（PSA）检测使得前列腺癌诊断的概率大幅提高，特别是早期前列腺癌。流行病学研究已将前列腺癌风险与家族史、年龄、种族、胰岛素样生长因子、生活方式、饮食以及环境和职业暴露相联系起来。有待更多的研究来证实这些危险因素并提供有效的预防方法。前列腺癌的遗传性易感基因已经被证实。如果兄弟或父亲在65岁之前被诊断出患有前列腺癌，则存在遗传风险。最近发现了类似于乳腺癌和卵巢癌DNA修复基因的种系突变，这类基因应该被作为常规检测。该项发现意味着对患者的家族癌症病史进行准确地追溯是至关重要的，这不仅适用于前列腺癌，也适用于其他癌症。

病理生理学和分期

多数情况下，前列腺癌的进展非常缓慢，因此相对于其他任何癌症，前列腺癌的主动监测实施更为频繁。然而，侵袭性前列腺癌会在局部发展，通过淋巴管和骨骼扩散，如果治疗不当，会发生转移并导致患者死亡。

前列腺癌按风险类别分类。类别的判定基于PSA值，TNM分期表示癌症的进展程度，格里森（Gleason）评分用于判断癌症的侵袭性。

TNM分类

描述肿瘤进展的标准化方法是UICC制定TNM分期。T分期描述了原发肿瘤局部侵犯前列腺包膜、精囊、膀胱和直肠壁的程度。N分期描述了肿瘤扩散到局部、区域和远处淋巴结的程度。其中，癌细胞最易扩散到闭孔肌和下腹神经节。M期描述了最常见于中轴骨（脊柱、骨盆）、股骨和肋骨以及肺或肝的远处延伸或转移。直肠指检或多参数MRI确定T分期。

N分期和M分期通常由对比增强CT或胸部、腹部和骨盆以及^{99m}Tc骨扫描术来判断。相对于这些方法，全身成像检查，例如带有前列腺特异性示踪剂的PET/CT（^{11}C-胆碱或^{69}GA-PSMA）或全身MRI的诊断准确性更高。

格里森评分系统

精确的解剖病理学检查用于评估癌症的侵袭性。Gleason评分量化了癌腺体结构无秩序的状态，癌细胞按照分化程度定义为一级和二级。Gleason分级范围从1（分化良好）到5（分化差）进行表示。Gleason分数的范围为2～10，取两个等级的总和，这两个等级代表了最常见的两种“模式”。在临床实际中，尽管分数在2～10的范围内，最低分数往往是6。这导致出现了看似合乎逻辑但却不正确的诊断，认定患者的癌症处于中等水平，增加了患者对癌症诊断的恐惧，让患者认为癌症已经发展到了严重的程度，从而导致患者对治疗的渴求增加。为了解决上述不足，新的五分级评价系统应运而生，评定的得分范围从1（格里森评分≤6）到5分。

前列腺癌风险分组

依据癌症进展程度、格里森评分（GS）和PSA值按风险组对患者进行分组，以便后续安排相应的治疗。

· 低风险局限性前列腺癌患者：PSA≤10μg/L、GS＜7（ISUPI级）和TNMcT1-2a的患者。

· 中度风险局部前列腺癌患者：PSA为10～20μg/L，或GS为7（ISUP2/3级）或cT2b的患者。

· 高危局部前列腺癌患者：PSA＞20μg/L或GS＞7（ISUP4/5级）或cT2c的患者。

· 高风险局部（或局部晚期）前列腺癌患者：具有任何PSA、任何GScT3-4或cN＋以及任何ISUP等级的患者。

· 转移性前列腺癌患者：在骨盆、骨骼或内脏转移之外有阳性淋巴结的患者。

合并症、年龄和治疗的选择

由于前列腺癌在老年男性中很常见，因此，评估健康状况和预期寿命在前列腺癌筛查、诊断和治疗的临床决策中很重要。对于一些局部肿瘤疾病，任何局部治疗都必须考虑至少10年的预期寿命。然而，更重要的是，不能仅仅因为年龄因素而不让老年男性接受有效治疗。对于体质虚弱男性的治疗可以采用与健康患者相似的外科疗法。

健康状况检查

国际SIOGPCa工作组建议，老年人的治疗应基于使用G8筛查工具对健康状况的系统评估（表13.1）。G8评分＞14分的患者应接受与年轻患者相同的治疗。G8评分≤14分的患者应接受全面的老年评估，包括评估合并症、营养状况以及认知和躯体功能，以确定前列腺癌疾病是否可逆。具有可逆性前列腺癌的体质虚弱的患者在解决老年问题后应接受与年轻患者相同的治疗。具有不可逆性前列腺癌的患者应接受适应性治疗。病情严重的患者只能接受姑息治疗。

表13.1　G8筛查工具

筛查项目	可能的回答	分数
过去3个月内食物摄入量是否因为食欲不振、消化问题、咀嚼或吞咽困难而出现下降	进食量严重减少	0
	食物摄入量有所减少	1
	食物摄入量没有减少	2
最近3个月体重是否减轻	体重减轻＞3kg	0
	不知道	1
	体重减轻1～3kg	2
	没有减轻	3
躯体活动度	限制卧床或坐于椅子	0
	能够离开床/椅子，但不出门	1
	能够外出	2
神经心理问题	严重的痴呆或抑郁症	0
	轻度痴呆	1
	没有心理问题	2

续 表

筛查项目	可能的回答	分数
BMI	BMI＜19	0
	19＜BMI＜21	1
	21＜BMI＜23	2
	BMI≥23	3
每天是否服用三种以上的处方药	是	0
	否	1
与其他同龄人相比，如何看待自己的健康状况	不太好	0
	不知道	1
	一样好	2
	更好	3
年龄	＞85岁	0
	80～85岁	1
	＜80岁	2

合并症

对于接受根治性前列腺切除术的局限性前列腺癌患者，合并症是非癌症特异性死亡的主要预测因素，并且其影响高于年龄。在没有接受主动治疗的前列腺癌患者中，无论年龄或肿瘤侵犯性如何，大多数合并基础疾病得分高的男性都在10年后因其他原因死亡。合并症指标通过累积疾病评分量表（CISR-G）和查尔森合并症指数量表（CCI）判定。

营养状况

根据前3个月的体重状况判断营养不良程度：＜5%的体重减轻表示较好的营养状况；体重减轻5%～10%为具有营养不良的风险；＞10%的体重减轻为严重的营养不良。

认知功能

健康状况评估的使用越来越重要，认知障碍可以通过采用简易智力状态量表（mini-cog.com）来评估患者做出正确抉择的能力。

躯体机能

整体躯体机能的测量包括肿瘤患者功能状态评分（Karnofsky评分）和体力状况评分（ECOG评分）。日常活动依赖性的衡量标准包括日常生活活动（ADL：基本活动）和日常生活工具性活动（IADL：需要更高认知和判断的活动）两个维度。

前列腺癌的局部治疗

前列腺癌的局部疗法根据风险组、患者年龄和合并症及个体偏好来决定。

自我监测

应对患有低风险局限性前列腺癌的男性进行积极的自我监测。这类癌症的死亡风险非常低（＜5%），并且不受初始治疗的影响，需定期检测PSA和DRE，每年或每半年进行一次活检，最终再行MRI。初步诊断的质量至关重要，必要时应进行活检，并辅以前列腺MRI。MRI靶向前列腺活检降低了漏诊侵袭性癌症的风险。自我监测的主要好处是避免治疗的副作用。自我监测有别于等待观察，等待观察是简单跟踪状况不佳或有严重合并症的患者，并在出现症状时延迟治疗。

提倡进行日常规律运动和饮食控制的健康教育。护理人员与肿瘤心理学家在共同帮助患者应对癌症诊断方面发挥着核心作用。起初，对于男性来说，了解癌症需要被追踪和监测并不是件容易的事，而且通常情况下对于其照料者而言更是如此。这种特定的监测需要特殊的支持。护理人员在这方面处于主导地位，了解患者的具体需求后将其转介给具有特定职能的同事（提供特定心理支持的心理学家、提供运动医学的物理治疗师、提供特定饮食建议的营养师）。

根治性前列腺切除术（RP）

RP包括在高危局部疾病的状况下对前列腺、精囊和盆腔淋巴结进行完全切除。RP可以通过实施下腹部切口、腹腔镜方法或机器人辅助腹腔镜途径进行。RP的主要副作用是不育、压力性尿失禁和勃起功能障碍。尿失禁在干预后很常见，并在最初几个月就会有所改善。5% ～ 10%的手术患者出现严重失禁。15% ～ 30%的患者出现中度尿失禁，尤其是65岁以上的男性。20% ～ 80%的患者产生勃起功能障碍。这在很大程度上取决于手术前的勃起质量和前列腺神经血管束得到保留的可能性。RP患者术后可能需要数年时间才能恢复勃起。性高潮可以在不勃起的情况下保持。

放射治疗

电离辐射会破坏癌细胞，因此，放射疗法是最常见的癌症治疗方法之一。在体外放射治疗（EBRT）中，外部源或粒子加速器产生辐射，杀死癌细胞，但同时也会杀死一些具有自我更新能力的健康细胞。辐射产生剂量在66 ～ 80Gy之间。采用该剂量分次进行常规照射，以提高治疗效果并保护周围的健康组织。将放射性种子直接植入前列腺，以便在局部进行辐射，可实现低剂量率（LDR）或高剂量率（HDR）的近距离放射治疗。低剂量粒子被永久植入体内。

放射治疗几周后患者会出现早期副作用，这是由于邻近器官受到刺激所致，包括尿道和膀胱（尿频、排尿困难、排尿时灼痛）、直肠和肛门（有时排便欲望更频繁，让患者更痛苦），伴有里急后重（假的排便需求）、肛门灼伤感。有时可能会造成直肠出血，时常产生或加重痔疮。10%～15%的患者会出现晚期排尿副作用（常表现为尿频和排尿困难，少数表现为尿失禁和血尿）。晚期胃肠道副作用主要体现在便秘的情况下出现便血，这种情况并不常见，出现的时候，应进行直肠镜检查以排除其他病症。50%～60%的患者在几个月甚至几年后逐渐出现勃起功能障碍。

最近，放疗的适应证也扩大到了"少转移"的癌症患者，即局限性转移灶的患者。转移灶的立体定向放射治疗带来了延迟全身治疗的前景。

高强度聚焦超声治疗（HIFU）

HIFU旨在通过微波破坏肿瘤。利用放入直肠内的探头发出的超声波选择性地烧伤前列腺坏死区域。前列腺切除术是很常见的，而HIFU正在研究中。但是，对无法进行其他根治性治疗的患者可推荐此疗法。

治疗的长期副作用是尿频、有时漏尿、尿路感染、少量出血和尿液清除被超声波破坏的组织。长期副作用见于＜10%的压力性尿失禁患者，8%的患者会出现尿道狭窄和勃起功能障碍。

如何选择局部治疗?

应通过多学科讨论后实施治疗计划，不同领域的前列腺癌治疗专家应包括泌尿外科医师、放射肿瘤学家、内科肿瘤学家、病理学家等。治疗计划应围绕两个问题进行，即是否需要治疗，如果需要，治疗方案是什么？第一个问题对于患有低风险局部疾病和患有多种合并症的患者尤为重要。如果建议进行自我监测或等待观察，则应提供具体支持方案。

患者将不得不在手术、放疗和局部治疗等更具研究性的策略之间做出选择，以实现根治性治疗。每种治疗都有不同的方式。在大多数情况下，患者首先考虑激素治疗，必要时给予放射治疗。

不幸的是，比较这些方式的研究很少。因此，很难向患者提供明确的信息，须假设不同治疗方式的有效性是相似的。此外，医生会推荐他们自己的首选策略，这会带来明显的风险。在这种情况下，护理人员对患者讲述不同治疗方式的选择时仍以患者为中心，而不是以医生为中心。

最近发布的ProtecT试验为放疗和手术之间不同的副作用轮廓提供了一些见解，但仅针对低风险和中风险局限性前列腺癌。但是有几个良好的回顾性研究突显了相同的事实。简单来说，ProtecT试验3年后，RP与EBRT相比，会导致更大程度的勃起功能障碍和尿失禁减少。在12个月后通常在肠道或激素功能等其他健康相关生命质量（HR-QoL）措施的任何领域中也没有实质性的差异。然而，在需要更多的多模式治疗的高风险局限性前列腺癌中，副作用和HR-QoL的差异会随着时间的推移而消失。

仔细了解这些内容对于为患者提供适合其癌症分期、生活期望和个人理念的治疗方法至关重要。担心前列腺是否得到保留和担心癌症可能仍然存在的患者偏向于选择RP。担心后期副作用的患者会倾向于选择放射治疗。因此，倾听患者的心声并让他们清楚地知道他们在治疗后将拥有一个全新的生活是非常重要的。患者在接受治疗后将不得不面对和忍受治疗的副作用。

前列腺癌的激素治疗

前列腺癌细胞的存活取决于雄激素或雄激素的水平。雄激素主要是睾丸产生的睾酮。肾上腺会产生其他有助于前列腺存活的激素。激素治疗通过抑制睾丸产生睾酮，即雄激素剥夺疗法（ADT），前列腺癌细胞本身或是通过直接干扰雄激素受体本身来实现治疗。

激素治疗的适应证

激素疗法可以单独使用或与其他疗法联合使用。

激素疗法与放射疗法联合使用，在中危局限性前列腺癌中治疗时长达6个月，在高危局限性前列腺癌中长达6～36个月。大多数患者在治疗后会恢复正常的睾丸激素水平，但老年患者除外。

RP后，激素治疗适用于淋巴结转移的患者。

正如一系列重要的研究所证明的那样，在局部晚期和转移性前列腺癌中，通过雄激素剥夺疗法进行激素治疗已成为无可争议的治疗方法。现在，基于在总生存期（OS）上表现出的益处，雄激素剥夺疗法通常与6个周期的多西紫杉醇或阿比特龙联合使用。

不幸的是，大多数晚期癌症将在雄激素剥夺疗法治疗中进展并发展成去势抵抗性前列腺癌（CRPC）。更多人知晓了CRPC进展的分子决定因素，由此带来了二线激素疗法的发展，下文将对此进行讨论。

雄激素剥夺疗法（ADT）

可以通过手术切除睾丸（手术阉割或睾丸切除术）或通过抑制促性腺激素释放激素（GnRH）刺激垂体中黄体生成激素（LH）的作用来抑制睾丸激素的产生。

GnRH类似物疗法通常优于手术切除，因为手术切除是不可逆的。GnRH激动剂以GnRH激动剂或拮抗剂的形式出现。

GnRH激动剂通过阻断GnRH在垂体中的作用，减少LH和促卵泡激素（FSH）的产生，从而减少睾酮的产生。亮丙瑞林、戈舍瑞林、曲普瑞林和组氨瑞林是处方最多的GnRH激动剂，每月、每三个月、每六个月甚至每年进行一次治疗。GnRH激动剂在第一次注射期间会引起睾酮的短暂增加（激增），这可能会刺激癌症的生长并加重泌尿系统或骨骼症状。因此，建议在第一次注射时使用抗雄激素药物4～6周。LHRH激动剂的可逆性有利于间歇性ADT的开展。然而，如果治疗持续1～2年以上，并且患者年龄超过65岁，睾酮水平很难恢复。

GnRH拮抗剂是一类较新的药物，可直接阻断LH和FSH的产生。GnRH拮抗剂能迅速作用于90%以上在3天内被切除睾丸的患者。每月一次的长效注射剂中只有地加瑞克能在市面上买到。不建议将GnRH拮抗剂与抗雄激素结合使用。GnRH拮抗剂适用于疾病负担大的患者。初步数据表明，GnRH拮抗剂还可以降低心血管事件的发生率。

ADT的副作用

ADT副作用的产生与睾酮被抑制有关，睾酮除了作用于前列腺癌细胞外，还在男性体内发挥着普遍的功能。ADT的副作用在某种程度上与女性更年期的症状非常相似。

情绪变化

患者可能会遭受疲劳、不适、厌倦、缺乏活力以及缺乏兴趣感。如果专业卫生人员不注意这些心理障碍并且未做到让患者及其家人识别心理痛苦和抑郁，这些心理障碍可能会最终导致抑郁症。

疲劳

疲劳是癌症和各种治疗中最常见的副作用。多种原因可能导致疲劳，并且疲劳可能与癌症相关和/或与治疗相关。根据一项系统评价研究显示，癌症患者可能会受益于运动疗法。运动可以改善前列腺癌患者治疗期间和治疗后的身体机能和心理健康。强有力且一致的分析表明，躯体活动可以降低大多数主要癌症部位的风险，欧洲9% ～ 19%的癌症患者可归因于缺乏足够的躯体活动。理想情况下，锻炼计划应根据每位患者的身体状况量身定制，并在物理治疗师监督下进行。

性功能障碍（SD）

性欲显著下降和阳痿是很常见的，患者会出现不同程度的勃起功能障碍。然而，如果患者在治疗前性功能正常，仍有可能保持勃起。多模式治疗的实施能够产生积极的效果。奥库安（Aucoin）和瓦瑟苏格（Wassersug）提出，在适当的文化背景和个人动机下，ADT可能会增强而不是阻碍社交和性表现。

潮热

潮热是ADT最常见和最令人烦恼的副作用之一。潮热症状表现为面部、颈部和背部突然出现不舒服的热感，持续时间从几秒钟到一个小时不等。Moyad量表可用于评估潮热的重要性，评估结果用轻微到非常严重表示。醋酸甲地孕酮、醋酸甲羟孕酮、醋酸环丙孕酮和低剂量己烯雌酚等激素类药物最常用于治疗令人烦恼的潮热。选择性5-HT再摄取抑制剂（文拉法辛或西酞普兰）、去甲肾上腺素能神经末梢阻断药（可乐定）和GABA类似物加巴喷丁可作为激素药物的替代药物，尽管它们的疗效通常不太理想。护理人员应告知患者避免诱因，例如空调温度过低以及摄入酒精或辛辣食物。植物提取物，特别是鼠尾草提取物，也可以作为推荐。

贫血

至少90%的ADT患者血红蛋白水平会下降10%。贫血可能会加重疲劳。转移性CRPC

患者常发生骨髓广泛侵犯，对于这类患者，贫血可能会加重。接受ADT治疗的患者应密切监测血红蛋白水平，必要时输血，在严重的情况下也可给予重组人促红细胞生成素。

肌肉减少症

与脂肪增加相关的肌肉减少症（骨骼肌质量损失）也是雄激素引起的不良反应。这种症状可导致对患者有害的肌肉减少性肥胖。患者会抱怨容易感到疲劳，并且难以进行以前容易进行的活动锻炼。

代谢和心血管疾病

激素治疗与心血管疾病（CVD）风险增加之间的关系受到激烈争议，因为大型流行病调查和前瞻性试验提供了争议性的结果。此外，还存在两个不同的加重因素：睾酮、FSH或GnRH对动脉粥样硬化性疾病的急性影响和代谢变化的长期后果。前者可能是GnRH激动剂的类效应，GnRH拮抗剂没有这种效应；后者可能与任何睾酮抑制机制有关。

ADT的急性心脏毒性可见于既往有心血管事件（CVE）病史的患者。即使是短期的ADT病程也可能会显著增加出现新心血管事件的风险。这种急性毒性依赖于药理学，因为它在GnRH拮抗剂中不太常见，GnRH拮抗剂不会产生睾酮、FSL和LH。

患者体重和成分的变化可引起ADT的慢性心脏毒性。睾酮的抑制会导致肌肉萎缩和脂肪组织增加，从而导致肌肉萎缩性肥胖。肌肉减少性肥胖打乱瘦体质和肥胖体质之间的平衡，诱发代谢综合征的许多表型特征，例如皮下脂肪增加、总胆固醇和高密度脂蛋白（HDL）胆固醇增加以及脂联素水平升高。产生这些代谢变化的主要原因是外周胰岛素抵抗增加，因此诱发2型糖尿病。疲劳和抑郁导致的体力活动减少可能会促进这些代谢的变化。这些变化也可能会增加心血管疾病的风险。

监测和预防心血管事件。医生应仔细监测接受ADT治疗的患者的代谢和心血管参数，包括血压、血脂水平、血红蛋白和空腹血糖水平。医生应鼓励患者采取更健康的生活方式，包括适当的低脂饮食和定期体育锻炼。阻力训练是一种力量训练形式，在这种训练中，每一次努力都是针对阻力产生的特定反作用力进行的。阻力运动可增强骨骼肌的力量和大小。正确进行阻力训练可以产生显著的功能益处，并改善整体健康和幸福感。

ADT引起的骨丢失

一项15年前的研究首次证实，手术切除睾丸会加速骨丢失，以及雌激素的使用并不能阻止骨丢失。测量与ADT相关的骨丢失的前瞻性研究已经开展了10多年，并且该研究持续对骨矿物质密度（BMD）随着时间的推移显著恶化进行了观察。ADT治疗过程的早期就会出现大量的骨质流失。几项流行病学研究证实，继发性骨质疏松症会增加脆性骨折的风险，进而可能会降低生存率。脆性骨折的几个危险因素已被证实，最重要的是ADT持续的时间。在阿里拜（Alibhai）的调查中，脆性骨折以及其他任何形式骨折的独立预测因素包括年龄增长、既往使用骨质疏松药物、慢性肾病、既往患痴呆、既往存在脆性骨折以及有骨质疏松症的诊断或治疗。

ADT治疗患者继发性骨质疏松症的预防和治疗

鼓励患者改变特定的生活方式，包括戒烟、适度饮酒和摄入咖啡因以及定期进行负重锻炼。还应鼓励患者进行健康饮食，包括食用含有钙（乳制品）和维生素D（多脂鱼）的食物和饮料。推荐的每日钙摄入量为1200～1500mg，血清水平羟基维生素D维持在≥30μg/L。必要时应补充胆钙化醇，剂量为800～2000IU/d。体育锻炼也是防止骨质流失中非常重要的部分。阻力运动特别有利于维持或改善骨量和结构，对老年人来说也是安全的。

骨质疏松症是一种需要采取合适的治疗方式的疾病。最新发布的国家综合癌症网络（NCCN）前列腺癌指南建议，对10年内髋部骨折发生的概率≥3%或与骨质疏松相关的严重骨折的概率≥20%的男性应进行药物治疗。NCCN指南建议使用FRAX算法评估骨折风险（www.shef.ac.uk/FRAX/index.htm）。

一项随机对照试验研究了帕米膦酸盐（每12周静脉注射60mg）、唑来膦酸（每12周静脉注射4mg或每年注射一次）和阿仑膦酸盐（每周口服70mg）用于预防前列腺癌中的继发性骨质疏松症的效果。所有试验结果均显示腰椎BMD有显著改善，但没有一项试验结果显示骨折风险降低。RANKL抑制剂地诺单抗（每6个月皮下注射60mg）是唯一一种已被证明可降低椎骨骨折发生率的药物。

监测接受ADT患者的清单见表13.2。

表13.2　监测接受ADT患者的清单

监测接受ADT患者的清单
开始治疗前：
·告知患者潮热的发生，并提供生活指导以避免过度触发 ·告知患者及其伴侣有关性欲、情绪和认知变化的信息鼓励 ·维持甚至增加社交和网络活动，最好是建立患者支持小组 ·及时通知患者的全科医生、心脏病专家和内分泌专家开展ADT ·建议患者在6个月内接受这些专家的随访 ·提供饮食咨询并推荐阻力运动。最好是将患者转介给营养师和物理治疗师或让患者参与专门设计的辅导计划管理来完成 ·寻找骨质流失的危险因素，如果存在，立即进行双能X射线吸收法（DXA）扫描
治疗期间：
·除了进行PSA和睾酮测量和影像学监测这些肿瘤随访要求之外，建议测量体重和腹围（或最好是采用阻抗技术测量身体脂肪组织含量）、血压和血红蛋白、空腹胆固醇（总的HDL）、甘油三酯和葡萄糖水平。如有异常，请将患者转诊给专科医生 ·建议在ADT1～2年后进行DXA扫描

细胞内类固醇合成的抑制剂

醋酸阿比特龙抑制CYP17A，CYP17A是一种介导睾丸和肾上腺雄激素合成的关键酶，同时可抑制皮质醇合成。CYP17A在接受ADT的男性体内被激活，产生ADT逃逸或去势抵抗性前列腺癌（CRPC）。直到最近，去势抵抗一直是该疾病的致命阶段。阿比特龙可提高CRPC患者的总生存期。对早期CRPC患者的护理管理标准是采用醋酸阿比特龙与恩杂鲁胺联合方案。最近有研究证实，阿比特龙与ADT联合使用可使新诊断的高危转移性前列腺癌患者受益。

阿比特龙诱导皮质酮升高，可能导致体液潴留、低钾血症和高血压。为了防止这些副作用，阿比特龙必须与皮质类固醇，如泼尼松龙、泼尼松或地塞米松联合使用。临床中，在转移性CRPC中使用皮质类固醇的标准剂量是5mg bid的泼尼松龙和泼尼松，在该剂量下，28%的患者出现1～4级体液潴留或水肿，17%的患者出现低钾血症，22%的患者出现高血压，12%和11%的患者分别出现ALT和AST升高，每种副作用3～4级的发生率≤5%。欧洲药品管理局（EMA）建议对接受阿比特龙治疗的患者进行密切监测。在患有心血管疾病史或医学状况可能受体液潴留、血压升高和低钾血症影响的患者以及正在服用治疗指数狭窄的CYP2D6底物的患者中，使用阿比特龙的决定应该谨慎考虑。在开始这项治疗之前，必须纠正低钾血症和动脉高血压。建议每月监测血压、血钾和体液潴留症状。开始治疗前，在治疗的前3个月每2周测量一次ALT、AST和胆红素水平，此后每月一次。

抗雄激素

最初开展抗雄激素治疗的目的是阻止肾上腺残留的睾酮分泌，通过直接抑制睾酮对前列腺细胞胞内受体的作用而不引起血液中睾酮减少来发挥作用。

第一代非甾体（NSAA）和甾体（SAA）抗雄激素药物

NSAA和SAA抗雄激素药物常与促性腺激素释放激素激动剂（GnRH激动剂）短期联合使用。从以往的经验来看，NSAA和SAA抗雄激素药物与GnRH激动剂联合使用较长的时间，这种策略称为最大雄激素阻断。然而，NSAA抗雄激素药物给药超过6～8周仍存在较低的临床益处，甚至比它的副作用还要低。

在局部晚期但非转移性癌症的治疗中，比卡鲁胺可以单独开处方，使用剂量为每天150mg。几项研究表明，比卡鲁胺与GnRH激动剂具有相似的益处，但副作用更小。

NSAA抗雄激素药物的副作用包括男性乳房发育症（有时表现为乳房疼痛肿胀）和消化系统疾病，通常情况下这些症状比较轻微，一般在治疗结束时会消失。

恩杂鲁胺、阿帕鲁胺和达洛鲁胺

这三类药物是新一代的AR受体拮抗剂，能够克服含有AR扩增或过表达的前列腺癌细胞的去势耐药性。恩杂鲁胺是唯一一种真正可以在市面上买到的药物，对绝大多数患者而言具有较好的耐受性，适合长期服用，在化疗之前或之后服用均可。有研究证实AR受体对转移性CRPC男性有显著的治疗效果。这类药物最常见的1～4级副作用是疲劳（36%）、背痛（27%）、便秘（22%）和高血压（13%）。恩杂鲁胺是CYP3A4的强诱导剂，也是CYP2C9和CYP2C19的中等诱导剂，如果可以的话应避免联合使用。相反，联合使用强CYP2C8抑制剂可增加血浆中恩杂鲁胺的暴露水平。

恩杂鲁胺属于一类可导致癫痫发作的抗雄激素药物。在进行心房颤动节律控制和PREVAIL试验时应排除有癫痫发作史或有癫痫发作危险因素的患者。疲劳是恩杂鲁胺最常见的副作用。一项恩杂鲁胺的双盲、随机、安慰剂或比卡鲁胺对照试验的荟萃分析显示，恩杂鲁胺组的所有级别的男性报告疲劳的未调整百分比略高（28% ～ 38% vs. 20% ～ 29%）。低于10%的男性出现了3级疲劳，并且两组的疲劳占比接近（1% ～ 6% vs. 1% ～ 7%）。不管治疗效果怎样，年轻男性（＜75岁）的疲劳程度低于老年男性（20% ～ 35% vs. 21% ～ 42%）。值得注意的是，必须得向患者说明疲劳是一种已知的不良事件。

欧洲公共评估报告（EPAR）指出，不建议对使用恩杂鲁胺的患者进行特定监测。EMA建议恩杂鲁胺与华法林（CYP2C9底物）联合给药时应额外进行INR监测。

对于有癫痫病史、有癫痫易发因素、使用可能降低癫痫阈值的联合药物或使用治疗指数范围窄的CYP3A4、CYP2C9和CYP2C19底物的患者，应仔细权衡是否使用恩杂鲁胺。

护士在前列腺癌治疗过程中的特殊干预

癌症患者须学会正确处理影响其生活质量的治疗相关性事件，以及由于个体特征（陈述、信念、动机、焦虑）造成的困难。BMQ问卷是一个很好的工具，可以快速识别对治疗的异常信念。

以下这几个问题可以帮助判断患者的动机：患者是否有改变其行为的动机？这种动机的重要性是什么？患者有什么样的动机？这些动机是否相关？通常情况下，不确定性、缺乏信息、等待结果、疾病治疗和副作用问题，或对家庭和/或护理团队的过度关注会造成患者的焦虑。为了解患者本身以及他们在应对过程中的处境，最重要的是要清楚患者正在面对的困难，这正是护理人员的用武之地。

为了确保患者知道自己在应对过程中处于什么状态，每次提出新的治疗方案时，应该询问以下问题：告诉我你现在的情况。告诉我医生的治疗方案。为什么现在提出这个新的治疗方案？这些问题很可能会为护士提供机会，如果需要，重新解释患者的疾病、治疗和/或治疗计划，以尊重患者应对过程的节奏。护士应该避免在患者讲述自己对疾病和治疗计划的了解之前就告诉他们相关信息。

护士是最适合在治疗计划路径中支持患者应对过程的人。最终目标是让患者成为一个理解自己的疾病及其治疗并积极参与治疗的赋能合作伙伴。这就是为什么教育如此重要。最终，这将提高患者对治疗的依从性和坚持性。

管理前列腺癌患者最具挑战性的方面之一是PSA水平。对于许多患者而言，PSA不仅是前列腺特异性抗原，而且还是“患者压力放大器”。前列腺癌患者通过他们的PSA来感知自己的疾病。如果它降低，即便一点点，患者都会感觉好些。每当它略微增加，患者就会认为他们的癌症在进展。这种情况的一个夸张后果通常是，当你问患者“你现在怎么样？”时，他会回答：“等我知道我的PSA后再告诉你。”教育患者有关PSA监测的真正价值，特别是它的预后价值差，是帮助患者应对疾病的关键因素之一。无论何时选择监测治疗最佳选项或者监测接受对PSA没有或仅有很小影响的药物（如RA223、地诺单抗或唑来膦酸）的患者，这种教育都是至关重要的。凯瑟克（Keswick）在这个话题上恰当地引用了这样的话，“最重要的是，不要因为害怕死亡而失去生活的乐趣”。对于前列腺癌患者的病例，我们几乎可以说，“最重要的是不要因为焦虑PSA水平而失去生活的乐趣”。

关于多学科和最专业团队的重要性

在患者诊断为前列腺癌后，护理人员的工作就开始了。以下几个重要步骤概括了实施的步骤。这里简单概括为四个步骤要点。

第1步，在多学科团队会议（MDT）中，需要探讨任何新的诊断和新的治疗，确保不同的医疗专业人员出席。该会议的目的是根据最新的指南和研究，讨论最合适的治疗方案。在我们的机构中，该会议由协调护士（CN）组织。MDT小组会指定一位医生负责后续咨询。介绍医生宣布诊断或疾病进展，并提出治疗计划。

第2步，在上次会议之后，患者将会见协调护士（CN）。第二次会议的目的是评估患者对医生咨询的理解情况。癌症的诊断常常让患者太过紧张而失去了大部分讨论的细节。协调护士（CN）的作用是在需要的时候重复或细化诊断和治疗计划。有时，这只是总结和简化已经解释的内容，并安排所需的就诊情况。协调护士（CN）会就治疗、副作用和途径进行教育和建议。还可以进行额外的电话呼叫。协调护士（CN）应该使用检查列表，评估并给出必要的建议，以评估副作用。协调护士（CN）还将评估患者如何处理所有这些新的信息，并检测可能干扰治疗的任何脆弱性。听取患者的意见是协调护士（CN）确定患者可能需要什么的最大帮助，有时患者自己没有意识到。

第3步，护士经常会将患者转介给特定的同事，以获取更专业的支持。将这个过程量身定制到每个患者身上非常重要。这不一定要立即进行，护士将始终尝试寻找最佳时间来提供额外的支持。例如，护士不会强迫患者去看肿瘤精神专家，而是如果发现患者的痛苦，会建议患者去看。患者可以拒绝，并且如果护士认为患者仍然需要的话，该建议可以在后续的护士咨询中重新讨论。

第4步，患者并不住在医院里，建立患者环境与诊所之间的联系非常重要。在大多数国家，家庭医生（GP）是首选的联系人。他需要深入了解诊断、治疗及其副作用的信息，因为当患者在对自己的当前状况感到困惑时，他往往会去找家庭医生寻求建议。这在后续的过程中也非常有帮助，因为家庭医生更接近患者。在这些步骤中，护士希望帮助患者适应/应对他的新情况，并使他参与治疗的过程中。他将成为治疗过程中的参与者。

结论

科学证据、专业经验和患者的证言已经证实了患者在前列腺癌管理中积极参与的益处。患者在整个病程中都将面临许多紧张的事件，他需要一路上得到支持。量身定制的疾病信息，适应他自己的疾病知识水平，对发生的事情有深刻的理解，将有助于使患者参与和掌控自己的生活，同时保持积极的态度。鼓励他谈论他的疾病，运动和锻炼身体，改善饮食不仅有助于处理治疗的副作用，还有助于控制疾病。最后，毫无疑问，这有助于维护和提高患者的生活质量。

（翻译：郑儒君　校对：胡琰霞）

参考文献

[1] Global Burden of Disease Cancer C，Fitzmaurice C，Allen C，et al. Global，regional，and national cancer incidence，mortality，years of life lost，years lived with disability，and disability-adjusted life-years for 32 cancer groups，1990 to 2015：a systematic analysis for the global burden of disease study. JAMA Oncol. 2017；3（4）：524-48.

[2] Cuzick J，Thorat MA，Andriole G，et al. Prevention and early detection of prostate cancer. Lancet Oncol. 2014；15（11）：e484-92.

[3] Butoescu V，Ambroise J，Stainier A，Dekairelle AF，Gala JL，Tombal B. Does genotyping of risk-associated single nucleotide polymorphisms improve patient selection for prostate biopsy when combined with a prostate cancer risk calculator? Prostate. 2014；74（4）：365-71.

[4] Gillessen S，Attard G，Beer TM，et al. Management of patients with advanced prostate cancer：the report of the advanced prostate cancer consensus conference APCCC 2017. Eur Urol. 2015；67（5）：825-36.

[5] Paner GP，Stadler WM，Hansel DE，Montironi R，Lin DW，Amin MB. Updates in the eighth edition of the tumor-node-metastasis staging classification for urologic cancers. Eur Urol. 2018；73（4）：560-9.

[6] Sartor O，Eisenberger M，Kattan MW，Tombal B，Lecouvet F. Unmet needs in the prediction and detection of metastases in prostate cancer. Oncologist. 2013；18（5）：549-57.

[7] Epstein JI，Amin MB，Reuter VE，Humphrey PA. Contemporary Gleason grading of prostatic carcinoma：an update with discussion on practical issues to implement the 2014 International Society of Urological Pathology（ISUP）consensus conference on Gleason grading of prostatic carcinoma. Am J Surg Pathol. 2017；41（4）：e1-7.

[8] Mottet N，Bellmunt J，Bolla M，et al. EAU-ESTRO-SIOG guidelines on prostate cancer. Part 1：screening，diagnosis，and local treatment with curative intent. Eur Urol. 2017；71（4）：618-29.

[9] Droz JP，Aapro M，Balducci L，et al. Management of prostate cancer in older patients：updated recommendations of a working group of the International Society of Geriatric Oncology. Lancet Oncol. 2014；15（9）：e404-14.

[10] Albertsen PC，Moore DF，Shih W，Lin Y，Li H，Lu-Yao GL. Impact of comorbidity on survival among men with localized prostate cancer. J Clin Oncol. 2011；29（10）：1335-41.

[11] Parmelee PA，Thuras PD，Katz IR，Lawton MP. Validation of the cumulative illness rating scale in a geriatric residential population. J Am Geriatr Soc. 1995；43（2）：130-7.

[12] Charlson ME，Pompei P，Ales KL，MacKenzie CR. A new method of classifying prognostic comorbidity in longitudinal studies：development and validation. J Chronic Dis. 1987；40（5）：373-83.

[13] Hamdy FC，Donovan JL，Lane JA，et al. 10-year outcomes after monitoring，surgery，or radiotherapy for localized prostate Cancer. N Engl J Med. 2016；375（15）：1415-24.

[14] Wilt TJ，Jones KM，Barry MJ，et al. Follow-up of prostatectomy versus observation for early prostate

Cancer. N Engl J Med. 2017; 377（2）: 132-42.

[15] Ahmed HU, Bosaily AE, Brown LC, et al. The PROMIS study: a paired-cohort, blinded confirmatory study evaluating the accuracy of multi-parametric MRI and TRUS biopsy in men with an elevated PSA. J Clin Oncol. 2016; 34（suppl）: a5000.

[16] Donovan JL, Hamdy FC, Lane JA, et al. Patient-reported outcomes after monitoring, surgery, or radiotherapy for prostate cancer. N Engl J Med. 2016; 375（15）: 1425-37.

[17] Barocas DA, Alvarez J, Resnick MJ, et al. Association between radiation therapy, surgery, or observation for localized prostate cancer and patient-reported outcomes after 3 years. JAMA. 2017; 317（11）: 1126-40.

[18] Ost P, Reynders D, Decaestecker K, et al. Surveillance or metastasis-directed therapy for oligometastatic prostate cancer recurrence: a prospective, randomized, multicenter phase II trial. J Clin Oncol. 2018; 36(5): 446-53.

[19] Tyson MD 2nd, Koyama T, Lee D, et al. Effect of prostate cancer severity on functional outcomes after localized treatment: comparative effectiveness analysis of surgery and radiation study results. Eur Urol. 2018; 74（1）: 26-33.

[20] Vale CL, Fisher DJ, White IR, et al. What is the optimal systemic treatment of men with metastatic, hormone-naive prostate cancer? A STOPCAP systematic review and network meta-analysis. Ann Oncol. 2018; 29（5）: 1249-57.

[21] Millar RP, Lu ZL, Pawson AJ, Flanagan CA, Morgan K, Maudsley SR. Gonadotropin-releasing hormone receptors. Endocr Rev. 2004; 25（2）: 235-75.

[22] Klotz L, Boccon-Gibod L, Shore ND, et al. The efficacy and safety of degarelix: a 12-month, comparative, randomized, open-label, parallel-group phase III study in patients with prostate cancer. BJU Int. 2008; 102（11）: 1531-8.

[23] Klotz L, Miller K, Crawford ED, et al. Disease control outcomes from analysis of pooled individual patient data from five comparative randomised clinical trials of degarelix versus luteinising hormone-releasing hormone agonists. Eur Urol. 2014; 66（6）: 1101-8.

[24] Bourke L, Smith D, Steed L, et al. Exercise for men with prostate cancer: a systematic review and meta-analysis. Eur Urol. 2016; 69（4）: 693-703.

[25] Lebret T, Coloby P, Descotes JL, Droupy S, Geraud M, Tombal B. Educational tool-kit on diet and exercise: survey of prostate cancer patients about to receive androgen deprivation therapy. Urology. 2010; 76（6）: 1434-9.

[26] Tombal B. A holistic approach to androgen deprivation therapy: treating the cancer without hurting the patient. Urol Int. 2009; 83（4）: 373-8.

[27] Aucoin MW, Wassersug RJ. The sexuality and social performance of androgen-deprived（castrated）men throughout history: implications for modern day cancer patients. Soc Sci Med. 2006; 63（12）: 3162-73.

[28] Moyad MA. Promoting general health during androgen deprivation therapy（ADT）: a rapid 10-step review for your patients. Urol Oncol. 2005; 23（1）: 56-64.

[29] Strum SB, McDermed JE, Scholz MC, Johnson H, Tisman G. Anaemia associated with androgen deprivation in patients with prostate cancer receiving combined hormone blockade. Br J Urol. 1997; 79（6）: 933-41.

[30] Pezaro C, Mukherji D, Tunariu N, et al. Sarcopenia and change in body composition following maximal

androgen suppression with abiraterone in men with castration-resistant prostate cancer. Br J Cancer. 2013; 109（2）: 325-31.

[31] Nanda A, Chen MH, Braccioforte MH, Moran BJ, D'Amico AV. Hormonal therapy use for prostate cancer and mortality in men with coronary artery disease-induced congestive heart failure or myocardial infarction. JAMA. 2009; 302（8）: 866-73.

[32] Albertsen PC, Klotz L, Tombal B, Grady J, Olesen TK, Nilsson J. Cardiovascular morbidity associated with gonadotropin releasing hormone agonists and an antagonist. Eur Urol. 2014; 65（3）: 565-73.

[33] Smith MR, Lee H, Nathan DM. Insulin sensitivity during combined androgen blockade for prostate cancer. J Clin Endocrinol Metab. 2006; 91（4）: 1305-8.

[34] Keating NL, O'Malley AJ, Freedland SJ, Smith MR. Diabetes and cardiovascular disease during androgen deprivation therapy: observational study of veterans with prostate cancer. J Natl Cancer Inst. 2010; 102（1）: 39-46.

[35] Galvao DA, Nosaka K, Taaffe DR, et al. Resistance training and reduction of treatment side effects in prostate cancer patients. Med Sci Sports Exerc. 2006; 38（12）: 2045-52.

[36] Eriksson S, Eriksson A, Stege R, Carlstrom K. Bone mineral density in patients with prostate cancer treated with orchiectomy and with estrogens. Calcif Tissue Int. 1995; 57（2）: 97-9.

[37] Alibhai SM, Duong-Hua M, Cheung AM, et al. Fracture types and risk factors in men with prostate Cancer on androgen deprivation therapy: a matched cohort study of 19,079 men. J Urol. 2010; 184（3）: 918-23.

[38] Nguyen PL, Alibhai SM, Basaria S, et al. Adverse effects of androgen deprivation therapy and strategies to mitigate them. Eur Urol. 2015; 67（5）: 825-36.

[39] Benton MJ, White A. Osteoporosis: recommendations for resistance exercise and supplementation with calcium and vitamin D to promote bone health. J Community Health Nurs. 2006; 23（4）: 201-11.

[40] Network NCC. Prostate cancer. 2017. https: //www.nccn.org/professionals/physician_gls/pdf/prostate.pdf. Accessed 21 Feb 2017, 2015.

[41] Butoescu V, Tombal B. Practical guide to bone health in the spectrum of advanced prostate cancer. Can J Urol. 2014; 21（2 Suppl 1）: 84-92.

[42] Attard G, Reid AH, Yap TA, et al. Phase I clinical trial of a selective inhibitor of CYP17, abiraterone acetate, confirms that castration-resistant prostate cancer commonly remains hormone driven. J Clin Oncol. 2008; 26（28）: 4563-71.

[43] Fizazi K, Tran N, Fein L, et al. Abiraterone plus prednisone in metastatic, castration sensitive prostate cancer. N Engl J Med. 2017; 377（4）: 352-60.

[44] James ND, de Bono JS, Spears MR, et al. Abiraterone for prostate cancer not previously treated with hormone therapy. N Engl J Med. 2017; 377（4）: 338-51.

[45] Ryan CJ, Smith MR, Fizazi K, et al. Abiraterone acetate plus prednisone versus placebo plus prednisone in chemotherapy-naive men with metastatic castration-resistant prostate cancer（COU-AA-302）: final overall survival analysis of a randomised, double-blind, placebo-controlled phase 3 study. Lancet Oncol. 2015; 16（2）: 152-60.

[46] Agency EM. Summary of the European public assessment report（EPAR）for Zytiga. 2018. http: //www.ema.europa.eu/docs/en_GB/document_library/EPAR_-_Summary_for_the_public/human/002321/

WC500112861.pdf. Accessed 30 Apr 2018.

[47] Tombal B. Non-metastatic CRPC and asymptomatic metastatic CRPC: which treatment for which patient? Ann Oncol Off J Eur Soc Med Oncol/ESMO. 2012; 23 (Suppl 10): x251-8.

[48] Scher HI, Beer TM, Higano CS, et al. Antitumour activity of MDV3100 in castration-resistant prostate cancer: a phase 1-2 study. Lancet. 2010; 375 (9724): 1437-46.

[49] Beer TM, Armstrong AJ, Rathkopf DE, et al. Enzalutamide in metastatic prostate cancer before chemotherapy. N Engl J Med. 2014; 371 (5): 424-33.

[50] Scher HI, Fizazi K, Saad F, et al. Increased survival with enzalutamide in prostate cancer after chemotherapy. N Engl J Med. 2012; 367 (13): 1187-97.

[51] Chowdhury S, Shore N, Saad F, et al. Fatigue in men with metastatic castration-resistant prostate cancer treated with enzalutamide: data from randomised clinical trials. Ann Oncol. 2016; 27 (suppl_6): 739P.

[52] Agency EM. Summary of the European public assessment report (EPAR) for Xtandi. 2015. http: // www.ema.europa.eu/ema/index.jsp?curl=pages/medicines/human/medicines/002639/human_med_001663.jsp&mid=WC0b01ac058001d124. Accessed 30 Apr 2018, 2017.

[53] Horne R, Weinman J. Patients' beliefs about prescribed medicines and their role in adherence to treatment in chronic physical illness. J Psychosom Res. 1999; 47 (6): 555-67.

第十四章　膀胱癌和肾癌

本特·托夫特·詹森和苏珊娜·瓦尔·劳里森（Bente Thoft Jensen and Susanne Vahr Lauridsen）

摘　要

本章旨在总结目前泌尿肿瘤外科护理中术前和术后护理干预的证据基础，重点关注从诊断到幸存者阶段的癌症核心持续护理。加速康复外科（enhanced recovery after surgery，ERAS）是一种多模式的方法，目的是在手术前加强身体、营养和心理的恢复，减轻疾病的负担，促进患者健康状况恢复到基线值，并减少术后发病率。本章将介绍在ERAS背景下，循证护理在膀胱癌和肾癌手术中的重要作用。

关键词

肌层浸润性膀胱癌；肾癌；根治性膀胱切除术；肾切除术；康复；加强康复途径；肿瘤护理；幸存者

膀胱癌

膀胱癌是第二种最常见的泌尿系统恶性肿瘤，也是第六种最常见的癌症。大多数（93%）的肿瘤被归类为尿路上皮细胞癌（UCC），可以是非肌层浸润性（NMIBC）或肌层浸润性膀胱癌（MIBC）（图14.1）。大多数肿瘤（Ta和T1）和原位癌（CIS）是平坦的、非浸润性的，但高级别的类型可以发展为MIBC。NMIBC膀胱癌的治疗方法是经尿道膀胱切除术（TUR-B），随后通常进行膀胱内灌注化疗或免疫治疗。使用卡介苗（BCG）的膀胱内免疫疗法是治疗NMIBC膀胱癌最常见的方法，通常由泌尿外科护士实施。

根治性膀胱切除术（radical cystectomy，RC）是MIBC、T_2-$T_{4a}N_0M_0$或高级别NMIBC膀胱癌的一线治疗。放射治疗，尽管其生存率低于RC，但在身体虚弱的患者不适合手术，或者可能是患者在知情和共同决策的基础上的特定选择时是一种可替代的方法。RC是腹部肿瘤大手术中最复杂的手术之一，包括切除膀胱和男性的前列腺和精囊，女性的阴道前壁、子宫和附件，以及淋巴结扩大清扫术（lymph node dissection，LND），随后建立尿路分流。尿路分流是强制性的，可以进行可控制的或失禁的分流。回肠导管是最常见的失禁分流（尿路造口），而可控制分流（新膀胱）是一个更复杂的手术，取决于肿瘤边缘，更罕见的是可控尿的储尿囊（印第安纳袋）。

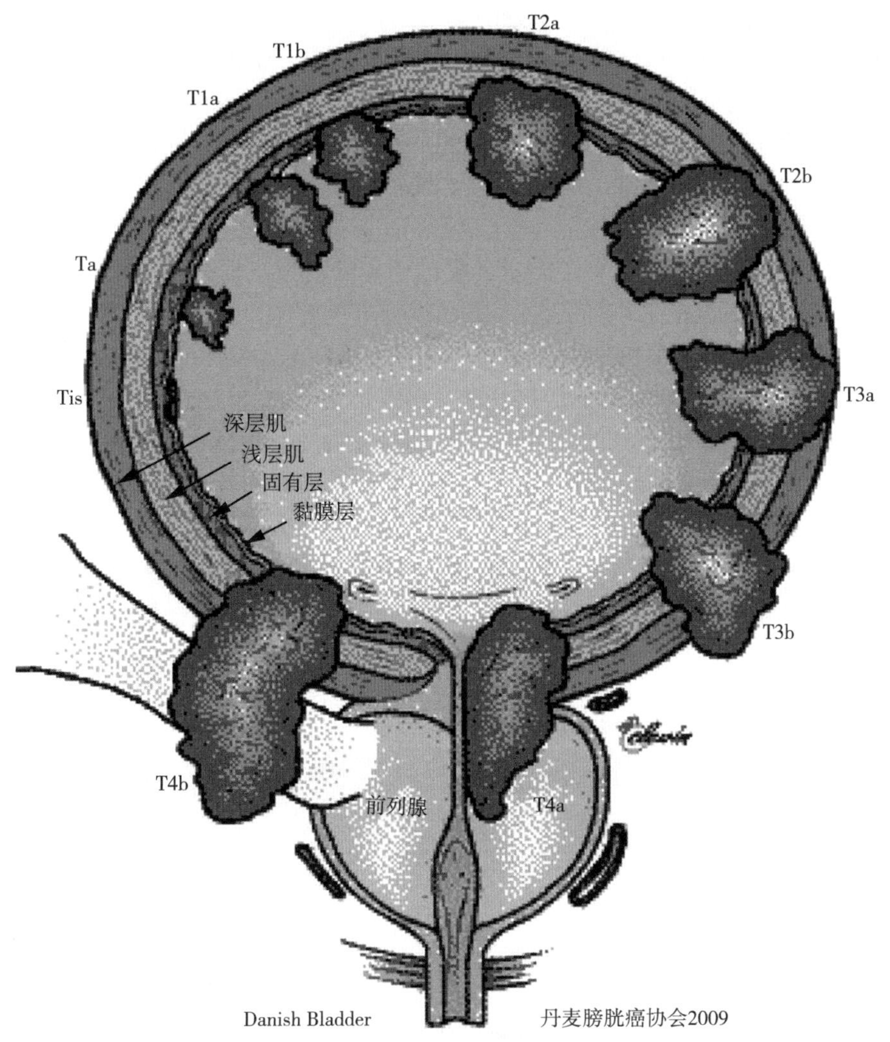

图14.1　**膀胱肿瘤的分类（DA-BLA-CA提供，参考约根·延森（Jørgen B.Jensen））**

在进行手术时，MIBC患者通常具有以下特点：平均年龄为40岁。根据查尔森合并症指数（Charlson comorbidity index，CCI）评分，33%的患者的CCI在3～4分，31.2%的患者≥5分。男性与女性的比例为4∶1。此外，大约27%的患者有严重的营养风险，大约80%的患者曾经吸烟，而30%的患者正在吸烟。在整个欧洲，30%～40%的患者接受了新辅助化疗。总体来说，MIBC患者被认为是一个“虚弱”的人群中，RC的围手术期发病率风险很高。即使是大体量的医疗中心，也有超过60%的患者在术后前3个月内至少出现一种并发症。除了50%以上的病例是由吸烟引起的外，苯胺染料、芳香胺和多环芳烃（如油漆工、橡胶工业工人和美发师使用）等职业性接触与患膀胱癌的高风险有关。

肾癌

肾癌（renal cell carcinoma，RCC）是第三种最常见的泌尿生殖系统肿瘤，是第七种最常见的癌症，也是血管最多的癌症之一。RCC与肾盂和输尿管的尿路上皮细胞癌是不同的癌症，有不同的治疗方法。RCC不是单一的恶性肿瘤，而是由几种不同的肿瘤亚型组成，每一种都有独特的基因特征；最常见的组织学类型是透明细胞。RCC常在因其他疾病进行放射影像检查时被偶然诊断。

对于局部RCC，手术是唯一有高质量证据的治愈性治疗。根据肿瘤学和生活质量的结果，如果技术上可行，无论采用何种手术方式，局部肿瘤最好采用肾部分切除术（partial nephrectomy，PN），而不是根治性肾切除术（radical nephrectomy，RN）。男性与女性的前期优势为1.5∶1，发病高峰出现在60～70岁。根据CCI评分，与MIBC患者相比，合并症负担不大，但不包括高血压、肺部疾病和没有心肌梗死的冠状动脉疾病。在一项基于人群的大型研究中，只有25%患者的CCI评分超过1分，51%以上的患者有没有合并症。然而，术后死亡率为2%，术后90天内有多达11%的并发症报告。在生活方式方面，48%的患者曾经吸烟，而11%的患者正在吸烟，大约40%的RCC患者被归类为肥胖，大约34%的患者患有高血压。据报道，酒精不是一个独立的危险因素，适度饮酒似乎有保护作用。有一个患肾癌的一级亲属也与RCC的风险增加有关。一些其他因素被认为与RCC的较高或较低风险有关，但尚未得到证实。这些因素包括特定的饮食习惯和偶然接触特定的致癌物，但文献并无定论。

本章重点介绍RC、PN和RN的手术途径。

外科手术的挑战

手术会引起一连串的反应，包括释放应激激素和炎症介质，如细胞因子，造成全身炎症反应综合征（systemic inflammatory response syndrome，SIRS）。全身炎症反应综合征导致糖原、脂肪和蛋白质的分解，而蛋白质分解造成肌肉组织的损失，这对功能恢复是一个短期或长期的负担。手术仍然是肿瘤治疗的基石，包括机器人辅助手术在内的微创手术已经提高了安全性和患者的预后。然而，尽管有这些进展，膀胱和肾脏切除术的死亡率为2%～3%，即使是像肾脏切除术这样的低风险手术，术后的高发病率也持续存在。

泌尿外科学加速外科康复计划

加速康复外科（ERAS）是一种基于多模式的方法，通常涉及多专业的医疗保健团队，包括护士、护士长/护士协调员、营养师、物理治疗师、肿瘤学家、麻醉师和外科医生，最终目标是减少全身炎症反应综合征，最大限度地减少术后器官功能障碍和术后发病率并加速康复，从而改善患者的预后，减少医疗费用。ERAS方案（ERPs）的成功始于25年前丹麦的亨利克·凯利特（Henrik Kehlet）教授所领导的结肠外科领域。他挑战了整个围手术期护理的旧有保守理论，让患者在手术前2小时内喝清澈的液体，取消了手术前和手术后的大部分肠道准备，避免引流/插管或在手术后立即移除，让患者在手术后尽快喝水和进食，并在手术当天或第二天通过坐和行走进行早期渐进式活动。

尽管已经获得和记录的ERAS证据主要是在结直肠手术中，但是ERAS已经成功地改善了各外科专业的恢复情况，而且这一概念已被国际公认为是护理标准，尽管解读不完全一致且缺乏充分的护理措施。特别是泌尿外科一直被评价难以实施。自从威尔莫尔（Wilmore）和凯利特（Kehlet）在2008年描述了以证据为基础的核心内容后，加速康复方案（ERPs）不断完善，并与手术程序相结合。ERAS协会有特定程序的ERPs和实施工具（www.erassociety.org）。如今，世界各地的医疗机构（尽管医疗服务的性质不同）已经将ERAS的概念除了结直肠手术外，还转移到其他几个专业，如妇科、头颈外科和泌尿外科，现在正将其作用扩大到重大癌症手术的前期干预，因此需要护士在术前给予更多护理措施。

在塞兰托拉（Cerantola）最近发布的2013年RC的ERPs中，在指南中有一份包括22项内容的证据等级概述的清单。术前准备、减少全身炎症反应综合征、疼痛管理、术后早期口服、术后立即渐进式活动等基本建议是通用的，适用于PN和RN途径。

ERAS背景下的护理工作

ERAS的起源基于“为什么患者今天还在医院？”给出的答案将明确解决患者的个人康复问题。这个问题清楚地表明，护理专业在从诊断到幸存的核心外科癌症护理过程中发挥着关键作用和重大机会（图14.2、图14.3）。

术中

确保遵守信息（患者/家庭）

询问在预康期/调整期未满足的需求

急性生理/心理问题

戒酒/戒烟

避免肠道准备

最低限度的禁食（目前EB的做法）

碳水化合物负荷（目前EB的做法）

血栓预防法

最小手术原则
目前的EB麻醉剂包括液体
优化短效阿片类药物

其他干预措施：
抗生素 血栓预防 氧气治疗
目标导向的液体治疗 疼痛管理

术后护理［移除/短期使用（<24 H）］：
尿管，支架，鼻胃管

目的明确的日常护理：
血栓预防措施
早期口服营养品/补充剂
早期渐进式行走
心理健康
尿路改道（如果存在）
疼痛：阿片类药物镇痛
恶心，拉克桑提亚疗法或使用口香糖

出院标准
（在MDT团队中达成共识）

图14.2 **泌尿外科围手术期ERAS的基本内容概述**

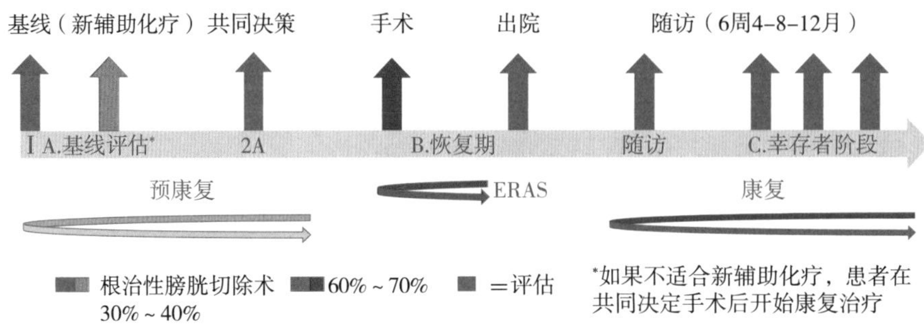

图14.3 **多学科延续性癌症护理－泌尿外科**

通过早期患者筛查、患者参与、术前和术后适应性评估以及对患者状况的记录，护士可以提供基于证据的干预措施，旨在改善身体和心理健康，并为减少患者未来出现慢性损伤的可能性作出贡献（表14.1）。

表14.1 **预康复护理干预措施**

	评估工具及建议	多学科团队协作
以家庭为基础的体育锻炼计划，包括在医院进行的抗阻力和耐力训练或体能训练	基线功能能力 测量腿部力量的动力装置 6分钟步行测试 在个人日志中监测每日完成情况	物理治疗师或专业护士指导患者/家属进行锻炼计划 调整彼此的期望，以适应锻炼计划 除了锻炼计划外，鼓励每个患者每天做30分钟中等强度的体育活动（散步、游泳、跳舞、骑自行车） 指导患者在有疑问或问题时给团队打电话 告知患者/家属，在给定的范围内进行运动是安全的
营养干预	基线营养筛查 营养风险评分（NRS） 主观的全局评估营养状况 手握力 生物阻抗 在个人日志中监测蛋白质/能量的摄入量 至少在手术前1周	营养师和/或专业护士指导和建议患者口服蛋白质/能量/口服补充剂，以及如何在手术前记录每天的摄入量 该团队通过以下方式激励和鼓励患者： 强调预康复的目标 解释体育锻炼、营养摄入、久坐不动的生活方式和康复之间的协同关系
吸烟和酗酒	评估日常使用烟草和酒精的基线信息 在替代治疗的情况下使用尼古丁依赖评估量表（Fagerstrom评分）	专科护士告知患者在必要时进行专业咨询和替代治疗的可能性
造口教育	询问是否有与造口生活相关的经验/知识 展示术后不同阶段的“真正的造口”图片 分发最佳的教育材料/信息材料 展示不同的造口材料/解决方案 采用尿路造口教育量表（UES）测量患者术前、术后的自我效能	造口护士告知并指导患者/家属更换造口所需的基本技能 患者在指导下使用教育性的“造口工具包”进行造口的全面更换 造口护士鼓励患者在家里使用为练习而开发的“造口工具包”进行练习

续 表

	评估工具及建议	多学科团队协作
性健康	性咨询师（专业护士）接近患者（和伴侣），使用“PLISSIT模型”作为咨询的框架 告知患者预定的术后咨询 一般工具测量 目前的性功能、需求和幸福感	性咨询师告诉患者（可能还有伴侣）手术后身体功能的变化以及对性功能可能产生的影响。此外，强调性健康方面是康复计划的一个综合方面
心理学	膀胱癌需术评估量表（BCNAS-32） 医院焦虑抑郁量表（HADS）评分 癌症患者生命质量测定量表	外科医生和专业护士 仔细告知患者和家属有关手术和被诊断为癌症有关的反应 护士告知可能的焦虑程度是个体化的，并强调我们以任何方式参与路径中的支持性护理需求

组织机构

在任何ERAS途径中，基于锚定的领导和对治疗和护理途径的共识是成功实施、医疗绩效、临床结果和患者满意度的关键因素和必要条件。在多模式路径中，明确所有参与的医护人员的责任是非常重要的，需要医院、科室和护士长的承诺和团队的推动。护理标准路径和算法必须在ERPs中明确描述术前和术后的干预措施，包括日常目标、护理文件方面、术前和术后的患者教育材料，以及共同决策的工具。越来越多的证据表明，欧洲的癌症中心（如荷兰和丹麦）启动了多模式的康复学院，在安排手术时，系统地让患者和家属参与进来，进行教育并提供信息。在ERAS网站上，提供了促进和支持实施过程的工具。此外，还提供了包括ERAS计划中的循证元素在内的手册，以及支持评估和成就记录的程序。值得注意的是，ERAS不是一个超越手术本身的“一刀切”计划，而是涵盖了具体的个性化评估和干预措施，有可能在持续的治疗护理中改善或保持癌症患者的健康状况。

护理干预

预康复

预康复被定义为“在预定的手术前提高个人功能的过程”。其目的是承受即将到来的身体挑战和由组织创伤引起的手术代谢应激反应，周期性饥饿，身体活动减少和焦虑，这些因素导致了功能的快速下降。术前表现不佳已被证明会增加死亡风险和延长康复时间，这表明术前可能是优化整体状况和主动让患者参与自身康复的最有利时机。尽管在诊断程序、手术技术（小型开腹手术和机器人辅助的RC）、麻醉和围手术期护理方面取得了重大进展，但术后发病率和长期损伤的持续高负担表明，泌尿外科患者仍然需要在手术过程之外进一步优化。直到目前为止，ERAS关注的重点仍是围手术期。不过，从诊断到手术这一“未充分利用的时间”已得到越来越多的关注。然而，从诊断到手术的“未利用的时间窗口”已得到越来越多的关注，以努力提高康复和减少术后损伤。

目前，重大癌症手术的预康复被认为是一个综合的癌症核心持续护理的一部分（图14.3），也是最初ERAS概念的延伸。预康复的概念包括身体和心理评估的基线能力评估，识别损伤，并提供干预措施，保持身体和心理健康，减少术前和术后损伤的发生率和严重程度。预康复的范围还在扩大，从最初的单一物理干预到包括双重和三重模式的多学科综合方案（见下文）。关于预康复对康复和生活质量（HRQoL）的影响的证据，最近几年主要是在骨科，心血管及结直肠手术中，而在泌尿肿瘤手术方面，针对特定手术的临床研究相对较少。然而，预康复正在向前发展，并逐渐被国家卫生局承认为MIBC和RCC路径中的一个关键角色（www.sst.dk）。多模式团队提供了一个由不同专业的人组成的平台，在这个平台上他们为病人的预康复的每一个关键因素协同工作（表14.1）。

身体预康复干预的作用

术前体能和身体状况不佳是术后严重并发症和长期残疾的风险因素。新辅助肿瘤疗法可能与术前体能的进一步下降有关。同样，术前康复不是一个“一刀切”的计划，而是涉及具体的个性化评估和干预，可能会改善每个病人的预后。

预康复的范围不断扩大，可能是由于认识到非运动干预可能是有益的，以及在手术前将运动作为一种单一的方式，实际上可能对一些缺乏生理储备的患者不利。例如，身体虚弱的老年患者是术后并发症的高危人群，他们的肌肉质量下降，蛋白质储备不足，如果不补充蛋白质，他们可能无法耐受术前增加运动量。虽然在欧洲和加拿大有越来越多的人认识到预康复潜在的未被利用的资源和好处，可以优化癌症术后的恢复，但仍有许多工作有待实施和进一步研究。目前还没有针对调整癌症患者的运动持续时间和强度的基于剂量/反应的循证建议。因此，关于活动和运动水平的建议来自于一般的运动医学，尽管该领域的大量证据支持正在进行的癌症手术预康复工作。目前，建议患者每天进行30分钟中等强度的体育活动（有氧运动），并结合锻炼增强主要肌群肌肉力量和耐力，主要是参与移动、上下床、抬椅子、爬楼梯和运动速度的肌肉群。

患者的功能能力包括有氧耐力能力和肌肉力量，可以被认为是手术准备的核心要素。三项针对准备接受RC手术的MIBC患者的研究表明，由简单运动组成的短期家庭运动计划是可行和有效的，可以提高身体能力和心肺功能。因此，早期动员的能力增强，这也可能改善术后的结果。一项RCT研究引入了为期2周的基于家庭运动的短期康复计划，结果显示66%的患者坚持完成了≥75%的标准化运动计划。研究中的所有患者都根据指南接受了口服补充剂。体能训练包括增强肌肉力量和耐力的练习，目标是参与移动、上下床、抬椅、爬楼梯和步态速度的主要肌肉群。肌肉能力表示为下肢肌肉力量（W/kg），与进行体力活动的能力相关。与标准（无干预）相比，干预组的腿部伸展力量明显提高了18%。术后在预康复计划（看术后护理）的基础上，进行了每日运动计划。LOS（住院时间）或并发症没有减少，而独立进行日常生活活动的时间以及4个月后与康复相关的生活质量都有明显改善。在另一项为期2周的预康复计划（包括营养和身体功能）的研究中，也达到了同样的依从性水平（65%）。在这项研究中，所有患者均由临床护理专家指导参加由综合癌症中心幸存者计划设计的标准化运动计划，该计划适用于等待或正在接受治疗的所有类型的癌症患者。来自幸存者诊所的高度专业的物理治疗师对分配到该计划的专业护士进行了教育。该计划包括耐力和阻力训练。日常运动能力是用6分钟步行测试来衡量的。从基线到6周的随访中，测得的功能能力平均增加了10.6%。此外，骨量也比基线有明显改善。另一项试点研究报告了心肺功能对术后并发症的影响，尽管并不显著，但结果令人欣喜。所有这三项研究都表明，以家庭为基础的短期身体预康复是可行和有效的。

护士的职责：专业护士可以在物理治疗师的监督下评估患者的基线状态，并指导将进行手术（RC，PN，RN）的患者进行基本的标准化运动项目，护士将在指导后为患者提供一份个人手册，让患者记录每天的成果，包括在出现问题或需要帮助时的详细联系方式（表14.1、图14.4）。

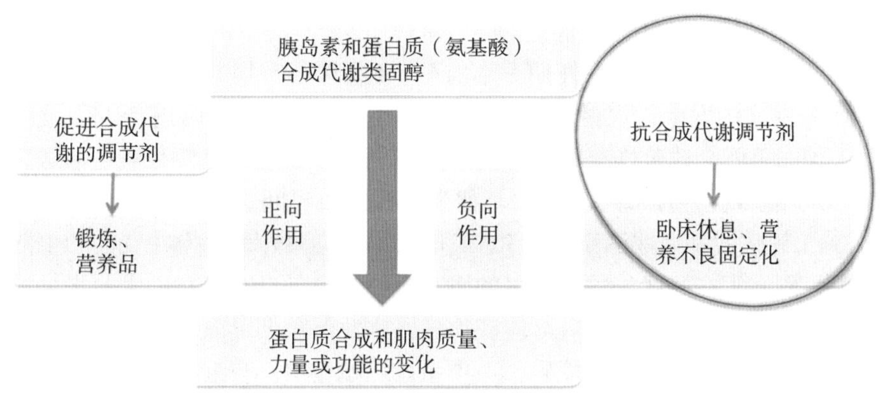

图14.4 **体力活动和营养物质之间的协同联系**

营养干预的作用

预康复阶段的营养治疗指征是预防和治疗泌尿外科手术（RC，PN，RN）前的分解代谢和可能的营养不良。其目的主要是维持营养状态以减少术后并发症和死亡的风险。在临床实践中，目标是识别有风险的患者，并提供足够的蛋白质摄入量以提高新陈代谢，并提供能量以维持身体结构。如果预计患者在术后很长一段时间内不能进食或不能维持经口摄入能量，即使没有明确的疾病相关的营养不良，也可以进行营养干预。所需的饮食蛋白质或补充蛋白质的数量取决于疾病的严重程度和患者的实际营养状况。支持术前营养干预的证据有限，尽管有证据表明，如果营养不良的患者在术前至少有7～10天的充分喂养，其结果会得到改善。对于严重营养不良的患者，如果不能进行充分的口服或肠道喂养，则需要进行术前肠道治疗，并且可以推迟手术，但由于肿瘤风险，这种情况很少发生。

护士的职责：所有患者在转诊时都要接受营养筛查，由护理人员使用当地推荐的筛查工具进行，在一些中心，手握力或生物阻抗测量是标准的基线评估（表14.1）。所有转诊为RC的患者，由于即将面临手术挑战，默认为中度风险，将在手术前至少1周内例行提供口服蛋白质补充剂，每天3次。护士或营养师（如果有的话）通过小册子或其他材料告知患者及其家属如何根据他们目前的饮食习惯进行明智的饮食和烹饪。所有患者都会被教育和告知体育活动、营养和久坐的生活方式对术后恢复的影响以及它们之间“不良”的关联。此外，在体力活动后1小时和睡前进食的确保了营养最大限度的吸收。最后，鼓励患者使用营养模块在个人日志中监测总能量和蛋白质的摄入。如果筛查发现患者处于高风险或受到任何合并症的挑战，营养师和外科医生将进一步提供建议。

吸烟和酗酒的作用

大量饮酒和每天吸烟会降低免疫力，导致感染和伤口愈合受损的风险增加。此外，危险的饮酒会增加手术的内分泌应激反应，导致现有状况恶化，从而增加术后发病的风险。吸烟和危险饮酒对RC后结果的影响仍有争议。大多数观察性研究显示，RC后因感染性并发症再入院、复发和与癌症有关的死亡的风险与持续吸烟有关，而其他研究则对此提出质疑。在外科手术中，每天吸烟者和每天饮酒超过2个单位（24g乙醇）的人发生伤口并发症、全身感染和肺部并发症的风险增加。在择期手术前6～8周进行密集的戒烟戒酒干预，可以减少约50%的术后并发症的发生，但像RC这样的癌症手术往往在2周内进行。假设在这个时间范围内进行干预，可能会改善恢复情况（病理生理机制，如组织灌注和氧气输送、睫状体和免疫功能），减少全身炎症反应综合征、心律失常和出血时间。到目前为止，还没有随机对照试验（RCTs）评估戒烟或戒酒干预对RC或任何特定泌尿外科手术并发症和生活质量的影响。一项多中心研究正在开展。尽管更多的研究表明，患者对医院在手术前提供戒烟支持感到满意，而且大多数患者是出于术后可能获得健康收益但吸烟可以缓解压力的信念成为吸烟者戒烟和医护人员建议戒烟的主要障碍。一项系统回顾显示，与继续吸烟的吸烟者相比，戒烟与减少抑郁、焦虑和压力有关，戒烟者能改善情绪和生活质量。现在，与手术有关的饮酒风险已经反映在美国麻醉师协会（ASA）的身体状况分类系统评分中（https：//www.asahq.org/resources/clinical-information/asa-physical-status-classification-system），也就是说，识别每天饮酒超过2个单位的患者是非常重要的。

护士的职责：解决戒烟问题有利于所有患者。护士们应使用有效的工具“5A”模式。护士应评估吸烟习惯（询问他们是否吸烟），评估尼古丁依赖性（使用Fagerström评分），建议戒烟，通过咨询协助戒烟，或安排患者转诊到戒烟热线/诊所。在住院期间，护士应根据Fagerström评分为患者提供尼古丁替代疗法。护士应评估患者的饮酒模式，并为每天饮酒超过2个单位的患者提供支持，使其在手术前尽快戒酒。如果患者每天饮酒超过5个单位，应向患者提供支持性的医疗治疗，防止出现戒断症状。

术前造口教育的作用

尿路造口护理需要手动技能和情感适应，以来确保自己有能力应对各种情况，越来越多的证据表明，造口护理能力是预测积极适应造口生活和提高生活质量感知的最重要变量。术后的患者描述了大量未满足的需求，如缺乏早期造口教育和患者参与。有报道称，术前造口标记对临床和患者报告的结果（PRO）有积极的影响。直到最近，基于高质量的临床实践的专家共识推荐即术前造口护理教育可能是有益的。在最近的一项RCT中，将造口教育纳入康复前计划后，患者自我护理技能产生了显著提升。干预措施包括1.5小时的动手培训，逐步介绍独立更换造口装置所需的技能。造口套件被分发到家庭培训中，并使用定量的尿路造口教育量表测量进展。在术后1年的随访发现，试验组患者的自我照护水平一直显著优于对照组，患者的自我护理能力维持在显著水平。

护士的职责：科室的所有护士都可以进行标准化的尿路造口。在大多数科室，受过高等教育的造口护士应向患者介绍未来与尿路造口一起生活的情况，并教育患者和家属。作为预康复计划的一个组成部分，造口护士解释如何建立造口的程序，展示造口患者在术后不同阶段的图片或视频，介绍造口材料，并与患者一起进行造口器械的基本更换。造口护士通过使用造口模型带领患者完成每个步骤的操作。鼓励患者在预康复期间使用造口套件至少进行两次完整的器具更换。护士可以通过使用有效的尿路造口自我效能量表来衡量自我效能的进步，从基线到整个随访期，患者可以注意到这些发展。

性健康的作用

RC通常与治疗相关的性功能障碍有关，对个人的影响从轻度到重度不等，无论男女。然而，常见的问题见于所有类型的癌症，需要在盆底进行重大手术，如PN和RN。性健康与解剖学、生理学、医学、心理学和人际关系等方面有关。据报道，女性的性功能障碍超过了男性的性功能障碍，而对女性性问题的识别和治疗关注较少。此外，与男性的类似情况相比，缺乏治疗方案。尽管识别度不高，但性功能受损已被认为是接受RC的患者自我评估的主要痛苦来源。一项对准备接受RC的MIBC患者的未满足需求的调查发现，在接受调查的30名患者中，只有6名患者报告医院对他们进行了术后可能存在的性功能障碍的指导工作。患者要求在术前提供性方面知识，重点是术后与治疗方式，伴侣参与性交和性高潮有关的功能。

护士的职责：在接触患者（或伴侣）时，受过性教育的护士是必要的。关于未来性健康和可预见的信息显然是患者的未被满足的需求。与肿瘤风险相比，谈论性健康的重要性对临床工作人员来说可能不是那么重要。然而，在手术前阐明这方面的问题，并保证我们将持续关注他们的性健康是有必要的。对于医护人员、患者和伴侣来说，性功能仍然是一个常忌讳说起的话题。因此，护理的关键是具备提供专业的能力，逐步推进，并表明我们将在这种对话和/或咨询中起主导作用，除非患者有其他选择。

心理健康和共同决策

尽管文献不多，但结直肠手术的新证据（ERAS计划）指出，由于心理健康与短期和长期损伤有关，因此它是预康复阶段的一个重要的方面。最近有两项定性研究探讨了MIBC患者的手术准备。首先，为期6周的戒烟戒酒干预深受欢迎，并被认为是手术准备的一个组成部分。其次，在手术的性别偏好、了解治疗方案、风险、家庭方面和自身参与护理方面，采用共同护理决策模式的以患者为中心的方法是非常重要的。多年来，护士们都知道有些患者在手术前会有高度的焦虑。然而，最近报告显示，患者在癌症治疗过程未被满足的需求中以焦虑为主，现在是手术准备中需被重点关注的因素。尽管最近的研究提出了与患者/家属合作而不仅是对术后症状的关注，并提供了减轻焦虑的策略，但在该领域并没有明确的建议。

护士的职责：多模式团队意识到，在预康复阶段的焦虑可能对优化和准备手术工作有重大影响。然而，重要的是要面对患者，解释我们认识到并理解这种情况。另外，解释其他患者也有同样的经历，但当他们参与自己的护理时，在某种程度上他们的焦虑是可控的。显然，需要有更多证据来证明这个鲜为人知的领域。

恢复和康复

目前，用来衡量ERPs成功与否的最常见的结果是住院时间（LOS）。虽然这是在ERAS启动时关注的一个结果，它实际上只是康复的代替指标，在没有明确的出院标准的情况下，它可能是一个弹性过大的参数。重要的是，LOS不一定能反映出必须在家休养的病人的真正恢复情况。我们在术后的工作重点不仅仅是LOS和再入院率，而是要了解影响出院后恢复正常日常生活的因素。此外，LOS本身并不是一个目标。在过去的十年中，ERAS的实施显然将许多手术路径的LOS从几周缩短到只有几天，包括RC、PN和RN。“为什么患者今天还在医院？”这个问题仍然很有意义，它清楚地陈述了患者当时的实际情况，并且仍然支持目标导向的术后护理计划，以防止进一步的并发症或损伤。护理最终的目标是最大限度地减少术后器官功能障碍和加速康复。

在ERAS的背景下，术后或恢复阶段有相当多的问题。护士必须仔细管理这些工作。在临床实践中，护士通常充当多模式护理团队（膀胱或肾脏）的角色。因此，护理人员了解最近的护理证据是一个先决条件。护士将根据ERPs与患者合作计划今天的活动，并支持和鼓励患者以最佳方式实现日常目标。此外，护士经常被定位为合作者之间的协调者，如物理治疗师、外科医生、营养师和专案经理。每个关键节点上的人都会和患者一起（条件允许的情况下）仔细地将今天的成果记录在个人的医疗记录中。

在图14.2中，列出了已知的最重要的ERPs术后重点领域。尽管有地方差异和挑战，但ERPs中的大部分内容都应该被考虑并且尽可能完成。需要解决的领域有鼻胃管、导管、引流管、支架、早期口服营养、造口护理、加强渐进式运动、戒烟等。一个适当知情的患者，如果没有疼痛、恶心或呕吐，没有引流管，以及没有术后并发症，应该愿意进食和运动。然而，有任何这些问题的患者将不一定能够进食和/或运动。因此，早期动员、早期口服和肠道功能应被视为类似于LOS的结果测量，并作为ERPs的关键组成部分进行监测。当所有的出院标准都完成后，患者就可以出院了，无论是否有初级保健的支持，都可以开始康复计划。在出院时，所有的关键参与者都已经更新了患者的实际状况，并单独给出康复活动的建议，如推荐运动以进一步改善功能和营养状况，以及继续戒烟。独立更换造口装置的能力不是出院标准，大多数患者可能在术后5周到造口诊所进行随访。所有患者都会根据国家指南进行随访。在咨询中，包括预康复计划的所有方面和入院期间的问题都会得到解决。为了实现加速康复包含随访和康复的多学科团队整合在一起，除了肿瘤进展状况外，团队还将评估和解决患可能报告的任何需求或症状。

幸存期

由于人口的发展和老龄化，越来越多的患者将被诊断为癌症。癌症治疗的改进使人们对癌症的看法从一种致命的疾病转变为大多数患者的慢性病。同时，由于许多国家医疗资源短缺，患者会尽快出院。总的来说，由于早期诊断和治疗，患者可能活得更长，许多患者可能有长期的损伤。通常情况下，在康复期和进入幸存期（无论如何定义生存者）之间存在差距。肿瘤治疗的后遗症是众所周知的，但外科患者由于切除器官和永久丧失身体功能，以及难以适应，可能会有额外的影响。幸运的是，人们对建立癌症后遗症门诊的兴趣日益浓厚，重点关注盆腔癌治疗后与器官相关的功能损伤。由于认识到患者报告的长期损伤和对HRQOL的影响，一些癌症中心正致力于发展幸存者计划。护士将再次在提供基于证据的护理方面发挥领导作用，并积极主动地发起和发展研究环境，为幸存者护理提供新的证据。幸存者临床的目标是改善临床和患者报告的结局，通过使用新的技术和方法使患者能够控制他们的疾病，发展自我管理技能以支持需求，并预防长期问题。此外，卫生专业人员通过使用临床工具来支持和提供健康服务，管理癌症治疗的远期影响。在上述目标范围内，出现了一种结合学术和临床护理技能的可能性，并希望在实践泌尿肿瘤护理方面提供一种强有力的跨学科的护理研究方法。

（翻译：郑儒君　校对：胡琰霞）

参考文献

[1] Newman DK, Wyman JF, Welch VW. Core curriculum for urologic nursing. 1st ed. New Jersey: Anthony J Janetti Inc; 2017.

[2] Witjes JA, Comperat E, Cowan NC. Guidelines on muscle-invasive and metastatic bladder cancer. 2013. Available at: http: //www.uroweb.org/gls/pdf/07_Bladder%20 Cancer_LRV2.pdf. Accessed Aug 2013.

[3] Dansk Urologisk Cancer Gruppe (Blærecancer). DABLACA (Dansk Blærecancer Udvalg). 2016. Available at: http: //ducg.dk/dablaca-blaerecancer/. Accessed 25 Sept 2016, 2017.

[4] Jensen BT, Lauridsen SV, Jensen JB. Prehabilitation for major abdominal urologic oncology surgery. Curr Opin Urol. 2018; 28 (3): 243-50.

[5] Ljungberg B, Bensalah K, Canfield S, Dabestani S, Hofmann F, Hora M, et al. EAU guidelines on renal cell carcinoma: 2014 update. Eur Urol. 2015; 67 (5): 913-24.

[6] Adejoro O, Alishahi A, Konety B. Association of comorbidity, age, and radical surgical therapy for prostate cancer, bladder cancer, and renal cell carcinoma. Urology. 2016; 97: 130-137. e1.

[7] Capitanio U, Montorsi F. Renal cancer. Lancet. 2016; 387 (10021): 894-906.

[8] Sanfilippo KM, McTigue KM, Fidler CJ, Neaton JD, Chang Y, Fried LF, et al. Hypertension and obesity and the risk of kidney cancer in 2 large cohorts of US men and women. Hypertension. 2014; 63(5): 934-41.

[9] Weimann A, Braga M, Carli F, Higashiguchi T, Hubner M, Klek S, et al. ESPEN guideline: clinical nutrition in surgery. Clin Nutr. 2017; 36 (3): 623-50.

[10] Kehlet H，Joshi GP. Enhanced recovery after surgery：current controversies and concerns. Anesth Analg. 2017；125（6）：2154-5.

[11] Kehlet H，Wilmore DW. Evidence-based surgical care and the evolution of fast-track surgery. Ann Surg. 2008；248（2）：189-98.

[12] Kehlet H. Enhanced recovery after surgery（ERAS）：good for now，but what about the future? Can J Anaesth. 2015；62（2）：99-104.

[13] Carli F，Minnella EM. Preoperative functional assessment and optimization in surgical patient：changing the paradigm. Minerva Anestesiol. 2017；83（2）：214-8.

[14] Cerantola Y，Valerio M，Persson B，Jichlinski P，Ljungqvist O，Hubner M，et al. Guidelines for perioperative care after radical cystectomy for bladder cancer：Enhanced Recovery After Surgery（ERAS®）society recommendations. Clin Nutr. 2013；32（6）：879-87.

[15] Kondrup J，Rasmussen HH，Hamberg O，Stanga Z，Ad Hoc ESPEN Working Group. Nutritional risk screening（NRS 2002）：a new method based on an analysis of controlled clinical trials. Clin Nutr. 2003；22（3）：321-36. PMID：12765673.

[16] Gillis C，Li C，Lee L，Awasthi R，Augustin B，Gamsa A，et al. Prehabilitation versus rehabilitation：a randomized control trial in patients undergoing colorectal resection for cancer. Anesthesiology. 2014；121（5）：937-47.

[17] Moran J，Guinan E，McCormick P，Larkin J，Mockler D，Hussey J，et al. The ability of prehabilitation to influence postoperative outcome after intra-abdominal operation：a systematic review and meta-analysis. Surgery. 2016；160（5）：1189-201.

[18] Wilson RJ，Davies S，Yates D，Redman J，Stone M. Impaired functional capacity is associated with all-cause mortality after major elective intra-abdominal surgery. Br J Anaesth. 2010；105（3）：297-303.

[19] Carli F，Gillis C，Scheede-Bergdahl C. Promoting a culture of prehabilitation for the surgical cancer patient. Acta Oncol. 2017；56（2）：128-33.

[20] Tolchard S，Angell J，Pyke M，Lewis S，Dodds N，Darweish A，et al. Cardiopulmonary reserve as determined by cardiopulmonary exercise testing correlates with length of stay and predicts complications after radical cystectomy. BJU Int. 2015；115（4）：554-61.

[21] Carli F，Silver JK，Feldman LS，McKee A，Gilman S，Gillis C，et al. Surgical prehabilitation in patients with cancer：state-of-the-science and recommendations for future research from a panel of subject matter experts. Phys Med Rehabil Clin N Am. 2017；28（1）：49-64.

[22] Silver JK. Integrating rehabilitation into the cancer care continuum. PM R. 2017；9（9S2）：S291-6.

[23] Jensen BT，Dalbagni G，Jensen JB，Retinger C，Bowker M，Love N. Implementing a multimodal prehabilitation program in a high-volume Bladder Cancer Center. 2017. Available at：http：//www.aua2016.org/abstracts/abstractprint.cfm?id=MP38-14. Accessed 21 Nov 2017.

[24] Pang KH，Groves R，Venugopal S，Noon AP，Catto JWF. Prospective implementation of enhanced recovery after surgery protocols to radical cystectomy. Eur Urol 2017；pii：S0302-2838（17）30660-7. https：//doi.org/10.1016/j.eururo.2017.07.031.［Epub ahead of print］.

[25] Jensen BT，Laustsen S，Jensen JB，Borre M，Petersen AK. Exercise-based pre-habilitation is feasible and effective in radical cystectomy pathways-secondary results from a randomized controlled trial. Support Care Cancer. 2016；24（8）：3325-31.

[26] Jensen BT，Petersen AK，Jensen JB，Laustsen S，Borre M. Efficacy of a multiprofessional rehabilitation

programme in radical cystectomy pathways: a prospective randomized controlled trial. Scand J Urol. 2015; 49 (2): 133-41.

[27] Banerjee S, Manley K, Shaw B, Lewis L, Cucato G, Mills R, Rochester M, Clark A, Saxton JM. Vigorous intensity aerobic interval exercise in bladder cancer patients prior to radical cystectomy: a feasibility randomised controlled trial. Support Care Cancer. 2018; 26 (5): 1515-23. https://doi.org/10.1007/s00520-017-3991-2. Epub 2017 Nov 27. PMID: 29181804

[28] van Rooijen S, Carli F, Dalton SO, Johansen C, Dieleman J, Roumen R, et al. Preoperative modifiable risk factors in colorectal surgery: an observational cohort study identifying the possible value of prehabilitation. Acta Oncol. 2017; 56 (2): 329-34.

[29] Minnella EM, Bousquet-Dion G, Awasthi R, Scheede-Bergdahl C, Carli F. Multimodal prehabilitation improves functional capacity before and after colorectal surgery for cancer: a five-year research experience. Acta Oncol. 2017; 56 (2): 295-300.

[30] Reid KF, Fielding RA. Skeletal muscle power: a critical determinant of physical functioning in older adults. Exerc Sport Sci Rev. 2012; 40 (1): 4-12.

[31] Bean JF, Kiely DK, LaRose S, Goldstein R, Frontera WR, Leveille SG. Are changes in leg power responsible for clinically meaningful improvements in mobility in older adults? J Am Geriatr Soc. 2010; 58 (12): 2363-8.

[32] Jensen BT, Jensen JB, Laustsen S, Petersen AK, Sondergaard I, Borre M. Multidisciplinary rehabilitation can impact on health-related quality of life outcome in radical cystectomy: secondary reported outcome of a randomized controlled trial. J Multidiscip Healthc. 2014; 7: 301-11.

[33] Memorial Sloan Kettering Cancer Center, Department of Integrative Medicine. General Exercises Level-2. 2016. Available at: https://www.mskcc.org/cancer-care/patient-education/general-exercise-level-2. 2015.

[34] American Thoracic Society. ATS statement: guidelines for the six-minute walk test. ATS Committee Proficiency Standards for Clinical Pulmonary Function Lab. Am J Respir Crit Care Med. 2002; 166 (1): 111-7.

[35] Gillis C, Loiselle SE, Fiore JF Jr, Awasthi R, Wykes L, Liberman AS, et al. Prehabilitation with whey protein supplementation on perioperative functional exercise capacity in patients undergoing colorectal resection for cancer: a pilot double-blinded randomized placebo-controlled trial. J Acad Nutr Diet. 2016; 116 (5): 802-12.

[36] Kabata P, Jastrzebski T, Kakol M, Krol K, Bobowicz M, Kosowska A, et al. Preoperative nutritional support in cancer patients with no clinical signs of malnutrition-prospective randomized controlled trial. Support Care Cancer. 2015; 23 (2): 365-70.

[37] Bauer J, Biolo G, Cederholm T, Cesari M, Cruz-Jentoft AJ, Morley JE, et al. Evidence-based recommendations for optimal dietary protein intake in older people: a position paper from the PROT-AGE Study Group. J Am Med Dir Assoc. 2013; 14 (8): 542-59.

[38] Braga M, Ljungqvist O, Soeters P, Fearon K, Weimann A, Bozzetti F, et al. ESPEN guidelines on parenteral nutrition: surgery. Clin Nutr. 2009; 28 (4): 378-86.

[39] Spies CD, von Dossow V, Eggers V, Jetschmann G, El-Hilali R, Egert J, et al. Altered cell-mediated immunity and increased postoperative infection rate in long-term alcoholic patients. Anesthesiology. 2004; 100 (5): 1088-100.

[40] Tonnesen H. Alcohol abuse and postoperative morbidity. Dan Med Bull. 2003; 50 (2): 139-60.

[41] Eliasen M, Gronkjaer M, Skov-Ettrup LS, Mikkelsen SS, Becker U, Tolstrup JS, et al. Preoperative alcohol consumption and postoperative complications: a systematic review and meta-analysis. Ann Surg. 2013; 258 (6): 930-42.

[42] Crivelli JJ, Xylinas E, Kluth LA, Rieken M, Rink M, Shariat SF. Effect of smoking on outcomes of urothelial carcinoma: a systematic review of the literature. Eur Urol. 2014; 65 (4): 742-54.

[43] Hou L, Hong X, Dai M, Chen P, Zhao H, Wei Q, et al. Association of smoking status with prognosis in bladder cancer: a meta-analysis. Oncotarget. 2017; 8 (1): 1278-89.

[44] Hemal S, Krane LS, Richards KA, Liss M, Kader AK, Davis RL 3rd. Risk factors for infectious readmissions following radical cystectomy: results from a prospective multicenter dataset. Ther Adv Urol. 2016; 8 (3): 167-74.

[45] Liss MA, White M, Natarajan L, Parsons JK. Exercise decreases and smoking increases bladder cancer mortality. Clin Genitourin Cancer. 2017; 15 (3): 391-5.

[46] Rink M, Zabor EC, Furberg H, Xylinas E, Ehdaie B, Novara G, et al. Impact of smoking and smoking cessation on outcomes in bladder cancer patients treated with radical cystectomy. Eur Urol. 2013; 64 (3): 456-64.

[47] Rink M, Crivelli JJ, Shariat SF, Chun FK, Messing EM, Soloway MS. Smoking and bladder cancer: a systematic review of risk and outcomes. Eur Urol Focus. 2015; 1 (1): 17-27.

[48] Lee C, Kim KH, You D, Jeong IG, Hong B, Hong JH, et al. Smoking and survival after radical cystectomy for bladder cancer. Urology. 2012; 80 (6): 1307-12.

[49] Gronkjaer M, Eliasen M, Skov-Ettrup LS, Tolstrup JS, Christiansen AH, Mikkelsen SS, et al. Preoperative smoking status and postoperative complications: a systematic review and meta-analysis. Ann Surg. 2014; 259 (1): 52-71.

[50] Oppedal K, Moller AM, Pedersen B, Tonnesen H. Preoperative alcohol cessation prior to elective surgery. Cochrane Database Syst Rev. 2012; 11 (7): CD008343.

[51] Thomsen T, Villebro N, Moller AM. Interventions for preoperative smoking cessation. Cochrane Database Syst Rev. 2014; 27 (3): CD002294.

[52] Lauridsen SV, Thomsen T, Thind P, Tonnesen H. STOP smoking and alcohol drinking before operation for bladder cancer (the STOP-OP study), perioperative smoking and alcohol cessation intervention in relation to radical cystectomy: study protocol for a randomised controlled trial. Trials. 2017; 18 (1): 329. https://doi.org/10.1186/s13063-017-2065-6.

[53] Warner DO, Patten CA, Ames SC, Offord K, Schroeder D. Smoking behavior and perceived stress in cigarette smokers undergoing elective surgery. Anesthesiology. 2004; 100 (5): 1125-37.

[54] Lauridsen SV, Thomsen T, Kaldan G, Lydom LN, Tonnesen H. Smoking and alcohol cessation intervention in relation to radical cystectomy: a qualitative study of cancer patients' experiences. BMC Cancer. 2017; 17 (1): 793. https://doi.org/10.1186/s12885-017-3792-5.

[55] Taylor G, McNeill A, Girling A, Farley A, Lindson-Hawley N, Aveyard P. Change in mental health after smoking cessation: systematic review and meta-analysis. BMJ. 2014; 348: g1151.

[56] Lawson PJ, Flocke SA, Casucci B. Development of an instrument to document the 5A's for smoking cessation. Am J Prev Med. 2009; 37 (3): 248-54.

[57] Kristensen SA, Laustsen S, Kiesbye B, Jensen BT. The Urostomy Education Scale: a reliable and valid

tool to evaluate urostomy self-care skills among cystectomy patients. J Wound Ostomy Continence Nurs. 2013; 40 (6): 611-7.

[58] O'Connor G. Teaching stoma-management skills: the importance of self-care. Br J Nurs. 2005; 14 (6): 320-4.

[59] Danielsen AK, Christensen BM, Mortensen J, Voergaard LL, Herlufsen P, Balleby L. Establishment of a regional Danish database for patients with a stoma. Color Dis. 2015; 17 (1): O27-33.

[60] Vujnovich A. Pre and post-operative assessment of patients with a stoma. Nurs Stand. 2008; 22 (19): 50-6. quiz 58.

[61] Metcalf C. Stoma care: empowering patients through teaching practical skills. Br J Nurs. 1999; 8 (9): 593-600.

[62] Tal R, Cohen MM, Yossepowitch O, Golan S, Regev S, Zertzer S, et al. An ileal conduit-who takes care of the stoma? J Urol. 2012; 187 (5): 1707-12.

[63] Mohamed NE, Chaoprang Herrera P, Hudson S, Revenson TA, Lee CT, Quale DZ, et al. Muscle invasive bladder cancer: examining survivor burden and unmet needs. J Urol. 2014; 191 (1): 48-53.

[64] Salvadalena G, Hendren S, McKenna L, Muldoon R, Netsch D, Paquette I, et al. WOCN society and ASCRS position statement on preoperative stoma site marking for patients undergoing colostomy or ileostomy surgery. J Wound Ostomy Continence Nurs. 2015; 42 (3): 249-52.

[65] McKenna LS, Taggart E, Stoelting J, Kirkbride G, Forbes GB. The impact of preoperative stoma marking on health-related quality of life: a comparison Cohort study. J Wound Ostomy Continence Nurs. 2016; 43 (1): 57-61.

[66] Kozell K, Frecea M, Thomas JT. Preoperative ostomy education and stoma site marking. J Wound Ostomy Continence Nurs. 2014; 41 (3): 206-7.

[67] Danielsen AK, Rosenberg J. Health related quality of life may increase when patients with a stoma attend patient education-a case-control study. PLoS One. 2014; 9 (3): e90354.

[68] Jensen BT, Kiesbye B, Soendergaard I, Jensen JB, Kristensen SA. Efficacy of preoperative uro-stoma education on self-efficacy after radical cystectomy; secondary outcome of a prospective randomized controlled trial. Eur J Oncol Nurs. 2017; 28: 41-6.

[69] Kristensen SA, Jensen BT. Testing inter-rater reliability of the Urostomy Education Scale. Eur J Oncol Nurs. 2016; 20: 17-23.

[70] Jensen BT, de Blok W, Kiesbye B, Kristensen SA. Validation of the urostomy education scale: the European experience. Urol Nurs. 2013; 33 (5): 219-29.

[71] Lindau ST, Abramsohn EM, Baron SR, Florendo J, Haefner HK, Jhingran A, et al. Physical examination of the female cancer patient with sexual concerns: what oncologists and patients should expect from consultation with a specialist. CA Cancer J Clin. 2016; 66 (3): 241-63.

[72] Veskimae E, Neuzillet Y, Rouanne M, MacLennan S, Lam TBL, Yuan Y, et al. Systematic review of the oncological and functional outcomes of pelvic organ-preserving radical cystectomy (RC) compared with standard RC in women who undergo curative surgery and orthotopic neobladder substitution for bladder cancer. BJU Int. 2017; 120 (1): 12-24.

[73] Rosen RC. Assessment of sexual dysfunction in patients with benign prostatic hyperplasia. BJU Int. 2006; 97 (Suppl 2): 29-33. discussion 44-5.

[74] Zahran MH, Fahmy O, El-Hefnawy AS, Ali-El-Dein B. Female sexual dysfunction post radical

cystectomy and urinary diversion. Climacteric. 2016; 19 (6): 546-50.

[75] Henningsohn L, Wijkstrom H, Steven K, Pedersen J, Ahlstrand C, Aus G, et al. Relative importance of sources of symptom-induced distress in urinary bladder cancer survivors. Eur Urol. 2003; 43 (6): 651-62.

[76] Mohamed NE, Pisipati S, Lee CT, Goltz HH, Latini DM, Gilbert FS, et al. Unmet informational and supportive care needs of patients following cystectomy for bladder cancer based on age, sex, and treatment choices. Urol Oncol. 2016; 34 (12): 531. e7-531. e14.

[77] Tsimopoulou I, Pasquali S, Howard R, Desai A, Gourevitch D, Tolosa I, et al. Psychological prehabilitation before cancer surgery: a systematic review. Ann Surg Oncol. 2015; 22 (13): 4117-23.

[78] Pozzar RA, Berry DL. Gender differences in bladder cancer treatment decision making. Oncol Nurs Forum. 2017; 44 (2): 204-9.

[79] Morgeli R, Scholtz K, Kurth J, Treskatsch S, Neuner B, Koch S, et al. Perioperative management of elderly patients with gastrointestinal malignancies: the contribution of anesthesia. Visc Med. 2017; 33(4): 267-74.

第十五章　转移性肺癌和恶性胸膜间皮瘤的胸膜病变处理

玛丽亚·帕森纳奇（Maria Parsonage）

摘　要

恶性胸膜疾病的危害持续上升，发现恶性胸腔积液是肺癌和恶性胸膜间皮瘤患者常见的问题。胸膜受累引起的症状使临床医生面临着许多诊断和治疗的挑战。影像学上明显的胸膜受累需要全面检查，它通常代表许多类型的肿瘤转移。胸膜的组织病理分子分型显著增加了在晚期胸部恶性肿瘤使用新型靶向药的可能性，现代的胸膜干预策略可以为患者提供及时的循证医学基础上的液体管理。现代的胸膜研究重塑了对患者的管理方式，从历史上更多的外科手术和影像领域转向更注重药物治疗的方法。在当前困难的经济形势下，这类患者可在门诊被快速处理。经验证的预后预测工具和图像引导的症状控制策略帮助我们为患者提供更加个性化的胸膜管理。本章旨在总结有关胸腔积液产生的病理生理机制的研究方法、肿瘤分期、预后和治疗策略的相关数据。

关键词

胸膜疾病；恶性胸腔积液；肿瘤分期；肺癌；恶性胸膜间皮瘤；预后；胸腔穿刺；肋间胸腔引流；胸腔镜检查；留置胸引管

疾病危害

癌症是全球死亡的主要原因，每年死亡人数约有880万。世界卫生组织表示全世界每年有超过169万人死于肺癌，肺癌仍然是癌症相关死亡最常见的原因，也是危害最严重的。在男性中，85%～90%的肺癌病例可归因于吸烟，并且在全球范围内仍有逐年增加的趋势。大多数肺癌患者发现时就是Ⅲ期和Ⅳ期，总的生存率仅分别为9.5%～16.8%。不分性别的话，肺癌仍然是全世界死亡的最主要原因。

尽管如此，在过去的十年中，现代肺癌治疗的最大进步之一是个体化医疗的概念，即根据肿瘤特定的组织学和基因特征进行干预。就肿瘤类型而言，非小细胞肺癌（NSCLC）占所有肺癌的85%。其中两种最常见的组织病理学亚型是腺癌和鳞状细胞癌。历史上很少有人关注那些较小的组织样本中的亚型区分，并且其在NSCLC分类中没有治疗意义。随着新的有效抑制靶点的发现，表皮生长因子（EGFR）突变和间变性淋巴瘤激酶（ALK）重排的晚期肺腺癌患者的出现，整个形势发生了改变。在腺癌或者不能排除腺癌的患者中，组织病理学分子检测是前提。通过免疫组化对特定分子通路和基因亚型进行分析，临床医生可以采用更集中的靶向、免疫抗癌疗法。

神经内分泌肿瘤占肺癌中的20%，其组织学亚型包括大细胞神经内分泌癌（LCNEC）和小细胞癌（SCLC）。肿瘤是高级别的，主要是外周型的，通常与吸烟有关，男性发生率更高。SCLC与NSCLC的区别在于其快速倍增时间、高生长分数和早期发生远处转移。英国国家卫生与临床优化研究所（NICE）建议在一周内由胸部肿瘤学家对SCLC的治疗进行评估。尽管SCLC对化疗和放疗高度敏感，但是它的恶性度高，大多数患者在最初治疗后的数个月内出现广泛耐药的复发。

据估计全球每年有230万职业相关死亡，其中石棉暴露占最大比例死亡人数。恶性胸膜间皮瘤是一种罕见但致命的胸部疾病，那些疑似胸膜恶性肿瘤的患者应注意他们的职业史和暴露史，因为该疾病与石棉接触有因果关系。高危职业包括码头和造船厂工人、电工、水管工和洗衣工。间皮瘤引起的实际全球疾病负担仍不清楚；戴哲马（Delgermaa）等发现所有间皮瘤死亡的粗死亡率和年龄调整死亡率分别为和每百万人口6.2人和4.9人，平均死亡年龄为70岁。恶性胸膜间皮瘤的相关危险因素包括男性高发和职业暴露，少见地在家族病例中与乳腺癌基因（*BAP*1）的突变相关。

NICE 2015年临床指南建议对40岁以上出现不明原因的咳嗽、疲劳、呼吸困难、胸痛和厌食的症状，从不吸烟或有证据表明之前接触过石棉的患者，转诊行急诊胸部X线检查以排除间皮瘤。胸膜恶性肿瘤通常是单侧的，双侧受累的仅占3%，鉴别原发恶性胸膜间皮瘤和转移性的仍然具有挑战性。最近出版的英国胸科协会发布的胸膜间皮瘤指南建议对胸膜活检和胸膜细胞学样本进行更有针对性的免疫组化诊断建议那些被诊断肺癌和间皮瘤患者根据整体需求制订护理计划。

病理生理学和胸膜疾病

胸膜是一层脆弱的间皮细胞膜，覆盖肺和胸腔内表面，形成胸膜腔，双侧通常包含0.1 ～ 0.2ml/kg液体。位于胸腔内表面的壁层胸膜、膈肌和纵隔组织以及肺表面的脏层胸膜所围成的区域是胸膜腔，两层胸膜在肺门水平处汇合。胸膜的空间和胸水的生理成分允许间皮在整个呼吸过程中无摩擦，从而防止组织在呼吸循环运动中表面因摩擦而损伤。胸腔积液在肺和胸壁同步的运动时起到润滑作用，被认为有助于充分呼吸。有趣的是，人体研究似乎并未显示胸膜切除手术后或胸膜化学固定术后出现持续的通气影响，从而提出胸膜与通气之间生理的相关性。

在健康状态下，液体通过毛细血管网进入胸膜腔，然后通过壁层胸膜的淋巴管有效排出。正常情况下，对于一个体重70kg的人来说，成人的胸腔积液量约为17ml/d，总计胸腔引流高达1 ～ 2L/d。胸膜淋巴系统具备大容量的吸收量，再吸收速率是产生速率的20倍。胸腔积液就是壁层胸膜和脏层胸膜之间的胸膜腔内的积液过多。过多的液体积聚，是炎症和淋巴引流受损时液体产生和吸收之间的不平衡导致的。胸腔积液会导致限制性通气障碍，这通常取决于积液量、发展速度和疾病的潜在病因。

众所周知，许多肺部和全身性原因都会导致胸水的病理性积聚。胸腔穿刺后的胸腔渗出液鉴别诊断仍然是确定胸腔积液病因的最重要步骤。胸膜蛋白含量＞30g/L则考虑为胸腔渗出液，随后评估胸膜pH、葡萄糖、乳酸脱氢酶（LDH）红细胞计数，革兰染色和细胞学分析以进一步鉴定根本原因。

这些是复杂的病理生理过程，并且可能存在重叠。例如，25%的心力衰竭相关积液可能是渗出性，特别是当患者服用利尿药时，少量渗出性积液可能是恶性的。莱特（Light）的标准可以帮助进一步确定渗出液。三个标准是（a）胸膜蛋白/血清蛋白＞0.5;（b）胸膜LDH/血清LDH＞0.6或（c）胸膜LDH＞实验室参考值上限的2/3。

每年高达0.3%的患者可通过影像学发现明显的胸腔积液。胸腔穿刺术后确诊的渗出性胸腔积液提示壁层胸膜内有疾病，这可能是炎症导致的，其中肺炎最为常见。有症状的胸腔积液患者通常通过急诊就诊，且需要紧急诊断和治疗干预，这也是恶性肿瘤的常见症状。单侧胸腔积液或持续的双侧积液需要进一步检查以排除潜在的恶性肿瘤。恶性胸腔积液代表晚期转移性疾病，可以在7%～23%的肺癌患者中发现，显著影响肿瘤分期和总体预后。

胸腔积液产生和吸收的确切病理生理机制通常取决于潜在的病因。然而，影像学上明显的胸腔积液、胸膜增厚或结节总是与恶性肿瘤相关，一旦发现都需要进一步检查。恶性胸腔积液被简单地定义为胸水过量增加伴发现恶性肿瘤细胞。现代诊疗途径可以帮助对胸腔积液检查的及时性和紧迫性，主要目的是明确诊断和排除恶性疾病（图15.1）。

众所周知，肺癌通常会通过各种方式影响胸膜；而大多数发现的胸腔积液被证实是恶性的，但胸膜的恶性结节导致的胸腔积液可能在胸部影像学上并不明显。对疑似胸膜恶性肿瘤的检查是为了获得足够的临床和影像学信息，以便为适当的组织活检取样提供依据。胸膜组织细胞学检查的诊断具有敏感性平均约60%；然而，结果取决于肿瘤性质、取活检过程和病理学家的经验。肿瘤细胞容易经肺血管从同侧脏层胸膜转移，通过胸腔积液种植转移到壁层胸膜并播散。

高达70%的渗出性胸腔积液被证实为恶性。肺癌、乳腺癌和淋巴瘤是恶性胸腔积液的最常见病因。据估计，每年有多达10万例肺癌患者将陆续出现胸腔积液，并伴有生活质量降低，导致并发症和死亡。恶性胸膜间皮瘤是最常见与恶性胸腔积液相关的原发性胸膜恶性肿瘤。胸膜恶性肿瘤的发病率继续上升，尤其在合并症多的老龄人口中更为明显。肺癌和恶性胸膜间皮瘤的患者人数增加，同时发现Ⅳ期仍然是我们最大的挑战。

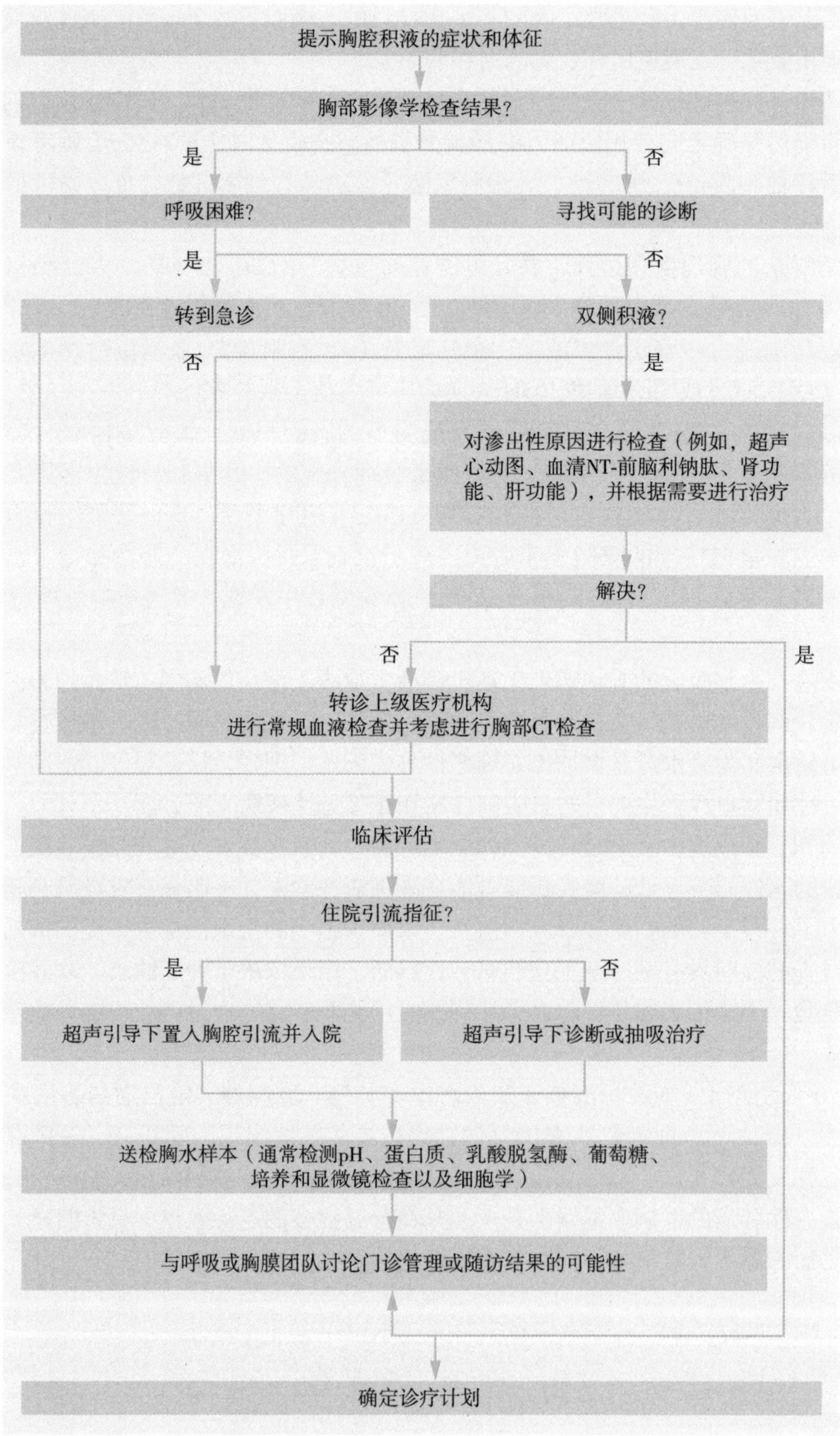

图 15.1 疑似胸腔积液早期检查的建议流程

肿瘤分期

大多数恶性胸腔积液是由转移性疾病引起的，最常见于男性肺癌。现代肺癌诊疗策略不断发展，准确的肿瘤分期仍然是管理肺癌和改善预后的基本要素。全球验证的TNM分期系统由肿瘤大小和侵袭程度、淋巴结扩散和远处转移组成，为临床和手术分期及治疗提供多学科策略。

国际肺癌研究协会（IASLC）分期和预后委员会分析了来自全球16个国家/地区的94 708例肺癌病例数据。经过排除后，对70 967例NSCLC和6189例SCLC病例进行了分析，形成了第八版TNM肺癌分期。根据生存分析更新的描述和分类导致TNM亚组分期的相应调整。对于恶性胸膜间皮瘤，分析了来自29个中心的1987名患者的数据。其中509例只有临床分期信息，836例只有病理分期，642例临床和病理信息都有（表15.1）。

表15.1　肺癌和恶性胸膜间皮瘤组合的TNM分期

原发肿瘤（T）	肺癌	原发肿瘤（T）	间皮瘤
Tx	原发性肿瘤大小无法测量，痰脱落细胞或支气管冲洗液中存在癌细胞，但影像学检查或支气管镜检查观察未发现原发肿瘤	Tx	原发肿瘤无法测量
T0	没有原发肿瘤的证据	T0	没有原发肿瘤的证据
Tis	原位癌		
T1 T1a（mi） T1a T1b T1c	 **微小浸润性癌** **原发肿瘤最大径≤1cm** **原发肿瘤最大径＞1cm，≤2cm** **原发肿瘤最大径＞2cm，≤3cm**	 T1 T1a T1b	 肿瘤局限于同侧壁层胸膜，伴或不伴膈胸膜受累 不累计脏层胸膜 累及脏层胸膜的肿瘤
T2 T2a T2b	原发肿瘤＞3cm，≤5cm或具有以下任何一种情况 **·累及主支气管但是但未及隆突** ·累及脏层胸膜 **·伴有部分或全肺的阻塞性肺炎或肺不张** 肿瘤最大径＞3cm，≤4cm 肿瘤最大径＞4cm，≤5cm	T2	肿瘤累及每个同侧胸膜表面（壁层胸膜、膈胸膜和脏层胸膜），至少有以下一项： ·膈肌受累 ·肿瘤从脏层胸膜累及下面的肺实质
T3	肿瘤最大径＞5cm，≤7cm**或原发肿瘤同一肺叶出现卫星结节，**累及以下结构：胸壁（包括壁层胸膜和肺上沟瘤），膈神经，心包壁	T3	局部晚期但可能切除的肿瘤；肿瘤累及所有同侧胸膜表面（壁层、纵隔、膈肌和脏层胸膜）并至少具有以下一项： ·胸内筋膜受累 ·延伸至纵隔脂肪 ·孤立的、完全可切除的肿瘤病灶延伸到胸壁的软组织中 ·心包的非透壁受累

续 表

原发肿瘤（T）	肺癌	原发肿瘤（T）	间皮瘤
T4	**肿瘤最大径＞7cm或原发肿瘤同侧不同肺叶出现卫星结节或者侵犯下列结构之一：** 横膈膜、纵隔、心脏、大血管、气管、喉返神经、食管、椎体和隆突	T4	**局部晚期，技术上无法切除的肿瘤；肿瘤累及所有同侧胸膜表面（壁层、纵隔、膈肌和脏层胸膜）并至少具有以下一项：** · 胸壁肿瘤弥漫性扩展或多灶性肿块，伴或不伴肋骨破坏 · 肿瘤直接从横膈延伸至腹膜 · 肿瘤直接扩展至对侧胸膜 · 肿瘤直接扩展至纵隔器官 · 肿瘤直接扩展到脊柱 · 肿瘤延伸至心包内表面，伴或不伴心包积液或累及心肌的肿瘤
淋巴结分期（N）	肺癌	淋巴结分期（N）	间皮瘤
Nx	淋巴结转移情况无法判断	Nx	淋巴结转移情况无法判断
N0	无区域淋巴结转移	N0	无区域淋巴结转移
N1	同侧支气管或肺门淋巴结转移	N1	同侧支气管或肺门或纵隔淋巴结转移（包括内乳、膈周、心包脂肪垫或肋间淋巴结）
N2	同侧纵隔和/或隆突下淋巴结转移	N2	对侧纵隔、同侧或对侧锁骨上淋巴结转移
N3	对侧纵隔，对侧肺门，同侧或对侧前斜角肌或锁骨上区淋巴结转移	—	—
无处转移（M）	肺癌	无处转移（M）	间皮瘤
M0	无远处转移	M0	无远处转移
M1 M1a M1b M1c	远处转移指原发肿瘤对侧肺叶的卫星结节，胸膜播散（恶性胸腔积液、心包积液或胸膜结节） **肺外单发转移灶** 肺外多发转移灶	M1	表现为远处转移

注：对第7版的改动显示加粗。

影像学

必须确认胸腔积液的病因，以便临床上选择最适合和及时的治疗。在疑似恶性胸腔积液的检查中影像学很重要。胸膜的恶性浸润在许多不同的肿瘤类型中很常见；然而，肺癌的胸膜影响仍然是发生率最高的，通常表明总体预后不良。在任何情况下确诊恶性胸膜疾病对从业者来说都是具有挑战性的，需要适当的临床检查、有针对性的影像技术和及时的转诊。在如今苛刻的经济环境中，胸膜疾病负担对患者和医保资源都是一个重大挑战。

各种影像检查可用于帮助指导诊断和优化胸膜疾病的持续管理策略。虽然有一些可用影像技术，后前位胸片（CXR）仍然是主要的初步影像检查方法，通常对最开始的肿瘤分期起到提示作用。胸腔积液在胸片上显示为肋膈角变钝，约200ml液体和胸膜积液或胸膜增厚。高达15%的肺癌患者胸片上会显示明显的胸腔积液。对胸膜的进一步诊断评估将需要应用其他成像方式，例如胸部超声、胸部和腹部计算机断层扫描（CT）、磁共振成像（MRI）和18F-氟代脱氧葡萄糖（18F-FDG）-正电子发射计算机断层显像（PET），用于检测胸膜增厚或肿瘤侵袭。

增强CT扫描是新发现的胸腔积液诊断的金标准，它不仅显示原发肿瘤、胸膜增厚或结节，而且可以确定潜在的活检目标。然而，CT并不完美，在多达1/3的胸膜恶性肿瘤患者中没有找到恶性肿瘤的明确证据。因此，如果无法通过影像学识别恶性特征，后续是否进行进一步侵入性诊断取决于身体状况。

与所有医学领域一样，提高侵入性胸部检查的安全性是必不可少的。国家患者安全部门回顾了12例胸膜介入治疗后死亡和15例严重损害的病例。发现共同的问题包括经验、监督、干预部位、解剖异常和不合适的影像检查。报告建议受训人员应考虑胸膜干预的某些特定情况，包括时机、培训和对设备的熟悉程度，强烈建议使用胸部超声用于胸膜介入治疗。英国胸科学会《胸膜间皮瘤指南》根据英国国家患者安全机构（NPSA）报告的建议，超声指导不仅会增加穿刺成功的可能性，也会降低穿刺中器官损伤的风险。

许多数据表明胸部超声是一种高度特异性和敏感性的胸膜成像工具。相比单独的普通胸片，胸部超声为团队检测胸腔积液时提供更高灵敏度的即时可用的定量成像模式。胸部超声在发现胸膜或膈肌增厚和结节对恶性肿瘤具有高度特异性，可以为疑似恶性肿瘤及时提供更有效信息。在胸膜疾病的诊断中，胸部超声的使用现在已经司空见惯，不仅是指导安全地胸膜积液穿刺。超声不仅检测胸腔积液更灵敏，还可以帮助指导胸腔引流术和提高胸腔肿块、胸膜增厚或结节活检的可靠性。胸部超声引导可以提高胸膜穿刺治疗的成功率并降低并发症的风险，与临床判断相比较敏感性和特异性分别为76.6%和60.3%。

胸膜恶性肿瘤的胸部影像学检查可检测到肺不张。胸膜疾病的影像学诊断结合在壁层胸膜发现恶性肿瘤细胞和胸腔积液反映了肿瘤在播散和身体状况不佳。限制性呼吸困难是最常见的症状，它反映了胸壁的顺应性降低，同侧横膈膜受限、纵隔移位导致肺容积减少和通气受损（图15.2）。

具有如此广泛胸膜疾病的患者通常处于虚弱状态伴随其他症状，包括咳嗽、胸部不适、

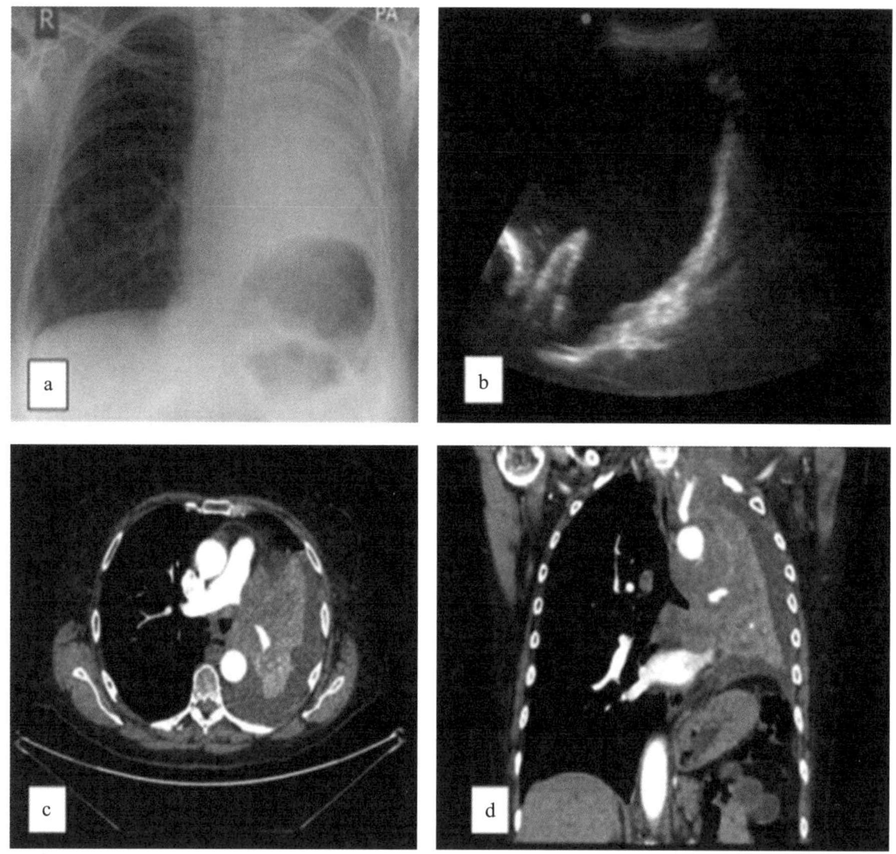

图 15.2 胸膜恶性肿瘤的影像学检查

注：（a）胸片显示左胸完全变白。气管的居中位置与肺塌陷和胸腔积液一致。（b）胸部超声显示胸腔积液、膈肌内翻和结节。横断面（c）和冠状面（d）计算机断层扫描图像确认完全的左肺塌陷和相关的胸腔积液。（经威尔钦斯卡和戴维斯允许出版）

食欲缺乏、虚弱和嗜睡。异常的胸部影像可能需要使用侵入性技术进行诊断和治疗，如胸腔穿刺术、置胸管、胸腔镜检查和胸膜穿刺活检，这取决于身体机能状态和总体预后。

预后

许多因素都可以用于预测恶性胸膜疾病的总生存期，然后根据患者的意愿、患者症状和中位生存期决定是否给予胸膜介入治疗。恶性胸膜疾病的预后取决于许多变量，预测生存应采取个体化方式。选择合适的患者是重要的，任何胸膜手术都是为了实现患者利益最大化，而不仅是技术上的可行。治疗方案通常根据症状、体能状态、肿瘤类型及其对全身治疗的反应和肺复张的程度而确定。

众所周知，恶性胸腔积液代表晚期转移性病变，数据表明其中位生存期为3～12个月，具体取决于许多个体因素，最常见的最差预后发生于肺癌继发的恶性胸腔积液。研究表明，大量胸腔积液与较差的预后相关，与年龄或组织学类型无关，对各期肺癌来说均提示预后更差。

大量回顾性研究分析了影响预后的因素。包括年龄、性别、肿瘤病理类型、症状、身体状态和炎性标志物，试图准确预测预后、指导治疗。回顾性数据一致表明，身体状态是反映预后的一个独立因素。对于恶性胸膜疾病应允许适当选择姑息治疗，这需要进行更广泛的研究。胸壁疼痛和体重减轻也被认为是恶性胸膜间皮瘤的预后因素，并且两者都与较差的预后相关。最近的《恶性胸膜间皮瘤指南》建议诊断时使用预后评分。

克里夫（Clive）等通过最多的前瞻性预测数据建立了LENT预后评分。通过来自英国、荷兰和澳大利亚的221名患者的队列研究，进行了生存分析。数据发现中位生存期跨度较大，肺癌组74天，而恶性胸膜间皮瘤组339天。创建了临床风险评分以帮助预测生存和指导恶性胸腔积液患者的治疗。LENT预后评分的四个关键变量，包括胸腔积液乳酸脱氢酶（LDH）、东部肺瘤协作组评分、血清中性粒细胞/淋巴细胞比值（NLR）和肿瘤组织学类型。联合LENT预后评分风险将患者分为低、中、高风险组，中位生存期（IQR）分别为319天、130天和44天。那些合并肺癌的通常属于风险最高的类别，全身炎症反应是一个重要的危险因素。较高的LENT预后评分与更差的预后相关，综合评分在统计学上优于单独的健康评分。

验证后的预后评分容易计算，通常可以帮助临床医生判断何时行胸膜介入治疗。胸腔引流可能不能改善预后，但任何后续干预措施都应旨在缓解呼吸困难症状和改善生活质量。治疗性胸腔引流可以迅速改善体能状态，从而对晚期恶性肿瘤患者的生活质量有积极影响。据报道，有症状的恶性胸腔积液代表晚期转移疾病，随着新发癌症持续上升，患者的胸膜疾病负担通常仍然很高。在预后预测方面，当预期生存期很短时，首选侵入性较小且以姑息治疗为主的治疗方式。

胸膜管理策略

现代肿瘤治疗更先进，预后预测更准确，有助于个体化治疗策略。胸膜疾病被公认为是呼吸内科的重要亚专科，最近出现了最近出现从传统外科治疗到药物治疗和聚焦患者的转变。传统模式上，恶性胸膜疾病患者通常采用保守治疗，而现在疑似胸膜恶性肺瘤的患者系用“基因表型分型，在门诊接受治疗”。

专业胸膜治疗团队能够为以前需要住院治疗的患者在门诊就进行治疗。这种方法不仅提高了患者的安全性，而且对等待时间、入院时间和整体花费也有改善。胸膜治疗团队是真正的多学科团队，通常由呼吸科胸膜疾病专家作为团队核心。临床护理专家对于评估整体需求和预先制订护理计划、研究至关重要，近年来，许多护理专家已经掌握了在胸部超声和自主胸膜介入治疗的实用技能。一个成功的胸膜服务取决于多学科团队支持，包括肿瘤学、放射学、病理学、护理、病案科和外科团队。胸膜团队会提高护理效率并以患者为中心，这样的专家审查不仅可以做到早期诊断和预后，也提供快速治疗干预，同时加强跨专业实践培训。胸膜疾病治疗路径仍然取决于该中心可用的胸膜设施是否完善。

《恶性胸膜间皮瘤指南》建议恶性胸腔积液最好通过胸腔引流和灌注硬化剂胸膜固定术，避免再产生积液或反复置管引流。克里夫（Clive）等的Cochrane荟萃分析涉及3248名患者的62项研究，以确定针对恶性胸腔积液的患者最佳胸膜固定术，他们使用胸管、胸腔镜给予胸膜固定剂。结果表明，胸腔镜下滑石粉似乎是最有效的避免产生胸腔积液的方法。然而，以患者为中心的结果还包括治疗不良反应、生活质量和患者满意度，目前对这几项并未达成共识，需要在该领域进行更广泛的研究（图15.3）。

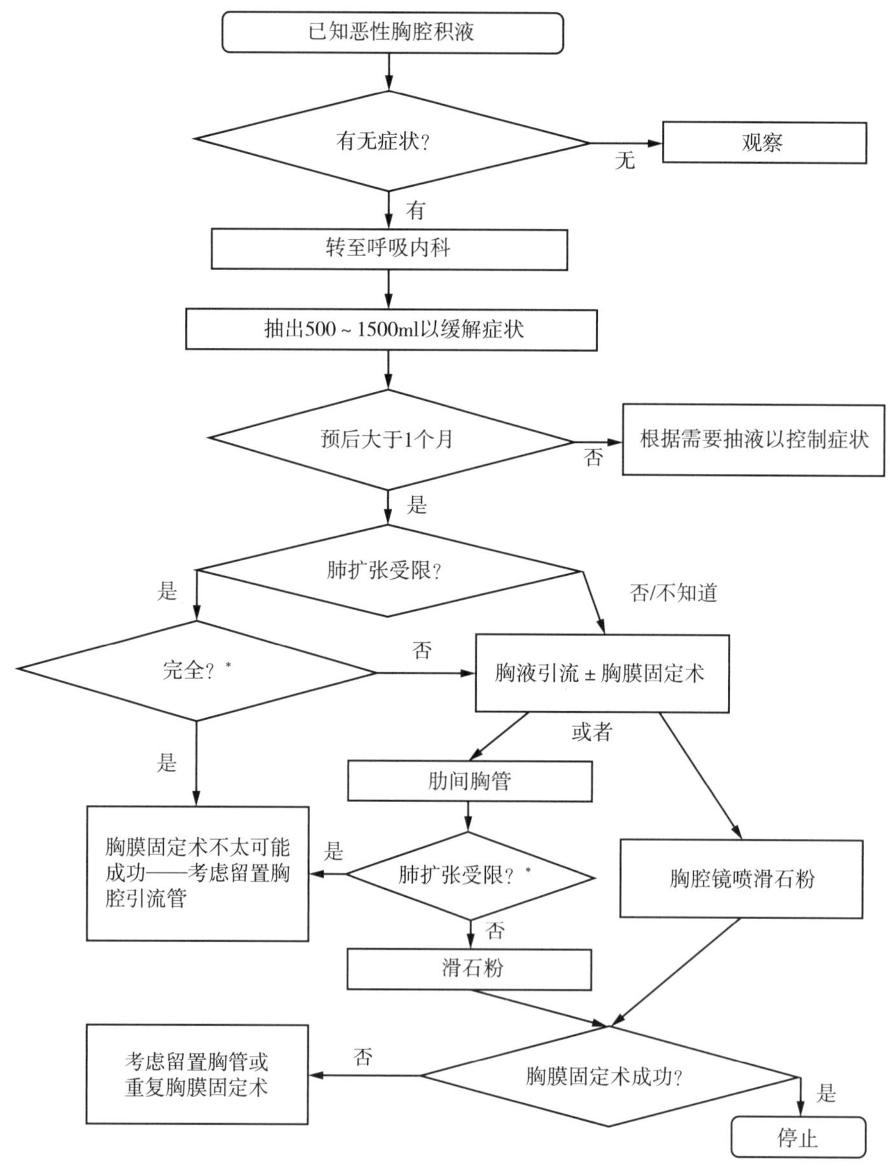

图15.3 恶性胸腔积液的管理流程

注：*没有证据表明多大比例的未贴壁胸膜可以防止胸膜固定术。我们建议＜50%的胸膜并置不太可能导致成功的胸膜固定术。

患者的症状和对胸腔积液进行干预的紧迫性将始终取决于胸膜负担程度、积液生成的速度以及患者潜在的呼吸储备。大多数患有恶性胸膜疾病的患者，尤其是有大量胸腔积液的，都是有症状的，现在的指南建议应及时进行反复的胸腔穿刺，应为患者提供最基本的治疗措施，以确保症状改善和避免液体再增加。如果患者没有从胸腔引流中获得缓解，一般不进行进一步的有创治疗，而是采取对症支持和姑息治疗。任何患者知情前提的治疗都应始终以患者为中心，并基于身体状态、症状负担和基于证据的预期生存时间来决定。

观察

所有出现单侧胸腔积液的患者都应及时进行适当的检查以排除恶性肿瘤，如果症状不典型或者对初始治疗无反应，可以考虑双侧胸膜检查。血液化验有助于评估感染或失血的存在，还有助于评估心脏、肾功能和肝功能，以便为鉴别诊断提供信息。恶性肿瘤一旦确诊，很少采取观察，因为大多数影像学上有明显胸腔积液的患者会出现呼吸困难和咳嗽等明显症状，其中一些人出现因为胸膜的播散而引起的严重胸痛。然而，一小部分患者是通过常规胸片发现的胸膜疾病，他们并没有明显症状。在那些确诊为恶性胸腔积液、无症状且已知肿瘤类型的患者，建议继续观察；大多数患者应早期随访并了解明确的治疗干预方案，因为会随着时间的推移出现症状。

胸腔穿刺术

胸腔穿刺术或胸膜穿刺术被定义为微创、无菌的手术，将针或导管插入胸部皮下组织，在肋骨的上缘进针，避开肋间神经血管束，通过壁层胸膜进入胸膜腔以获得胸腔积液样本。当发现原因不明的单侧胸腔积液或持续性双侧胸腔积液时，首先进行胸腔穿刺抽液。已知恶性肿瘤出现大量胸腔积液的患者，诊断和治疗都需要胸腔穿刺，要通过胸腔穿刺确认组织学细胞类型是否与已知恶性肿瘤相关，或者是否为原发病变。胸腔穿刺术的风险包括出血、感染、气胸和内脏损伤，但经验丰富的操作者可以降低这些风险。大量液体排出后的复张性肺水肿发生的风险很低。通过使用床旁胸腔超声，可以降低胸腔操作的风险，更好地进行诊断性抽吸和治疗性大量引流。胸腔穿刺术的主要目的是既可以确保病理组织诊断，又可以减轻胸腔积液可能引起的任何症状。

疑似恶性胸腔积液患者胸腔穿刺后细胞学检测的敏感性通常取决于潜在的恶性肿瘤，但在诊断过程中，胸膜取样的整体初步诊断敏感性高达60%。肺腺癌的胸腔积液组织病理学分析敏感性可能有78%，而间皮瘤和鳞癌分别只有27%和25%。反之，也有少数肺癌患者，镜下分析实际上排除了转移性胸膜恶性肿瘤，在这种情况建议排除胸腔积液作为M1a分期。通过胸水细胞学诊断恶性胸膜间皮瘤的准确性在16%～73%。据报道，肺癌的中位生存时间较短，而恶性胸膜间皮瘤的非上皮样组织也与显著缩短的总生存期相关。

从胸膜或胸腔积液找到相关的恶性肿瘤的组织学证据则代表疾病晚期。从业者需提供综合的胸膜管理，包括早期症状控制、预后预测和治疗选择。该患者群体疾病负担重，预后较差，且预期寿命最短伴机体状态恶化。重复的治疗性胸腔穿刺术通常只是推荐给那些对化疗敏感的肿瘤，如SCLC和淋巴瘤，以便能够及早治疗。胸腔穿刺术也适用于那些明显处于生命末期的患者。通过胸腔镜灌注或留置胸腔引流管等更确切的方式用于所有肿瘤类型以提高长期疗效，缓解症状并降低胸膜粘连的风险。

肋间胸腔引流

小口径塞丁格（Seldinger）管传统上用于引流恶性肿瘤胸腔积液，随后注入无菌滑石粉作为硬化剂帮助进行胸膜固定术。床旁超声引导下插入引流胸腔积液的胸腔引流管，大量积液应在受控的情况下引流以降低复张性肺水肿的风险。将滑石粉注入胸腔被认为会引起急性炎症，通过局部激活凝血级联反应和纤维蛋白沉积。成功的胸膜固定术定义为壁层和脏层胸膜的融合，导致胸膜腔闭塞。确定胸膜固定术潜在有效性的要求是影像学证实壁层和脏层胸膜并置。肺复张不全可能由胸膜增厚或者肺扩张受限引起，肿瘤引起的近端大气道阻塞或持续漏气与胸膜固定术失败有关。肋间胸腔引流管在胸腔积液的管理上起重要作用；但是，滑石粉胸膜固定术会导致住院时间延长4～7天，还可能引起其他更大的并发症风险包括胸管移位、持续漏气和胸膜感染。尽管更现代的胸膜介入治疗已在很大程度上取代了塞丁格（Seldinger）引流管的标准使用，它们仍然在那些出现大量胸腔积液需要紧急胸膜介入治疗中发挥重要作用。

胸腔镜

在镇静或全身麻醉下进行胸腔镜检查，是诊断疑似恶性渗出性胸腔积液患者的首选，尤其在细胞学检查结果不确定的患者中。对于体能状态较好或确诊恶性胸腔积液的患者，它也可用于完全胸腔引流和放置滑石粉，并且与80%～90%的患者接受胸膜固定术更成功的治疗相关。超声引导包括诱发气胸随后充分引流胸腔积液，获得胸膜活组织检查，最后，可视化使用滑石粉。通常需要入院才能对诱发性气胸进行治疗；然而，较大的医疗中心通过采用便携式抽吸装置缩短住院时间。

更具侵入性的胸腔镜检查常规采取全身麻醉和单肺通气。它仍然适用于胸腔积液较少并存在分隔和粘连的患者。总体优势是外科医生可以在认为需要的情况下，更好地进行胸外科手术。替代方法是由呼吸科医生在镇静状态下进行局部麻醉胸腔镜检查，与辅助胸腔镜手术相比，诊断灵敏度为92.6%对比95%。胸腔镜检查是一种安全且耐受性良好的手术，在符合适应证的患者中，围手术期死亡率低于0.5%、严重的并发症如脓胸、出血、肺炎等较罕见。

留置胸腔引流管

传统上，疑似胸腔积液的患者会被收治到二级保健机构，进行一系列诊断检查并延长治疗干预；然而，现在观念和技术的改变促进了这种情况下的门诊护理模式的进步。

留置硅胶胸腔引流管在发达国家常见，虽然传统上只推荐给那些有潜在的不可扩张或受限的肺，或胸膜固定术失败的患者。根据TIME-2试验，留置胸管已经成为胸膜固定术的一线替代品。考虑到患者的中位生存时间仅为44天，患者可能希望通过以下方式尽量减少住院时间，选择留置胸腔引流管而不是尝试胸膜固定术。据报道，留置胸管与滑石粉胸膜固定术相比尽管成功率低，但可以改善呼吸困难（图15.4）。

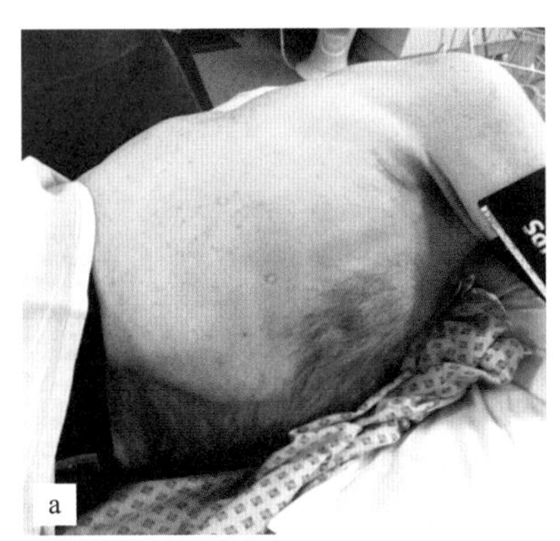

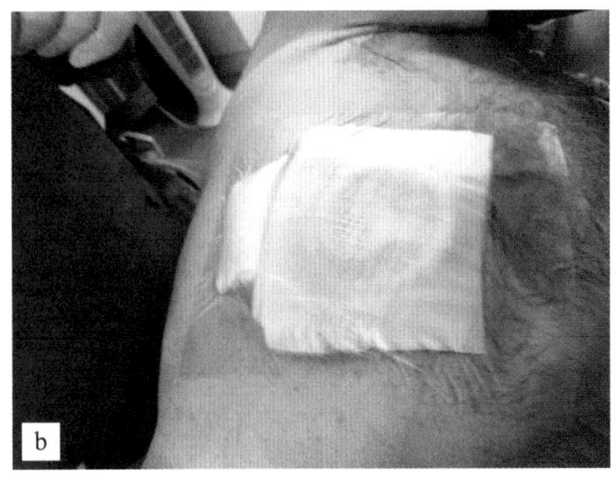

图15.4　床旁超声引导置入导管

注：（a）患者就位，其皮肤已标记为超声引导插入留置胸腔导管。（b）原位留置胸腔导管。

使用床旁超声引导置入隧道式导管作为常规操作，可以在社区使用性价比高的设备进行引流。置入引流管后的并发症很少见，但可能包括疼痛、气胸和导管引起的感染，许多中心建议插入引流管后立即预防性使用抗菌药物。小规模研究表明，使用隧道式导管进行化疗是安全的。可以培训患者或家庭成员使用连接到单向阀的引流瓶，社区护士和姑息治疗团队提供持续支持。

建立隧道式导管时最常见的症状是引流时疼痛。但是，这可以通过引流前使用阿片类镇痛来缓解。50%～70%的病例会发生自发性胸膜固定，通过影像学确认没有胸腔积液后可以移除引流管。留置胸腔引流管非常适合用于有症状的恶性胸膜肿瘤患者、肺压迫、较差的体能状态和较高的LENT预后评分患者。

结论

总之，对胸膜疾病的潜在病因进行分类，对于明确肿瘤分期、预后和治疗策略非常重要。尽管在组织病理学分型和治疗方面取得了新进展，但许多晚期且无法治愈的肺癌患者需要姑息治疗。这部分患者常为Ⅲ期和Ⅳ期，年龄较大且有多种合并症。多数的恶性胸膜病患者会出现症状，现代指南提倡及时和明确的胸膜处理策略。播散性胸膜疾病患者因为疑似或确诊胸部恶性肿瘤的疾病通常会导致失能，需要早期专科治疗干预。尽管无论选择哪种胸膜管理方法，支持性的整体评估始终应遵循患者的意愿，并在干预和恢复的时机上对他们在身体和心理上支持。

（翻译：车　云　校对：于　媛）

参考文献

[1] Bhatnagar R，Maskell N．Developing a "pleural team" to run a reactive pleural service．Clin Med．2013；13（5）：452-6．

[2] Bhatnagar R，Maskell N．The modern diagnosis and management of pleural effusions．Br Med J．2015；351：h4520：1-8．

[3] Bhatnagar R，Cocoran JP，Maldonado F，Feller-Kopam D，Janssen J，Astoul P，Rahman NM．Advanced medical interventions in pleural disease．Eur Respir Rev．2016；25（140）：199-213．

[4] Clive AO，Kahan BC，Hooper CE，Bhatnagar R，Morley AJ，Zahan-Evans N，et al．Predicting survival in malignant pleural effusion：development and validation of the LENT prognostic score．Thorax．2014；69（12）：1098-104．

[5] Clive AO，Jones HE，Bhatnagar R，Preston NJ，Maskell N．Interventions for the management of malignant pleural effusions：a network meta-analysis．Cochrane Database Syst Rev．2016；5：CD010529．

[6] Davies HE，Mishra EK，Brennen CK，Wrightson JM，Stanton AE，Guhan A，et al．Effect of an indwelling pleural catheter vs chest tube and talc pleurodesis for relieving dyspnoea in patients with malignant pleural effusion：Davies HE，Mishra EK，Kahan BC，et al．Effect of an indwelling pleural catheter vs chest tube and talc pleurodesis for relieving dyspnoea in patients with malignant pleural effusion．The TIME2 randomised control trial．J Am Med Assoc．2012；307（22）：2383-9．

[7] Delgermaa V，Takahashi K，Park E，Le GV，Hara T，Sorahan T．Global mesothelioma deaths reported to the World Health Organization between 1994 and 2008．Bull World Health Organ．2011；89（10）：701-76．

[8] Glisson BS，Byers LA．Pathobiology and staging of small cell carcinoma of the lung．2017．https：//www.uptodate.com/contents/pathobiology-and-staging-of-small-cell-carcinoma-ofthe-lung．Accessed 12 Feb 2018．

[9] Goldstraw P，Chansky K，Crowley J，Rami-Porta R，Asamura H，Eberhard WEE，et al．The IASLC Lung Cancer Staging Project：proposals for revision of the TNM stage groupings in the forthcoming(eighth) edition of the TNM Classification for lung cancer．J Thorac Oncol．2015；11（1）：39-51．

[10] Hooper C，Lee YGC，Maskell N．Investigation of a unilateral pleural effusion in adults：British Thoracic Society guideline．Thorax．2010；65：ii4-17．

[11] Lamont T，Ml S-P，Scarpello J，Durand M，Hooper C，Maskell N，et al．Insertion of chest drains：summary of a safety report from the National Patient Safety Agency．Br Med J．2009；339：b4923．

[12] Light RW，Macgregor MI，Luchsinger PC，Wilmot C，Ball JR．Pleural effusions：the diagnostic separation of transudates and exudates．Ann Intern Med．1972；77（44）：507-13．

[13] Lim RBL．End of life care in patients with advanced lung cancer．Ther Adv Respir Dis．2016；10（5）：455-67．

[14] Maldonado F，Lentz RJ，Light RW．Diagnostic approach to pleural diseases：new tricks for an old trade．F1000Res．2017；1135：1-6．

[15] Maskell N．Treatment options for malignant pleural effusion：patient preference does matter．J Am Med

Assoc. 2012; 307 (22): 2432-3.

[16] Mishra A, Davies HE, Lee YCG. Malignant pleural disease in primary lung cancer. Eur Respir Mon. 2009; 44: 318-35.

[17] Mordant P, Arame A, Legras A, Le Pimpec A, Barthes F, Riquet M. Pleural lymphatics and effusions. Rev Pneumol Clin. 2013; 69 (3): 175-80.

[18] Mountain CF, Hermes KE. The role of imaging in lung cancer. Cancer Imaging. 2008; 1: 163-70.

[19] National Institute for Clinical Excellence. Quality standard for lung cancer in adults. 2012. www.nice.org.uk/guidance/qs17. Accessed 4 Feb 2018.

[20] National Institute for Clinical Excellence. Suspected cancer; recognition and referral. 2015. https://www.nice.org.uk/guidance/ng12/resources/suspected-cancer-recognition-and-referralpdf-1837268071621. Accessed 12 Feb 2018.

[21] National Institute for Clinical Excellence CG 121. Lung cancer: diagnosis and management. 2011. https://www.nice.org.uk/guidance/cg121/resources/lung-cancer-diagnosis-and-management-pdf-35109444863941. Accessed 12 Feb 2018.

[22] National Lung Cancer Audit annual report 2017. Royal College of Physicians. Healthcare Quality Improvement Partnership (HQIP). 2018. Accessed 4 Feb 2018.

[23] Negrini D. Physiology and pathophysiology of the pleural space. In: Astoul P, Tassi G, Tschopp JM, editors. Thoracoscopy for pulmonologists. Berlin, Heidelberg: Springer; 2014.

[24] Ost DE, Niu J, Zhao H, Grosu HB, Giordano SH. Quality gaps and comparative effectiveness of management for recurrent malignant pleural effusions. Chest. 2018; 153 (2): 438-52.

[25] Porcel JM, Esquerda A, Vives M, Bielsa S. Aetiology of pleural effusions: analysis of more than 3000 consecutives thoracentesis. Archivos de Bronconeumología. 2014; 50 (5): 161-5.

[26] Psallidas I, Kalomenidis I, Porcel JM, Robinson BW, Stathopoulos T. Malignant pleural effusion: from bench to bedside. Eur Respir Rev. 2016; 25: 189-98.

[27] Roberts ME, Neville E, Berrisford RG, Antunes G, Ali NJ on behalf of the BTS Pleural Disease Guideline Group. Management of a malignant pleural effusion: British Thoracic Society pleural disease guideline. Thorax. 2010; 65 (Suppl 2): ii32-40.

[28] Rushton L. The global burden of occupational disease. Curr Environ Health Rep. 2017; 4: 340-8.

[29] Schiech L. Malignant pleural effusions. 2015. http://www.theoncologynurse.com/ton-issuearchive/2015-issues/march-vol-8-no-2/16361-malignant-pleural-effusions. Accessed 12 Feb 2018.

[30] Thomas KW, Gould MK. Overview of the initial evaluation, diagnosis and staging of patients with lung cancer. 2018. https://www.uptodate.com/contents/overview-of-the-initial-evaluation-diagnosis-and-staging-of-patients-with-suspected-lung-cancer. Accessed 12 Feb 2018.

[31] Torre LA, Bray F, Siegel RL, Ferlay J, Lortet-Tieulent J, Jemal A. Global cancer statistics 2012. CA Cancer J Clin. 2015; 65 (2): 87.

[32] Travis WD, Brambilla MD, Nicolson AG, Yasushi Y, Austin JHM, Beasley MB, et al. The 2015 World Health Organisation classification of lung tumours. Impact of genetic, clinical and radiographic advances since the 2004 classification. J Thorac Radiol. 2015; 10 (9): 1243-60.

[33] Walker S, Bibby A, Maskell N. Current best practice in the evaluation and management of malignant pleural effusions. Therapeutic Advances in Respiratory Disease. 2017: 105-14. https://doi.org/10.1177/1753465816671697.

[34] Wilczynska MM, Davies HE. Management of a refractory malignant pleural effusion in a patient with small cell lung cancer: a case report. Int J Respir Pulm Med. 2015; 2: 2-3.

[35] Woolhouse I, Bishop L, Darlison L, De Foneska D, Edey A, Edwards J, et al. British Thoracic Society guideline for the investigation and management of malignant pleural mesothelioma. Thorax. 2018; 73 (i): 1-130.

[36] World Health Organisation. Key cancer facts. 2018. http: //www.who.int/mediacentre/factsheets/fs297/en/. Accessed 12 Feb 2018.

[37] Yim APC, Ng CSH. Lung cancer staging. In: Schwab M, editor. Encyclopedia of cancer. Berlin, Heidelberg: Springer; 2011.

[38] Zamboni MM, Teixeria da Silva C, Baretta R, Cunha ET, Cardosa GP. Important prognostic factors for survival in patients with malignant pleural effusion. BMC Pulm Med. 2015; 15: 29.

第十六章　胃癌

海伦娜·索菲亚·阿泽维多·德·奥利维拉·马加良斯（Helena Sofia Azevedo de Oliveira Magalhaes）

摘　要

胃癌患者的治疗需要多学科的临床协作，护士在其中发挥重要作用。对胃癌患者的护理给护士提供了巨大的挑战，需要持续地知识更新和循证实践，同时让患者、家庭全程积极、深入参与。

关键词

胃癌；治疗；护士角色

生存率

根据阿勒曼尼（Allemani）等的研究，对于大多数癌症，世界上5年生存率最高的地区仍然是美国、加拿大、澳大利亚、新西兰、芬兰、冰岛、挪威和瑞典。

对于胃肠道癌症，东南亚5年生存率最高的地区见于：韩国，胃癌（68.9%）、结肠癌（71.8%）和直肠癌（71.1%）；日本，食管癌（36.0%）；中国台湾地区，肝癌（27.9%）。

尽管全球的癌症生存率有所提高，但不同地区仍存在较大的差异，这可能是某种程度上诊疗服务的不同引起的。

在全球范围内，尽管已在诊疗水平上投入了巨大的精力，但胃癌的生存率仍然偏低。

危险因素

胃癌与多种危险因素有关，例如环境因素和生活方式，包括幽门螺杆菌感染、高盐饮食、吸烟、酗酒，进食蔬菜少、腌制食品多，超重和肥胖，久坐不动及一些遗传因素。

治疗模式

大多数胃癌在晚期才发现，因为患者最初没有特异的症状。

症状可能包括体重减轻、早饱、吞咽困难、消化不良、呕吐和缺铁性贫血。

诊断和分期是实施最佳治疗方案的基础。治疗方案应由多学科专家团队共同确定。

根据肿瘤分期和患者的身体情况选择不同的治疗方案。根据史密斯Smyth等的研究。

外科手术在肿瘤的早期阶段可能可以达到治愈，尽管许多患者手术后复发。因此，联合治疗越来越被推荐。

围手术期（术前和术后）的铂类/氟尿嘧啶联合化疗推荐用于可切除的胃癌患者。临床试验的结果表明与单纯手术相比，手术联合围手术期化疗可以改善患者预后。

辅助化疗推荐用于术前未进行化疗的患者，包括术后放化疗，术后辅助化疗等。

化疗也用于治疗晚期患者。但对于晚期患者，化疗只能起到姑息治疗作用。

护理的职责

护理咨询旨在就建议的治疗方法进行讲授和建议，将它们与患者的需求评估和随后的护理诊断相协调。护理咨询的主要目标是解释与所提出的治疗建议相关的疑虑和每次治疗的具体情况包括位置、持续时间和周期，可能的副作用，以及联系方式和可能需要的资源。

大多数患者在门诊接受化疗，不需要住院。

门诊治疗的优点是减少相关感染，降低医院成本，尤其是患者有更大的独立性和更好的生活质量，可以维持他的社会和家庭标准。

以患者为中心的护理需要自我护理和后续治疗共同负责，包括提供所需的工具和支持，并确保护理提供者、部门和机构之间的转变是相互尊重的、协调和高效的。

护士的最基本作用是确保患者自己管理和控制症状，并促进自我护理。

护士离患者近，可以在对患者的教育和监测中发挥着关键作用。

不同的化疗给药方式，在同样安全的水平让患者更舒适，包括患者使用一次性化疗泵，口服化疗药或皮下化疗给药。

一次性化疗泵可实现准确的连续输液化疗，不需要电池，让患者活动更方便，并降低与医疗护理相关的感染风险。

护士需要向患者解释设备的工作原理、药物的副作用，以及所有需要患者呼叫护理团队的报警信号。

使用化疗设备需要当心，化疗泵在淋浴时应该用塑料袋保护；导线应始终紧贴机体，避免被扭曲；排气过滤器和输液器端应保持干燥，确保针头上的夹子不会中断输液。应每天检查贴膜是否松动。检查是否有意外泄漏并注意不要误调输液器的延长管。

口服化疗药物越来越多，因为对于患者它有很多优势，例如减少去医院的次数，减少穿刺次数，有更大的自主性。因为使用这种疗法的特殊性和相关的毒性水平，护理团队需要对患者进行一些教育，并观察一些指标以监测患者症状。非常重要的是护士对患者口服抗肿瘤药的追踪随访，以提高治疗的依从性和自我照顾水平。教育患者提高对治疗的依从性是护理干预措施的关键。

一些患者仍然忽视口服化疗的重要性，担心没那么有效。

口服化疗药物的成功很大程度上取决于患者，确保在正确的时间服用正确剂量的药物很重要。如果患者有任何问题或疑问都应向癌症护理团队提出（美国癌症协会）。

尽管患者通常处于康复过程中，但诊疗过程会引起各种被怀疑和不确定的感觉，并使大多数患者感到他们的生命和舒适受到威胁。他们并不总是能够吸收理解很多新的信息，寻求护理员的支持很重要，也可以帮助患者在完成治疗和生活。护理员将是护士和患者之间的纽带，应始终注意所有使用过的药物可能产生的潜在影响以及如何减少它们的危害。护理员应在患者对任何症状或副作用有疑问时联系健康管理团队，以帮忙他们处理这些问题。

由于身体虚弱，患者通常会寻找并食用天然药物，例如保护免疫系统的抗氧化补充品、药用植物和药液，希望可以对抗疾病或尽量减少治疗的影响。然而，其中一些产品可能会干扰癌症治疗，影响它们的效果并对患者造成严重伤害。

关于手术，在与医疗团队明确告知手术方式、手术风险和术后恢复情况后，患者及其家人更加焦虑的关键之一是食物。告知患者与食物相关的问题非常重要，因为对应该遵循的饮食类型的怀疑肯定会给患者和护理人员带来更大的痛苦。

一些手术会导致食物进入肠道的能力降低，引起倾倒综合征，减少或缺失盐酸和消化酶，消化和吸收食物困难，维生素B_{12}、铁、叶酸、钙和维生素D缺乏，腹泻、厌食、早饱、呕吐、恶心、吸收不良等症状，低血糖/高血糖（以震颤、心悸、心动过速、出汗、脸色苍白为特征）、食欲缺乏、体重减轻、消化不良，反流等。

所有这些后果都可以通过营养干预和遵循营养建议来最小化。护士与营养师应告知患者营养建议，以确保其良好的健康状况并预防并发症。

最初的建议是少食多餐——每天6～8次。患者第一次应只吃少量的食物，然后根据他们的耐受情况逐渐增加。进食时应该细嚼慢咽。饭后，他们应坐下或躺下休息几分钟。

根据患者耐受情况，逐渐从流食过渡到糊状饮食。患者可以慢慢转向主要由以下捣碎的食物成分组成的低脂软食，包括果泥、冰沙和蔬菜泥。

他们的饮食应该主要是液体，食物必须具有易于消化的稠度——汤配肉泥或鱼泥和捣烂的米饭或意大利面、奶昔、酸奶、无乳糖牛奶或豆浆，以及天然不加糖的果汁。一段时间后，患者可以开始吃不同稠度的食物，需要经常评估他们的耐受性。

最初，患者应在饭前或饭后30分钟进食液体；过段时间后进餐时可服用少量液体（患者每次喝不超过100～200ml）。避免进食非常甜的食物，避免摄入任何添加糖分的果汁，不添加糖的天然果汁应是首选。蔬菜应根据患者的耐受性循序渐进添加到饮食中。高脂肪食物的摄入应适度；避免进食牛奶，应选择酸奶、豆浆或无乳糖牛奶。每餐饭都应包括优质蛋白质，但不溶性纤维在开始应适当。在后期阶段，可溶性纤维（去皮水果、香蕉、大米）的进食可以增加。食盐量也应适度。

这些建议适用于术后恢复期，患者应根据自己的耐受程度逐渐加入自己喜欢的其他食物。

饮食指导应始终个体化，考虑耐受性，并适合每位患者。

结论

胃癌的治疗需要多学科合作，包括让患者在整个过程中积极参与，以及使用基于证据的科学理论和实践。

我们不仅要持续关注患者对治疗的反应，还应重视治疗期间和治疗后患者的生活质量。护理人员和护理团队应始终为患者提供最合适的保障。

（翻译：车　云　校对：梁　蕊）

参考文献

[1] Allemani C，et al．Global surveillance of trends in cancer survival 2000-14-The Lancet．2018．http：//www.thelancet.com/journals/lancet/article/PIIS0140-6736（17）33326-3/fulltext．Accessed 9 Feb 2018．

[2] American Cancer Society．Oral chemotherapy：what you need to know．2016．https：//www.cancer.org/treatment/treatments-and-side-effects/treatment-types/chemotherapy/oral-chemotherapy.html．Accessed 20 Feb 2018．

[3] Campos．Doentes oncológicos comprometem tratamento ao usar produtos naturais．2013．http：//www.oipm.uc.pt/recortes/2013_05_15_D_Viseu_UC_OIPM.pdf．Accessed 21 Feb 2018．

[4] Cooley M，et al．The ambulatory oncology nurse's role．Seminars in oncology nursing．1994．https：//www.ncbi.nlm.nih.gov/pubmed/7855452．Accessed 18 Nov 2017．

[5] Siqueira J，et al．Using a device for continuous infusion of a chemotherapeutic agent in the perception of the oncologic patient．Northeast Netw Nurs J．2013；14（6）：1217-23．

[6] Smyth E，et al．Gastric cancer：ESMO Clinical Practice Guidelines for diagnosis，treatment and follow-up．Ann Oncol．2016；27（supplement 5）：v38-49．

[7] Torcato．Doente oncológico submetido a terapêutica oral antineoplásica．2014．Dissertation，Escola Superior de Enfermagem de Lisboa．

第十七章　胰腺癌

丘利亚·佩克（Chulja J.Pek）

摘　要

流行病学

胰腺癌预后极差，对它的治疗是跨学科的挑战。在确诊时，肿瘤通常不适合手术切除，而化疗在治疗效果上令人失望。

诊断

腹部CT是目前影像学诊断胰腺癌的金标准。

治疗

手术是目前胰腺癌唯一可能的治愈手段。新辅助治疗是一种很有前景的新方法，但目前仅在临床试验中开展。

姑息治疗

姑息治疗/支持治疗旨在治疗胰腺癌患者的多种并发症。在许多情况下，因为诊断时已是晚期，姑息治疗是唯一的治疗选择。病例管理经理可以与患者、家属、全科医生和其他专业人员进行协调，从头到尾熟悉整个诊疗过程，并可以提供信任、准确和连续的服务。

关键词

胰腺癌；梗阻性黄疸；预后不良；Whipple手术；肿瘤科护士；生活质量；多学科方法

流行病学

胰腺癌预后极差，长期生存率为1%～5%，其治疗是一个跨学科的挑战。

局部完全手术切除联合辅助化疗6个月是目前唯一的治疗方法。不幸的是，这种治疗的总生存期只有15～20个月。胰腺癌在欧美的癌症相关死因中排第四位，与胰腺癌相关的死亡人数每年超过10万人。大多数胰腺癌（85%）是源于导管的腺癌，常见于60岁和70岁之间的男性（男性/女性1.5∶1）。胰腺癌可分为三个阶段：可切除（15%）、局部晚期（35%）和远处转移（50%）。大多数胰腺癌发生在胰头部（60%～70%）。少数发生于胰体部（5%～10%）和胰尾部（10%～15%）。在确诊时，胰头癌通常是小于3cm，尽管肿瘤比较小，但大多数胰头癌（85%）在确诊时已无法切除。这是因为肿瘤局部进展或存在远处转移，包括肝脏转移或腹主动脉旁淋巴结肿大。胰体和胰尾肿瘤在诊断时通常要大得多，因为它们发现较晚且没有特异性症状。这些肿瘤通常不适合切除。肿瘤源于远端胆总管或壶腹，也可能长入胰头，并且与胰头癌一起，这些肿瘤通常被归为壶腹周围肿瘤。

病因

胰腺癌的病因尚不清楚，但研究表明胰腺炎、吸烟、酗酒、肥胖、2型糖尿病、胆结石和/或胆囊切除和胰腺囊肿会增加罹患胰腺癌的风险。高危因素是吸烟、幽门螺杆菌感染、非O型血和肥胖。中危因素是1型糖尿病、酗酒和慢性胰腺炎。低危因素是过敏、胆囊切除术、乙型肝炎病毒感染和家族史。

遗传性胰腺炎患者发生胰腺癌的风险很高。其他遗传性疾病导致约10%的各种形式的胰腺癌。例如，15%～20%的遗传性黑色素瘤患者罹患胰腺癌的风险很高，而希佩尔-林道病（Von Hippel-Lindau）被认为是低风险。

症状

如果胰腺癌位于胰头，最初的症状通常为梗阻性无痛黄疸。然而，最初的症状也可能包括非特异性的主诉，如全身不适、疲劳、上腹部紧张、疼痛、脂肪泻、腹泻和波动的血糖水平（高血糖症）。梗阻性黄疸是良性或恶性病变阻塞胆管所引起的。胰头肿瘤会阻塞胆管的远端，因为远端胆管在解剖学上位于胰头部。

梗阻性黄疸的症状非常严重，对生活质量影响大。发黄是由于血清胆红素升高，当沉淀在皮肤中，有时与全身瘙痒症有关。高水平的胆红素也会引起反应性的胃炎伴恶心、食欲缺乏和呕吐。其他症状包括陶土样便、深色尿液（类似可乐）、无诱因的体重减轻、疲劳、抑郁和睡眠障碍。

护理视角

胰腺癌患者的症状通常是复杂的、多方面的，管理起来很有挑战性。根据护理诊断疾病-病因-症状（problem-etiology-symptom，PES）结构的方法（北美护理诊断协会），在发病时的护理诊断中总结了最常见护理问题的原因和症状（表17.1）。护理干预分类和护理结果分类可能有助于规划护理活动。护理活动旨在减轻患者负担，观察症状进展过程并报告任何相关的变化。支持治疗应在确诊时开始。症状的多样性及其管理的复杂性需要多学科方法，其目标包括缓解症状和提高生活质量。

表 17.1　胰腺癌确诊时的护理诊断

问题	病因	症状
发热	胆管炎	出汗
脱水	发热、呕吐、腹泻	全身不适，口渴
食欲缺乏	胆汁反流性胃炎	呕吐、疼痛、恶心
口渴，夜尿	高血糖	口干，皮肤干
外分泌功能不全	腹泻，脂肪泻	脂肪状黏稠粪便
瘙痒	高胆红素血症	刮伤，皮肤缺损
体重下降	恶性肿瘤	胃肠道紊乱
抑郁，疲倦	抑郁	失眠
疼痛	肿瘤进展	腹痛，背痛

诊断

一旦发现黄疸，第一步是进行腹部超声检查。该检查可以排除胆结石引起的黄疸。因为胆结石与胰腺肿瘤的治疗完全不同。因为存在远段胆管阻塞，而怀疑是胰腺癌或壶腹周围癌，下一步是进行CT检查。建议在进行任何内窥镜操作前对腹部进行CT检查，因为一旦胆道系统被影响，可能导致无法看见小的肿瘤。

实验室检查

胰腺癌的实验室检查结果通常是非特异性的。结合影像学、升高的肿瘤标志物CEA和CA19-9（无扩张的胆管）可能会高度怀疑为胰腺癌。CA19-9水平升高可以发生在胰腺癌，但也发生在肝癌、卵巢癌、肺癌、结肠癌和胃癌以及胆汁淤积性疾病、慢性胰腺炎和其他炎症性疾病。因此，CA19-9的敏感性和特异性差异很大，但可用于胰腺癌的诊断分期。CEA血清水平升高也见于胃肠道肿瘤，如结直肠癌和胰腺癌以及良性疾病如消化性溃疡、胰腺炎、胆道梗阻、炎症性肠病等疾病，也包括吸烟者。

腹部CT

腹部CT检查是影像学诊断胰腺癌的金标准。CT检查应在内镜逆行性胰胆管造影术和内支架置入前进行，因为置入物和内镜逆行胰胆管造影（ERCP）术后的胰腺炎可能会影响CT诊断的准确性。胰腺癌是一种血供少的肿瘤；它在CT上表现为低密度影。肿块通常界限不清。在10%～15%的病例中，肿瘤的密度是均匀的，因此可能难以检出。小于2cm的肿瘤可能由于体积小，在CT扫描中也很难发现。在这些情况下，间接征象可能有助于胰腺肿瘤的诊断，如存在双管征、胰尾萎缩或胰头肿胀（胰腺实质的小叶外观缺失）。胰腺磁共振成像（MRCP）也是一种常用于检测肿块的敏感工具，但无法提供额外的肿瘤分期信息；因此CT检查仍然是推荐的检查手段。

超声内镜（EUS）

EUS是将探头从口腔向下插入胃和十二指肠。探头的尖端有一个超声波探头。这些声波被探头重新捕获并转换成图像。EUS引导的细针穿刺抽吸（FNA）安全有效，尤其是对于胰头肿块；但是胰腺体尾部的肿瘤应谨慎进行，因为存在肿瘤细胞播散的风险。

EUS引导的细针穿刺抽吸有与CT引导的细针穿刺抽吸细胞学（FNAC）相似的敏感性和特异性。EUS可以对胰腺进行非常清晰的成像，检查的同时可以进行胰腺活检，例如细针穿刺抽吸或细针穿刺活检（FNB）。

EUS有一些并发症的风险。主要的相关并发症是胰腺炎，发生率在0.5%～2%不等，很少继发腹疼、发热、感染、出血和穿孔（少于1%）。手术过程中使用镇静剂引起的并发症主要包括心脏或肺部并发症。尽管灵敏度高，但特异性相当有限，特别是在炎症过程的鉴别诊断中。

内镜逆行胰胆管造影（ERCP）

该操作由胃肠专家使用细而灵活的内镜完成。内镜尖端带有芯片的电线将数字视频图像传输到电视屏幕。内镜通过口腔、咽喉、食管和胃进入十二指肠。一旦识别出Vater乳头，塑料套管就会通过内镜进入胆管或胰管。手术后，患者应在恢复区继续观察1～2小时直到药效过去。

许多通过超声检查发现胰头肿瘤的患者仍需行ERCP检查。尽管ERCP对胰头肿瘤具有很高的检测灵敏度，现在已不再建议，因为通常使用非侵入性检查进行。除了具有侵入性外，ERCP还无法提供有效的肿瘤分期信息。术前胆管行ERCP引流是否对患者有益存疑。术前胆管引流可能增加术后感染的风险。然而，一些患者可能会受益于术前黄疸的缓解，如无法治疗的瘙痒症、急性胆管炎或梗阻性黄疸引起的肾功能不全。因新辅助治疗和后勤问题延误手术的患者，营养支持和术前胆道支架置入是必要的。对于术前胆道引流，使用自膨胀金属支架（SEMS）优于塑料支架，因为自膨胀金属支架显著降低并发症发生率和支架功能障碍。

ERCP术后最常见的并发症是胰腺炎，这是由于对比剂进入胰管引起的刺激。其他严重的风险是穿孔、过敏性休克、出血或呼吸困难，但这些并发症非常罕见。一旦发生这些并发症，患者需要住院数日。

经皮经肝胆道引流术（PTBD）

手术过程中，在图像监视系统的指引下将一根细穿刺针插入肝内胆管，将一根导丝通过穿刺针插入胆管系统，然后用塑料扩张器通过导丝适当地扩张通路。最后将导管插入胆管系统然后撤回导丝导管固定在皮肤插入处。经皮引流可以用在可切除病变新辅助化疗前，或作为一种姑息治疗。经皮治疗恶性胆道梗阻的适应证包括高位胆道梗阻，内镜引流失败，术后胆道梗阻、复发性恶性肿瘤和多节段性狭窄。PTBD没有绝对禁忌证，但它是一种有创的操作，使用前应慎重考虑。相对禁忌证是出血性疾病、对碘对比剂过敏和腹水。技术成功率在70% ～ 95%。该操作由专门从事介入放射学的放射科医生进行。

PTBD的潜在风险是胆管炎、胆汁渗漏、导管脱位和皮肤插入部位的感染。罕见的并发症包括血友病、败血症、气胸和胆汁积于胸部。

对于这种高风险的操作，护理观察和处置对提高成功率和降低再干预率至关重要。接受PTBD的可切除胰腺癌患者的生存率较低。如果内镜医师足够专业，EUS引导的胆道引流是PTBD的首选替代方法。目前，掌握EUS引导的胆道引流需要好的训练系统和合适的模型，才能学习得更专业、更好。

护理观点

诊断期间的护理活动如表17.2所示。此外，护士不仅要指导患者身体恢复，也需要管理患者的心理社会问题，尤其是在致命疾病被诊断后的各种不确定和恐惧阶段。

表17.2 诊断期间的护理活动

	准备阶段				研究过程			诊断后的护理	
	实验室检查	药品	IV	禁食	抗生素预防	疼痛管理	实验室检查总胆红素、白细胞总数、C反应蛋白	生命体征	碘过敏反应
CT	肾功能	二甲双胍	是	否	否	否	否	否	是
EUS	凝血	抗凝剂	是	是	否	麻醉	否	是	否
ERCP	凝血	抗凝剂	是	是	是（发热）	麻醉	是	是	否
PTC	凝血	抗凝剂	是	是	是	麻醉	是	是	否

治疗

手术是目前唯一有机会治愈胰腺癌患者的手段。今天，大体量的医疗专科中心，标准切除术的死亡率低于5%，手术并发症的发生率可以达到50%，并且不幸的是，根治性切除术后的五年生存率仅为10%。

可切除的

胰腺癌可分为三个阶段：可切除（15%）、局部晚期（35%）和远处转移（50%）。＞2cm的可切除肿瘤被归类为临界可切除肿瘤，并归入可切除治疗的类别。如果没有血管受累和远处转移，则肿瘤在影像学上显示可切除，建议直接手术切除。如果肿瘤侵犯主要血管，则为局部晚期。在这种情况下，没有手术指征。新辅助治疗是很有前途的新方法，但目前仅在临床试验中开展。对于远处转移的，我们需要处理转移的疾病。

可切除肿瘤直接手术

当在胰头诊断出（临界）可切除肿瘤时，目前的标准治疗是直接手术。常规术前胆道引流增加并发症的发生率，如果胆红素水平＜250μmol/L，建议尽早手术。

外科手术被称为Whipple手术或胰十二指肠切除术，以艾伦·惠普尔（Allen Oldfather Whipple）的名字命名，他是一位纽约的外科教授（1881—1963年），在1940年实施了首例Whipple手术（图17.1）。

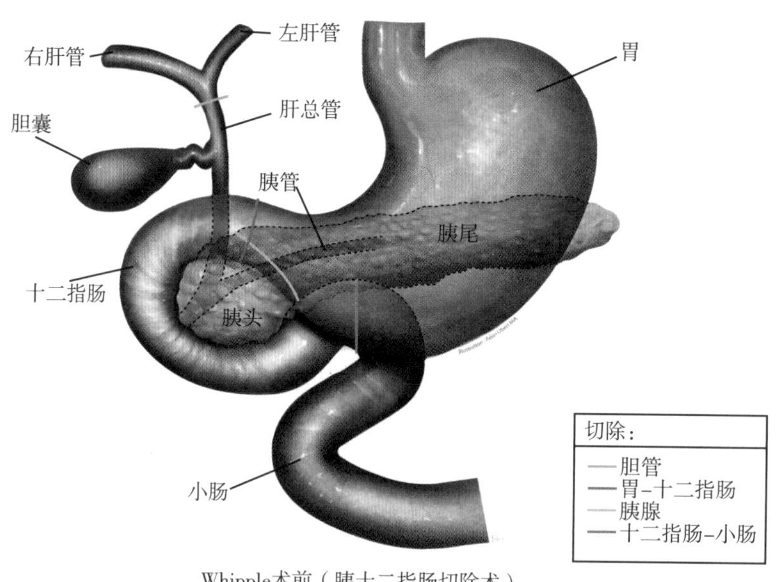

Whipple术前（胰十二指肠切除术）

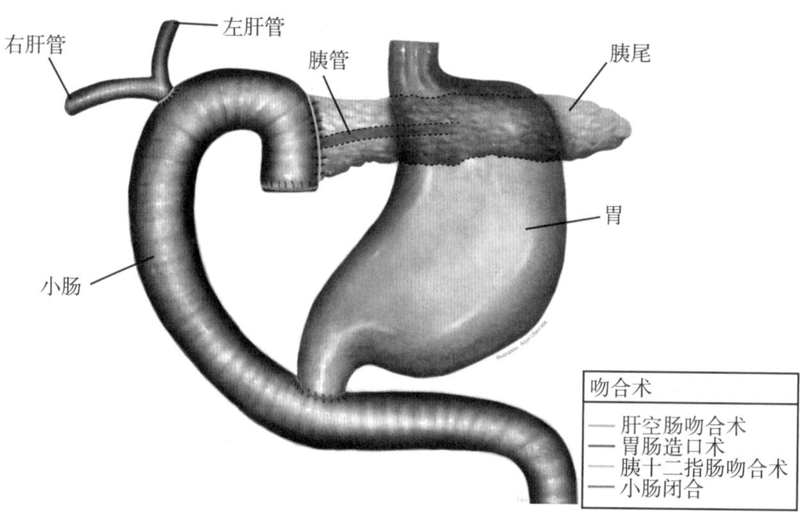

Whipple术前（胰十二指肠切除术）

图17.1 Whipple手术步骤（胰十二指肠切除术）

通过这种手术，胰头、远端胆管、十二指肠和胆囊被切除。然后进行三个吻合，即胃空肠吻合术（连接胃和肠）、肝空肠吻合术（胆管和肠道之间的连接）和胰肠吻合术（胰腺和肠道之间的连接）。

新辅助治疗

新辅助治疗的主要目的有三方面：①提高根治性切除的概率。②挑选出疾病进展快的患者，避免他们接受不必要的手术。③隐匿性转移的早期治疗。对于（临界）可切除疾病的新辅助治疗正变得越来越有价值，但最佳治疗方案尚不清楚。多项临床试验目前正在评估这些治疗方法。

护士的角色和围手术期护理

护士可以给患者和家人带来不同，解决他们在疾病过程中的问题，担忧和改变。此外，考虑到胰腺癌患者有各种各样的问题，对患者和家属进行术前教育很有价值。但是，应注意避免提供过多的信息，从而导致患者负担过重。

除了对患者的教育，经验丰富的专业护士能够协助评估患者是否适合手术，尤其是老年患者对手术应慎重选择。

病房护士在患者的成功康复中起着非常重要的作用，在手术后正常恢复过程及时观察和识别并发症。护士每天24小时观察患者，并可以在恢复期间提示医生任何症状。医护结合的临床方式有助于保障康复并发现一些重要的问题。该方式还可以为刚毕业的护士和医生提供统一的指南。表17.3显示了胰十二指肠切除术（Whipple手术）后最常见症状及术后并发症的发生率和治疗。这个概述是与临床护理相关的有价值内容，它有助于日常临床工作中护士识别和解释观察到的体征和症状。

表17.3 术后并发症

并发症	腹腔脓肿	胃排空延迟	胰漏	伤口感染
发生率	30%	25%	20%	15%
定义	感染液体积聚	无机械性梗阻地恶心和/或呕吐	术后3天血清淀粉酶＞3倍水平	因脓或发红而取下缝合线的伤口
症状和体征	焦虑、发烧、腹痛、胃排空延迟	恶心、呕吐、呃逆、心动过速、误吸	疼痛、败血症、出血、胃排空延迟	脸红、疼痛、灼热、水肿、心动过速、发热、败血症
风险因素	渗漏、胃空肠吻合术、肝空肠吻合术、胰空肠吻合术	渗漏、吻合、糖尿病、营养不良	高BMI、胰腺软组织炎、正常胰管	手术时间长、糖尿病、高BMI、吸烟、术前胆道支架
高风险期	术后第5～14天	术后第3～14天	术后第3～14天	术后第3～14天

续 表

并发症	腹腔脓肿	胃排空延迟	胰漏	伤口感染
体检	生命体征、腹部检查、引流液外观	上腹部紧张	生命体征、引流液情况	生命体征
实验室检查	血红蛋白、C反应蛋白、白细胞、肌酐、CT扫描	Na离子、K离子、肌酐、C反应蛋白、白细胞、考虑CT排除脓肿	检查引流液、淀粉酶、考虑CT检查	若持续感染或怀疑假单胞菌考虑细菌培养
治疗	原位引流、补充电解质、脓肿引流、治疗败血症（抗生素治疗，ICU治疗）、置胃管（呕吐）	置胃管、补充电解质、促进为动力、止吐	原位引流、补充电解质、脓肿引流、治疗败血症（抗生素治疗，ICU治疗）、置胃管（呕吐）	开放伤口、清理伤口 若筋膜部分裂开考虑使用腹带（注意舒适） 若完全裂开，考虑再次手术
护理措施	观察引流液内容物	观察引流液内容物	观察引流液内容物	观察伤口（肠隆起）

大约一半的计划接受手术患者诊断为胰腺外分泌功能不全。为此，需要观察有无脂肪泻、稀便等外分泌功能不全症状，包括大量的粪便和长期体重减轻。大多数患者在胰十二指肠切除术后发展为严重胰腺外分泌功能不全。

病房护士的作用在患者出院时也很重要，一方面评估患者是否从手术中康复，另一方面，以确保从医院到家的完美过渡。这首先会让更多的患者恢复自信，其次会预防可能的再入院。

辅助治疗

手术后的辅助化疗旨在控制复发，但治疗效果非常有限，局部复发或远处转移的风险高达77%。基于ESPAC-3的研究结果，世界范围内用于辅助治疗的标准化疗药物是吉西他滨。

在没有辅助治疗的情况下手术切除后的生存期约为20个月。ESPAC-4试验的结果于2017年3月公布，吉西他滨和卡培他滨联合治疗替代标准的吉西他滨辅助治疗。近年来，新的化疗药物在姑息治疗方面带来了显著改善，但需要进一步的研究来改善根治性手术治疗的效果。

随访

胰腺癌临床随访的目的是确定肿瘤是否复发。癌症复发可能是因为微小癌细胞的残留。这些癌细胞的数量可能会逐渐增加，直到它们在影像学上表现为新的肿瘤。一旦复发，没有根治的治疗方式。一些专家不会让患者到医院就诊以增加患者的负担，仅在患者出现问题时进行咨询。

如果患者定期到门诊就诊，这将提供一个观察手术后的恢复情况和情绪变化，以及专职医疗人员进行研究的机会，以便提高生活质量和提供专业支持。

无法切除

无法切除的胰腺癌是伴有血管侵犯和/或远处转移的肿瘤。它包括手术无法切除的肿瘤。事实上，这部分患者面临着严重的风险而没有机会治愈。

局部晚期胰腺癌（LAPC）

就发病率而言，LAPC是占比最多的。此阶段肿瘤的典型特征是血管受累。然而，对于这个定义并没有世界范围内的共识。文献提示复杂的血管重建不会带来生存获益。通常LAPC采用像转移性疾病一样进行全身诱导化疗。

LAPC的化疗方案自2011年以来出现，包括FOLFIRINOX方案，但最近发表的一项随机对照试验数据显示白蛋白结合型紫杉醇-吉西他滨对比单独吉西他滨显示出令人鼓舞的结果。在世界范围内，大量的研究正在发现哪种药物最有效。不幸的是，近几十年来没有发现可以治愈的药物。

远处转移

远处转移的胰腺癌患者中位生存期是3～6个月。

对于转移性胰腺癌，治疗的重点是缓解症状和减轻主诉。FOLFIRNIOX是目前的标准姑息化疗方案，可以抑制肿瘤生长，尽可能延缓因肿瘤生长引起的不适。胰腺癌的二线治疗并不确定，应慎重考虑患者的风险收益比。

姑息治疗

姑息治疗和/或支持治疗旨在治疗胰腺癌患者发生的各种合并症。在多数情况下，姑息治疗是唯一的治疗选择。考虑到近80%的患者被诊断为无法切除的胰腺癌，而且他们的症状非常严重，高质量的姑息治疗至关重要。

支持性护理旨在通过管理胆道和十二指肠梗阻的症状，腹水、营养不良、疼痛治疗和社会心理支持以减少住院率、保持生活质量。

空肠梗阻

主诉如疲劳、食欲缺乏、恶心、呕吐和体重减轻是由空肠梗阻和/或胆道梗阻引起的。这些症状通常在胰腺癌的早期表现出来，但也可以在手术后癌症复发时出现。

因为胰腺癌的肿瘤进展，肿块可能会侵入十二指肠，造成肠梗阻。放置支架通常可以短期获益，而胃空肠吻合术对于患者长期生存可能更有益。

当患者因Whipple术后复发而出现肠梗阻时，可考虑对上述情况做出相同的干预措施。

胆道梗阻

大约90%的胰腺癌患者都会在某个阶段出现黄疸。

可通过在胆管中放置一个金属支架减少因肿瘤或复发引起的胆管梗阻。通过内镜放置支架。内镜比经皮更安全。然而，肿瘤长大或以前的手术可能会阻碍内镜检查路线。第二种选择可能是通过经皮经肝胆管引流术（PTBD）和金属支架来引流胆管。

腹水

文献的缺乏阻碍了治疗的选择。

胰腺癌患者恶性腹水多发生在肝转移和腹膜转移时。腹水会引起以下不同程度的主诉。主诉的频次和严重程度取决于腹水量。大量腹水会对生活质量产生负面影响。腹水通常呈亮黄色，也可能是浑浊的（表明蛋白含量高）和/或含有血液成分。最常用的方法是腹水穿刺（穿刺术）。可以在1～2周临时缓解93%的症状，例如呼吸困难和腹胀。反复穿刺往往是必要的，必须在穿刺的效果和副作用之间取得平衡。如果患者不是太紧张，就常规进行穿刺。在肝硬化的情况下，药物治疗是首选。如果每1～2周需要多次穿刺并且预期寿命不超过数周，也可以用永久性导尿管。该导管由医院医生插入，可选择超声波指导。永久性导管可以原位放置几天甚至更久。导管的主要并发症是插入部位的皮肤感染、细菌性腹膜炎、败血症、导管阻塞（由于混浊或血性腹水）和插入部位的渗漏。

利尿药治疗恶性腹水的价值非常有限。由于腹膜扩散，不适用于恶性腹水。

营养不良

营养不良在胰腺癌患者中非常普遍，这可能是因为存在厌食、早饱、抑郁、焦虑、恶心、呕吐、餐后腹痛、腹泻和恶病质。营养状况的评估最好由医疗保健专业人员进行。营养不良应在多学科会诊和大医疗中心进行治疗。专业人员不仅需要是营养方面的专家，还需要是胰腺方面和酶补充疗法的专家。由于营养不良的普遍，早期营养干预至关重要，肠内营养优于肠外营养。

疼痛

胰腺癌在肿瘤进展期随着肿瘤负荷增加可能会引起疼痛。疼痛是一种复杂的主诉，可由肿瘤引起的神经压力导致。痛觉通过神经束传到大脑。除了身体、情感和社交方面的痛苦，每个人都以不同的方式体验痛苦。几乎所有晚期胰腺癌患者都会出现疼痛，因此必须按照指南积极控制和治疗疼痛。

放疗和腹腔神经丛阻滞可控制疼痛。它可以减少全身药物的用量，从而减少它们的副作用，可以在身体状况良好的患者中使用。疼痛专家的意见是需要的。患者群体对癌痛有一些误解。例如，许多患者开始使用止痛药的等待时间过长。患者害怕在疼痛加剧的时候，不能再调整剂量或成瘾。然而，适当使用止痛药可以活动自如，有助于提高生活质量。

社会心理方面

胰腺癌患者常见抑郁症状，抑郁显著降低了胰腺癌患者的生活质量。

护理观点

患者及家属在被诊断为胰腺癌后，护理的观察和照顾可以缓解身心疲乏。病例管理经理可以接触患者、家属，可以为从头到尾的诊断和治疗提供信任、准确和连续的服务。一位可以指导和开处方的专业人员将是担任病例管理经理的最佳人选。在那些法律适用于接受过高级护理实践培训的国家，护士从业者可以出色地完成这个角色。

（翻译：车 云 校对：梁 蕊）

参考文献

[1] Hariharan D, Saied A, Kocher HM. Analysis of mortality rates for pancreatic cancer across the world. HPB (Oxford). 2008; 10 (1): 58-62.

[2] Hackert T, Buchler MW. Pancreatic cancer: advances in treatment, results and limitations. Dig Dis. 2013; 31 (1): 51-6.

[3] Jemal A, et al. Cancer statistics, 2010. CA Cancer J Clin. 2010; 60 (5): 277-300.

[4] Lowenfels AB, Maisonneuve P. Epidemiology and risk factors for pancreatic cancer. Best Pract Res Clin Gastroenterol. 2006; 20 (2): 197-209.

[5] Stathis A, Moore MJ. Advanced pancreatic carcinoma: current treatment and future challenges. Nat Rev Clin Oncol. 2010; 7 (3): 163-72.

[6] Maisonneuve P, Lowenfels AB. Risk factors for pancreatic cancer: a summary review of meta-analytical studies. Int J Epidemiol. 2015; 44 (1): 186-98.

[7] Sun V. Update on pancreatic cancer treatment. Nurse Pract. 2010; 35 (8): 16-22. Quiz 22-23.

[8] Butcher HK, Bulechek GM, McCloskey Dochterman JM, Wagner CM. Nursing interventions classification (NIC). 7th ed. St. Louis: Elsevier; 2018.

[9] Moorhead S, Swanson E, Johnson M, Maas ML. Nursing Outcomes Classification (NOC): measurement of health outcomes. 6th ed. St. Louis: Elsevier; 2018.

[10] Laquente B, et al. Supportive care in pancreatic ductal adenocarcinoma. Clin Transl Oncol. 2017; 19 (11): 1293-302.

[11] Li D, et al. Pancreatic cancer. Lancet. 2004; 363 (9414): 1049-57.

[12] Ballehaninna UK, Chamberlain RS. The clinical utility of serum CA 19-9 in the diagnosis, prognosis and management of pancreatic adenocarcinoma: An evidence based appraisal. J Gastrointest Oncol. 2012; 3 (2): 105-19.

[13] Dabizzi E, Assef MS, Raimondo M. Diagnostic management of pancreatic cancer. Cancers. 2011; 3 (1): 494-509.

[14] Treadwell JR, et al. Imaging tests for the diagnosis and staging of pancreatic adenocarcinoma: a meta-analysis. Pancreas. 2016; 45 (6): 789-95.

[15] Chen J, et al. Diagnostic accuracy of endoscopic ultrasound-guided fine-needle aspiration for solid

pancreatic lesion: a systematic review. J Cancer Res Clin Oncol. 2012; 138 (9): 1433-41.
[16] Dabizzi E, Assef MS, Raimondo M. Diagnostic management of pancreatic cancer. Cancers (Basel). 2011; 3 (1): 494-509.
[17] van der Gaag NA, et al. Preoperative biliary drainage for cancer of the head of the pancreas. N Engl J Med. 2010; 362 (2): 129-37.
[18] Strom TJ, et al. Comparative long-term outcomes of upfront resected pancreatic cancer after preoperative biliary drainage. Surg Endosc. 2015; 29 (11): 3273-81.
[19] Pek CJ, et al. A national survey on peri-interventional management of percutaneous transhepatic biliary drainage. Surg Laparosc Endosc Percutan Tech. 2017; 27 (4): 253-6.
[20] Itoi T, Dhir V, Moon JH. EUS-guided biliary drainage: moving into a new era of biliary drainage. Gastrointest Endosc. 2017; 85 (5): 915-7.
[21] Ryan JE, et al. Predicting pathological complete response to neoadjuvant chemoradiotherapy in locally advanced rectal cancer: a systematic review. Color Dis. 2016; 18 (3): 234-46.
[22] Russo S, et al. The role of neoadjuvant therapy in pancreatic cancer: a review. Future Oncol. 2016; 12 (5): 669-85.
[23] Ronde-Schoone LJM, Pek CJ, Swijnenburg R-J, Pieterse AH. What questions are most important to pancreatic cancer patients soon after diagnosis? A multicenter survey. Appl Cancer Res. 2017; 37: 32.
[24] Barbas AS, et al. Comparison of outcomes and the use of multimodality therapy in young and elderly people undergoing surgical resection of pancreatic cancer. J Am Geriatr Soc. 2012; 60 (2): 344-50.
[25] Tran TC, et al. Pancreatic fibrosis correlates with exocrine pancreatic insufficiency after pancreatoduodenectomy. Dig Surg. 2008; 25 (4): 311-8.
[26] Neoptolemos JP, et al. Adjuvant 5-fluorouracil and folinic acid vs observation for pancreatic cancer: composite data from the ESPAC-1 and-3 (v1) trials. Br J Cancer. 2009; 100 (2): 246-50.
[27] Sohn TA, et al. Resected adenocarcinoma of the pancreas-616 patients: results, outcomes, and prognostic indicators. J Gastrointest Surg. 2000; 4 (6): 567-79.
[28] Neoptolemos JP, et al. Comparison of adjuvant gemcitabine and capecitabine with gemcitabine monotherapy in patients with resected pancreatic cancer (ESPAC-4): a multicentre, open-label, randomised, phase 3 trial. Lancet. 2017; 389 (10073): 1011-24.
[29] Seufferlein T, et al. Ductal pancreatic adenocarcinoma. Dtsch Arztebl Int. 2014; 111 (22): 396-402.
[30] Conroy T, et al. FOLFIRINOX versus gemcitabine for metastatic pancreatic cancer. N Engl J Med. 2011; 364 (19): 1817-25.
[31] Conroy T, et al. Current standards and new innovative approaches for treatment of pancreatic cancer. Eur J Cancer. 2016; 57: 10-22.
[32] Lederle FA. Terminal. Ann Intern Med. 2017; 167 (11): 826-7.
[33] Rahma OE, et al. Second-line treatment in advanced pancreatic cancer: a comprehensive analysis of published clinical trials. Ann Oncol. 2013; 24 (8): 1972-9.
[34] Agarwal R, Epstein AS. Palliative care and advance care planning for pancreas and other cancers. Chin Clin Oncol. 2017; 6 (3): 32.
[35] Jeurnink SM, et al. Stent versus gastrojejunostomy for the palliation of gastric outlet obstruction: a systematic review. BMC Gastroenterol. 2007; 7: 18.
[36] Fazal S, Saif MW. Supportive and palliative care of pancreatic cancer. JOP. 2007; 8 (2): 240-53.

[37] Smith EM, Jayson GC. The current and future management of malignant ascites. Clin Oncol (R Coll Radiol). 2003; 15 (2): 59-72.

[38] Gooden HM, White KJ. Pancreatic cancer and supportive care-pancreatic exocrine insufficiency negatively impacts on quality of life. Support Care Cancer. 2013; 21 (7): 1835-41.

[39] Gartner S, et al. Nutrition in pancreatic cancer: a review. Gastrointest Tumors. 2016; 2 (4): 195-202.

[40] Ripamonti CI, et al. Management of cancer pain: ESMO Clinical Practice Guidelines. Ann Oncol. 2012; 23 (Suppl 7): vii139-54.

[41] Jia L, et al. Investigation of the incidence of pancreatic cancer-related depression and its relationship with the quality of life of patients. Digestion. 2010; 82 (1): 4-9.

第十八章　血液系统恶性肿瘤患者的循证护理

帕特里克·克朗贝茨（Patrick Crombez）

摘　要

实际的血液系统恶性肿瘤的发病机制对这些疾病的诊断和治疗方案的发展做出了重大贡献。这种演变需要扩大和发展护士的专业知识和技能，以便为这些患者提供专业护理。了解这些新方法，除了需要血液学方面的基本培训外，还需要为护士提供继续教育课程，以及在阅读科学文献中培养批判性思维，以提供循证护理干预措施。专业和高度复杂的实践包括使用有效的工具进行全面评估、早期识别并发症、迅速采取行动、与患者和其他医疗保健提供者合作进行护理管理（预防性和治疗性）。改善患者生活质量的支持性护理不仅是症状管理，还包括社会、心理和精神护理。

血液科护士也应该带头开发新的护理模式，如护士主导的咨询、门诊护理、患者自我管理和为越来越多的血液恶性肿瘤幸存者提供生存护理。

血液科护士面临新的和更普遍的挑战是抗生素耐药性的出现，坚持口服治疗，以及在多元文化背景下对所有患者的有效和平等的护理。

本章将重点介绍这些最新进展，并在可能的情况下描述循证护理干预措施，以确保血液病患者获得高质量的生理和心理护理。

关键词

循证护理干预；专业知识和技能；全面评估；有效工具；早期识别；领导力；新护理模式；患者自我管理；血液病生存护理计划的创新模式

引言

血液系统恶性肿瘤发病机制的实际内部因素有助于这些疾病的诊断和治疗取得重大进展。

本章将重点介绍这些疾病的最新进展，并在有可能的情况下，描述循证护理的干预措施，以确保血液病患者获得高质量的身体和心理护理。

由于恶性血液病患者的护理领域非常广泛，不可能在一章中完全包含所有的内容。

对最常见的恶性血液病进行简要概述后，将重点关注独立于这些疾病的新治疗策略。目的是强调当前和未来的治疗策略，而不是传统的化学疗法及其护理相关的问题。本章将描述与血液系统恶性肿瘤相关的一些主要和特殊的并发症及其治疗，以及循证护理干预。肿瘤学中较常见的并发症如恶心、呕吐、脱发、弥散性血管内凝血、静脉血栓栓塞等，将不在本章讨论。

我希望这将有助于护士实现最终目标，即为这些患者实现个人、社会和职业生活的融合，而不会出现残留疾病或无法控制的并发症。

主要血液系统恶性肿瘤概述

急性白血病

急性髓系白血病（AML）和急性淋巴细胞白血病（ALL）都是一组异质性疾病，其特征是肿瘤髓系细胞、淋巴细胞不受控制地增殖干扰正常造血。急性白血病进展迅速，如果不治疗，几周内就会致命。

急性白血病大多在常规血液监控或评估循环母细胞或细胞减少症状时被列为同等风险。

在这种情况下，需进行骨髓抽吸和/或活检。

骨髓中成纤维细胞的存在及其形态、细胞遗传学和免疫表型检查需要通过探索特定的突变以及通过核型分析和对特定基因突变进行更精细的分子研究来完成。最近，研究人员发现，对基因突变进行更广泛的分析对于指导预后风险分层和治疗至关重要。

具有复杂核型和易位的急性白血病，如t（6；11），t（4；11），以及其他3q和del（5q）异常与预后不良有关。出现t（8；21）、t（15；17）或inv（16）的AML预后良好。细胞遗传学异常t（9；22），也称为ph染色体，在成人ALL患者中与预后不良有关，但在ALL儿童中发生的比例不到5%。

总的来说，我们可以得出结论：成人AML预后较儿童ALL预后较好，但需要对预后因素进行详细的探讨。

AML有不同的分类系统，如FAB和世界卫生组织分类，ALL也有不同的分类系统，如世界卫生组织分类。更深入的信息超出了本章的范围，因为可以在特定的教科书中找到。对护士来说，重要的是要记住这些分类系统可以根据更准确的新诊断技术和细胞内分子的发现而改变。

对护士来说更重要的是急性白血病的临床特征和所观察到的症状。这些都是白血病细胞抑制骨髓，导致中性粒细胞减少、血小板减少和贫血的后果。体重减轻、食欲缺乏、疲劳、虚弱、发热等体质症状和出血体征（如鼻出血）在这些患者中很常见，其中一些患者需要及时识别和处理。患者也可能因白血病浸润器官而出现症状，如牙龈肥大和直肠周围脓肿。头痛、因颅内压升高引起的视神经乳头水肿和视力障碍可能提示中枢神经系统（CNS）受累，这在ALL中相当常见。所有ALL患者均应进行腰椎穿刺术，以评估中枢神经系统侵犯情况。AML患者的出血可由血小板减少或弥散性血管内凝血（DIC）或两者的组合引起。大约80%的急性早幼粒细胞白血病患者可见DIC。在ALL患者中，白细胞增多症是一种众所周知的疾病，包括白细胞（WBC）计数高于100×10^9/L，导致自发性肿瘤溶解综合征，是一种潜在致命的急性肿瘤，需要立即通过化疗或白细胞分离术进行治疗。

AML和ALL在持续治疗的时间有所不同，但这两个目标的都是实现完全缓解（CR）。在AML中，开始诱导化疗时是以蒽环类（柔红霉素）和阿糖胞苷联合为基础，目的是获得CR，这意味着骨髓中原始细胞少于5%，没有含有奥氏小体的原始细胞，并且没有髓外疾病。细胞遗传学CR和分子CR分别为未检测到的异常核型和较低或检测不到的分子异常，如Flt3。在初始诱导化疗后获得CR的患者可接受大剂量阿糖胞苷为基础的巩固化疗。根据细胞遗传学和分子特征、年龄和身体状况、预测的治疗相关死亡率以及供体的可用性，在高危患者中考虑异基因造血细胞移植（HCT）。巩固治疗的目的是“巩固”CR的状态。

目前成人ALL的治疗基于高效的儿科治疗方案。这些方案更加复杂，包括诱导、巩固、维护和强化治疗等多个阶段。每个阶段都是基于全身化疗与主要以淋巴白血病为靶向目标的增效剂的组合，增效剂如环磷酰胺、甲氨蝶呤、阿糖胞苷、长春新碱、蒽环类药物、L-天冬酰胺酶和类固醇。

如果在ALL患者pH染色体阳性的情况下，白血病细胞表达CD20以及酪氨酸激酶抑制剂（TKI），则可将单克隆抗体利妥昔单抗加入化疗。预防或治疗中枢神经系统侵犯可通过低剂量的胞嘧啶核苷、甲氨蝶呤和类固醇的化学疗法来完成。前两种产品也是在穿过血脑屏障时以高剂量静脉注射，足以预防中枢神经系统侵犯，但不能用于中枢神经系统侵犯的治疗，因为治疗浓度不能在脑脊液中保持。

博纳吐单抗是一种有效的新型免疫治疗药物，可治疗成人难治性B细胞ALL。CD19是一种在B细胞发育中表达的表面抗原，在95%以上和B前体ALL母细胞中表达，使其有可能成为免疫治疗的靶点。博纳吐单抗同时结合CD3阳性细胞毒性T细胞和CD19阳性B细胞，导致T细胞诱导正常的和恶性的B细胞溶解（图18.1）。

很明显，AML和ALL治疗的毒性特征是不同的，这意味着护士的治疗方法也不同（参见第4点）。

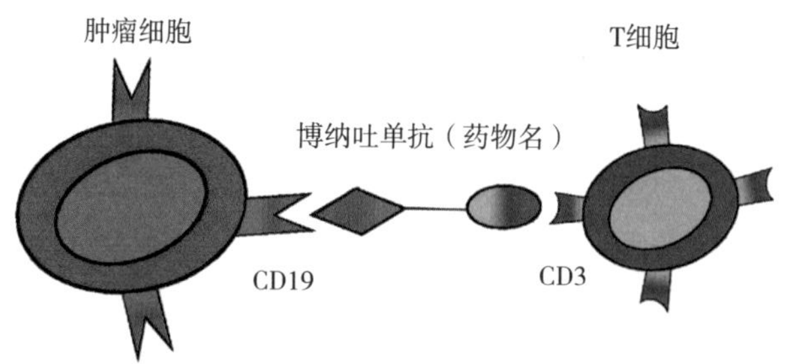

图18.1 博纳吐单抗（blinatumomab）作为双特异性T细胞结合物（BiTE）的作用过程

注：博纳吐单抗的一项单臂结合CD3，另一个结合CD19。这会激活未受刺激的T细胞，破坏CD19＋细胞。

慢性白血病

和急性白血病一样，慢性白血病也可以分为慢性髓系白血病（CML）和慢性淋巴细胞白血病（CLL）。

90%以上CML患者的特点是t（9；22）易位，称为费城染色体（Ph），导致*BCR-ABL*基因融合。Ph染色体阴性的CML患者对酪氨酸激酶抑制剂（TKIs）的反应较差，因此存活率也较低。

注意Ph染色体的存在与成人ALL患者相比时具有相反的结果，Ph＋患者的预后较差。

尽管CML的发生有三个阶段（慢性期、加速期或急变期），但大多数患者是在无症状的慢性期被诊断的。有症状的患者可能会出现全身症状，如体重减轻、疲劳、盗汗或脾肿大。也可能出现白细胞增多症，白细胞计数超过100×10^9/L，并可能伴有高黏滞性，可能会导致视力变化，如模糊、复视，甚至失明。还可观察到意识迷糊和方向迷失。

在加速期，患者也可能出现呼吸困难和发热。该阶段的特征是在外周血或骨髓中存在10%～19%的原始细胞，其中大部分来自髓样细胞。

如果有20%或更多的急变，CML会转化为具有相似体征和症状的AML（很少是ALL）。

十多年来，CML的治疗已经完全改变了。异基因造血干细胞移植是唯一的治疗选择，TKIs的引入，可以抑制引起白血病细胞死亡的*BCR-ABL*酪氨酸激酶，为患者提供毒性较小的有效治疗。伊马替尼通常被用作首选治疗方案，但如果患者无法耐受或对伊马替尼耐药，他们可能会从第二代TKIs受益，如达沙替尼或尼洛替尼。

这些治疗是口服的，患者可在门诊中接受随访。护士对患者的教育至关重要，尤其是理解并坚持TKIs疗法的重要性以及预防和处理液体潴留等副作用，包括胸腔积液、心包积液、腹泻、恶心和呕吐、腹痛、头痛和皮疹。

已知TKIs和很多药物有药物相互作用，护士应检查患者的合并用药，以避免增加或减少TKIs的浓度。

CLL或慢性淋巴细胞白血病是一种慢性单克隆B细胞淋巴增生性疾病，导致功能不全的淋巴细胞积聚。大多数患者是老年人，目前的平均年龄为70岁，由于预期寿命的延长，这意味着在未来CLL患者的数量将会增加。

最常见的染色体异常有缺失13q、缺失11q、缺失17p、缺失6q和三体12。首先提到的是最常见的细胞遗传学异常，发生在一半的病例中，如果它是唯一检测到的异常，则会有更好的结果。17p缺失与更具侵袭性的临床演变、治疗反应差和总生存期（OS）缩短有关。

70%的CLL伴有低丙种球蛋白血症，并使患者面临更高风险的感染机会，包括肺孢子虫、病毒重新激活（如巨细胞病毒）和包膜细菌感染。

晚期CLL患者可能出现B型症状，如原因不明的反复发热、盗汗、原因不明的体重减轻和过度疲劳。护士应教育患者早期识别并报告这些症状。

CLL患者在诊断时并不总是需要治疗，这意味着无症状的早期疾病应不予治疗（持“观望”的态度），直到出现症状进展。

如果需要治疗可有多种选择，正在研究的各种新型药物显示出治疗CLL的前景。

虽然烷化剂（氯苯丁胺、环磷酰胺）是治疗CLL的标准药物，但联合免疫化疗具有较高的完全缓解率。一个众所周知的例子是FCR，它是氟达拉滨、环磷酰胺和利妥昔单抗（一种单抗，抗CD20）的组合。与苯达莫司汀（一种具有烷基化和抗代谢特性的药物）、利妥昔单抗或新的单抗，如阿仑单抗抗CD52（alemtuzumab）和抗CD20（ofatumab）的新组合甚至对难治性CLL更有效。

这些所有的治疗都是在门诊进行的，因此教育患者关于疾病和治疗的相关副作用是至关重要的，患者必须能够自己管理这些副作用。

盐酸苯达莫司汀是一种烷化剂，用于治疗慢性淋巴细胞白血病患者的新型双功能氮芥衍生物。苯达莫司汀的给药方法主要是静脉注射30分钟。

淋巴瘤

这一种类繁多的疾病的复杂性和多样性需要一个全面的、详尽的阐述，这一部分应该占用较多的篇幅。因此，我将有意识地控制篇幅，而不详细介绍每种类型的淋巴瘤。

首先，人们可以区分非霍奇金淋巴瘤（NHL）和霍奇金淋巴瘤（HL）。后者是一种恶性淋巴瘤，具有大量异常的淋巴细胞，称为里–斯细胞（Reed-Sternberg），即B细胞。HL约占淋巴瘤的10%，多见于青少年和年轻人中。

NHL的细胞病变涵盖了各种不同的疾病包括B细胞谱系和T细胞谱系。

B细胞HL或B细胞NHL好发在年龄66岁左右且患有较多合并症的老年人群中。

发生非霍奇金B细胞淋巴瘤的几个危险因素，如病毒感染（EBV、HIV、乙型和丙型肝炎病毒以及HHV-8）、自身免疫性疾病和长期使用免疫抑制剂，这些因素都与免疫系统的失调有关。

B细胞NHL的分类基于对疾病的临床、组织学和分子方面的理解，并随着时间的推移导致了分类系统的变化。修订的欧美淋巴瘤分类（REAL）和WHO分类系统是众所周知的，并在临床实践中广泛使用。2008年，根据REAL的分类原则更新了WHO的分类，并将在未来不断提升。

B细胞NHL的分级对于治疗决策和预后非常重要。我们可以将其分为三组：低级（翻倍时间长），中级和高级（翻倍时间非常短）。低级别的病变是慢性的，但不能治愈，而中级和高级病变在临床上更具侵略性，有可能被治愈。

根据淋巴瘤Ann Arbor分期，分期用于确定疾病的范围和位置，范围从Ⅰ到Ⅳ。PET是治疗前的分期和治疗监测的必要手段。

由于新的遗传信息和新的治疗方法选择,B细胞淋巴瘤的国际预后指数（IPI）现已修订。IPI仍然具有预测性，但它只识别了两个风险类别。对于弥漫性大B细胞淋巴瘤（DLBCL），将IPI重新修正为R-IPI可更准确预测预后。3R-IPI确定了三个不同的预后组，分别为预后非常好，即4年无进展生存期（PFS）94%，总生存期（OS）94%；良好，即4年PFS 80%，OS 79%；差，即4年PFS 53%，OS 55%。

临床特征与淋巴瘤的程度密切相关，可以从无痛性淋巴结病到器官损伤、脊髓压迫和各种全身体征及症状，包括B症状（如前所述）。

B细胞NHL的治疗主要基于化疗和单克隆抗体联合。传统的化疗方案是CHOP＋环磷酰胺，但在CHOP类化疗方案的基础上加用利妥昔单抗可显著提高滤泡性淋巴瘤和弥漫性大B细胞淋巴瘤等CD20表达的B细胞NHL患者的生存率。然而，反复使用利妥昔单抗暴露后导致Fc受体多态性和CD20下调是一个持续的挑战，并强调了替代治疗的需求。因此，其他抗

CD20单克隆抗体（MoAbs）正在研究中，如完全人源化的第二代Ⅰ型CD20抗体奥法木单抗和人源化Ⅱ型抗CD20抗体奥滨尤妥珠单抗。放射性标记MoAbs，如替伊莫单抗，是一种利用其固有的放射敏感性用于靶向淋巴瘤细胞的新方法。

在滤泡性B细胞NHL患者中，塞利尼索（Selinexor）治疗可减少原癌基因蛋白，并显示出与地塞米松的协同作用。它是一种口服药物，可以与化疗、蛋白酶体抑制剂和其他毒性增加最小的药物联合使用。

库潘尼西（Copanlisib）已被证明可通过以1小时静脉注射给药来凋亡和抑制原发性恶性B细胞系的增殖来诱导肿瘤细胞死亡。

CAR-T细胞疗法是一种治疗方案，患者的T细胞在实验中被改变，因此它们将会攻击癌细胞。来自患者手臂静脉的血液流经分离机，去除白细胞，包括T细胞。然后在实验中加入一种特殊受体的基因，该受体与患者癌细胞上的特定蛋白质结合，再通过输液方式给予患者。这种特殊的受体被称为嵌合抗原受体（CAR）（美国国家癌症研究所）。

在某些情况下会考虑放射治疗，并可能与化学治疗相结合。还应考虑自体造血干细胞移植（aHCT）和异基因造血干细胞移植（HCT），尤其是在B细胞NHL和T细胞NHL预后不良的年轻患者中。

T细胞肿瘤或T细胞NHL涵盖了涉及T细胞和NK细胞的多种疾病，仅占NHL的15%。超过2/3是外周T细胞淋巴瘤（PTCL）；“外周”一词是指这种疾病是由胸腺外周带的成熟T淋巴细胞或NK细胞引起的。

PTCL是一种罕见的异质性疾病，预后极差。

皮肤T细胞淋巴瘤（CTCL）以肿瘤性T细胞侵袭皮肤为特征，多见于真菌样肉芽肿（MF，占所有皮肤淋巴瘤的50%，且多为惰性）和塞扎里综合征（SS，低于1%且具有侵袭性）。T细胞NHL可以表现为结节型疾病，但也可能发生结外型、白血病型或弥散型疾病。

MF和SS的分期对判断预后和治疗有重要意义。

可采用形态分析、免疫表型分析、遗传易位分子图谱分析和T细胞受体（T完全缓解）基因重排分析来区分PTCL的亚型。临床参数，如患者的年龄和受累部位也被考虑为诊断因素。

PET用于评估器官受累和指导活检部位的选择。

外周T细胞淋巴瘤（PTCL）的预后指数就像B细胞淋巴瘤的IPI评分标准，并随着时间的推移而不断完善。在PTCL引入更有效的治疗，包括新药、异基因造血干细胞移植和生物反应调节剂，改善了结果和预测反应与生存的变量。

对PTCL分期采用Ann Arbor分期。

由于PTCL缺乏最佳治疗方法，美国国家综合癌症网络（NCCN）建议将临床试验作为首选。如果不能加入临床试验，T细胞非霍奇金淋巴瘤（T-NHL）的治疗可参考B细胞非霍奇金淋巴瘤（B-NHL）的联合化疗方案，如CHOP（环磷酰胺、阿霉素、长春新碱和泼尼松）或CHOP与依托泊苷（CHOEP）。在高或中高IPI评分或Ⅲ～Ⅳ期疾病的情况下，这些方案与大剂量甲氨蝶呤和阿糖胞苷或ICE（异环磷酰胺、卡铂和依托泊苷）交替使用。

对于难治性PTCL，可以考虑使用已批准的本妥昔单抗（抗CD30），一种组蛋白去乙酰化酶抑制药（HDAC）罗米地辛或正在研究中的HDAC如贝利司他进行治疗。阿仑单抗（抗CD52）与CHOP和扎木单抗（抗CD4）的联合应用也在研究中。

若疾病对治疗有效，可以考虑自体或异体血细胞比容（HCT）及清髓性或进行减低强度预处理（RIC）作为巩固治疗。

蛋白酶体抑制剂硼替佐米作为单一药或联合吉西他滨加多柔比星，治疗复发或难治性CTCL患者具有良好的可接纳性和活性。

多发性骨髓瘤

B淋巴细胞成熟为产生免疫球蛋白的浆细胞（IgG、IgA、IgM、IgE和IgD），负责体液免疫。每种免疫球蛋白在免疫反应中都有特定的作用和功能。多发性骨髓瘤（MM）是一种浆细胞肿瘤，其中一种免疫球蛋白（M蛋白）过度产生，伴随继发性器官效应，包括肾、骨、骨髓、神经和免疫功能障碍。

MM的鉴别诊断包括意义未明的单克隆丙种球蛋白病（MGUS）和无症状多发性骨髓瘤（SMM）。MGUS是骨髓瘤发生前的一种无症状的恶变前疾病，不需要立即治疗。SMM是MM的更晚期的恶变前无症状先兆，具有独特的临床表现和更大的进展为MM的风险。

MM仍然被认为是不可治愈的，诊断的主要标准是在血清或尿液电泳上出现单克隆棘波（M-棘波）。为了完善MM诊断中的"经典三联征"，骨髓中超过30%的浆细胞增生和溶骨性病变必须与M-棘波同时存在。细胞遗传学特征（如非整倍体、易位和缺失）对MM患者准确分期的重要性仍在研究中。

诊断和治疗反应的标准包括骨髓瘤相关器官功能障碍的临床症状和体征。

当患者患有活动性MM并有CRAB标准定义的终末器官损伤证据时（钙升高大于10.5mg/L，肾功能不全伴血清肌酐大于2mg/dl，血红蛋白低于10g/dl的贫血，以及骨损伤），需要进行治疗。

化疗方案如VAD（长春新碱、阿霉素和地塞米松）或口服美法仑和泼尼松是过去的金标准。由于对MM发育、染色体变化和骨髓微环境的基因组学认识的提高，预期寿命从7个月提升为60个月。第一组治疗多发性骨髓瘤的新药是具有免疫调节和抗血管生成特性的药物，如沙利度胺、来那度胺和泊马度胺。正在进行的研究将进一步确定这些药物如何以及何时用于治疗多发性骨髓瘤。

癌细胞的增殖、转移和存活依赖于蛋白酶体调节的蛋白质。蛋白酶体抑制药，如硼替佐米和卡非佐米，是另一类新的抗骨髓瘤药物。

然而，对免疫调节药物（IMiDS）和蛋白酶体抑制药都不敏感的MM患者预后很差，因此需要具有创新作用机制的新药，并需要在随机对照试验中进一步研究。单克隆抗体（MoAbs）具有多种作用机制，似乎与其他药物联合使用最为有效。临床试验中的主要单抗包括埃罗妥珠单抗、达西组单抗、塞妥西单抗、达雷妥尤抗体、贝伐单抗和地诺单抗。其他正在调查的MM药物有口服组蛋白去乙酰化酶抑制药（HDAC），如伏立诺他和帕比司他，mTOR抑制药，如西罗莫司脂化物和依维莫司，和Akt抑制药，如afuresertib和哌立福新。AKT蛋白激酶B是一种在葡萄糖代谢、细胞存活和转录中起关键作用的酶。

自从治疗多发性骨髓瘤MM的新型药物出现后，多发性骨髓瘤患者的平均存活率有所提高，然而大多数患者会复发。不幸的是，MM最终变得难以治疗，基于对骨髓瘤细胞生物学与途径的理解，需要具有复杂机制的新药物。基因表达和蛋白质信号通路是很有前途的研究领域。

aHCT和异基因HCT联合骨髓造血或减低强度预处理（RIC）的作用仍有待阐明，但已有指南确定哪些患者可受益于HCT。

特殊的血液系统恶性肿瘤和主要并发症及其治疗：循证护理干预

本小节阐述了主要的血液特异性的或危及生命的并发症。可用循证护理进行干预。对于照顾需要复杂护理的血液系统恶性肿瘤患者的护士来说，及时识别和处理血液系统急症以及支持性护理是至关重要的。目的是降低发病率和死亡率，优化这一群体的生活质量。

血液学中的新治疗方案会导致新的并发症，因此护士需要继续教育计划，深入了解最新的知识，并确保在整个病程中为患者提供高质量的护理。

过去十年来，恶性血液病的治疗已从化疗转向联合治疗，增加了生物和分子靶向治疗。生物靶向治疗有时也会单独进行。

靶向生物治疗是针对癌细胞上的特定靶点，减少对正常细胞的损害。这些药物包括单克隆抗体（MoAbs）、免疫调节药、免疫检查点抑制药和其他药物，如HDAC抑制药。根据使用的具体药物，人们可或多或少观察到特定的毒性。

下面将讨论一些新的血液学治疗引起的特殊并发症。

输液反应和细胞因子释放综合征

MoAbs可以是完全小鼠蛋白（后缀omab）、嵌合小鼠蛋白和人类蛋白（后缀ximab），是主要人类蛋白和一小部分小鼠蛋白（后缀zumab），或者是完全人类蛋白（后缀umab）。人源化单抗的发展减少了人抗鼠抗体在患者中的出现；然而，人抗人抗体与输液反应仍可能会发生。到目前为止，输液反应与人抗鼠抗体或人抗人抗体之间的发展关系还没有文献证明。

必须记住，与使用单抗相关的输液反应并不是唯一的风险来源，因为输液反应的风险也与ALL中使用的其他肿瘤药物如L-天冬酰胺酶有关。输液反应是对外来蛋白的过敏反应（IgE介导的过敏反应），被归类为1型超敏反应或非IgE介导的反应。非过敏性输液反应是复杂的，由细胞因子释放引起，并与循环血细胞反应的单抗有关。

大多数单抗都有可能导致细胞因子释放综合征。

虽然不同的MoAbs的反应发生率不同，但大多数反应发生在第一次输液期间，因为此时肿瘤负担最高。大多数与单抗相关的输液反应是轻微的（1级或2级）。美国国家癌症研究所（表18.1）已将细胞因子释放引起的输液反应严重程度进行分级，以使副作用的报告标准化。及时准确记录输液事件十分重要，这有助于临床医生确定重新开始治疗的可行性与安全性。

表18.1 美国国家综合癌症网络（NCCN）不良事件通用术语标准（CTCAE），第4.03版，区分输液相关反应和细胞因子释放综合征（CRS）

级别	过敏反应（超敏反应）	急性输液反应（细胞因子释放综合征）
1	·短暂的潮红或皮疹 ·药物热＜38℃	·轻微反应 ·未提示中断输液 ·未提示干预
2	·皮疹 ·潮红 ·荨麻疹 ·呼吸困难 ·药物热≥38℃	·需要治疗或中断输液，但对症状治疗（如抗组胺药、非甾体类抗炎药、麻醉剂、静脉输液）迅速作出反应 ·≥24小时需预防性用药
3	·支气管痉挛症状，伴或不伴荨麻疹 ·非肠外用药指征 ·过敏性水肿/血管性水肿 ·低血压	·持续时间长（对对症药物和/或短暂中断输液反应不迅速） ·症状在最初改善后复发 ·因其他临床后遗症（如肾功能损害、肺浸润性病变）入院治疗
4	过敏性反应	·有生命危险 ·显示加压或通气支持
5	死亡	死亡

细胞因子释放反应和过敏反应的初始体征和症状通常是相同的。症状发作越快，反应越严重。

CRS的症状通常在输液开始后的30～120分钟出现，在CAR T细胞治疗的情况下甚至可以在更晚的时间出现（https：//www.cancer.gov/publications/dictionaries/cancer-terms/def/car-t-cell-therapy）。

最常见的体征是寒战、发热、皮疹、瘙痒、局部或弥漫性红斑、呼吸困难、支气管痉挛、呼吸急促和低氧血症。在极少数情况下，患者可能会出现急性呼吸窘迫综合征，并伴有胸痛、心悸、低血压、心动过速、心律失常，在极端情况下还会出现心搏骤停。

循证护理干预

作为预防措施，护士深入了解实施的治疗和每种药物的输液风险是必要的，包括了解哪种类型的输液反应最有可能与药物相关。对于肿瘤科护士来说，临床病历，尤其是包括任何既往过敏反应的病历，是非常有用的风险评估工具。建议在使用单克隆抗体之前使用预先用药（如退热药、抗组胺药、类固醇），以预防细胞因子释放综合征，尤其是在首次输注时。如有一些术前口服用药，肿瘤科护士应该确保患者在每次输液前准确服用了这些药物。对于首次输注，建议采用逐步输注或分次给药的方式。输注前应开展包括生命体征在内的基线评估。在输液期间，肿瘤科护士应时常评估患者的生命体征，并注意输液反应的任何体征或症状。输液反应最有可能发生在第一个小时内，但在整个输注过程中也必须保持警惕，因为输液反应可能随时发生。对所有症状延误都会影响患者的预后。

患者和家庭成员必须充分了解可能发生的输液反应，大多数输液反应都是由细胞因子释放引起的，是轻微的反应，并且很容易控制。尽管如此，患者也必须了解立即报告反应的必要性。

患者还必须意识到输液出院后可能出现的延迟反应，并知道需要立即向医务人员报告情况。即使是轻微的反应也可能迅速发展成威胁生命的呼吸或心血管疾病。

输液反应或CRS的管理从早期识别体征或症状开始，并通过先停止输液但保持静脉输液管路通畅来及时采取行动。应立即测量生命体征，如果低血压，应将患者置于卧位，下肢抬高。应立即评估呼吸道、呼吸和循环。如果出现支气管痉挛和呼吸道阻塞，应开始氧疗。可以考虑使用皮质类固醇，对支气管痉挛给予支气管扩张药。

生命体征评估应每隔2～5分钟进行一次，直到患者病情稳定。更强化的治疗，如给予多巴胺和补液，是相当罕见的。在第二阶段，护士应观察有无瘙痒的皮肤表现，瘙痒在过敏事件中多有发生。

输液反应是真正的过敏反应还是细胞因子释放反应可能很难区分，需要经过一段时间后判断，因为过敏反应大多在输注开始后立即发生（最初几分钟），而CRS大多发生在输注开始30～120分钟。总之，护士的处理原则是一样的，即根据患者的症状和状态进行有效的症状管理。

一旦症状完全缓解，可按50%的输液量重新开始输液，并密切跟踪耐受性。

记录应包括以下内容。

- 输液前的评估（所使用的药物、剂量、以前输注药剂的次数和输液速度）。
- 发病时的症状和进展过程。
- 症状出现的时间。
- 干预、时机和患者反应。
- 症状缓解时间。
- 出院指示或转送急救服务部门。

周围神经病变

肿瘤血液治疗的进展包括几种新的高活性药物，如沙利度胺和硼替佐米，它们具有潜在的剂量限制性神经系统影响。这些影响主要存在于周围神经系统（PNS），它比中枢神经系统（CNS）对化疗的神经毒性作用更敏感。自主神经纤维也会受到影响。

化疗导致的周围神经病变（CIPN）的发病机制尚未完全清楚，可能因所用药物而异。化疗药物被认为首先损伤感觉轴突，并从最长轴突的远端（双脚的脚趾）对称开始，从脚趾到脚，再到脚踝，然后到小腿。上肢CIPN发生较晚，并从指尖转移到手等。然而，一些患者首先会注意到他们手的CIPN。如果致病因子被移除，轴突可以再生，但不是完全可逆的。

神经修复的机制尚不清楚，但可能与循环神经生长因子（NGF）有关，在神经毒性化疗（顺铂、长春新碱）后，NGF减少。大多数血液病患者所使用的药物可能会诱发周围神经病变（PNP），如长春花碱、铂类似物、蛋白酶体抑制药和免疫调节药物。

危险因素与治疗有关，如所涉及的化疗药物，总累积剂量，以及既往和同时使用的其他神经毒性化疗药物。

患者特有的危险因素可能包括由于酒精中毒或糖尿病以及接触某些毒素或金属而导致的原有感觉神经病变。切记，一些血液病可能伴有神经毒性，多发性骨髓瘤就是这种情况。

受损的功能和症状取决于受影响的神经类型，可以是运动神经纤维、感觉神经纤维或自主神经纤维。长春花碱，特别是长春新碱，对感觉和自主周围神经系统有神经毒性。其他长春花碱不太可能引起CIPN。最常见的症状包括脚和手的疼痛和感觉异常、远端感觉过敏和深部腱反射丧失，而自主神经表现大多局限于便秘和肠梗阻。大多蛋白酶体抑制药和免疫调节药物对感觉神经有毒性（图18.2）。

CIPN是一种常见的副作用，影响患者的生活质量以及患者对癌症治疗的坚持。

虽然有许多方法可以对CIPN进行评估和分级，但尚未建立标准化的方法，应结合使用主观和客观的测量方法，包括患者在日常生活活动（ADLs）中经历的功能障碍水平的结果。迄今为止，对于肿瘤学实践中使用最合适患者的自我报告量表还未达成共识。因此，仍然需要确定有效而可靠的评估工具来衡量或评估接受化疗的成年患者的CIPN。神经病变总评分（TNS）可考虑用于更广泛的肿瘤人群，因为该量表已在多种肿瘤类型中进行了测试，并考虑了客观和主观测量。而由于原来的仪器很费时，所以开发了缩小版的TNS。

TNSc是TNS量表的临床版本，仅评估CIPN的临床症状和体征。

用于评估周围神经病变体征和症状更实用的工具是神经毒性评估工具（图18.3）。

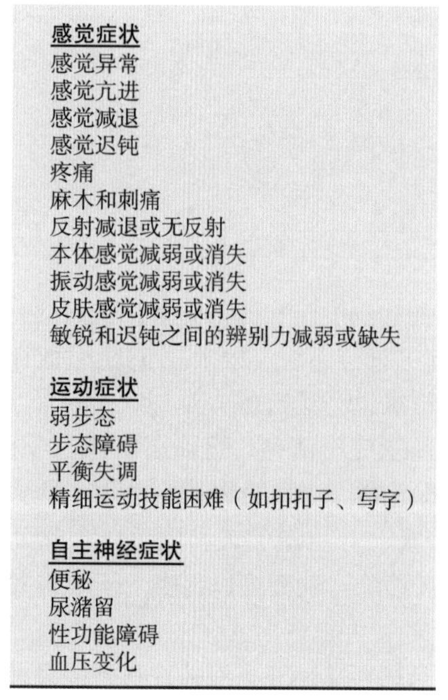
感觉症状
感觉异常
感觉亢进
感觉减退
感觉迟钝
疼痛
麻木和刺痛
反射减退或无反射
本体感觉减弱或消失
振动感觉减弱或消失
皮肤感觉减弱或消失
敏锐和迟钝之间的辨别力减弱或缺失

运动症状
弱步态
步态障碍
平衡失调
精细运动技能困难（如扣扣子、写字）

自主神经症状
便秘
尿潴留
性功能障碍
血压变化

图18.2 CIPN的特点

给患者的说明

通过每行圈出一个数字，请使用以下量表的一句话说明您在过去七天真实情况

0＝完全没有
1＝一点点
2＝有些
3＝相当多
4＝非常多

我的手麻木或刺痛					
我的脚麻木或刺痛	0	1	2	3	4
我觉得手不舒服	0	1	2	3	4
我觉得脚不舒服	0	1	2	3	4
我关节痛或肌肉痉挛	0	1	2	3	4
我觉得浑身无力	0	1	2	3	4
我听力有困难	0	1	2	3	4
我耳朵里有嗡嗡声	0	1	2	3	4
我扣扣子有困难	0	1	2	3	4
当小物体在我手中时，我感觉不到它们的形状	0	1	2	3	4
我走路有困难	0	1	2	3	4

医疗保健专业人员指南

该评估工具用于帮助您评估接受化疗患者的外周神经病变。医疗保健专业人员可能会发现对患者反应的讨论有助于确定神经病变的等级，如国家癌症研究所不良事件通用术语标准（http://ctep.cancer.gov）所定义的；然而，评估分数和毒性等级之间不存在直接关联

图18.3 神经毒性评估工具

PNP的治疗是基于患者的症状和对治疗有效性的实际了解。奥沙利铂已获得大量实用的临床知识，其也适用于接受其他神经毒性药物的患者，没有任何数据支持使用预防性药物。具有神经保护潜力的药物包括钙/镁（Ca^{2+}/Mg^{2+}）、谷胱甘肽、维生素E和其他药物以及神经生长因子NGFs。一些药物测试用于治疗PNP，如加巴喷丁、普瑞巴林、三环类抗抑郁药和5%局部利多卡因贴剂，但均未显示出显著疗效。目前，CIPN的治疗主要是在于CIPN发生时减少或停止使用令人不适的药剂，并治疗神经性疼痛的症状。用于减少CIPN可能伴随的痛觉障碍和异位痛觉的药物包括抗惊厥药、三环类抗抑郁药、阿片类药物和局部药物，这些药物结合了痛性神经病变的发病机制。美国临床肿瘤学会（ASCO）召集了一个多学科专家小组，对文献进行总结，为成人癌症患者CIPN的预防和治疗方案的有效性提供指导。

在随机、双盲、安慰剂对照试验中，唯一显示有效的药物是度洛西汀。

循证护理干预

迄今为止，还没有可以推荐或可能对护理实践有效的循证护理干预措施。

在基线时，患者应该接受关于周围神经病症状的教育，以及报告症状的重要性。护士在护理CIPN高危患者方面发挥着关键作用，包括在治疗过程中和治疗后的基线和持续评估，患者对周围神经病变的体征和症状的指导，安全的化疗给药，症状管理，以及及时咨询其他跨学科团队成员。

局部止痛药如巴氯芬/阿米替林/氯胺酮凝胶和利多卡因乳膏对疼痛的CIPN可能有帮助。辣椒素是唯一一种针对疼痛性神经病进行了充分研究的药物，其结果喜忧参半，可能从显著减轻疼痛和提高日常生活活动能力（ADLs）到施用后疼痛恶化和无法忍受的烧灼感。

CIPN的晚期效应可能会继续给癌症幸存者带来巨大的痛苦负担。

造血干细胞移植（HCT）相关并发症

在这一小节中，将讨论血小板减少症、中性粒细胞减少症和发热性中性粒细胞减少症（FN），尽管这些并发症与HCT没有特别的关系，但对于护理急性白血病患者的肿瘤科护士来说也同样常见且具有挑战性。

与移植相关的特殊并发症包括口腔黏膜炎、出血性膀胱炎、肝窦梗阻综合征、植入综合征和移植物抗宿主病。

血小板减少症

国家癌症研究所将血小板减少症定义为血液循环中血小板数量低于正常值的一种疾病，是血液恶性肿瘤患者出血的主要原因。根据NCI CTCAE标准，血小板减少症可进一步细分为轻度、中度和重度亚组。尽管血小板计数是潜在出血风险的一个指标，但这种相关性并不精确，并且根据基础疾病和其他临床因素而变化，这意味着被认为“安全”的血小板数量缺乏明确的证据，并且没有确定的需要维持的阈值，以避免出血。只有当血小板降至20×10^9/L以下时，出血的风险才会增加。

与血小板减少症相关的症状包括瘀斑或瘀点等轻微体征，或鼻出血、咯血、血尿、呕血、黑便、阴道出血，或血管破裂出血更明显的体征。出血也可能发生为危及生命的事件，例如严重的脑出血或胃肠道出血。

血小板减少症的治疗不仅要考虑患者的血小板数量，还要考虑其临床情况。在鼻出血的情况下，可以使用局部治疗措施，例如止血棉。

血小板的输注在预防和控制出血中起着重要的作用。当血小板计数＜10×10^9/L时，患者出血的风险会大大增加。如果血小板计数＜10×10^9/L，作为一种预防措施，在临床实践中决定是否输注血小板很常见的，但与文献资料相矛盾。当血小板计数低于预先规定的血小板计数（如10×10^9/L）时，可进行血小板输注以防止出血，或用于治疗出血（如长期鼻出血）。在这些患者中，常规使用血小板输注来预防出血到目前为止并没有高质量的证据支持。一项Cochrane综述发现，在因骨髓抑制性化疗或HCT导致血小板减少的血液病患者中，与预防性血小板输注策略相比，仅用于治疗的血小板输注策略与出血风险增加有关。血小板计数＜50×10^9/L者，如需置入中心导管或骨髓抽吸术，建议进行预防性输注血小板。关于预防性和治疗性输注血小板的问题很重要，因为输注过多的患者可能会因抗血小板抗原（PLA）或HLA抗原的抗体（称为同种异体免疫）而产生不适当的不良反应。当针对供体血小板上的外来抗原或针对输注的血液制品中存在的污染白细胞上的HLA抗原形成Abs时，就会发生这种情况。使用去白细胞血液产品显著降低了异基因免疫的发生率，在长期血小板减少并需要多次输注血小板的恶性血液病患者中，异基因免疫的发生率仍在20%～85%。

用交叉配型血小板和使用HLA配型血小板是降低同种免疫和难治性风险的其他策略。

循证护理干预

明智地使用预防性和治疗性血小板输注是预防和处理癌症患者出血的一个关键干预措施，因为出血和血小板减少之间存在明确的联系。存在强有力的证据来指导血小板输注的使用，肿瘤科护士应该了解血小板输注的推荐指南，包括血小板阈值水平。应考虑患者的临床情况，因为伴有发热、菌血症或败血症的患者会消耗更多的血小板，血小板可能会出现预期的下降。

护士应了解使用细胞保护剂巯基乙磺酸钠（美司钠）预防异环磷酰胺或环磷酰胺所致出血性膀胱炎的相关建议。美司钠的总日剂量是异环磷酰胺/环磷酰胺剂量的100%。在干细胞移植的情况下，建议在环磷酰胺给药时使用美司钠和强制盐水利尿。

激素制剂在预防此类患者群体的正常月经出血方面非常有效，被认为是一种有效的临床实践，尤其是在造血干细胞移植人群中。肿瘤科护士在预防和处理出血以及针对可能出现血小板减少症患者的自我护理和预防伤害的教育方面发挥着关键作用。

中性粒细胞减少症和发热性中性粒细胞减少症（FN）

中性粒细胞减少症定义为循环中的中性粒细胞减少，通常中性粒细胞绝对计数（ANC）＜1500/μl，严重的中性粒细胞减少症通常定义为ANC＜500/μl或ANC在接下来的

48小时内被期望降至＜500/μl。严重感染的风险随着中性粒细胞绝对计数（ANC）降至严重中性粒细胞减少范围（根据NCCN，＜500/μl＝4级）而增加，且在中性粒细胞减少持续时间较长（＞7天）的患者中更高。中性粒细胞减少症的持续时间和严重程度，与所有感染和危及生命感染的总发生率有直接关系。

据报道，感染是异基因HCT受体非复发死亡的主要原因。除了调节骨髓抑制作用的方案外，预防移植物抗宿主病的免疫抑制治疗、既往感染、潜在的恶性肿瘤和营养不良，会使移植受体发生中性粒细胞并发症的风险更高。可能发生的感染类型会与伴随移植过程每个阶段的特定免疫学缺陷相一致。在移植前阶段（HCT后的30天内），细菌感染占主导地位，中性粒细胞减少症患者合并真菌感染。在恢复中期（HCT后30～100天），病毒和真菌感染更常见。在恢复期后期（HCT后超过100天），由于免疫抑制药物的维持，慢性移植物抗宿主病患者除了病毒和细菌感染外，发生侵袭性真菌感染的风险更高。

多国癌症支持治疗协会（MASCC）开发了一个预测模型，用于在患者出现FN时对其进行评估，其中结果指标是容易恢复的（避免住院并采用口服抗感染疗法治疗）或出现严重并发症需要静脉注射抗生素。在患有恶性血液病的患者中，该模型适用于患有淋巴瘤或多发性骨髓瘤的患者，但不适用于急性白血病或HCT的情况，因为这些患者处于清髓状态，且根据定义处于高风险中。

FN的体征和症状取决于感染部位和致病病原体，但大多数中性粒细胞减少症患者感染的第一症状是发热。最有可能的来源是内源性，特别是细菌从胃肠道转移到血液中。

预防和治疗干预措施主要包括经验性抗生素、生长因子的使用，以及在某些罕见及危及生命的感染病例中使用粒细胞输注。集落刺激因子（CSF）在移植患者中的作用尚未清楚，其使用取决于移植中心，因一些血液学家不愿在移植环境中使用粒细胞集落刺激因子（G-CSF），而导致移植环境中存在免疫抑制效应。

关于中性粒细胞减少症的抗生素使用也存在一些争论；经验性使用是一个普遍接受的标准；然而，由于抗菌素耐药性的发展，不同机构选择抗生素的类型有所不同。因此，移植中心应根据当地的细菌感染流行病学指导抗生素的使用。

循证护理干预

美国肿瘤护理学会（ONS）根据证据预防感染的水平制定了干预措施，包括非药物干预措施，如环境和生活方式的改变（中性粒细胞减少预防措施）以及使用抗生素和集落刺激因子的药物干预措施。对于移植患者，建议采取以下干预措施：对高危患者进行抗生素、抗真菌和抗病毒预防；对高危患者使用CSF，包括高危患者的生物仿制药；手部卫生（使用酒精消毒剂）；接触耐药生物的预防措施；流感、肺炎球菌和脑膜炎双球菌疫苗接种；遵守一般感染控制建议；预防CLABSI（中心静脉相关血流感染）的导管护理包；环境干预；以及氯己定皮肤制剂。对于抗菌涂层中心静脉导管、消毒静脉导管帽、粒细胞输注、防护隔离、工作人员培训和尿激酶静脉导管冲洗的有效性尚未确定。限制新鲜水果和蔬菜以及频繁更换静脉注射管组件的有效性不佳。

对于FN，众所周知开始静脉注射抗生素的关键时间（黄金时间）是第一次发热的第一个小时。延迟给药超过黄金时间的抗生素都可能使患者处于威胁生命的情况。对于护士来说，通过记录潜在的感染来迅速采取行动，稳定患者的血流动力学参数，并迅速开始使用抗生素是至关重要的。

口腔黏膜炎

黏膜炎是一种炎症过程，可累及口腔至直肠的黏膜上皮细胞。口腔黏膜炎是一种令人痛苦的毒性作用，也是为患者做好HCT清髓性治疗准备的主要副作用之一。

70% ～ 99%接受HCT清髓性预处理的患者出现严重的口腔黏膜炎，通常是在中性粒细胞计数低于500/μl时。需要区分涉及口腔和胃肠道其余部分的黏膜炎，这需要使用内镜型装置进行近距离检查。因此，口腔黏膜炎一直是迄今为止大多数研究报道的焦点。

黏膜炎曾经被认为是一个线性过程，现在被理解为一个复杂的过程，涉及多种不同的因素，包括治疗的细胞毒性、炎症过程、细胞凋亡、细胞因子和口腔中的微生物。桑尼斯（Sonis）提出了一个理论模型，以便于理解涉及五个连续阶段的复杂过程：启动、信息生成、信息传递与放大、溃疡、愈合（图18.4）。

当炎症发展到保护性黏膜屏障被破坏时，通常存在于口腔和整个胃肠道中的微生物会进入血液并引起潜在的威胁生命的感染，如菌血症和败血症，需要立即进行战略干预。除了感染的风险之外，黏膜炎引起疼痛，制约经口摄入，并会导致营养不良、治疗中断和住院治疗增加。

患口腔黏膜炎的危险因素可分为局部和全身性；但这些因素并不是相互孤立的。局部危险因素包括口腔卫生状况、唾液流速、有缺陷和锋利的修复体以及义齿的存在。唾液具有多种黏膜保护作用，包括润滑组织、预防创伤与刺激以及免受微生物侵害。系统性危险因素包括年龄、营养状况、癌症的分期和诊断、治疗方案、药物的使用、治疗期间粒细胞减少的程度以及患者的遗传倾向。

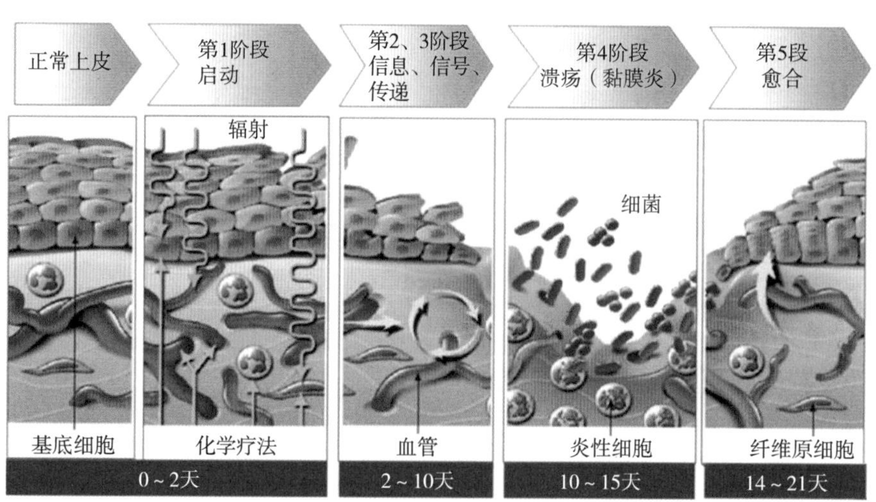

图18.4　黏膜炎发展的五个阶段

循证护理干预

口腔黏膜炎是肿瘤学中对护理敏感的患者最佳结果的例子之一，其中预防和管理护理干预可以降低口腔黏膜炎的发病率、严重性和疼痛。

肿瘤护理学会（ONS）将证据应用于（PEP®）黏膜炎团队的实践工作中，证明了肿瘤护士致力于通过循证实践改变患者结局的决心。

循证实践首先是通过使用有效而实用的工具（如WHO评分表）对口腔进行基线与日常口腔系统的评估，该评分表考虑了客观的临床结果、主观的疼痛感觉和对肠外营养的需求。世界卫生组织的分级标准为0至4（表18.2）。

表18.2　世界卫生组织（WHO）口腔黏膜炎分级标准

分级	分级标准
0级	无口腔黏膜炎
1级	红斑和疼痛
2级	溃疡，能吃固体食物
3级	溃疡，需要流质饮食
4级	溃疡，不能口服进食

实践中推荐的黏膜炎干预措施是口腔护理方案，以提供持续频繁的口腔清洁、预防性漱口和早期检测的常规评估；碳酸氢钠漱口液；冷冻疗法或在使用半衰期短的药剂进行输注化疗期间，用冰水、冰块、冰块或冰棍进行局部冷敷；低强度激光治疗显示出显著的高效果，可降低黏膜炎的患病率、严重程度、疼痛和持续时间；或者使用帕利费明。苄达明漱口液可能会降低黏膜炎严重程度和疼痛，可预防性使用氯己定嗽口液。

其他产品如别嘌醇漱口水、氨磷汀、磷酸钙漱口液、谷氨酰胺、蜂蜜等的有效性尚未确定。由于研究结果不一致、小型研究和研究设计问题，证明这些干预措施的证据是有限的。

不推荐使用氯己定（非预防性使用）和硫糖铝，氯己定不能改善现有的黏膜炎。

出血性膀胱炎

出血性膀胱炎（HC）是一种棘手且潜在威胁生命的HCT并发症。HC可在化疗后几小时内或几周或几个月后出现。早发型HC（EOHC，接受化疗后48小时内）通常与预处理方案有关，而迟发型HC（LOHC，移植后21天或更晚时间内）与病毒感染有关，如多瘤BK病毒、腺病毒和巨细胞病毒（CMV）。

出血性膀胱炎患者通常生活质量差，疼痛和严重不适，住院时间长。尽管干细胞移植方法取得了许多进展，但出血性膀胱炎仍很难控制，并且在没有任何循证策略的情况下，治疗方案很少。

EOHC通常与调节方案有关，尤其是与HCT广泛使用的环磷酰胺（CY）有关。丙烯醛是环磷酰胺和异环磷酰胺的尿代谢产物，被认为是尿路上皮毒性的原因。

EOHC的循证护理干预

目前，在含CY的HCT方案中，水化、利尿、碱化尿液以及与美司钠联合使用可有效预防EOHC。然而，预防性导尿和持续膀胱冲洗（CBI）显示出相互矛盾的数据，并且不支持常规使用。护理实践应考虑接受HCT预处理（包括大剂量CY）的患者预防性导管插入和CBI的利弊。CY必须在早晨给药，以确保患者可以排空膀胱并且不会保留丙烯醛。美司钠的给药必须遵循准确的给药时间，在CY给药前15分钟进行第一次输注，然后每4小时输注一次，直到最后一剂CY给药后24 ～ 48天。首选途径是静脉注射，因为患者在使用大剂量CY期间经常会出现恶心和呕吐。

有必要进一步的系统评价，还需要更多的多中心前瞻性研究，用更大的样本来探索这些侵入性措施的利弊之间的平衡。

与BK病毒相关的LOHC的特征是继发于膀胱黏膜炎症和膀胱黏膜上皮细胞破坏的痛性血尿。

大多数患者在干细胞移植后都发现了BK病毒，而且大多数免疫功能正常的成年人都是BK病毒血清阳性。BK的重新激活在临床上与干细胞移植受体的出血性膀胱炎有关。严重程度越高，死亡风险越高。为了治疗长期、高度出血性膀胱炎，有必要进行膀胱冲洗甚至膀胱切除术。许多同种免疫过程，如急性移植物抗宿主病（GVHD），发生在同种异体移植后，并被认为是导致BK病毒尿和出血性膀胱炎的发生原因。尿路上皮细胞造成的损伤为BK病毒复制和重新激活提供了环境。此外，患有急性GVHD的患者也应用免疫抑制药，可降低宿主免疫力并增强BK病毒的再活化或复制。

LOHC的循证护理干预

目前尚无针对LOHC的循证护理干预措施。需要研究的开放性问题是BK病毒尿基线检测和识别患者的风险是否有用，以及显微镜下血尿时的过度水合是否可以防止HC恶化。

米勒（Miller）等的一项回顾性研究显示，在接受环丙沙星治疗的患者组中，严重BK病毒诱导的HC的累积发生率有显著差异，44例患者中有1例发生HC，相比之下，48例未进行预防的患者中有11例发生HC。

不幸的是，对BK病毒相关性出血性膀胱炎的有效治疗或标准化治疗方法很少。西多福韦在体外和体内都能抑制BK病毒复制，可以通过静脉注射或膀胱灌注给药。

然而，西多福韦不能用于预防，因其具有肾毒性和骨髓毒性，密切监测肾功能和每日或分次利尿是至关重要的。

其他报道的严重出血性膀胱炎的治疗方法包括肌内注射阿糖胞苷、阿米福汀，高压氧，凝血因子Ⅷ膀胱冲洗或滴注，以及E-氨基己酸、明矾、福尔马林、硝酸银、透明质酸钠、前列腺素、GM-CSF和纤维蛋白胶的管内滴注。在膀胱冲洗的情况下，将液体维持在常温下可缓解不适。仍然需要更多的基于研究的证据而不产生相互矛盾的结果，高压氧和膀胱内纤维蛋白胶管内滴注是有前景的，并且能更好地得到患者的支持。如果出现梗阻，可以进行膀胱镜检查。在严重的情况下，可以采取选择性的膀胱动脉栓塞和双侧输尿管导管插入术来使膀胱休息。如果其他治疗尝试都失败了，膀胱切除术仍然是最后的方法。对于肿瘤科护士来说，了解HC的治疗方法及其副作用是十分重要的，以确保在必要时及时采取行动以及提供高质量的护理。

通过密切监测和记录液体平衡，可以预防或最大限度地减少冲洗并发症。通过适当的疼痛管理和一般护理干预，保持患者的舒适感也很重要，如协助舒适的体位和保持个人卫生。应确保患者和家属对信息和心理支持的需求。

对于EOHC和LOHC而言，使用经过验证且易于使用的工具，如德勒尔（Droller）的量表，每天或每天两次评估HC是非常重要的（表18.3）。

表18.3 血尿分级

级别	血尿表现
Ⅰ	镜下血尿
Ⅱ	肉眼血尿
Ⅲ	肉眼衣物可见血尿
Ⅳ	需要使用血栓清除仪器 导致尿潴留 需要外科手术干预 还包括肌酐水平升高和肾功能损害

肝窦梗阻综合征/静脉闭塞症

肝窦梗阻综合征（SOS），曾称静脉闭塞病（VOD），是使用大剂量化疗药治疗HCT时产生的潜在威胁生命的后果，该病起源于血管内皮细胞。尽管有发生更晚的案例报道，但SOS一般发生在化疗后立即开始到移植后30天的时间段内。当用于造血干细胞移植调节方案的药物在肝脏代谢时，肝细胞会产生有毒的代谢物。这些代谢物触发肝窦（肝脏中的毛细血管样小血管）内皮细胞的激活、损伤和炎症。激活的窦内皮细胞释放炎性细胞因子和趋化因子，分解支持窦道结构的细胞外基质。这使得碎片沉积，可以剥离内皮细胞并导致栓塞。损伤导致组织因子（TF）和纤溶酶原激活物抑制剂-1（PAI-1）的表达增加。这种凝血障碍导致血栓形成的增加和血栓破裂的减少。纤维蛋白的沉积和凝块的形成将导致肝窦变窄，最终可能导致肝窦阻塞。

SOS有几个诊断标准。欧洲骨髓移植协作组（EBMT）提出的最新诊断标准适用于造血干细胞移植后前3周内发病的传统SOS，但如果SOS在21天后发病，血清胆红素水平升高不常见，这使该标准的修改版本可用于晚期SOS的诊断（表18.4）。

表18.4 莫赫蒂（Mohty）等诊断成人SOS/VOD的新EBMT标准

疾病类型	在HSCT后的21天内	HSCT后＞21天
传统SOS/VOD	存在胆红素≥2mg/dl（34μmol/L）且必须满足以下两项标准： 疼痛性肿大 体重增加＞5% 腹水	
迟发型SOS/VOD		传统VOD/SOS超过第21天或经组织学证实SOS/VOD或必须满足以下两项或多项标准： 胆红素≥2mg/dl（34μmol/L） 疼痛性肝肿大 体重增加＞5% 腹水 SOS/VOD的血液动力学或/和超声证据

SOS的症状是体重增加、体液潴留和与体液潴留有关的症状（胸腔积液、肺部浸润性疾病、低氧）、明显的水肿和腹水、肝大和黄疸，以及腹部不适和疼痛。

目前还没有得到证实的医学预防方法，已经使用了肝素钠、前列腺素E_1、熊去氧胆酸和低分子肝素，但仍未证明其有效性。

去纤维蛋白多核苷酸被批准用于治疗严重的SOS，但在临床实践中，根据症状进行支持性治疗仍然是最常见的措施。去纤肽可保护内皮细胞，减轻炎症，恢复血栓-纤溶平衡。推荐剂量为6.25mg/kg，静脉滴注2小时，每6小时1次，总剂量为25mg/（kg·d）。建议的疗程至少为3周，但应持续应用到严重VOD的症状和体征消失。

循证护理干预

没有具体的循证护理干预措施，但很明显，护士的日常监测是不可或缺的，不仅要每天给患者称重（体重增加的阈值＞5%），保持出入量平衡，而且要警惕更多的非特异性症状，如腹部不适和疼痛。

为了成功识别、诊断和治疗SOS，护士应接受关于SOS/VOD的专门教育，以了解其角色的重要性。进行腹围测量需要画标记线，在标记线放置卷尺，并为患者选择一个适宜的体位（坐/站/卧），以便随后测量。测量结果应准确记录，有任何变化应及时报告。

植入综合征（ES）

ES被称为毛细血管渗漏综合征或细胞因子释放综合征，在自体HCT后更为常见，但在异基因造血干细胞移植（allo-HCT）中也有描述，尤其是在移植前给予减低强度预处理（RIC）时。

最常见的症状是非感染性发热、皮疹和肺水肿，症状出现在植入前7天至植入后7天。

应排除其他诊断，如感染、药疹、与感染或药物有关的腹泻以及与静脉注射有关的液体超负荷。广谱抗生素应该在排除感染之前开始使用。如果培养结果为阴性，且抗生素治疗48～72小时后症状仍然存在，可以开始皮质类固醇治疗。建议静脉注射甲泼尼龙，剂量为1～3mg/（kg·d），直到症状开始消失。治疗反应通常在2～3天内出现。皮质类固醇可以转为口服给药，并应缓慢减量。根据症状可能需要静脉输液、补充电解质和氧疗等支持性护理。

循证护理干预

没有具体的循证护理干预措施，但监测发热，行血液、尿液、粪便或其他可疑感染部位细菌培养等必要措施。至少每天进行皮肤评估，并记录皮疹情况。如果检测到皮疹，则需要检查患者的用药，以检测可能发生的药物皮疹。

对患者进行有关ES的体征和症状的教育十分重要，解释它是什么和为什么会发生，以及皮质类固醇的副作用，如血糖增高。

移植物抗宿主病（GVHD）

急性和慢性移植物抗宿主病（GVHD）仍然是异基因HCT患者发病率和死亡率的主要原因，影响30%～40%的受者。GVHD的发生是因为捐献的细胞与患者（宿主）的细胞不同，捐赠者的T细胞攻击宿主的器官。

急性移植物抗宿主病（aGVHD）是供者免疫细胞对三种主要宿主组织的反应，即皮肤、肝脏和胃肠道。慢性移植物抗宿主病（cGVHD）是一种临床特征多样的综合征，类似于自身免疫性疾病。慢性移植物抗宿主病的表现可局限于单个器官，也可广泛存在，对幸存者的生活质量有重大影响。

供体T细胞与活化的宿主和供体抗原呈递细胞（APC）相互作用后，在介导GVHD中发挥核心作用。一个由细胞因子、趋化因子、细胞受体和免疫细胞亚群组成的复杂网络随后调节T细胞/APC相互作用，从而导致GVHD的启动和维持。aGVHD的三个阶段包括条件化治疗的初始组织损伤、宿主APC的激活和供者T细胞的激活和增殖。

aGVHD的体征和症状取决于靶器官。

皮肤

急性GVHD引起皮疹，通常是无凸起且是红色的，最初常发生在手、足、耳周围和上胸部。还可蔓延到全身。它经常感觉像晒伤一样，又痒又痛。可以进行皮肤活检，但不一定会得出结果。

胃肠道

体征和症状包括体重减轻、胃部不适、疼痛、恶心、呕吐和腹泻。腹泻可大量出现，每天有几升，伴有或不伴有因黏膜溃疡产生的分泌物。

此类患者的黏膜活检更能提供信息。

肝脏

高胆红素血症引起的黄疸是肝脏移植物抗宿主病最重要的体征，伴有结合胆红素、碱性磷酸酶和γ-谷氨酰转肽酶升高的胆汁淤积，可伴有瘙痒。因这些患者通常存在严重的血小板减少症，出血风险增加，通常很难进行活检。

然而，有充分的证据表明，有一定程度的aGVHD是有益的。研究发现，有aGVHD的患者移植后复发率低于无aGVHD的患者。

表18.5显示了基于GLucksberg-Seattle标准的aGVHD分类。

表18.5　基于Glucksberg-Seattle标准的aGVHD分类

阶段	皮肤/斑丘疹BSA	胆红素（μmol/L）	肠道腹泻
0	没有皮疹	＜34	＜500ml/d
1	小于体表面积的25%	34～50	＞500～999ml/d或有胃-十二指肠组织学证实的持续性恶心
2	体表面积的25%～50%	51～102	1000～1500ml/d
3	超过体表面积的50%	103～255	＞1500ml/d
4	泛发性红皮病伴大疱性形成和脱皮	＞255	伴或不伴肠梗阻的剧烈腹痛
分级	皮肤	肝脏	肠道
Ⅰ	第1～2阶段	—	—
Ⅱ	第3阶段	第1阶段	第1阶段
Ⅲ	—	第2～3阶段	第2～3阶段
Ⅳ	第4阶段	第4阶段	第4阶段

在大多数中心，GVHD的预防是给予钙调磷酸酶抑制剂（CNIs），如环孢素A和短程甲氨蝶呤（MTX）。尽管采取了标准的预防措施，但接受人类白细胞抗原相合的HCT的患者中，约有40%的患者会发生GVHD，需要大剂量的皮质类固醇。其他预防药物有霉酚酸酯（MMF），主要用于低强度移植预处理方案，给予他克莫司或西罗莫司和抗胸腺细胞球蛋白（ATG）。现今，环磷酰胺也常用于移植后阶段。

aGVHD的治疗只能从Ⅱ级或更高级别开始，标准的全身大剂量皮质激素为体重2mg/kg。其他治疗方案包括体外光分离置换法、给予英夫利昔单抗、依那西普、间充质干细胞和正在研究的其他免疫抑制药物。

cGVHD的管理更加复杂，这里不再讨论。慢性移植物抗宿主病多发生于既往有移植物抗宿主病史的患者。然而，单个器官也会受到影响；cGVHD常影响到多个部位，主要涉及眼睛、口腔、皮肤、胃肠道和肝脏。在过去，如果患者在100天后出现GVHD的体征和症状，则认为他们患有cGVHD，即使患者在临床上表现为急性症状。今天，急性和慢性GVHD是通过临床特征而不是移植后的时间来区分的。临床评分描述了患者因无法进行日常生活活动而受到的影响。该评估涵盖了各个器官以及部位的参与情况。

循证护理干预

没有特效的循证护理干预措施，但可以给予大量护理以减轻患者经常出现的aGVHD症状，并提供局部护理。

皮肤护理

目的是保持皮肤的完整性。建议定期使用润肤剂、有机椰子油或其他天然油脂（如橄榄油）、局部止痒药和局部免疫调节剂（如类固醇/他克莫司霜），并使用高SPF防晒霜。对于Ⅳ级皮肤aGVHD和大疱形成并脱屑的情况，可使用无菌水和抗菌霜（如磺胺嘧啶银）进行冲洗，并保护该区域免受空气影响，以将疼痛和感染风险降至最低。

胃肠道

患者出现腹泻时候应将粪便样本送检，以排除任何感染原因，如梭状芽孢杆菌或巨细胞病毒。

因腹泻的量决定了肠道aGVHD的级别与是否开始使用皮质激素，所以定量是十分重要的。

对于肠道aGVHD的营养管理方式仍未达成共识，不管是通过饲管或胃造口术（更适合长期使用），还是通过静脉全胃肠外营养。人们应该意识到的问题是，在严重的肠道aGVHD的情况下，管饲是否能够提供足够的营养。然而，必须确定一个适当的营养计划，以确保患者的营养状况。

如果上消化道紊乱，伴有恶心和呕吐，需要建议少食多餐以及营养补充剂。使用派克Flexi-Seal端面密封粪便收集装置会使Ⅳ级胃肠道aGVHD的患者受益。

肝脏

根据症状，主要的护理干预是支持性护理。

由于aGVHD对身体和心理的影响巨大，护士需要向患者解释清楚正在发生的事情，提供有关治疗决策的信息。

结论

血液系统恶性肿瘤的治疗方案不断发展，需要拓展与培训护士的专业知识和技能，以便为这些患者提供专业的护理；以在门诊能面对具有其他作用机制和新副作用的新药。除了血液学方面的基本培训外，还需要为护士提供继续教育课程，以及在阅读科学文献时培养批判性思维，以提供循证护理干预措施。

在不断增加的门诊护理和以患者和家庭为中心的护理、患者共同参与决策的时代背景下，以患者需求与患者教育为基础是至关重要的，护士本身要有充分的知识储备。

专业且高度复杂的实践包括使用经验证的工具进行全面评估、早期识别并发症、迅速采取行动，以及与患者和其他医护人员合作进行护理管理（预防性和治疗性）。改善患者生活质量的支持性护理不仅包括症状管理，还包括社会、心理和精神护理。

除了血液系统恶性肿瘤患者的临床管理，血液科护士还应带头开发新的护理模式，如护士主导的会诊、门诊护理、患者自我管理以及为越来越多的血液系统癌症幸存者提供生存服务。为了提供高质量的生存护理，需要创新血液学生存护理计划模式，以解决患者长期的身体和心理健康问题。

在多元文化背景下，抗生素耐药性的出现使血液科护士面临着新的和更普遍的挑战，应对所有患者进行有效和平等的护理，提高口服治疗的依从性，减少耐药性。

（翻译：叶艳胜　校对：罗　稀）

参考文献

[1] Röllig C，Bornhäuser M，Thiede C，Taube F，Kramer M，Mohr B，Aulitzky W，Bodenstein H，Tischler HJ，Stuhlmann R，Schuler U，Stölzel F，von Bonin M，Wandt H，Schäfer-Eckart K，Schaich M，Ehninger G. Long-term prognosis of acute myeloid leukemia according to the new genetic risk classification of the European Leukemia Net recommendations：evaluation of the proposed reporting system. J Clin Oncol. 2011；29（20）：2758-65. https：//doi.org/10.1200/JCO.2010.32.8500.

[2] Turner JA，Schneider SM. Blinatumomab：a new treatment for adults with，relapsed acute lymphocytic leukemia. Clin J Oncol Nurs. 2016；20（2）：165-8. https：//doi.org/10.1188/16. CJON.165-168.

[3] Blumel S，Goodrich A，Martin C，Dang NH. Bendamustine：a novel cytotoxic agent for hema-tologic malignancies. Clin J Oncol Nurs. 2008；12（5）：799-806. https：//doi.org/10.1188/08. CJON.799-806.

[4] Vose J，Armitage J，Weisenburger D，International T-Cell Lymphoma Project. International peripheral T-cell and natural killer/T-cell lymphoma study：pathology findings and clinical outcomes. J Clin Oncol. 2008；26（25）：4124-30. https：//doi.org/10.1200/JCO.2008.16.4558.

[5] Sehn LH，Berry B，Chhanabhai M，Fitzgerald C，Gill K，Hoskins P，Klasa R，Savage KJ，Shenkier T，Sutherland J，Gascoyne RD，Connors JM. The revised international prognostic index（R-IPI）is a better predictor of outcome than the standard IPI for patients with dif-fuse large B-cell lymphoma treated with R-CHOP. Blood. 2007；109（5）：1857-61. https：//doi.org/10.1182/blood-2006-08-038257.

[6] Teo EC-Y，Chew Y，Phipps C. A review of monoclonal antibody therapies in lymphoma. Cr it Rev Oncol Hematol. 2016；97：72-84. https：//doi.org/10.1016/j.critrevonc.2015.08.014.

[7] Cheah CY，Fowler NH，Wang ML. Breakthrough therapies in B-cell non-Hodgkin lymphoma. Ann Oncol. 2016；27（5）：778-87. https：//doi.org/10.1093/annonc/mdw029.

[8] O'Leary H，Savage KJ. The spectrum of peripheral T-cell lymphomas. Curr Opin Hematol. 2009；16（4）：292-8. https：//doi.org/10.1097/MOH.0b013e32832b89a9.

[9] Gutiérrez-García G，García-Herrera A，Cardesa T，Martínez A，Villamor N，Ghita G，Martínez-Trillos A，

Colomo L，Setoain X，Rodríguez S，Giné E，Campo E，López-Guillermo.

[10] A. Comparison of four prognostic scores in peripheral T-cell lymphoma. Ann Oncol. 2011; 22（2）: 397-404. https: //doi.org/10.1093/annonc/mdq359.

[11] National Comprehensive Network. NCCN clinical practice guidelines in oncology: non-hodgkin lymphoma. 2018. Retrieved from https: //www.nccn.org/professionals/physician_gls/pdf/t-cell.pdf. Accessed 7 June 2018.

[12] Foss FM，Zinzani PL，Vose JM，Gascoyne RD，Rosen ST，Tobinai K. Peripheral T-cell lym-phoma. Blood. 2011; 117（25）: 6756-67. https: //doi.org/10.1182/blood-2010-05-231548.

[13] Zinzani PL，Musuraca G，Tani M，et al. Phase II trial of proteasome inhibitor bortezo-mib in patients with relapsed or refractory cutaneous T-cell lymphoma. J Clin Oncol. 2007; 25（27）: 4293-7.

[14] Evens AM, Gordon LI, Patton D, et al. Phase I results of combination gemcitabine and bort-ezomib（Velcade）for relapsed/refractory nodal T-cell non-Hodgkin lymphoma（T-NHL）and aggressive B-cell NHL（B-NHL）. Blood. 2008; 112（11）. Abstract 2005.

[15] Rajkumar SV. Multiple myeloma: 2011 update on diagnosis，risk-stratification，and manage-ment. Am J Hematol. 2010; 86: 57-65. https: //doi.org/10.1002/ajh.21913.

[16] Faiman B，Richards T. Innovative agents in multiple myeloma. J Adv Pract Oncol. 2014; 5（3）: 193-202.

[17] Cavo M，Rajkumar SV，Palumbo A，Moreau P，Orlowski R，Bladé J，Sezer O，Ludwig H，Dimopoulos MA，Attal M，Sonneveld P，Boccadoro M，Anderson KC，Richardson PG，Bensinger W，Johnsen H，Kroeger N，Gahrton G，Bergsagel PL，Vesole DH，Einsele H，Jagannath S，Niesvizky R，Durie BG，Lonial S. International Myeloma Working Group（IMWG）consensus approach to the treatment of multiple myeloma patients who are candidates for autologous stem-cell transplantation. Blood. 2011; https: //doi.org/10.1182/blood-2011-02-297325.

[18] Lokhorst H，Einsele H，Vesole D，Bruno B，San Miguel J，Pérez-Simon JA，Kröger N，Moreau P，Gahrton G，Gasparetto C，Giralt S，Bensinge W. International myeloma working group con-sensus statement regarding the current status of all ogeneic stem-cell transplantation for mul-tiple myeloma. J Clin Oncol. 2010; 2829: 4521-30.

[19] Lenz H-J. Management and preparedness for infusion and hypersensitivity reactions. Oncologist. 2007; 12: 601-9. https: //doi.org/10.1634/theoncologist.12-5-601.

[20] Lieberman P，Kemp SF，Oppenheimer J，Lang DM，Bernstein IL，Nicklas RA，et al. The diag-nosis and management of anaphylaxis: an updated practice parameter. J All ergy Clin Immunol. 2005; 115（3，Suppl. 2）: S483-523. https: //doi.org/10.1016/j.jaci.2005.01.010.

[21] Breslin S. Cytokine-release syndrome: overview and nursing implications. Clin J Oncol Nurs. 2007; 11（1，Suppl）: 37-42. https: //doi.org/10.1188/07. CJON.S1.37-42; 10. 1188/10. CJON. E10-E21.

[22] Vogel WH. Infusion reactions. Clin J Oncol Nurs. 2010; 14（2）: E10-21.

[23] Hughes RA. Peripheral neuropathy. BMJ. 2002; 324: 466-9.

[24] Visovsky C，Collins M，Abbott L，Aschenbrenner J，Hart C. Putting evidence into practice®: evidence-based interventions for chemotherapy-induced peripheral neuropathy. Clin J Oncol Nurs. 2007; 11（6）: 901-13. https: //doi.org/10.1188/07. CJON.901-913.

[25] Cavaletti G，Frigeni B，Lanzani F，Piatti M，Rota S，Briani C，et al. The Total neuropathy score as an assessment tool for grading the course of chemotherapy-induced peripheral neurotoxic-ity: comparison with

the National Cancer Institute-common toxicity scale. J Peripher Nerv Syst. 2007; 12: 210-5.

[26] Tariman JD, Love G, McCullagh E, Sandifer S. IMF Nurse Leadership Board. Peripheral neuropathy associated with novel therapies in patients with multiple myeloma: consensus statement of the IMF Nurse Leadership Board. Clin J Oncol Nurs. 2008; 12 (3 Suppl): 29-36. https: //doi.org/10.1188/08. CJON. S1.29-35.

[27] Calhoun EA, Welshman EE, Chang CH, Lurain JR, Fishman DA, Hunt TL, Cella D. Psychometric evaluation of the Functional Assessment of Cancer Therapy/Gynecologic Oncology Group—Neurotoxicity (Fact/GOG-Ntx) questionnaire for patients receiv-ing systemic chemotherapy. Int J Gynecol Cancer. 2003; 13: 741-8. https: //doi.org/10.1111/j.1525-1438.2003.13603.x.

[28] Cella DF FACIT: Functional Assessment of Cancer Therapy. 1997. Retrieved September 24, 2007, from http: //www.facit.org/qview/qlist.aspx.

[29] Cella DF, Tulsky DS, Gray G, Serafian B, Linn E, Bonomi A, et al. The functional assessment of cancer therapy scale: development and validation of the general measure. J Clin Oncol. 1993; 11 (3): 570-9.

[30] Ocean AJ, Vahdat LT. Chemotherapy-induced peripheral neuropathy: pathogenesis and emerg-ing therapies. Support Care Cancer. 2004; 12: 619-25.

[31] Hershman DL, Lacchetti C, Dworkin RH, Lavoie Smith EM, Bleeker J, Cavaletti G, Chauhan C, Gavin P, Lavino A, Lustberg MB, Paice J, Schneider B, Smith ML, Smith T, Terstriep S, Wagner-Johnston N, Bak K, Loprinzi CL. Prevention and management of chemotherapy-induced peripheral neuropathy in survivors of adult cancers: American Society of Clinical Oncology clinical practice guideline summary. J Oncol Pract. 2014; 106: e421-4.

[32] Smith EM, Pang H, Cirrincione C, et al. Effect of duloxetine on pain, function, and quality of life among patients with chemotherapy-induced painful peripheral neuropathy: a randomized clinical trial. JAMA. 2013; 309: 1359-67. https: //doi.org/10.1001/jama.2013.2813.

[33] Pachman DR, Barton DL, Watson JC, et al. Chemotherapy-induced peripheral neuropathy: prevention and treatment. Clin Pharmacol Ther. 2011; 90: 377-87.

[34] National Cancer Institute. NCI dictionary of cancer terms: Myelosuppression. 2017. Retrieved from https: //www.cancer.gov/publications/dictionaries/cancer-terms?cdrid=44173. Accessed 17 May 2018.

[35] National Cancer Institute. Common terminology cr iteria for adverse events [v. 4. 03]. 2010. Retrieved from https: //evs.nci.nih.gov/ftp1/CTCAE/CTCAE_4.03_2010-0614_ QuickReference_5x7.pdf. Accessed 20 May 2018.

[36] Cr ighton GL, Estcourt LJ, Wood EM, Trivella M, Doree C, Stanworth S. A therapeutic-only versus prophylactic platelet transfusion strategy for preventing bleeding in patients with hae-matological disorders after myelosuppressive chemotherapy or stem cell transplantation. Cochrane Database Syst Rev. 2015; 9: CD010981.

[37] Villafuerte-Gutierrez P, Villalon L, Losa JE, Henriquez-Camacho C. Treatment of febrile neutropenia and prophylaxis in hematologic malignancies: a cr itical review and update. Adv Hematol. 2014; https: //doi.org/10.1155/2014/986938.

[38] Laffan A, Biedrzycki B. Immune reconstitution: the foundation for safe living after an all ogeneic hematopoietic stem cell transplantation. Clin J Oncol Nurs. 2006; 10: 787-94. https: //doi.org/10.1188/06. CJON.787-794.

[39] Tomblyn M, Chiller T, Einsele H, Gress R, Sepkowitz K, et al. Recommendations of the Center for International Blood and Marrow Transplant Research (CIBMTR®), the National Marrow Donor Program (NMDP), the European Blood and Marrow Transplant Group (EBMT), the American Society of Blood and Marrow Transplantation (ASBMT), the Canadian Blood and Marrow Transplant Group (CBMTG), the Infectious Disease Society of America (IDSA), the Society for Healthcare Epidemiology of America (SHEA), the Association of Medical Micr obiology and Infectious Diseases Canada (AMMI), and the Centers for Disease Control and Prevention (CDC), guidelines for preventing infectious complications among hematopoi-etic cell transplant recipients: a global perspective. Biology of blood and marrow transplanta-tion. J Am Soc Blood Marrow Transplant. 2009; 15 (10): 1143-238. https://doi.org/10.1016/j.bbmt.2009.06.019.

[40] Klastersky J, Paesmans M, Rubenstein EB, Boyer M, Elting L, Feld R, et al. The multinational association for supportive care in cancer risk index: a multinational scoring system for identi-fying low risk febrile neutropenic cancer patients. J Clin Oncol. 2000; 18: 3038-51.

[41] 41. Wilson BJ, Zitella LJ, Erb CH, Foster J, Peterson M, Wood SK. Prevention of infection: a systematic review of evidence-based practice interventions for management in patients with cancer. Clin J Oncol Nurs. 2018; 22 (2): 157-68. https://doi.org/10.1188/18. CJON.157-168.

[42] 42. Oncology Nursing Society. Prevention of infection: Transplant. 2017. Retrieved from https://www.ons.org/practice-resources/pep/prevention-infection/prevention-infection-transplant. Accessed 17 May 2018.

[43] 43. Kashiwazaki H, Matsushita T, Sugita J, Shigematsu A, Kasashi K, Yamazaki Y, et al. Professional oral health care reduces oral mucositis and febrile neutropenia in patients treated with all ogeneic bone marrow transplantation. Support Care Cancer. 2012; 20: 367-73. https://doi.org/10.1007/s00520-011-1116-x.

[44] 44. Sonis ST, Elting LS, Keefe D, Peterson DE, Schubert M, Hauer-Jensen M, Bekele BN, Raber-Durlacher J, Donnelly JP, Rubenstein EB. Mucositis Study Section of the Multinational Association for Supportive Care in Cancer; International Society for Oral Oncology. Perspectives on cancer therapy-induced mucosal injury: pathogenesis, measurement, epidemi-ology, and consequences for patients. Cancer. 2004; 100 (9 Suppl): 1995-2025.

[45] 45. Eilers J, Harris D, Henry K, Johnson LA. Evidence-based interventions for cancer treatment-related mucositis: putting evidence into practice. Clin J Oncol Nurs. 2014; 18 (6): 80-96. https://doi.org/10.1188/14. CJON.S3.80-96.

[46] 46. Shepherd JD, Pringle LE, Barnett MJ, Klingemann HG, Reece DE, Phillips GL. Mesna versus hyperhydration for the prevention of cyclophosphamide-induced hemorrhagic cystitis in bone marrow transplantation. J Clin Oncol. 1991; 9: 2016-20.

[47] 47. Turkeri LN, Lum LG, Uberti JP, Abella E, Momin F, Karanes C, et al. Prevention of hemorrhagic cystitis following all ogeneic bone marrow transplant preparative regimens with cyclophosphamide and busulfan: role of continuous bladder irrigation. J Urol. 1995; 153: 637-40.

[48] 48. Leung AY, Mak R, Lie AK, Yuen KY, Cheng VC, Liang R, et al. Clinicopathological features and risk factors of clinicall y overt hemorrhagic cystitis complicating bone marrow transplant. Bone Marrow Transplant. 2002; 29 (6): 509-13.

[49] 49. Miller AN, Glode A, Hogan KR, Schaub C, Kramer C, Stuart RK, Costa LJ. Efficacy and safety

of ciprofloxacin for prophylaxis of polyomavirus BK virus-associated hemorrhagic cystitis in all ogeneic hematopoietic stem cell transplantation recipients. Biol Blood Marrow Transplant. 2011; 17: 1176-81. https: //doi.org/10.1016/j.bbmt.2010.12.700.

[50] 50. Droller MJ, Saral R, Santos G. Prevention of cyclophosphamide-induced hemorrhagic cystitis. Urology. 1982; 20: 256-8.

[51] 51. Mohty M, Malard F, Abecassis M, Aerts E, Alaskar AS, Aljurf M, et al. Revised diagnosis and severity cr iteria for sinusoidal obstruction syndrome/veno-occlusive disease in adult patients: a new classification from the European Society for Blood and Marrow Transplantation. Bone Marrow Transplant. 2016; 51 (7): 906-12. https: //doi.org/10.1038/bmt.2016.130.

[52] 52. Sung AD, Chao NJ. Concise review: acute graft-versus-host disease: immunobiology, preven-tion, and treatment. Stem Cells Trans Med. 2013; 2 (1): 25-32.

[53] 53. Carpenter P. How I conduct a comprehensive chronic graft-versus-host disease assessment. Blood. 2011; 118 (10): 2679-87.

第十九章　高级护理实践该走向何方？——如何在专业领域取得进展

玛雅·祖姆斯坦-沙哈（Maya Zumstein-Shaha）

摘　要

世界各地的医疗保健系统都在与老年人和慢性病患者数量上涨、合格的医疗保健专业人员的匮乏以及不断上涨的成本作斗争。医疗保健的变化也会影响儿童，但本章暂不讨论这个群体。应对这场危机的对策之一是赋予医疗保健专业人员新的角色。在护理领域，高级护理实践在目前处于备受关注的地位。本章将介绍高级护理实践，探讨其与肿瘤护理的相关性，并提供建议。此外，还将简要介绍一些国家的高级护理实践的发展状况，包括美国、加拿大、英国、瑞士、德国和奥地利。

关键词

实践进展；学科进展；肿瘤护理；高级护理实践；比较

引言

在世界各地，医疗保健系统正面临着三大挑战。

首先，现在全世界男性和女性的平均预期寿命为71.5岁，我们的寿命比以前更长。欧洲的预期寿命为76.8岁，非世界卫生组织在非洲区域预估的60.0岁。随着年龄增长，人们更有可能患上一种或多种慢性病，如心血管健康问题或癌症。虽然医学和相关学科在进步，但患有慢性病或多种疾病的人仍面临健康问题。医疗保健系统越来越分散却给患者带来巨大挑战。在这样的体系中寻求保健照护，需要详细的医疗知识和见解，而这些知识往往是缺乏的。此外，个人需要精力来正确、充分地安排就医。但健康状况问题也会导致精力不济。高度分散的医疗保健系统也威胁了沟通的畅通性和护理的连续性。因此，慢性病患者要能应对其病情造成的挑战性局面，需要专业支持和护理服务来处理好日常生活。为此，医疗保健专业人员需要接受专业教育，并具备提供此类服务的结构和组织条件。

其次，医疗保健系统严重缺乏受良好教育、合格的专业人员。到2025年，美国全职医生缺口预计将达12.4～16万人。同时，新一代医生也面临着特殊的挑战。选择成为医生的女性人数正在增加。随之产生了医生工作需要兼顾家庭生活的需求。此外，新一代医生可能更倾向于兼职工作。在护士队伍中，人员缺乏更加显著。为应对现有劳动力退休及填补职位空缺，护士缺口预计超过100万人。但是，在不同经济形势下，预计大量护理人员短缺的情况会有很大差异。在经济危机中，护士短缺会明显减少，而在经济稳定的情况下，护士短缺会加剧。

最后，医疗系统被迫更有效地管理成本。然而，医疗保健系统仍被期望为有需要的个体提供充分、安全和合乎伦理的护理。到目前为止，降低成本的措施只取得了微不足道的成果，并且在很大程度上导致了医疗保健系统的分散。因此，当务之急是找到应对这些挑战的新方法。应对方法之一是开发新的护理模式，包括对护理需求、人口需求和相关任务的整改，也包括重新考虑各种医疗保健专业人员的工作领域。比如说，护理从业人员的潜力没有被充分挖掘，导致其无法充分调用技能或知识。跨专业工作和教育将有助于应对当前的挑战，需要在这方面做出努力。因此，需要开发并实施创新的教育模式，以帮助未来的医疗保健专业人员做好工作准备。

背景

根据世界卫生组织报告，非传染性疾病仍然是全世界最常见的疾病和死亡原因。预计到2050年，该类疾病将增加一倍。心血管健康问题是全球最常见的死亡原因，其次是癌症，每年约有880万人死亡。未来20年，癌症的发病率预计上升70%，全世界每年大约有1400万新发癌症病例。大约30%的癌症病例与不健康的生活方式有关，包括肥胖、久坐、饮酒或吸烟。此外，据世界卫生组织统计，特定感染，即肝炎或人乳头瘤病毒感染，约占世界不发达地区癌症发病率诱因的25%。全世界发病率最高的癌症是肺癌，其次是乳腺癌和结直肠癌。就死亡率而言，肺癌仍然是全世界最常见的死因，其次是胃癌和结直肠癌。

人们认为癌症会经历从筛查到诊断，再到生命结束的几个阶段。这些阶段并不是线性的。患者可能会多次经历某些阶段，或从未经历过某些阶段。一般来说，以下阶段是确定的：预防阶段、诊断阶段、治疗阶段、生存阶段、疾病进展阶段、临终阶段和哀伤期（图19.1）。

由于生活方式因素被认为会导致癌症的发生，因此预防重点是倡导采取措施以改善人

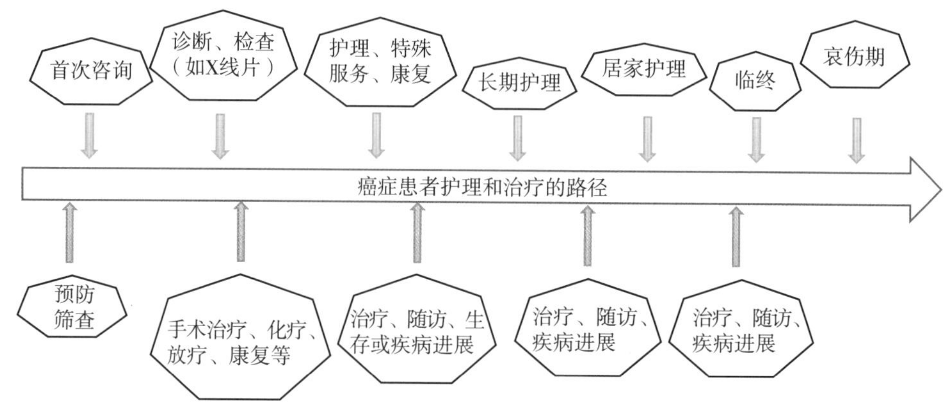

图19.1 癌症全程护理路径

们的生活方式，如健康营养、积极生活、适度或不饮酒/吸烟。国家卫生部门定期开展活动，以提高健康知识水平，并以提高人们对健康生活要素的认识及敏感程度。癌症预防的另一要素是进行筛查，例如早期筛查乳腺癌或结直肠癌。尽管在国家层面上基于人群筛查仍有争议，但有迹象表明，筛查可能有助于改善健康状况。由于基因组学的不断进步，有可能检测到个体内潜在的致癌机制和易感性。基于这些信息，可以采取预防措施，如更密集和个性化的癌症筛查项目。

健康问题或疼痛等症状会促使个体咨询医疗保健专业人员。在某些情况下，之前的遗传咨询已经提供了一些关于遗传倾向的信息。因此，个人会咨询医疗保健提供者。为了明确健康问题，要开始进行诊断。在此阶段会进行各种检查、咨询，并与医疗保健专业人员讨论，以明确诊断。根据健康问题或症状的严重程度，个体会在门诊部就诊，并在医院预约特定的检查。建议在决定治疗之前咨询肿瘤委员会的跨专业团队。

诊断阶段不仅有时需要进行侵入性检查，还被认为会引起焦虑。个体会经历高水平痛苦和不确定性。直面有限的生命，个体会遵从医疗保健专业人员的指导和支持。在诊断阶段，医疗保健专业人员必须向个体说明有关癌症的坏消息。对于医疗保健专业人员来说，说明坏消息是极具挑战性的工作。医疗保健专业人员必须具备高水平的沟通技巧，并且有足够的空间和时间来进行这项工作。对于被诊断患有癌症的人来说，接受这些信息是困难的。事实证明，个体可能并不完全了解这种疾病及其对生活的影响，或疾病治疗的影响。

个体同意治疗计划后开始治疗。可能存在几种治疗，包括外科手术切除癌症、新辅助和辅助放疗和化疗、靶向疗法和免疫疗法。还有一些特定的治疗方法，包括干细胞移植、热疗、光动力疗法、输血、移植以及激光。根据最新证据和癌症进展，这些治疗方法被结合起来。尽管癌症正在被治疗，患者仍可能会继续经历疼痛等症状。此外，治疗通常会带来副作用，如脱水或恶心。因此，接受癌症治疗的人必须做好充分准备在家中应对这些情况。然而，危机可能会随时发生，如重度恶心，需要立即到急诊科就诊以获得医疗保健支持。癌症患者需要有足够的支持，例如在这种情况下他们身边的家人可以提供帮助。疾病症状、治疗相关的副作用及合并症的负担常导致癌症患者去医院和急诊科就诊。

在这个阶段，个体会经历中度焦虑和不确定性，有时会因生命的有限性而烦恼。然而，事实证明，许多癌症患者的需求仍然未被察觉或评估到，因此未得到满足。受教育程度或收入较低的个人、女性或年轻人、幸存者、癌症患者的子女或癌症患者和健康受损者的家庭成员可能会有更多未被满足的治疗需求。

在治疗期间和之后，癌症患者必须定期接受监测。这些监测访问对个体造成很大的压力。重点是监测癌症重新或持续生长、疾病进展或复发以及长期的副作用。一些情况下，个体需要康复或额外的护理服务。如果监测访问表明癌症复发或疾病进展，医疗保健专业人员需要讨论疾病的预后。关于疾病预后的讨论对癌症患者和医疗保健专业人员而言要求都很高。因此，医疗保健专业人员拥有足够的技能来处理这种情况是非常重要的。建议医疗保健专业人员思考需要沟通的信息类型和沟通方式。有经验表明，针对癌症患者及其家人的特定干预措施可能有助于提高其生活质量。

有时，癌症患者需要在治疗之外进行长期护理。同样，有些人需要医疗保健专业人员的特定服务，例如居家或门诊护理。

在某个阶段，治愈不再是一个可行的选择，癌症不能以完全治愈作为治疗结果。癌症患者有可能继续生活，但疾病负担通常伴随着症状（如疼痛）加重而增加。在姑息治疗阶段，癌症患者需要由包括姑息医学和护理专家在内的跨专业团队进行护理。建议尽早将这些专家纳入癌症治疗的体系中。在治疗的早期阶段整合姑息治疗可以使患者对疾病的认知更准确。因此，生命末期的决策可能会受到积极影响。姑息治疗团队可以在机构或家中提供全科护理支持。跨专业姑息治疗团队的专业支持对于应对复杂和不稳定的疾病情况至关重要，可以在机构内、门诊和家中提供护理服务。

建议在癌症患者去世后向其家人提供支持。这种支持可能有助于改善悲伤过程，避免病态悲伤的发展，或向所有相关人员提供支持，尤其是涉及儿童时。可以在机构内、门诊和家中提供这些支持。

护理在癌症治疗过程中的作用

在癌症治疗过程中，许多不同的医疗保健提供者会参与其中，包括不同学科的医生和护士、技术人员、药剂师、物理治疗师、营养专家和社会工作者，他们可以提供护理连续体中的一般护理。除此之外，癌症患者可能还需要高级执业护士、造口治疗师或个案管理员等专业人员提供量身定制的护理。

肿瘤护理护士的工作职责是提供直接的患者护理，教育患者、家属和其他医疗保健专业人员，成为领导者和研究者。肿瘤护理包括提供医疗保健、教育和咨询，旨在促进健康和预防保健，有助于早期发现健康问题，并促进“在整个癌症诊疗过程中实现个人和家庭的最佳功能”。预计肿瘤科护士可以识别并应对个人对癌症诊断和后续治疗的反应。此类工作可以在许多情形下（住院和门诊部、康复机构等）向癌症患者提供。护理环境需要为护士提供足够的条件来执行这项工作（表19.1）。

表19.1　在整个癌症治疗过程中选择护理活动的概述

护理阶段	护理活动
总体	提供病例管理以在疾病发展过程中为患者提供支持，并管理不同场所中医疗保健专业人员之间的交流 提供有关癌症注册的信息 管理患者研究的注册和参与 代表护理加入肿瘤委员会 必要时向患者和家属提供额外信息 支持患者和家庭参与伦理决策 贡献或制定循证标准、指南或相关基本文件 确保高质量的护理和高度的患者安全 有助于改善专业实践和跨专业合作

续　表

护理阶段	护理活动
预防	提供有关预防措施（如遗传咨询、健康生活）和/或生活方式改变（如戒烟、积极生活方式）的信息和/或教育 参与有关健康生活和癌症的公共关系
诊断	作为遗传咨询的一部分，向有癌症遗传风险的人提供咨询，包括诊断测试、预测和症状前基因测试、携带者测试和药物基因组学测试 提供有效应对压力和焦虑的教育 在遗传咨询过程中支持个人和家人 提供诊断、检测、遗传成分、症状、症状管理、药物依从性等方面的教育 通过以下方式提供社会心理支持，例如积极和非定向的倾听，确保医疗保健专业人员、个人和家人之间的沟通渠道畅通，将重要信息传递给专家，并增强家庭凝聚力
治疗	与其他医疗保健专业人员合作，对个人进行全面具体的肿瘤学评估，以确定当前的健康状况、功能状态、疼痛、疲劳、认知障碍、神经病、精神和社会心理健康、家庭状况、对疾病的认知、治疗、症状等情况 掌握有关治疗及其副作用、黏膜炎的预防、脱发等方面的专业的循证知识 提供有关治疗、副作用、恶心和疲劳等症状、预防措施、疼痛管理、药物管理等方面的教育 通过促进生活方式的改变来参与预防工作，如戒烟、促进皮肤护理等 为癌症患者的居家自我管理提供咨询和支持，包括确定参考人员 评估症状，评价量身定制的干预措施，确定进一步的预防或治疗干预措施，并为患者提供信息、教育、咨询和支持 评价伤害，确定行动计划，执行量身定制的干预措施，并为患者提供信息、教育、咨询和支持 提供社会心理支持和护理，定期和系统地筛查痛苦、抑郁和/或焦虑，包括解决存在的问题，向患者提供信息、教育、咨询和支持 通过向患者解释药物治疗促进依从性，提供信息、教育、咨询和支持 在伦理决策方面为患者提供支持和咨询，并让家人参与进来 确定随访的参考人员，并向患者和家人提供有关风险和应对紧急情况教育
生存	组织和支持跨专业护理，如以门诊咨询服务的形式
疾病进展	提供全面的症状管理 促进社会心理支持以减轻社会心理负担 在癌症治疗连续体中及早组织和整合姑息治疗 促进预先护理计划并解决存在的问题 通过提供解释、信息和咨询来促进预先指令 在伦理决策方面为患者提供支持和咨询，并让家人参与进来 促进研究参与 促进网络和社会支持的发展，包括制订应急计划
临终	提供姑息治疗以减轻症状和症状负担 提供社会心理护理并促进和支持临终时的尊严 促进社会心理支持以减轻社会心理负担 在伦理决策方面为患者提供支持和咨询，并让家人参与进来
哀伤	为家人提供支持和咨询

注：此表借鉴了一份工作文件，该文件是为建立瑞士伯尔尼Insel集团股份公司的综合癌症中心的护理概念而开发的。然而，这份清单并不全面，也没有按照护士的不同教育水平来构建。

这表明一般护理教育可能不足以提供全面的肿瘤护理。肿瘤科护士应提供护理协调，并与其他医疗保健专业人员密切合作，为癌症患者及其家人提供高质量的护理。美国肿瘤护理学会指出，肿瘤科护士需要额外的教育，其中包括针对癌症的知识和技能。一些资格证书可用于提升癌症护理方面的专业知识。需要确定肿瘤全科护士的能力情况。此外，还有循证标准为化疗治疗提供指导。除了直接的患者护理外，肿瘤科护士还应终身学习，不断扩展自己的知识库，以不断改进护理服务。

在欧洲，欧洲肿瘤护理学会（the European Oncology Nursing Society，EONS）也建议对从事肿瘤护理工作的护士进行额外的教育。为此，EONS构建了一套癌症护理课程，可以适应每个欧洲国家的具体情况。该课程可以由各个国家/地区的肿瘤学会实施和提供。对于该课程，EONS借鉴了医学研究报告中关于未来护理工作的建议。人们认识到，目前护士可能无法“充分发挥其教育和培训的作用”。此外，有人认为，从事肿瘤护理工作的护士需要额外的专业知识，这些专业知识超出了一般基础护理教育获得的基础护理知识。肿瘤科护士需要为癌症患者及其家人“创造一个治疗环境”，并提供以人为本的护理。此外，肿瘤科护士需要承认自己的局限性，并对自己的实践负责。

肿瘤护理需要关于癌症和癌症特异性疗法等超越基础护理教育范畴的知识。因此，需要量身定制的继续教育，以获得额外的认证。尤其是化疗护士，更应该提高他们的知识。认证教育的存在是为了促进化疗的管理，从而提高护理质量。

广泛而深入的癌症护理知识和经验同样重要。拥有如此丰富经验的护士通常需要进一步的支持，寻求最适当的继续教育，从而在癌症护理领域取得进益。为此，将哈姆利克（Hamric）等的高级护理实践概念和本纳（Benner）的“从新手到专家”理论相结合的参考框架可能会引发更多见解。

以高级护理实践的概念为起点，可以将护理设想为包括患者护理以外的其他重要元素，即咨询或指导和循证实践。本纳（Benner）提出的能力水平可能有助于确定哈姆利克（Hamric）等提出的七个护理领域的相应能力水平。虽然哈姆利克（Hamric）等的概念和本纳（Benner）的模型制定得比较笼统，但该模型可能适用于癌症护理。根据该模型，护士、管理者、教育者和研究者能够确定每个级别的能力，并为护士提供量身定制的支持或教育，以促进他们的职业发展。伯德和基什鲍姆（Bird和Kirshbaum）提出了这两个模型的组合。据称哈姆利克（Hamric）等已经以本纳（Benner）模型来解释向高级执业护士角色的过渡，并强调了自我反省对于职业相关发展的重要性。美国肿瘤护理学会、欧洲肿瘤护理学会或各国肿瘤护理学会制定的教育建议也使得发展量身定制教育以实现高质量肿瘤护理成为可能。随着医疗保健系统的需求不断增加，扩展特定的知识将是实现高质量护理所必需的。因此，高级护理实践是肿瘤护理的重要组成部分。

肿瘤高级护理实践

高级护理实践是哈姆利克（Hamric）等阐述的概念。在美国，“高级护理实践”至少包括四种角色，即执业护士（Nurse Practitioner，NP）、临床护理专家（Clinical Nurse

Specialist，CNS）、认证助产士（certified Nurse-Midwife，CNM）和认证麻醉护士（Certified Registered Nurse Anesthetist，CRNA）。概念定义如下："高级护理实践是以患者为中心扩大能力范围的方式，在更广阔的护理学专业临床领域中改善患者和人群的健康结果"（Hamric等，第71页）。Hamric等（p.70）提供的管理强调，"对于通过了认证研究生教育课程的护士，要准备认证执业护士、注册麻醉护士、认证助产士或临床护理专家的角色位置，如通过国家认证考试则视作获得高级执业注册护士（Advanced Practice Registered Nurse，APRN）的角色和能力，通过再认证保证其有持续的护理能力证明，以及获准APRN执业许可"。

高级实践护理要求护士具备研究生教育水平，即护理硕士或博士。高级执业护士的临床实践应包括以下六个方面。

（1）护士应在日常环境和医疗保健中全面了解患者及其家人。

（2）有必要与患者及其家人建立治疗关系，并与他们合作。

（3）临床实践达到专家水平。

（4）护士采用反思性实践。

（5）高级执业照护包括基于证据的知识来指导实践。

（6）这些护士能够根据患者及其家人的需要借鉴和采用多种方法来管理健康和疾病。

如图19.2所示，高级执业护士在指导、辅导、咨询、循证实践、领导、协作和伦理决策等领域具有额外的能力。要在完成研究生教育后充分发展这些能力，时间是至关重要的。

在国际上，高级护理实践被描述为"已获得专业知识基础、复杂决策技能和拓展临床能力的注册护士所提供的实践，其特征取决于她/他获得执业资格的环境和/或国家决定。入门

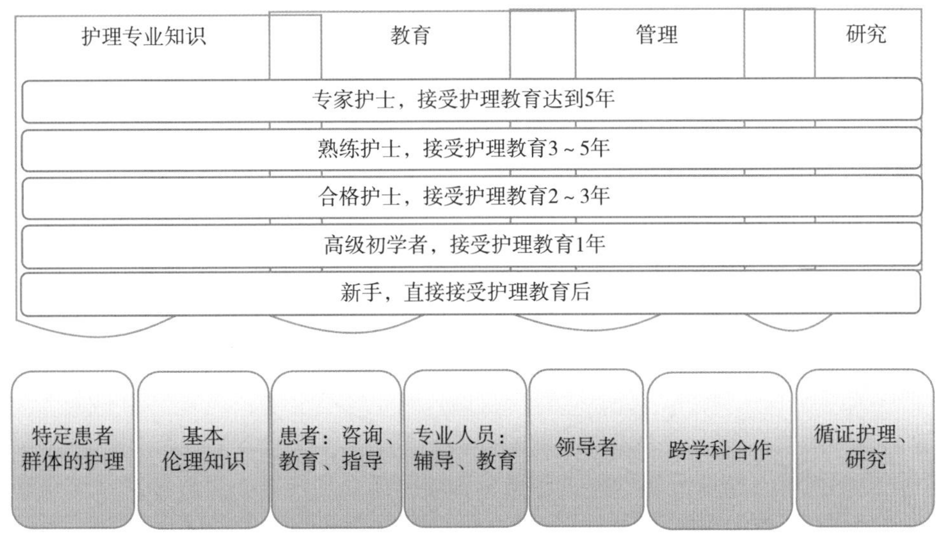

图19.2　高级护理实践的概念与"从新手到专家"的理论相结合的模型

注：在此示意图中，高级护理实践的概念与"从新手到专家"的理论相结合。借助高级护理实践的概念，护理被划分开来。另外，还确定了护理实践、管理、教育和研究四个领域。在这里采用本纳（Benner）的理论构建职业模型，并以高级护理实践的概念作为基础。要达到各个能力级别，不仅需要相应的教育水平，还需要具有实践经验和自我反省的能力。培养后期能力有助于护士批判性地鉴别工作和学习，得出结论，并因此继续学习。

级别推荐硕士学位”。

高级护理实践可以在各种医疗领域提供。然而，活动领域，即实践范围，取决于国家对该角色的规定。一般来说，高级护理实践包括全面的病史采集和健康状况评估；诊断，进行诊断检查或为医生和专家开具转诊单；开具药物、治疗和护理计划或转诊单；决定入院和出院；提供患者教育和健康促进；参与病例管理和跨专业合作；评估服务；以及进行研究。一般来说，高级执业护士被认为是当前医疗保健系统应对重多挑战的一项举措，可以为慢性病和多重病症患者提供充分的支持。

高级执业护士拥有自己的专业领域，他们可以独立地工作，即自主工作。因此，高级护理实践不仅需要护士有更高的教育水平和能力，也需要考虑到其实践水平。为了让护士能够进行高级实践工作，他们需要有某种自主实践。此外，他们还需要了解“法律问题，规章制度和资格认证，理解并促进卫生政策，加强组织结构和文化以支持高级实践护理，实现结果评估和绩效改进，财务问题和成本，以及了解营销问题和合同方面的考虑”。为了说明所有这些额外的能力，哈姆利克（Hamric）等创制了图19.3和图19.4。

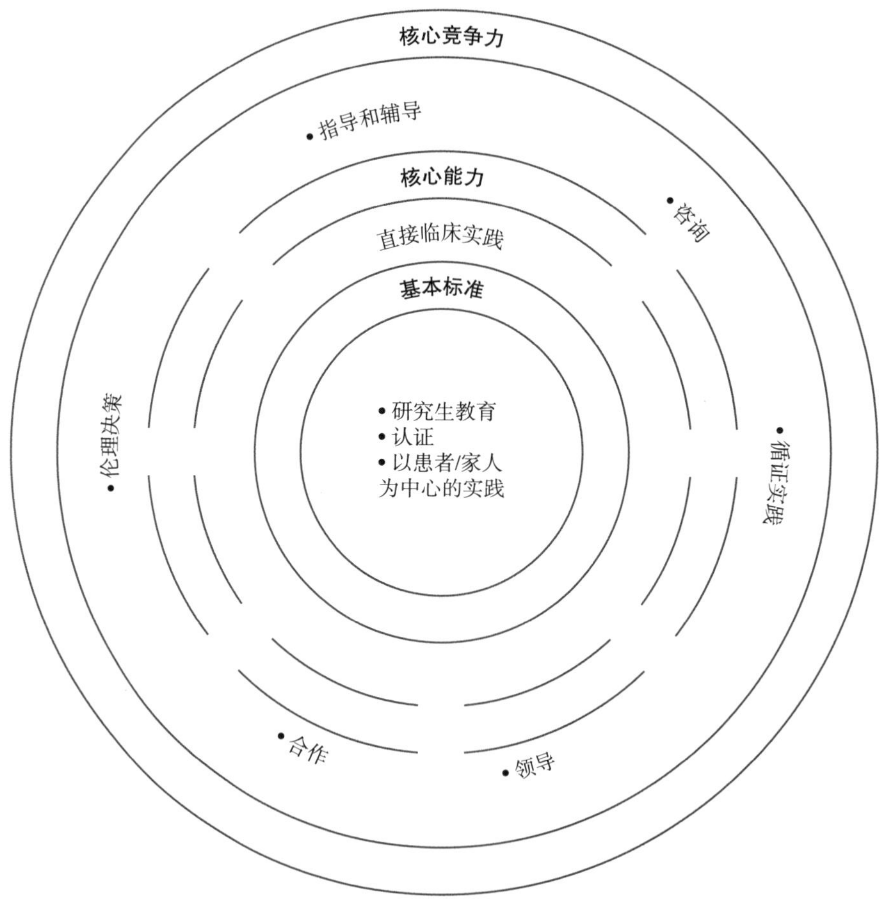

图19.3 高级护理实践的核心能力

注：该图由哈姆利克等创制，用于说明高级护理实践的范围。（由哈姆利克等同意转载）

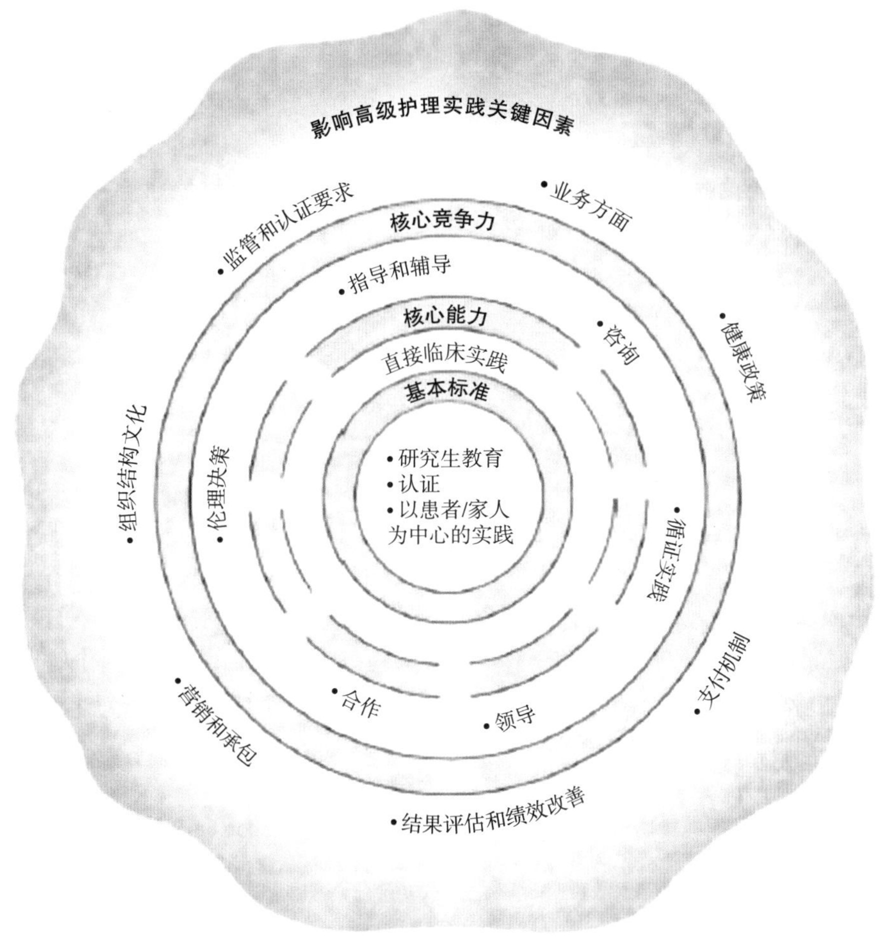

图 19.4　高级护理实践中的关键要素

注：该图由哈姆利克等开发，用于说明高级护理实践的其他方面。（该图由哈姆利克等同意转载）

高级执业护士必须满足许多期望。他们被要求实施循证知识，对患者进行全面的临床评估，并为患者提供量身定制的支持，以便他们更好地管理日常生活。高级执业护士应该能够提供充分的信息，并为家人提供支持。这些高级执业护士承载着一种期望，即应用循证知识支持性护理学及其他学科的医疗保健专业人员。也正因此，高级执业护士对跨专业团队的合作起到促进作用。高级执业护士也同样被期待表现出专业领导力，促进护理实践创新。

在实践中，高级执业护士通常会照顾一个特定的患者群体。因此，这些护士对该患者群体有深入的了解，这将促进新的学习和研究的概念化。高级执业护士可以发起这些研究，从而有助于扩大知识库。由于财务和费用问题，高级执业护士需要了解患者的这些情况，并与社会服务部门密切合作。这些护士通过医疗保健系统指导患者及其家人，以促进伦理决策。

最后，高级执业护士展现出批判性思维、分析和研究的能力。此外，他们还在机构之外发展和维持跨专业关系，并参与政治，以促进患者及其家人的健康或特定患者群体的需求，也促进了高级护理实践。

事实证明，高级执业护士可以直接改善患者的治疗效果。由于他们的病例管理和协调活动，参与的医疗保健专业人员数量较少，因此，护理的连续性得到保证。同样，这也有助于减少信息丢失和错误来源。高级执业护士采用以人和家庭为中心的方法，成为可征求意见的人。他们在整个疾病发展过程中为患者和其家人提供支持。

由于多种原因导致医疗卫生保健人员（医生）严重短缺，高级护理实践得以发展，以应对特定人群的需求或提供充分的分流服务，并确保其获得照护的门槛更低。自1965年以来，高级护理实践在美国受到国家和州的监管。在英国，蜂拥而至的全科医生和数量不断增加的患者促进了高级护理实践的实施。

美国肿瘤护理学会已经接受高级护理实践承担新的角色、具有内在潜能。肿瘤APRN被定义为“为实际或潜在的癌症患者提供具备护理专家能力和领导能力的护士”。对于肿瘤高级护理实践，有必要具备护理学硕士学位和超越基础护理教育的肿瘤护理的额外知识。因此，肿瘤护理学会与肿瘤护理资格认证机构联合为希望成为高级护理实践角色的肿瘤护士提供专业教育和资格认证。肿瘤高级执业护士能够确定与癌症相关的健康问题，提供充分的诊断，并针对健康问题提出量身定制的应对措施。据悉，肿瘤高级执业护士拥有全面的护理知识和其他理论知识，可以为癌症患者提供全面的护理。此外，肿瘤高级执业护士有望参与或开展研究以扩大知识体系。肿瘤高级执业护士应为包括家人在内的个人提供护理。对于肿瘤高级执业护士，资格认证由美国肿瘤护理学会和肿瘤护理资格认证机构提供，执照由美国各州提供（表19.2）。

表19.2 部分国家的肿瘤护理高级执业护士（Advanced Practice Nurses，APN）概览

国家	名称	认证标准	肿瘤APN（示例）
美国	高级执业注册护士、认证助产士、认证注册麻醉护士和临床护理专家	通过肿瘤护理资格认证机构（ONCC）和肿瘤护理学会（ONS）获得肿瘤高级执业注册护士的认证 各州执照	生存护理的高级执业注册护士 癌症环境中的高级执业注册护士 肿瘤护理的临床护理专家
加拿大	临床护理专家（CNS） 临床护理和执业护士的混合角色 执业护士（NP） 初级卫生保健执业护士 急症护理执业护士	加拿大护士机构和高级护理实践教育计划的资格认证 各州颁发的执照 加拿大肿瘤护理学会颁发的肿瘤学高级护理实践证书	存在肿瘤高级执业护士的工作，例如，乳腺癌护理、血液病护理和姑息治疗
英国	临床护理专家（CNS） 执业护士（NP）（卫生部国务卿2007）	皇家护理学院卓越医疗监管委员会（CHRE）颁发证书	肺癌临床专科护士 急性肿瘤学临床专科护士 肿瘤学各方面的临床专科护士和执业护士，如化疗

续　表

国家	名称	认证标准	肿瘤 APN（示例）
瑞士	临床护理专家（CNS） 执业护士（NP）	目前正在制定资格认证和许可证制度。沃州已经通过了一项高级护理实践的具体规定（沃州）	基于哈姆利克（Hamric）等模型的肿瘤高级执业护士 正在瑞士各地建立 瑞士法属地区：高级实践肺癌护士 瑞士德属地区：乳腺癌护理护士
德国	姑息治疗高级执业护士 乳房护理护士 弱势群体高级执业护士（德国护理专业协会-联邦协会）	存在法律依据和规章制度；但是，没有全国范围的资格认证（德国护理专业协会-联邦协会）	在乳腺癌护理领域，存在获得额外认证的护士。这些护士基于哈姆利克（Hamric）等提出的高级护理实践概念提供特定服务
奥地利	临床护理专家（CNS） 执业护士（NP）（德国护理专业协会（DBfK）、奥地利卫生保健和护理协会（ÖGKV），以及瑞士护士协会（SBK）	存在承认护士执业范围和独立执业的法律依据。有一些教育项目；然而，资格认证有待开发	需要建立高级护理实践

注：关于其他国家高级护理实践角色的描述，参考哈姆利克（Hamric）、希勒（Heale）和里克·巴克利（Rieck Buckley）、帕克和希尔（Parker 和 Hill）、普尔奇尼（Pulcini）、楚格（Zug）等。

肿瘤高级护理实践包括广泛的活动，被认为可以促进跨学科团队内部的沟通，加快转诊和其他过渡过程，并帮助患者及其家人在医疗保健系统中进行自我定位。护士作为高级实践的角色在各种环境中工作，如住院、门诊、社区等。然而，“高级执业护士”的标签并没有被统一起来，因此存在许多不同的术语。根据不同背景，其实践范围和能力也不相同。值得注意的是，高级执业护士对于医疗保健系统的良好运行和高绩效至关重要。这些护士正在成长为医疗保健系统中的固定人员。患者依靠他们便捷地使用医疗保健系统，并获得支持以更好地管理与疾病相关的日常需求。

结论

癌症给当事人或其家人、相关的医疗保健专业人员带来了许多不同的挑战。正如已强调的，在癌症治疗过程中，可能会进行各种活动，需要各自特定的培训和教育。上述模型（图 19.2）可以为构想癌症护理连续体中的各种角色、确定护士可能需要的能力提供一些支持。这表明肿瘤科护士不仅要通过经验，更要进行进一步的认证教育来夯实知识基础。虽然认证可以提高给护士的教育质量，加强对护士执业范围的认可，但要帮助癌症护理领域具有广泛、深入经验的护士，进行更多、更有针对性的教育仍是很必要的。

此外，高级护理实践将在不久后成为医疗保健系统的固定内容。高级执业护士的各种基本行动与这一角色相关，即不受环境和医院的限制、在整个癌症治疗过程中照顾患者。高级执业护士可以作为团队的一部分或单独工作。然而，由于目前担任高级实践角色的护士无法充分发挥其能力或作用，还需要进一步研究。

（翻译：谢建飞　校对：高墨涵）

参考文献

[1] Agborsangaya CB, Lau D, Lahtinen M, Cooke T, Johnson JA. Health-related quality of life and health-care utilization in multimorbidity: results of a cross-sectional survey. Qual Life Res. 2012; https://doi.org/10.1007/s11136-012-0214-7.

[2] Agborsangaya CB, Lau D, Lahtinen M, Cooke T, Johnson JA. Multimorbidity prevalence and patterns across socioeconomic determinants: a cross-sectional survey. BMC Public Health. 2012; 12: 201. https://doi.org/10.1186/1471-2458-12-201.

[3] Akechi T, Uchida M, Nakaguchi T, Okuyama T, Sakamoto N, Toyama T, Yamashita H. Difference of patient's perceived need in breast cancer patients after diagnosis. Jpn J Clin Oncol. 2015; 45 (1): 75-80. https://doi.org/10.1093/jjco/hyu165.

[4] Antonuzzo A, Vasile E, Sbrana A, Lucchesi M, Galli L, Brunetti IM, et al. Impact of a supportive care service for cancer outpatients: management and reduction of hospitalizations. Preliminary results of an integrated model of care. Support Care Cancer. 2017; 25 (1): 209-12. https://doi.org/10.1007/s00520-016-3403-z.

[5] Autier P, Boniol M. Mammography screening: a major issue in medicine. Eur J Cancer. 2018; 90: 34-62. https://doi.org/10.1016/j.ejca.2017.11.002.

[6] Bachrodt A, Makadon HJ. Bringing certainty to uncertain times. Six imperatives for future success. 2011. Retrieved from Atlanta.

[7] Baker KA, Rushing J, True B, Rodriguez L. A collaborative model for the CNL and CNS. Nurs Manag. 2015; 46 (7): 11-4. https://doi.org/10.1097/01.NUMA.0000466494.38698.13.

[8] Benner PE. From novice to expert: excellence and power in clinical nursing practice (Commemorative ed.). Upper Saddle River: Prentice Hall; 2001.

[9] Bird J, Kirshbaum M. Towards a framework of advanced nursing practice for the clinical research nurse in cancer care. Clin Eff Nurs. 2006; 9 (3/4): 161-71.

[10] Bishop CS. The critical role of oncology nurse practitioners in cancer care: future implications. Oncol Nurs Forum. 2009; 36 (3): 267-9. https://doi.org/10.1188/09. ONF.267-269.

[11] Blakely K, Cope DG. Establishing an advanced practice nursing clinic in the cancer setting. Semin Oncol Nurs. 2015; 31 (4): 282-9. https://doi.org/10.1016/j.soncn.2015.08.004.

[12] Bopp M, Holzer BM. Prevalence of multimorbidity in Switzerland-definition and data sources. Praxis (Bern 1994). 2012; 101 (25): 1609-13. https://doi.org/10.1024/1661-8157/a001143.

[13] Brant JM, Wickham R, Oncology Nursing Society. Statement on the scope and standards of oncology nursing practice: generalist and advanced practice. Pittsburgh: Oncology Nursing Society; 2013.

[14] Bryant-Lukosius D, Green E, Fitch M, Macartney G, Robb-Blenderman L, McFarlane S, et al. A survey of oncology advanced practice nurses in Ontario: profile and predictors of job satisfaction. Nurs Leadersh (Tor Ont). 2007; 20 (2): 50-68.

[15] Butts JB, Rich K. Philosophies and theories for advanced nursing practice. Sudbury: Jones and Bartlett Publishers; 2011.

[16] Buzgova R, Spatenkova N, Fukasova-Hajnova E, Feltl D. Assessing needs of family members of inpatients with advanced cancer. Eur J Cancer Care (Engl). 2016; 25 (4): 592-9. https: //doi.org/10.1111/ecc.12441.

[17] Canadian Association of Nurses in Oncology. Oncology Nursing Certification. 2015. Retrieved from Vancouver.

[18] Canadian Association of Schools of Nursing. Nurse practitioner education in Canada. National framework of guiding principles and essential components. 2012. Retrieved from Ottawa: Law on Public Health, 800. 01 C.F.R. (2017).

[19] Canton of Vaud: law on public health, 800. 01; 2017.

[20] Cartwright LA, Dumenci L, Siminoff LA, Matsuyama RK. Cancer patients' understanding of prognostic information. J Cancer Educ. 2014; 29 (2): 311-7. https: //doi.org/10.1007/s13187-013-0603-9.

[21] Clarke SP, Donaldson NE. Chapter 25. Nurse staffing and patient care quality and safety. In: Hughes RG, editor. Patient safety and quality: an evidence-based handbook for nurses. (Prepared with support from the Robert Wood Johnson Foundation). Rockville: Agency for Healthcare Research and Quality; 2008. p.2-111-112-135.

[22] Corcoran S, Dunne M, McCabe MS. The role of advanced practice nurses in cancer survivorship care. Semin Oncol Nurs. 2015; 31 (4): 338-47. https: //doi.org/10.1016/j.soncn.2015.08.009.

[23] Corines MJ, Hamilton JG, Glogowski E, Anrig CA, Goldberg R, Niehaus K, et al. Educational and psychosocial support needs in Lynch syndrome: implementation and assessment of an educational workshop and support group. J Genet Couns. 2017; 26 (2): 232-43. https: //doi.org/10.1007/s10897-016-0015-1.

[24] Deutscher Berufsverband für Pflegeberufe e. V. -Bundesverband. Advanced nursing practice-misuse. Nursing expertise for high-performing healthcare. 2013. Retrieved from Berlin: https: //www.dbfk.de/media/docs/download/Allgemein/Advanced-Nursing-Practice-PflegerischeExpertise-2013-02.pdf.

[25] DiCenso A, Martin-Misener R, Bryant-Lukosius D, Bourgeault I, Kilpatrick K, Donald F, et al. Advanced practice nursing in Canada: overview of a decision support synthesis. Nurs Leadersh (Tor Ont). 2010; 23 Spec No 2010: 15-34.

[26] Droog E, Armstrong C, MacCurtain S. Supporting patients during their breast cancer journey: the informational role of clinical nurse specialists. Cancer Nurs. 2014; 37 (6): 429-35. https: //doi.org/10.1097/NCC.0000000000000109.

[27] Duffield C, Gardner G, Chang AM, Catling-Paull C. Advanced nursing practice: a global perspective. Collegian. 2009; 16 (2): 55-62.

[28] Ebell MH, Thai TN, Royalty KJ. Cancer screening recommendations: an international comparison of high income countries. Public Health Rev. 2018; 39: 7. https: //doi.org/10.1186/s40985-018-0080-0.

[29] El Saghir NS, Keating NL, Carlson RW, Khoury KE, Fallowfield L. Tumor boards: optimizing the structure and improving efficiency of multidisciplinary management of patients with cancer worldwide. Am Soc Clin Oncol Educ Book. 2014: e461-6. https: //doi.org/10.14694/EdBook_AM.2014.34.e461.

[30] EONS. EONS cancer nursing curriculum 2013. Retrieved from Brussels: http: //www.cancernurse.eu/education/eons_cancer_nursing_curriculum.html.

[31] Farrell C, Molassiotis A, Beaver K, Heaven C. Exploring the scope of oncology specialist nurses' practice in the UK. Eur J Oncol Nurs. 2011; 15(2): 160-6. https: //doi.org/10.1016/j.ejon.2010.07.009.

[32] Ferlay J, Soerjomataram I, Dikshit R, Eser S, Mathers C, Rebelo M, et al. Cancer incidence and mortality worldwide: sources, methods and major patterns in GLOBOCAN 2012. Int J Cancer. 2015; 136 (5): E359-86. https: //doi.org/10.1002/ijc.29210.

[33] Gaguski ME, George K, Bruce SD, Brucker E, Leija C, LeFebvre K, Thompson Mackey H. Oncology nurse generalist competencies: oncology nursing society's initiative to establish best practice. Clin J Oncol Nurs. 2017; 21 (6): 1-9.

[34] Gerlach A, Wiedemann R. Breast care nurses-nursing experts for breast cancer care. A path to "Advanced Nursing Practice" in Germany? Pflege. 2010; 23 (6): 393-402. https: //doi.org/10.1024/1012-5302/a000078.

[35] German Association of the Nursing Profession (DBfK), Austrian Association of Health Care and Nursing (ÖGKV), Swiss Association of Nurses (SBK). Advanced nursing practice in Germany, Austria and Switzerland. A position statement by DBfK, ÖGKV and SBK. 2013. Retrieved from Berlin/Vienna/Berne.

[36] Golla M. Beschluss der Novelle des Gesundheits-und Krankenpflegegesetzes/Ausbildungsreform im Ministerrat. 2016, June 13. Retrieved from http: //pflege-professionell.at/beschluss-der-novelle-des-gesundheits-und-krankenpflegegesetzes-ausbildungsreform-imministerrat.

[37] Gruber R. Law on healthcare and nursing (GuKG). Graz: Leykam; 2017.

[38] Hamric AB, Hanson CM, Tracy MF, O'Grady ET. Advanced practice nursing: an integrative approach. 5th ed. St. Louis: Elsevier Saunders; 2014.

[39] Hamric AB, Spross JA, Hanson CM. Advanced practice nursing: an integrative approach. 5th ed. St. Louis: Saunders Elsevier; 2014.

[40] Heale R, Rieck Buckley C. An international perspective of advanced practice nursing regulation. Int Nurs Rev. 2015; 62 (3): 421-9. https: //doi.org/10.1111/inr.12193.

[41] Hopkins RB, Garg AX, Levin A, Molzahn A, Rigatto C, Singer J, et al. Cost-effectiveness analysis of a randomized trial comparing care models for chronic kidney disease. Clin J Am Soc Nephrol. 2011; 6 (6): 1248-57. https: //doi.org/10.2215/CJN.07180810.

[42] Howell D, Hardy B, Boyd C, Ward C, Roman E, Johnson M. Community palliative care clinical nurse specialists: a descriptive study of nurse-patient interactions. Int J Palliat Nurs. 2014; 20 (5): 246-53. https: //doi.org/10.12968/ijpn.2014.20.5.246.

[43] Insel Group AG. Working paper of a nursing concept for the establishment of a comprehensive cancer center. 2015. Retrieved from Bern.

[44] Institute of Medicine (U. S.). Committee on Quality of Health Care in America. Crossing the quality chasm: a new health system for the 21st century. Washington, DC: National Academy Press; 2001.

[45] International Council of Nurses. ICN framework of competencies for the nurse specialist. Genf: International Council of Nurses; 2009.

[46] IOM (Institute of Medicine). Retooling for an aging America: building the health care workforce. 2008. Retrieved from Washington, DC.

[47] IOM (Institute of Medicine). Ensuring quality cancer care through the oncology workforce: sustaining research and care in the 21st century: workshop summary. 2009. Retrieved from Washington, DC.

[48] IOM（Institute of Medicine）. The future of nursing. Leading change，advancing health. Advising the nation/improving health，1-620. 2010. Retrieved from Washington，DC.

[49] IOM（Institute of Medicine）. Assessing progress on the Institute of Medicine report The Future of Nursing. Washington，DC：The National Academies Press；2016.

[50] Keating NL，Landrum MB，Lamont EB，Bozeman SR，Shulman LN，McNeil BJ. Tumor boards and the quality of cancer care. J Natl Cancer Inst. 2013；105（2）：113-21. https：//doi.org/10.1093/jnci/djs502.

[51] Leary A，Baxter J. Impact of lung cancer clinical nurse specialists on emergency admissions. Br J Nurs. 2014；23（17）：935-8. https：//doi.org/10.12968/bjon.2014.23.17.935.

[52] Lee V，Loiselle CG. The salience of existential concerns across the cancer control continuum. Palliat Support Care. 2012；10（2）：123-33. https：//doi.org/10.1017/S1478951511000745.

[53] Lemonde M，Payman N. Perceived roles of oncology nursing. Can Oncol Nurs J. 2015；25（4）：422-42.

[54] Lorig KR. Patient education：a practical approach. 3rd ed. Thousand Oaks：Sage；2001.

[55] Lorig KR，Holman H. Self-management education：history，definition，outcomes，and mechanisms. Ann Behav Med. 2003；26（1）：1-7.

[56] Lorig KR，Ritter P，Stewart AL，Sobel DS，Brown BW Jr，Bandura A，et al. Chronic disease self-management program：2-year health status and health care utilization outcomes. Med Care. 2001；39（11）：1217-23.

[57] Martin-Misener R，Bryant-Lukosius D，Harbman P，Donald F，Kaasalainen S，Carter N，et al. Education of advanced practice nurses in Canada. Nurs Leadersh（Tor Ont）. 2010；23 Spec No 2010：61-84.

[58] McPhillips D，Evans R，Ryan D，Daneshvar C，Sarkar SA，Breen D. The role of a nurse specialist in a modern lung-cancer service. Br J Nurs. 2015；24（4）：S21-7. https：//doi.org/10.12968/bjon.2015.24.Sup4. S21.

[59] Muka T，Imo D，Jaspers L，Colpani V，Chaker L，van der Lee SJ，et al. The global impact of non-communicable diseases on healthcare spending and national income：a systematic review. Eur J Epidemiol. 2015；30（4）：251-77. https：//doi.org/10.1007/s10654-014-9984-2.

[60] Neuss MN，Gilmore TR，Belderson KM，Billett AL，Conti-Kalchik T，Harvet BE，et al. 2016 Updated American Society of Clinical Oncology/Oncology Nursing Society chemotherapy administration safety standards，including standards for pediatric oncology. Oncol Nurs Forum. 2017；44（1）：31-43. https：//doi.org/10.1188/17. ONF.31-43.

[61] Parker JM，Hill MN. A review of advanced practice nursing in the United States，Canada，Australia and Hong Kong Special Administrative Region（SAR），China. Int J Nurs Sci. 2017；4：196-204.

[62] Pulcini J，Jelic M，Gul R，Loke AY. An international survey on advanced practice nursing education，practice，and regulation. J Nurs Scholarsh. 2010；42（1）：31-9. https：//doi.org/10.1111/j.1547-5069.2009.01322.x.

[63] Schweizer Berufsverband der Pflegefachfrauen und Pflegefachmänner. Professional Nursing Switzerland. Perspective 2020. Position paper of the SBK-ASI Schweizer Berufsverband der Pflegefachfrauen und Pflegefachmänner. 2011. Retrieved from Bern：Trust，Assurance and Safety-The Regulation of Health Professionals in the 21st Century（2007）.

[64] Secretary of State for Health. Secretary of state: trust, assurance and safety-the regulation of health professionals in the 21st century. London: Stationery Office; 2007.

[65] Serena A, Castellani P, Fucina N, Griesser AC, Jeanmonod J, Peters S, Eicher M. The role of advanced nursing in lung cancer: a framework based development. Eur J Oncol Nurs. 2015; 19 (6): 740-6. https://doi.org/10.1016/j.ejon.2015.05.009.

第二十章　癌症儿童：沟通——照护的重要组成部分

菲丝·吉布森（Faith Gibson）

摘　要

专家们认为，毋庸置疑，改善沟通将有助于儿童和年轻人更好地了解、准备和应对他们的疾病、可能接受的手术、出院、返校、任何可能发生的复发，对于某些病例来说，还有他们生命的最后几周。还有证据表明，当儿童和年轻人能够参与影响他们的决策时，大多数人都希望积极参与他们自己的医疗保健或者至少有可以选择参与的权利。护士能够很好地共享信息，并能够翻译复杂的信息。沟通成功的关键是了解父母/照护者、儿童和年轻人的需求和偏好，并根据这三者的相互作用和每个成员所扮演的角色，以及这些角色如何随着时间的推移而变化来量身定制信息。我们有一个研究方案，致力于改善儿童癌症照护中的沟通，以确保父母及其子女及时获得高质量信息。我将以这一研究方案作为本章的基础，利用我们自己的研究证据以及已发表的文章，为处理和管理沟通和照护之间复杂的相互作用提供见解和实用建议。

关键词

儿童；年轻人；父母/照护者；沟通策略

引言

虽然无法保证治愈，但确诊患有癌症的儿童的生存机会已大大增加。关于如何有效沟通的问题现在集中在患有终身慢性病的儿童身上。据报道，“对几乎所有父母来说，成为癌症儿童的父母意味着生活发生天翻地覆的变化”。这一转变的一个主要部分是父母在儿童的治疗过程中扮演信息共享的角色，最主要的是执行角色，他们管理着儿童，获知儿童癌症诊断信息的内容和方式。导致父母与儿童沟通受限的三个因素包括信息过载和情绪混乱、缺乏告知诊断信息的知识和技能以及讨论癌症时可能加重儿童负担。父母为了作出护理和治疗的决策而渴望获得信息，但在诊断时，他们却又面临着短期内需要掌握大量新知识和新语言的问题；父母在诊断和治疗的早期阶段最为痛苦。压力进一步阻碍了父母对信息的记忆，使父母在确诊后极难将信息传递和翻译给儿童。尽管存在固有的障碍，但重要的是，父母在诊断后开始与儿童分享信息，并随着时间的推移积累复杂的信息。

护士能够很好地传递信息，并成为翻译复杂信息的渠道。然后，父母必须选择与儿童分享这些信息的时机以及信息量。儿童预后的告知更为复杂，“从不告诉”、“总是告诉”和“也许告诉”被描述为一个历史连续体，儿童和父母的个人需求最近成为优先考虑的问题。有证据表明，当儿童能够参与影响他们的决策时，他们应该参与其中，而且儿童希望积极参与他们的保健，或者至少有参与的选择。儿童也描述了获得控制权的愿望，他们报告了对自己疾病和治疗的认识和理解，这使他们能够参与自己的护理。信息共享有助于儿童更好地了解、准备和应对他们的疾病、他们可能经历的手术、出院、返校，在某些病例中，还有复发或临终关怀。在癌症治疗期间，早期未收到此类信息的儿童比其他儿童更容易焦虑和抑郁，在治疗后更容易出现长期的心理社会适应问题。众所周知，年幼儿童的所有医疗和非医疗信息都依赖父母。许多家长强烈希望在家庭中扮演信息提供者的角色，并认为他们最适合与儿童讨论儿童的疾病。父母有着繁重的责任，首先要了解得到的信息，评估儿童应该获得的适当的信息量，然后再告知。然而，向父母传递信息有时也会有问题。医务人员可能会发现，很难判断父母在特定时间需要多少信息，以应对治疗和护理过程中的变化。医务人员在帮助父母应对儿童病情方面确实发挥着明确的作用，这包括支持父母发挥信息共享作用。

我们有一个研究项目，致力于改善儿童癌症照护中的沟通，以确保父母及其子女及时获得高质量信息。了解需求和偏好并量身定制信息，需要理解儿童、父母和医务人员这三者的相互作用、每个成员所扮演的角色以及这些角色如何随着时间的推移而变化。在一篇以往的参考文献中索博（Sobo）认为，关于临床沟通的文献中仍然存在许多漏洞。她认为，人们很少关注儿童的声音。我们则认为，一些漏洞仍然存在，西斯克（Sisk）等人可以证实我们的观点。因此，我们首先通过与4～19岁的癌症儿童交谈来研究沟通模式和偏好。儿童（主要在4～10岁）对于信息会依赖于父母，因此父母承担了许多重要的沟通角色。然后，我们继续尝试了解更多关于父母所扮演的角色，以及医务人员如何为父母做好扮演这些角色所做的准备。在我们努力了解更多关于三方沟通的相互作用的过程中，我们还利用我们的研究来探索如何最好地收集儿童的数据，因此我们将鼓励研究者在与儿童的沟通研究中使用参与式观察法作为主要研究方法。

在本章中，我想与读者分享其中的一些工作；我将引用我们三项研究中儿童、年轻人、家长和医务人员的叙述。我们的工作基于三个原因：首先，我们知道儿童表示出对一些重要治疗相关问题的信息的渴望，如类固醇的持久性、副作用的严重性和持续时间、预后和疼痛；其次，我们从早期的研究中知道，医务人员可能并不总是像他们认为的那样有效地向儿童传达复杂的信息。例如，一些儿童告诉我们：

“他们可以告诉我会发生什么，什么时候会发生，这会有所帮助，他们只是让你等着，不告诉你为什么”（男孩，9岁）。

“他们告诉我这种药会让你好些，但他们没有告诉我它是如何起作用的”（男孩，12岁）。

“他们告诉我，我会脱发，但他们没有告诉我头发长回来后情况会有所不同”（女孩，10岁）。

对这些儿童来说，对信息的偏好显然没有得到落实。最后，我们知道父母在沟通中发挥着关键作用，许多父母扮演着沟通执行者的角色，管理儿童被告知的内容和方式。其他相关文献也会被引用，但关注重点的是参与三方沟通过程的人的叙述。

儿童沟通偏好

毫无疑问，专家们认为，改善沟通方式将有助于儿童更好地理解、准备和应对他们的疾病、他们可能经历的手术、出院、重返学校以及可能发生的复发，在某些病例中，还有他们生命的最后几周。人们认为，儿童能够在和医务人员的沟通中将自己的知情度从“台前”“前列”的角色转移到“幕后”“被遮挡”。兰伯特（Lambert）等将儿童参与交流描述为一个对立的过程（图20.1），由四个因素决定。

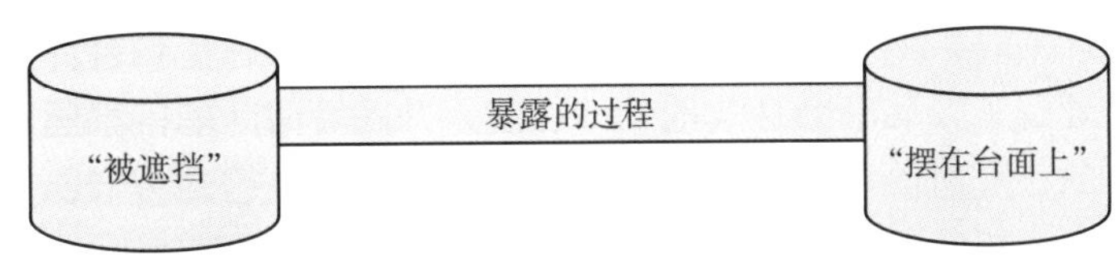

图20.1　兰伯特（Lambert）等儿童“知情”过程

（1）儿童参与沟通的愿望。

（2）医务人员对于儿童的参与程度或边缘化程度。

（3）父母对于儿童作为沟通过程的一部分的认识。

（4）医院环境本身。

当医务人员专注于直接与父母沟通时，与儿童的沟通就会被掩盖。这导致儿童对治疗和住院期间可能发生的事情只是略知一二，因此可能没有做好准备并担心疾病和他们的未来。虽然处于沟通的前列似乎是理想的，但有人认为，知情过程中的任何一端都不优于另一端，因为有些儿童不想参与沟通和决策，其中一些偏好会随着时间的推移而变化。只有当与儿童的偏好发生冲突时，沟通方式才会有所改变。当父母和医务人员向儿童们提供诚实、准确和完整的信息并鼓励他们提问时，儿童们就可以转变到沟通前列。建议让儿童们增强信心，让他们能够处理疾病和相关情况，让他们在疾病之外专注于自己，找到生命和与他人的互动意义。保持希望和活力以及促进乐观个性的需求，这会影响父母共享信息的数量和类型。众所周知，儿童信任父母分享的信息，并重视父母作为信息翻译员、倡导者和沟通缓冲渠道所起的作用。儿童选择寻求信息或避免信息，通常取决于当时的情况。亲子关系是复杂的、多变的、高度个体化的。儿童对信息的偏好也是家庭指导下的个体偏好，并受其经验和发展水平的影响。关于儿童“知道”的好处是人们作出了许多假设，但关于如何以及何时告诉他们最好，以及是否有必要“知道”一切，还是仅仅是他们信任成年人会对他们诚实，仍然存在许多问题。总的来说，以下内容已经为人所知。

（1）有些儿童更喜欢直接听到信息，而不是通过他们的父母作为中介。

（2）有些儿童更喜欢参与信息共享。

（3）儿童确实需要做好准备。

（4）儿童可能会因为缺乏信息而感到愤怒。

（5）许多儿童依赖父母与他们分享和解释信息。

（6）有些儿童不想收到任何信息。

（7）对许多儿童来说，随着时间的推移，他们越来越多地参与信息和决策。

父母对与他们的孩子共享信息的看法

卡兹米尔札克（Kazimierczak）等提到“引导知识景观”，其中“信息提供不是一种良性干预，它需要对患者的需求和偏好做出回应”。使这一过程复杂化的是父母和儿童个人不同的信息需求和偏好。在我们的研究中，父母将他们的沟通策略描述为直觉和本能。他们的叙述往往没有事先计划好，如果儿童不接受或不理解某些概念，他们会反复改变。然而，如果他们的孩子似乎理解了，父母会继续他们的叙述，并随着时间的推移建立在最初的讨论基础之上。例如，有的家庭对治疗相关的副作用，如脱发，有自己的解释，并将其与全年的季节性事件联系起来，如树叶从树上脱落/出现在树上。其他家庭则利用一年一度的生活事件，比如伊斯兰男子在朝圣期间剃光头。在整个治疗过程中，为儿童提供的信息被置于符合他们对疾病以外的生活背景中。父母根据他们对孩子关于引发情绪的讨论的反应的假设将信息翻译给孩子。家长们辩称，他们最了解自己的孩子，过去曾在儿童身上扮演过重要的信息传递角色。他们认为，信息应该在适当的时间、用适当的细节量、在适当的环境下、由适当的人提供给儿童。在我们的研究中，每个儿童的情况都不一样。

家长们还反映说，他们被儿童的问题牵着鼻子走，有时几乎没有时间准备深思熟虑的答案，因为问题通常是在门诊预约期间的医疗程序之前，或一个事件之后立即出现（例如，孩子看到关于白血病的电视新闻报道，无意中听到的“成年人”对话）。一位母亲描述说，在女儿确诊后她不得不过早地与女儿讨论病情，因为女儿在她面前哭了，并表示担忧。家长们报告说，他们更倾向于在儿童自己得知诊断结果之前知情，以避免在孩子面前“崩溃”，同时能够提出关键问题。家长们经常反映说，他们和儿童觉得自己很快就习惯了专业术语，而且在第一个疗程后，一切都感觉像是在重复操作，治疗和药物保持不变。因此，如果儿童对治疗反应良好，并且很少出现新的副作用，大多数家庭都会建立一定程度的舒适感。由于儿童的问题往往是由治疗引起的，随着时间的推移，他们问的问题越来越少，更多的心理社会问题涌现出来，比如儿童应该何时返校。一些家长讨论了他们在这段时间里的沟通角色，比如简单地让儿童了解目前治疗情况，并告诉儿童什么时候不能上学应该提前请假。他们的信息共享作用似乎与后勤问题有关。尽管在我们在对父母的数据收集中没有明确讨论，但我们的结果似乎与杨（Young）等的结果相呼应。杨（Young）等表示，在整个疾病期间，一些父母觉得他们的执行型信息共享角色已经转变为与儿童的伙伴关系，在这种关系中，沟通比诊断和早期治疗期间更加开放。其他家长描述说，他们会继续精心安排儿童被告知信息的时间和内容。

在我们的研究中，父母希望能够在自己的时间与儿童分享信息。当父母得到了太多信息或花了“太长时间”告诉儿童发生了什么时，医务人员和父母之间就会发生冲突。例如，许多年龄较大儿童的父母问他们的孩子，“你准备好腰椎穿刺了吗？”，并由孩子的回答来引导。以这种方式交流信息可以让儿童感到持续的支持，让父母感到他们在满足儿童的个人信息需求。在我们的访谈中，当父母被问及他们准备如何与儿童分享信息时，他们说他们从不确定他们告诉儿童的是最好的信息，或者这些信息是以最好的方式提供的。许多家庭为他们的非结构化方法辩护说，“实际上没有人对我们说，‘好的，作为父母，你需要以那种方式给予指导’。他们表示，他们觉得自己在与儿童分享信息方面几乎没有得到医务人员的支持。这引起了家长们的担忧。一位母亲怀疑自己说：“作为父母，我担心我告诉他太多了。我已经告诉他什么是正确的，但我能以任何方式改变它吗？”

在我们的研究中，父母承认，当医务人员分享其他父母如何在不适当的时间和以不充足的信息量将信息翻译给儿童的故事时，他们在信息共享角色中会感到得到更多支持，所以现实生活中的故事会有所帮助。当父母不确定与儿童分享的信息量时，医务人员似乎使用了这种技巧鼓励家庭内部的开放交流。其他家长报告说，当医务人员给他们直接建议时，他们在与儿童沟通方面感觉好多了。与其他研究一致，父母是信息的重要来源，也是加强儿童提问能力的关键。根据我们的工作，我们建议如下。

（1）父母自己通常需要时间来接受诊断，以便？

· 帮助他们的孩子。

· 在正确的时间提供完整的信息。

· 为他们的孩子量身定制信息。

· 评估提供信息的时机应以儿童“需要知道”为首。

（2）医务人员在这些沟通中的角色？

· 明确多学科团队中的沟通角色，谁提供什么样的信息，何时以及谁在那里支持父母发挥作用。

· 向父母学习他们的家庭沟通方式，并与临床团队分享这些知识。

· 在与儿童讨论之前，考虑在单独的谈话中向父母传达新的复杂信息。

· 在与儿童和年轻人合作时，仔细倾听他们，因为许多人可能不会直接提出他们的担忧，并帮助家长回应此类信息需求。

· 在重大事件之前和之后，帮助引导父母进行沟通。

· 分享其他父母如何将医疗和预后信息翻译给儿童的故事。

医务人员与父母和儿童分享信息

大多数医务人员支持父母作为信息管理者的首要地位，但他们在处理限定的场合时会遇到一些困难。在我们的研究中，似乎很少有医务人员认为他们的角色是直接向儿童提供信息。许多人表示，他们的存在是为了确保父母“知情并尽可能舒适”，父母会将信息传递给儿童。医务人员通常将与儿童交谈的角色视为父母应承担的角色，而很少与儿童直接分享信息。父母并不一定反对这种行为，因为他们认为自己是交谈的引导者，而不是他们的孩子。一些低年资工作人员认为没有必要向特定年龄以下的儿童提供信息，有些认为5岁，有些认为8岁；显然，有些人是根据年龄来判断儿童对信息的偏好的。医务人员辩称，他们不经常与儿童分享信息，因为他们认为儿童害怕他们或害怕他们分享的信息。一位医务人员建议，

“很明显，儿童们经常想知道发生了什么，但他们太害怕了，不敢问医生。他们先去找他们的父母，而不是医生——一个把针插在他们身上的随机的陌生人。医务人员认识到，他们并不总是能够为父母提供明确的指导，并且有时他们不确定如何最好地与幼儿沟通，而且他们的水平与方法并不总是与年龄/认知能力/以往经验相匹配。正如一位医务人员所说，“虽然这是在提供信息，但是，不要太吓到他们”。我认为这归根结底是因为——是的，他们想要信息，他们需要知道一些信息，但他们是儿童，很容易感到害怕。

在我们的研究中，经常出现分开进行的医疗程序和讨论，这应该向儿童明确解释。在讨论过程提供的信息应该事先与家长讨论，并制定一个故事情节，以确保故事线是随着时间的推移而建立的，确保儿童为治疗程序做好准备。我们的工作始终表明，医务人员需要对家庭可能选择的信息共享策略保持开放的心态，对父母和儿童的信息需求保持敏感，并采取灵活的信息提供方法。与其他人一样，我们的工作强化了这样一种观点，即医务人员可以发挥支持作用，去减轻那些觉得自己有责任向儿童和其他家庭成员传达信息的父母的负担。医务人员可能会发现很难判断父母需要多少信息来应对治疗和护理过程中的变化，但了解需求和偏好并量身定制信息，需要了解儿童、父母和医务人员三者之间的相互作用，每个成员所扮演的角色，以及这些角色如何随着时间的推移而变化。总的来说，建议医务人员在与父母合作时采取以下措施。

（1）诚实、敏感，意识到父母带来的信息过多，超过他们能接受的范围并理解确诊可能带来的震惊和否认。

（2）给父母时间和空间来接受诊断。

（3）探究父母需要限制儿童获得信息背后的原因。

（4）帮助父母理解，如果不让儿童参与其中，儿童会更担心，如果不告知，儿童也会有感知，也会担心。

（5）提高父母的认知，儿童知道的比他们可能意识到的要多。

（6）让父母意识到，儿童比他们认为的更有韧性。

（7）鼓励父母开诚布公。

为什么与儿童和年轻人沟通很重要

在本章的最后一节开始时，我想与读者分享我在我们其他一些研究中从儿童和年轻人那里听到的一些话语，以证明为什么与儿童沟通很重要。

- “我切除了肾脏，但我不知道是哪一个。”
- “我得了ALL（急性淋巴细胞白血病），但我不知道这意味着什么。”
- “我不知道会有长期的副作用，每次我来诊所都被告知要担心其他事情。”
- “当我去医院时，我见了一位不靠谱的医生。”
- “我来诊所，只是因为我妈妈告诉我必须来，我真的不知道我为什么来。”

这些话语强调了本章早些时候提到的关于儿童参与沟通的影响，作为医务人员，我们可能需要更好地了解这些因素，以便在未来儿童们有正确的语言理解他们所经历的，从而做出正确的医疗和生活选择。我们需要与父母和儿童合作，确保他们在需要时获得正确的信息，并认识到信息需求和对更复杂信息的偏好可能会随着时间的推移而变化。为了自我帮助，我们已经了解了很多儿童癌症照护中的三方沟通的内容，具体如下。

（1）儿童清楚地表达了信息和沟通的重要性；父母在满足信息需求方面被认为是很重要的。

（2）了解家庭偏好是关键，因为父母的信息共享做法并不固定，促进和限制信息以及对信息的偏好会根据儿童的情况和健康状况而变化。

（3）当医务人员不知道这些偏好时，紧张局势就会出现，明确的共同目标是至关重要的，需要在癌症病程的各个阶段得到儿童与家长的认可。

（4）当医务人员传达前后不一致的信息时，父母可能会感到沮丧和崩溃。

（5）儿童和父母都喜欢诚实、敏感、有同情心和充满希望的沟通。虽然父母大多更喜欢参与沟通和决策，但儿童和年轻人对参与的渴望和参与程度各不相同。

（6）“高质量”的沟通与父母的内心的平静、得到认可和安慰以及对医疗团队的更大信任有关。

（7）儿童认为信息和沟通对他们的健康和接受治疗至关重要。

（8）虽然大多数年轻人希望参与有关预后的谈话，但这是一个个人的决定，有时是会摇摆的决定，强调了持续讨论偏好的重要性以支持不断变化的信息需求。

（9）在沟通中，医务人员从一开始就有专业知识，而父母的专业知识较少，但这种专业知识的差距会随着时间的推移而增长，这会增加人们对沟通“不匹配”的看法，并给这种“不匹配”带来挑战。

（10）为了给儿童、年轻人及其父母提供最佳照护，医务人员需要联合治疗方面的技能，让儿童和年轻人参与医学讨论，与整个家庭单元沟通，并在跨学科照护方法的背景下进行合作对话。

有效沟通，将证据转化为实践

这一临床护理领域的关键当然是教育，沟通癌症这一话题是一个复杂的问题，有效的解决方案需要多种方法，沟通培训是其中一个重要方法。围绕与癌症患者的沟通，急需改进向医务人员提供专门的高级沟通培训计划，应该向所有医务人员提供，而不仅仅是护士。然而，培训并不是一次性的，保持优秀的沟通技巧需要不断调整和改进。我同意萨蒙（Salmon）和杨（Young）的观点，即仅停留在技能培训层面的沟通培训是不够的。将对沟通目标的判断作为沟通培训的重点，给改进沟通提供了一种潜在的更现实的方式。这意味着，在某个时候，我们必须帮助家庭思考他们的目标是什么，也要帮助儿童实现他们的目标，这样我们就可以随着时间的推移，根据儿童的需求，共同构建信息。沟通效果不佳可能归因于沟通技能培训不足、过度依赖角色塑造和未能利用最佳案例，沟通技能是可教可测的，并将受益于多模式教育的最佳实践原则。从我们自己的工作和其他人的工作来看，教育的目标应该是建立在医务人员已经培养的沟通技能的基础上，但这些专门的培训方案必须是就职后就可获得并能持续下去的。沟通方案还必须能够利用参与者的经验，让家庭成员参与模拟课程，并将创造力和整体主义带入课堂。此外，我认为，使用案例研究和基于“真实”内容的脚本进行角色扮演是教育工作者应考虑的必要方法。

讨论

正如我们一项研究中的一位家长所说：“得到适当的信息可以……在几乎没有选择和控制的情况下，增加选择和掌控的机会。”亨蒂亚（Hentea）等强调的三个概念为本章提供了一个合适的结论，旨在强调沟通是临床照护的重要组成部分。以患者为中心的沟通包括以下几方面。

（1）知情的灵活性：医务人员适应儿童、青少年和父母不断变化的需求的能力。

（2）个性化互动：父母和医务人员之间的合作创造了一种结构和内容独特的沟通体验。

（3）基于团队的沟通，重点是明确角色，提供什么样的信息，以及消息协调，以提供一致的信息。

鸣谢：感谢积极参与本研究计划的研究人员，曾经参与的斯蒂芬妮·库普宁（Stephanie Kumpunen）、梅尔·霍斯特曼（Maire Horstman）、莉兹·福尔巴特（Liz Forbat）和正在参与研究的苏茜·阿尔迪斯（Susie Aldiss）和杰玛·布莱恩（Gemma Bryan）。

（翻译：李琳琳　校对：于凤霞）

参考文献

［1］Steliarova-Foucher E，Stiller C，Kaatsch P，Berrino BF，Coebergh JW，Lacour B，Parkin M. Geographical patterns and time trends of cancer incidence and survival among children and adolescents in Europe since the 1970s（the ACCIS project）：an epidemiological study. Lancet. 2004；364（451）：2097-105.

［2］Steliarova-Foucher E，Colombet M，Ries LAG，Moreno F，Dolya A，Bray F，Hesseling P，YoungShin H，Stiller CA，the IICC-3 contributors. International incidence of childhood cancer，2001-10：a population-based registry study. Lancet Oncol. 2017；18（6）：719-31.

［3］Dixon-Woods M，Young B，Heney D. Rethinking experiences of childhood Cancer：a multidisciplinaryapproach to chronic childhood illness：a multidisciplinary approach to chronicchildhood illness. Glasgow：McGraw-Hill Education；2005.

［4］Young B，Dixon-Woods M，Findlay M，Heney D. Parenting in a crisis：conceptualising mothers of children with cancer. Soc Sci Med. 2002；55（10）：1835-47.

［5］Young B，Dixon-Woods M，Windridge KC，Heney D. Managing communication with youngpeople who have a potentially life threatening chronic illness：qualitative study of patients andparents. BMJ. 2003；326（7384）：305.

［6］Badarau DO，Wangmo T，Ruhe KM，Miron I，Colita A，Dragomir M，Schildmann J，Elger BS. Parents' challenges and Physicians' tasks in disclosing cancer to children. A qualitative interview study and reflections on professional duties in pediatric oncology. Pediatr Blood Cancer. 2015；62（12）：2177-82.

［7］Markward MJ，Benner K，Freese R. Perspectives of parents on making decisions about the care and treatment of a child with cancer: a review of literature. Fam Syst Health. 2013; 31 (4): 406-13.

[8] McGrath P. Beginning treatment for childhood acute lymphoblastic leukemia: insights from the parents' perspective. Oncol Nurs Forum. 2002; 29 (6): 988-96.

[9] Kupst, M. J., (1992) Long-term family coping with acute lymphoblastic leukemia in childhood. in: La Greca, A. M., Siegel, L. J., Wallander, J. L., Walker, C. E. (Eds.), Stress and coping in child health. Guilford Press, New York.

[10] Bjork M, Wiebe T, Hallstrom I. Striving to survive: families' lived experiences when a child is diagnosed with cancer. J Pediatr Oncol Nurs. 2005; 22 (5): 265-75.

[11] Mack JW, Wolfe J, Grier HE, Cleary PD, Weeks JC. Communication about prognosis between parents and physicians of children with cancer: parent preferences and the impact of prognostic information. J Clin Oncol. 2006; 24 (33): 5265-70.

[12] Citak EA, Toruner EK, Gunes NB. Exploring communication difficulties in pediatric hematology: oncology nurses. Asian Pac J Cancer Prev. 2013; 14 (9): 5477-82.

[13] Hendricks-Ferguson VL, Akard TF, Madden JR, Peters-Herron A, Levy R. Contributions of advanced practice nurses with a DNP degree during palliative and end-of life care of children with cancer. J Pediatr Oncol Nurs. 2015; 32 (1): 32-9.

[14] Mack JW, Wolfe J, Cook EF, Grier HE, Cleary PD, Weeks JC. Parents' roles in decision making for children with cancer in the first year of cancer treatment. J Clin Oncol. 2011; 29 (15): 2085-90.

[15] Sisk BA, Bluebond-Langner M, Wiener L, Mack J, Wolfe J. Prognosticm disclosures to children: a historical perspective. Pediatrics. 2016; 138 (3): 1-10.

[16] Coyne I, Amory A, Kiernan G, Gibson F. Children's participation in shared decision-making: children, adolescents, parents and healthcare professionals' perspectives and experiences. Eur J Oncol Nurs. 2014; 18 (3): 273-80.

[17] Hinds PS, Oakes L, Furman W, Quargnenti A, Olson MS, Foppiano P, Srivastava DK. End-of-life decision making by adolescents, parents, and healthcare providers in pediatric oncology: research to evidence-based practice guidelines. Cancer Nurs. 2001; 24 (2): 122-34; quiz 135-126.

[18] Zwaanswijk M, Tates K, van Dulmen S, Hoogerbrugge PM, Kamps WA, Bensing JM. Young patients', parents', and survivors' communication preferences in paediatric oncology: results of online focus groups. BMC Pediatr. 2007; 7: 35.

[19] Children with Cancer: Communication, an Essential Component of Care 340.

[20] Darcy L, Knutsson S, Huus K, Enskar K. The everyday life of the young child shortly after receiving a cancer diagnosis, from both children's and parent's perspectives. Cancer Nurs. 2014; 37 (6): 445-56.

[21] Ranmal R, Prictor M, Scott JT. Interventions for improving communication with children and adolescents about their cancer (Review). Cochrane Database Syst Rev. 2008; (4): Cd002969. https://doi.org/10.1002/14651858.CD002969.pub2.

[22] Skeen JE, Webster ML. Speaking to children about serious matters. In: Kreitler S, Arush M, editors. Psychosocial aspects of pediatric oncology. Chichester: John Wiley & Sons; 2004. p.281-312.

[23] Aldiss S, Horstman M, O'Leary C, Richardson A, Gibson F. What is important to young children who have cancer while in hospital? Child Soc. 2009; 23 (2): 85-98.

[24] Gibson F, Aldiss S, Horstman M, Kumpunen S, Richardson A. Children and young people's experiences of cancer care: a qualitative research study using participatory methods. Int J Nurs Stud.

2010; 47 (11): 1397-407.

[25] Clark JN, Fletcher P. Communication issues faced by parents who have a child diagnosed with cancer. J Pediatr Oncol Nurs. 2003; 20 (4): 175-91.

[26] Ringnér A, Oster I, Bjork M, Graneheim UH. A person-centred intervention for providing information to parents of children with cancer: experiences and effects. Eur J Oncol Nurs. 2014; 19 (3): 318-24.

[27] Ringnér A, Oster I, Bjork M, Graneheim UH. Talking via the child: discursively created interaction between parents and health care professionals in a pediatric oncology ward. J Fam Nurs. 2012; 19 (1): 29-52.

[28] Sobo EJ. Good communication in pediatric cancer care: a culturally-informed research agenda. J Pediatr Oncol Nurs. 2004; 21: 150-4.

[29] Sisk BA, Mack J, Ashowrth R, DuBois J. Communication in pediatric oncology: state of the field and research agenda. Pediatr Blood Cancer. 2018; 65: e26727.

[30] Gibson F, Kumpunen S, Bryan G, Forbat L. Insights from parents of a child with leukaemia and healthcare professionals about sharing illness and treatment information: a qualitative research study. Int J Nurs Stud. 2018; 83: 91-102.

[31] Bryan G, Bluebond Langner M, Oulton K, Kelly D, Kumpunen S, Gibson F. Studying children's experiences in interactions with clinicians: identifying methods fit for purpose. Qual Health Res. 2018; 83: 91-102.

[32] Gibson F, Richardson A, Hey S, Horstman M, O'Leary C. Listening to children and young people with cancer. Unpublished report submitted to Macmillan Cancer Relief. 2005. Available from faith.gibson@gosh.nhs.uk.

[33] Horstman M, Bradding A. Helping children speak up in the health service. Eur J Oncol Nurs. 2002; 6(2): 75-84.

[34] Aldiss S, Horstman M, O'Leary C, Richardson A, Gibson F. What is important to young children who have cancer while in hospital? Child Soc. 2008; 23: 85-98.

[35] Hinds PS. Adolescent-focused oncology nursing research. Oncol Nurs Forum. 2004; 31 (2): 281-7.

[36] Lambert V, Glacken M, McCarron M. "Visible-ness": the nature of communication for children admitted to a specialist children's hospital in the Republic of Ireland. J Clin Nurs. 2008; 17: 3092-102.

[37] Dixon-Woods M, Young B, Ross E. Researching chronic childhood illness: the example of childhood cancer. Chronic Illn. 2006; 2 (3): 165-77.

[38] Coyne I, O'Mathúna DP, Gibson F, Shields L, Sheaf G. Interventions for promoting participation in shared decision-making for children with cancer. Cochrane Database Syst Rev. 2016a; 11: CD008970. Review. PMID 27898175.

[39] Eiser C. Children with cancer: the quality of life. London: Lawrence Erlbaum Associates Publishers; 2004.

[40] Kazimierczak KA, Skea ZC, Dixon-Woods M, Entwistle VA, Feldman-Stewart D, N'Dow JM, MacLennan SJ. Provision of cancer information as a "support for navigating the knowledge landscape": findings from a critical interpretive literature synthesis. Eur J Oncol Nurs. 2013; 17 (3): 360-9. F. Gibson 341.

[41] Nightingale R, Friedl S, Swallow V. Parents' learning needs and preferences when sharing management of their child's long-term/chronic condition: a systematic review. Patient Educ Couns. 2015; 98 (11):

1329-38.

[42] Soanes L, Hargrave D, Smith L, Gibson F. What are the experiences of the child with a brain tumour and their parents? Eur J Oncol Nurs. 2009; 13 (4): 255-61.

[43] Young B, Hill J, Gravenhorst K, Ward J, Eden T, Salmon P. Is communication guidance mistaken? Qualitative study of parent-oncologist communication in childhood cancer. Br J Cancer. 2013; 109 (4): 836-43.

[44] Zwaanswijk M, Tates K, van Dulmen S, Hoogerbrugge PM, Kamps WA, Beishuizen A, BensingJM. Communicating with child patients in pediatric oncology consultations: a vignette study on child patients', parents', and survivors' communication preferences. Psycho-Oncology. 2011; 20 (3): 269-77.

[45] Mant J, Kirby A, Cox J, Burke A. Children's experiences of being diagnosed with cancer at the early stage of treatment; an interpretive phenomenological analysis. Clin Child Psychol Psychiatry. 2018; https: //doi.org/10.1177/1359104518788400.

[46] Ringnér A, Jansson L, Graneheim UH. Professional caregivers' perceptions of providing information to parents of children with cancer. J Pediatr Oncol Nurs. 2011; 28 (1): 34-42.

[47] Ringner A, Oster I, Bjork M, Graneheim UH. Talking via the child: discursively created interaction between parents and health care professionals in a pediatric oncology ward. J Fam Nurs. 2013; 19 (1): 29-52.

[48] Coyne I, Amory A, Gibson F, Kiernan G. Information-sharing between healthcare professionals, parents and children with cancer: more than a matter of information exchange. Eur J Cancer Care. 2016b; 25 (1): 141-56.

[49] Bluebond-Langner M, Hargrave D, Henderson EM, Langner R. "I have to live with the decisions I make": laying a foundation for decision making for children with life limiting conditions and life-threatening illnesses. Arch Dis Child. 2017; 102 (5): 468-71.

[50] Hentea C, Cheng ER, Bauer NS, Mueller EL. Parent-centred communication at time of pediatric cancer diagnosis: a systematic review. Pediatr Blood Cancer. 2018; 65 (8): E27070.

[51] Brand SR, Fasciano K, Mack JW. Communication preferences of pediatric cancer patients: talking about prognosis and their future. Support Care Cancer. 2018; 25 (3): 769-74.

[52] Blazin LJ, Cecchini C, Habashy C, Kaye EC, Baker JN. Communicating effectively in pediatric cancer care: translating evidence into practice. Children. 2018; 5 (40) https: //doi.org/10.3390/children5030040.

[53] Coad J, Smith J, Pontin D, Gibson F. Consult, negotiate, and involve: evaluation of an advanced communication skills program for health care professionals. J Pediatr Oncol Nurs. 2018; 35 (4): 296-307.

[54] Salmon P, Young B. A new paradigm for clinical communication: critical review of literature in cancer care. Med Educ. 2017; 51 (3): 258-68.

[55] Feraco AM, Brand SR, Mack JW, Kesselheim JC, Block SD, Wolfe J. Communication skills training in pediatric oncology: moving beyond role modelling. Pediatr Blood Cancer. 2016; 63: 966-72.

[56] Wittenburg E, Ferrell B, Goldsmith J, Ragan SL, Buller H. COMFORT™SM communication for oncology nurses: programme overview and preliminary evaluation of a nationwide train-the-trainer course. Patient Educ Couns. 2017, pii: S0738-3991 (17) 30552-9.

[57] Gorniewicz J, Floyd M, Krishnan K, Bishop TW, Tudiver F, Lang F. (early view) breaking bad

news to patients with cancer: a randomized control trial of a brief communication skills training module incorporating the stories and preferences of actual patients. Patient Educ Couns. https: //doi.org/10.1016/j.pec.2016.11.008.

[58] Salmon P, Young B. Creativity in clinical communication: from communication skills to skilled communication. Med Educ. 2011; 45: 217-26. 20 Children with Cancer: Communication, an Essential Component of Care.

第二十一章　支持罹患癌症的青少年和年轻人

马里恩·卢卡斯和罗伊达·达戈恩（Marion Lucas and Loïc Dagorne）

摘　要

罹患癌症的青少年和年轻人（teenagers and young adults with cancer，TYAC）是癌症患者中的一个独特群体。从诊断到治疗后期，他们的医学特点以及介于儿科和成人世界之间复杂的心理和社会需求对照护者来说是一个挑战。在过去三十年中，在儿科和成人血液学/肿瘤学团队之间积极合作的帮助下，几个国家发展了TYAC照护病房和国家多学科TYAC计划。他们的主要任务是考虑到所有这些复杂性，在几位专门从事青少年和年轻人（teenagers and young adults，TYA）照护的专业人士（儿科血液学医生/肿瘤学医生、辅导员、心理医生、社会工作者和协调护士）的帮助下，更好地根据疾病、治疗和特定的TYA需求，量身定制医疗和心理社会照护。协调护士的作用是TYAC团队和年轻人的核心。TYAC协调护士协调从诊断贯穿治疗及以后的患者照护路径，帮助TYAC了解疾病及其后果，回答他们关于治疗和日常生活的问题，并陪伴和他们，增强其自信，以帮助他们成为普通的年轻人。治疗性教育是实现这些目标的一个有趣的工具。围绕青少年特定兴趣的各种主题建立了单独或集体研讨会，以帮助他们在青春期和青年期的过渡期（身体变化、人际关系、教育/工作等）应对癌症。建立这种治疗性教育计划是协调护士、不同专业人员以及TYA本身的协同工作。成人护士和儿科护士之间仍然需要这种积极的合作，并可能成为新的护理研究的起点。

关键词

青少年；年轻人；多学科团队；协调护士；赋能；治疗教育

引言

青少年和年轻人（teenagers and young adults，TYA）是癌症患者中非常特殊的人群。不同国家对这一年龄组的定义各不相同，从13～15岁到25～39岁不等。

在欧盟（European Union，EU），每年约有20 000个TYA（15～24岁）将接受不同类型的癌症治疗，有儿科癌症（如白血病、胚胎性肿瘤），有特定的TYA癌症（如淋巴瘤、骨肉瘤、生殖细胞肿瘤）和成人癌症（如黑素瘤、恶性肿瘤、胶质母细胞瘤）。尽管5年总存活率良好，估计超过80%，但由于一些组织学亚型不佳、诊断时已转移性肿瘤和复发性疾病，癌症仍然是该年龄组的第二大死亡原因。青春期和成年早期是一个以与青春期相关的身体变化或心理社会的重大变化为特征的一个生命阶段，这一时期，拥有心理、经济和社会自主权，构成了童年和成年之间的过渡期。发生在这个年龄段的癌症可能会破坏这些过程。

因此，TYAC人群是独特的。根据他们的医学特性（例如，独特的癌症类型、特异的肿瘤生物学、保持生育功能的需要、明显的晚期疼痛、对这个年龄段可能发生的癌症认识不足等），以及他们复杂的心理和社会需求（如教育、工作、自主化），这一群体在TYAC护理方面面临着真正挑战。

我们将努力强调专职的TYA协调护士如何在TYAC照护中发挥关键作用。

护理罹患癌症的TYA：为何如此特殊

TYAC支持在几个方面都很复杂，需要适当平衡TYA问题和癌症/治疗问题，在灵活性和框架之间动态调整。

TYA在不是孩子也还不是自主的成年人的时间里将面临极大的变化，包括自我建设和自我形象建设、性认同、独立于家人/父母、与同伴/朋友/爱人的新关系、定义自己的价值体系，以及他们在社会中的新地位，包括从学生地位向职业工作生活发展。然而，这段时间也可能是一段怀疑和一段强大的时期，可能会导致一些TYA去测试权威、打破界限和承担风险（如尝试毒品）。

癌症就像一场大动荡，将质疑他们日常生活中的一切，从诊断、治疗期间，甚至在治疗后期（癌症复发的风险），对一些人来说甚至是终生的（长期后遗症）。患病身体与向成年身体转变的冲突，新萌生的或刚刚获得的自主权的丧失，未曾想过或已经具备的为人父母的可能性（生育功能的保留），认识到死亡的可能，以及学业和专业计划的重新定义，对于TYAC来说，可能变得与疾病和治疗本身同等重要或更重要，并导致治疗依从性差，尽管TYAC意识到了他们疾病的严重性。

此外，根据年龄以及心理和社会成熟程度的不同，TYA的情况可能与学龄期的青少年、有学业但与同伴开始了共同独立生活的年轻人，以及有自己伴侣和孩子的年轻成年工作者截然不同。TYA癌症可能不仅影响TYA，通常还会以一种复杂的方式影响周围的一切，包括父母/个人/伴侣的财务问题、教育/职业重新定位（如认知或躯体后遗症），以及恢复对父母的依赖。

在这种情况下，由专业的TYAC多学科团队提供支持，他们是肿瘤学专家，并接受过与TYA沟通的培训，对于帮助他们应对癌症引起的变化至关重要，同时将对他们的生活和癌症管理的干扰降至最低。这些TYAC专业团队应涵盖所有医疗、心理社会和教育方面，包括儿科和血液科医生/肿瘤科医生、辅导员、心理医生、社会工作者和协调护士。这些团队的所有成员都应该具备适应能力，以适当平衡TYA问题和癌症/治疗问题，在灵活性和条条框框之间寻找平衡。团队的凝聚力与他们的能力一样重要，因为TYA可能会由于选择要共享的信息和与一些关键信息的共享人来质疑他们。尽管TYA仍然是TYAC团队的主要交谈对象，但TYA与父母、兄弟姐妹、伴侣和朋友的相互关系可能非常不同，同时TYA将允许TYA团队与这些人之间的互动。这可能会导致TYA护理中出现非常复杂和出乎意料的相互作用（图21.1）。

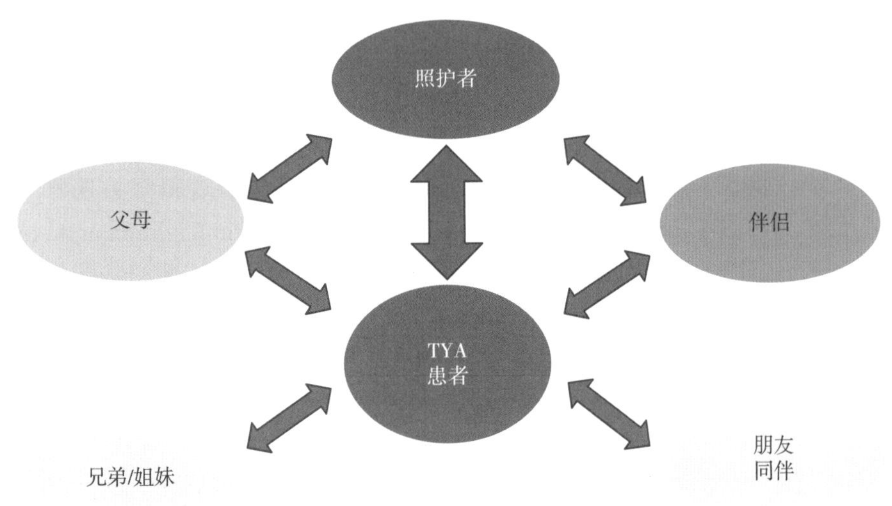

图21.1　照护者与TYA患者及不同的家属朋友之间复杂的相互作用

大多数TYAC外出作业团队都有适当的设施，年轻患者可以在这里见面，也可以接受家人和朋友的探访。照护TYAC的护士、助理护士和医生必须记住，他们的患者不仅不是与其讨论就不会遵守规则的儿童，也不是能够理解所有疾病和治疗问题并接受所有约束的成年人。护理人员必须能够真正倾听他们的意见，并考虑到他们有能力自己做出决定，同时引导他们接受病房要求和规则。妥协是TYA护理人员日常生活的一部分。

欧洲TYAC护理的结构化理论：不同的模式，相同的目标

针对未成年患者的儿童肿瘤照护科在20世纪70年代涌现出来，大多数国家年龄限制为15～18岁，而TYAC照护的概念是在20世纪90年代患者的推动下在欧洲出现的，儿科和成人肿瘤团队之间逐步积极合作、并得到慈善机构的财政帮助，现在还得到了卫生当局的支持。在欧洲相继出现不同的模式。在英国，在青少年癌症信托基金会的帮助下成立了专门的TYAC科，国家健康与护理卓越研究所（NICE）于2005年发布了“改善癌症儿童和年轻人的预后”的指导方针，定义了服务提供标准，目前全英国共有28个TYAC机构。第一个TYA科在2002年成立于古斯塔夫·罗西癌症中心（Gustave Roussy Cancer Campus）的儿童和青少年肿瘤科，随后又有另外两个TYA科出现在法国。但其他TYAC护理模式是基于横向的专门TYAC多学科团队，在2003年以来的连续抗癌计划的帮助下开发的。该计划建立了一个全国多专业的TYAC肿瘤青少年和年轻人多专业协会（GO-AJA），以及国家当局最

近的一项指示，即在所有国家层面拓展TYAC照护的区域结构。这些不同的模式包括跨同一机构的横向团队、地方或地区层面的流动团队以及地方或地区级别的专门计划。在法国，这些TYA管理单位和计划是在儿科的最初领导下发展和扩大的，而在其他国家，则来自医学肿瘤学“成人”团队（如荷兰）的引领。意大利，最近建立了TYA科和国家计划意大利青少年健康教育协会（SIAMO，SocietàItaliana Adventori con Malattie Onco ematologiche）。西班牙、荷兰和丹麦也有TYA科。在其他欧洲国家，儿科和成人团队之间可能会有国家合作计划，创建TYA科的计划也在不断涌现。

所有这些不同的TYA计划都需要重新塑造TYA团队中每个参与者的角色，使其适应工作环境，而不仅仅是TYAC问题。超越国家层面分享这些经验变得至关重要，欧洲儿童和青少年癌症研究网络（European Network for Cancer Research in Children and Adolescents，ENCCA）与一个专门针对青少年癌症协会的工作组使之成为可能，他们共同创建了欧洲癌症青少年网络（European Network for Teenagers and Young Adults with Cancer，ENTYAC），以制定具体的实践指南。ENTYAC依靠患者自身、护理人员和慈善机构的参与。ENCCA定义了治疗TYAC的中心的具体标准和所需设施：没有年龄限制，多学科工作人员（儿科和成人肿瘤科医生之间的合作），一个专家团队（专职护士、社会工作者、心理医生、教师、活动组织者），与其他年轻人的专用场地，生育保留计划，过渡计划和临床试验可用性。

TYAC协调护士的核心作用——以法国AYA团队为例

考虑到诊断和必要的治疗引起的所有心理社会波动是多学科TYA团队的主要任务，他们的计划正在护理癌症TYA的医院中发展。这些专家团队通常包括协调护士、心理医生、社会工作者、辅导员，以及儿科和医学肿瘤学家（双重医学专家）。大多数团队也包括教师，因为继续学业是大多数患者的主要关注点，最近在一些组织结构中也加入了就业指导的帮助，其他专业人员也可能参与其中，如社会美容师、心理运动治疗师、专门从事成瘾照护的护士、适应性体育活动教授以及涵盖TYA问题的所有方面的其他人（图21.2）。

多年来，协调护士职能不断增加，占据了中心地位，为TYA提供最佳支持，逐步协调TYAC团队不同成员的行动，并开发了新工具以适应他们不断创新的职业发展。

无论是在初级保健科内或外，协调护士的主要任务仍然是协调和理顺青少年照护路径，从诊断开始到治疗结束，甚至在癌症后期/治疗之后。比如在第一次住院期间，TYA和协调护士的第一次会面应在确诊后的早期阶段举行。但是，可能更难遇到只接受门诊治疗（例如，在日间病房接受放射治疗、化疗）或只进行医学咨询以监督口服药物治疗的TYA。第一次会面是收集TYA生活方式信息的机会，评估他（她）对疾病、治疗方法、副作用以及所有这些对他（她）生活的影响的理解水平。这次会面也可能有助于快速了解第一个问题，并告知TYA科室内、医院内外的可用资源。本次会面允许介绍现有设施和照护团队、TYA专门团队和AYA计划。在适当的情况下，协调护士将组织与不同的青少年护理人员、社会工作者、心理医生、医务人员、社会美容师和许多TYA所要求的其他人员的所有预约会面（图21.3）。协调护士需要具备丰富的疾病和相关治疗的医学知识，同时有很好的能力使他

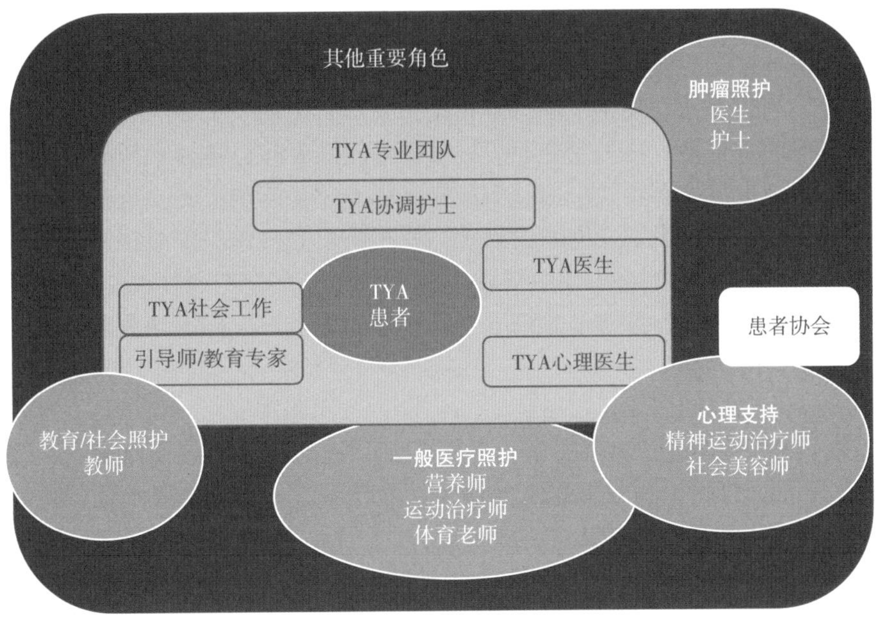

图21.2　TYA团队的例子

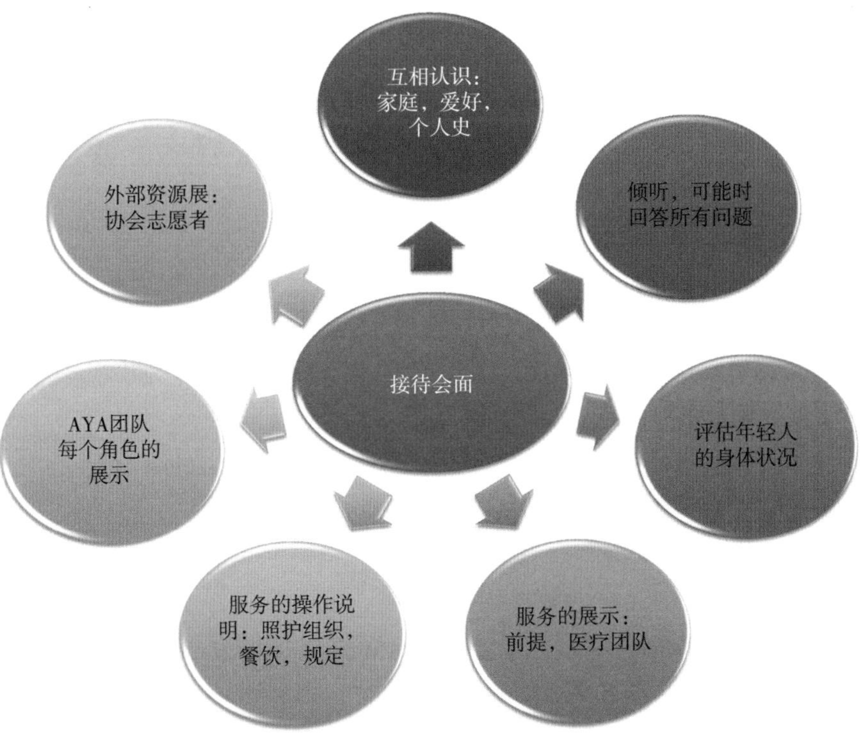

图21.3　TYA患者与协调护士首次会面的内容

自己的言语交流符合TYA可以理解的水平，但也要考虑到他（她）的生活方式，与他（她）一起明确最佳的可接受的疾病跟踪过程，以选择并建立最佳的监测规则。会面期间还列出了紧急电话号码列表，特别强调了除传统指南（发热、疼痛、出血、局部感染等）之外报告一切异常情况的重要性。第一次会面后，根据年轻患者自己或医疗团队的意愿，在整个医疗过程中可能会举行许多正式会面，但最常见的是非正式的会面。这些中间的会面并不总是必要的，但它们可以识别新问题的出现，并相应地对整体医疗照护进行任何必要的调整。这可能会让以前没有参与的新团队成员参与进来。对于TYA，协调护士将成为这一照护路径的关键要素，这可能会通过“TYA专用”热线（手机号码）直接联系协调护士来实现（图21.4）。

TYA协调护士的协调职能将扩展到TYA团队。与团队中的每一位成员共享信息是至关重要的。定期召开会议讨论所有新患者是很重要的，在会议上，协调护士解释疾病，并可以从整个团队的不同角度讨论和分析TYA的情况。因此，TYA支持的每个角色都了解问题/需求，从而安排了适当的行动和会议。

青少年协调护士的协调功能也可能扩展到肿瘤医院之外。协调护士可以与肿瘤科医生一起，根据第一次化疗的具体程序，适当建立出院治疗，并可以帮助管理选择家访护士进行适当的监测内容（如血液检查、换药、中心导管检查）。此外，协调护士与TYA及其亲属举行会议，以验证其对治疗方案及其后果的正确理解，以及如何处理副作用，从而能够预防、跟踪并最终治疗这些副作用。与特定机构的协调，如二级护理病房、外科医院、康复机构、家庭住院治疗、区域网络（如法国肿瘤研究所），在治疗期间和之后在家中提供支持、访视护士，以及缓和医疗科在一些患者的随访期间可能也是必要的。所有角色之间必须进行良好的

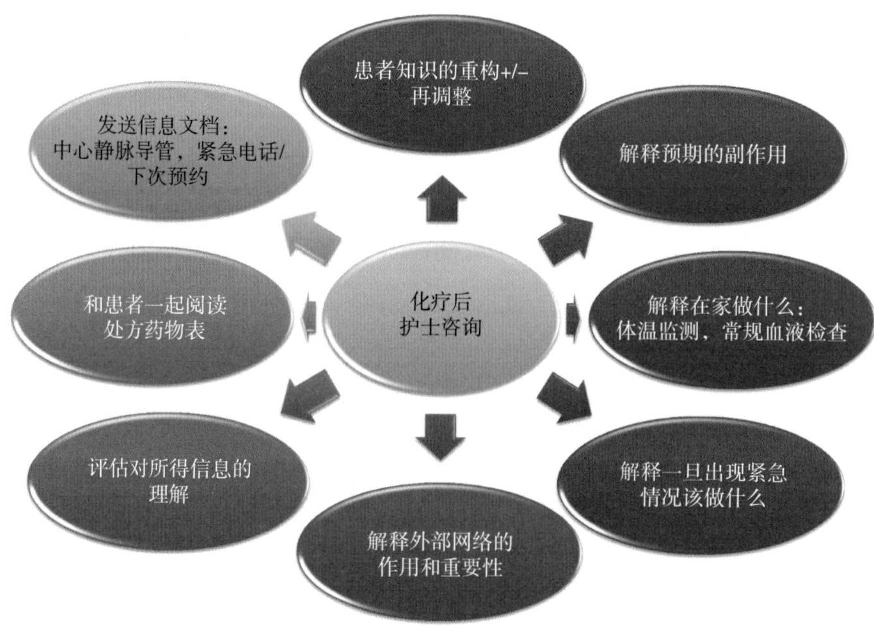

图21.4 首次化疗后护士咨询的内容

沟通，以便快速交换数据，以最大限度地满足每个TYA的医疗和心理社会需求。与这些不同的团队相比，协调护士的地位实际上是核心的，这样可以建立一个协调中心，在所有团队之间传播合适的信息。

为TYAC赋能的治疗性教育：一种创新且有趣的工具

除了在理顺TYA照护路径方面的作用外，TYA支持团队的任务之一是支持TYA患者的赋权。治疗性教育计划是TYA赋权的一种创新性工具，TYA协调护士在该计划的发展、建制和组织中发挥了关键作用，并发挥了实际的促进作用。

在过去的40年里，为了帮助慢性病患者增加知识和技能，治疗性教育得到了发展。一直以来，这种方法的功效已经在很大程度上得到了证明，治疗性教育现在是国家慢性病护理的准则之一。治疗性教育分为四个步骤。①由经过培训的工作人员对患者进行的诊断评估可以识别患者对疾病的态度。②与患者结成治疗联盟，以决定如何处理首优问题。③实施是推动学习曲线和给患者授权的所有行动的设置阶段。④评价这一步回顾所需的变更和剩下的困难。

在癌症等急性疾病中使用治疗性教育计划可能看起来很困难，但其在癌症治疗期间和之后对TYA的巨大帮助也显而易见。此外，在过去几年中，一些癌症已经发展为慢性病，改变了患者的医疗照护方法，而患者的院外照护也在扩展。因此，对患者赋权已经占据了越来越重要的位置。所有这些方面都需要特定的支持，并有助于证明治疗性教育计划在肿瘤领域发展的合理性。从诊断到治疗后期和长期随访，治疗性教育可以有不同的形式。主要目标包括：①提高对治疗的理解和接受/依从性，以及对日常生活的适应（如疾病知识、治疗、疼痛管理、身体外观）。②在治疗期间鼓励更健康的生活方式，这种生活方式可能会在疾病和治疗后延续（如营养、适当的体育运动、防止药物滥用的危险）。③预期重返学校或工作岗位。然而，一个简单的线性治疗性教育计划并不总是与TYA癌症照护路径相兼容，需要进行调整（图21.5）。

由法国国家癌症研究所（INCa）资助的法国TYA单位/计划在TYAC的治疗性教育方面的独到经验已于2016年12月发表。两个针对罹患癌症的TYA的治疗性教育计划得到了地区卫生当局的验证，并在青少年、年轻人肿瘤协会（GO-AJA）领导下成立了一个国家工作组。该工作组为治疗性教育制作了一些通用工具/文件，在国家层面进行了进一步验证，并可供所有发展自己计划的团队使用。

以下是个体治疗性教育的工具的步骤。

（1）访谈指南。几乎没有开放性问题，允许年轻患者有很大的言论自由，以进行初步数据收集和需求（关于疾病和相关治疗、生活方式、职业和可预见影响的知识的问题）。

（2）一张便于记笔记的表格，以利于与青少年进行言语和非言语交流，并提供每个青少年的总体情况，重点是他（她）的生活方式、熟悉的亲人、未完成的梦想、将来的计划、社会资源，以及自我认知障碍和解决方案。

（3）一个整合共享教育评估网格，可用于与患者确定自己的主要目标，这些目标由协调

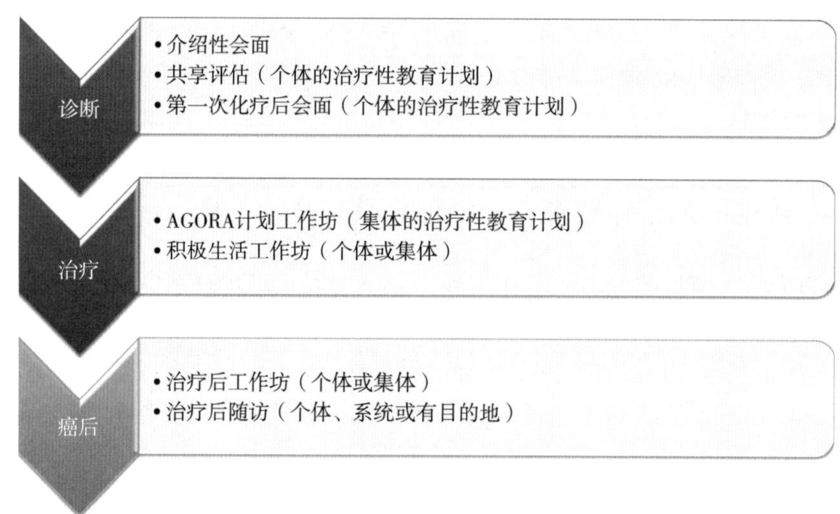

图21.5 **完整的治疗性教育计划的概念流程**

注：可能需要调整流程的情况包括不进行化疗的治疗、治疗结束前复发、专门的日间住院治疗。

护士以口头方式陈述，并由患者验证，以建立治疗联盟，这在计划实施前是必要的。

（4）一个专门针对TYA人群的能力框架，不仅建立在TYA和医务人员之间的讨论之上，还建立在不同学科的照护者之间的探讨之上，其中包括自我照护和适应能力（表21.1）。

自2012年以来，古斯塔夫·罗西Gustave Roussy的AGORA计划中已制定了集体工作坊，涵盖了针对罹患癌症的TYA的七个重要的主题（表21.2），并向TYA社团开放。教学工具多种多样，并根据参与者的期望进行调整。每一次讲习班都由两名来自不同学科的专家（肿瘤科医生、营养师/餐饮师、协调护士、成瘾护士、TYA护士、教育专家、体育活动教师、心理医生、心理运动治疗师）根据他们的具体能力提供帮助，并接受治疗性教育培训。TYA的亲属可能会参加一些特定的讲习班，让他们更完全地参与进来，父母、兄弟姐妹可能会和年轻患者一起参加专门讨论“疾病知识”“营养”“疲劳管理和体育活动”的讲习班。“其他讲习班，如专门讨论“爱情生活和性”的讲习班，严格限制于TYA和他/她的伴侣参加，其他一些仅对青少年开放，取决于保密性（药物成瘾）或亲密度（身体形象、疼痛管理）。在与学校和工作生活重新融入治疗性教育计划并行的研讨会上，讨论了TYA生活的其他基本问题（如何管理社交网络上的私人数据？如何在疾病后写简历？疾病结束后该怎么说？）。在没有正式成为ETP计划的一部分的情况下，这些行动也是TYAC整体护理的关键。正在与法国肿瘤研究所（RIFHOP）讨论将这一教育性治疗计划扩展到医院外的参与者。

治疗性教育是全面TYAC支持的一个有趣部分，使他们能够从诊断到癌症后的时期成为治疗的参与者，更好地处理疾病和治疗的各种后果，并帮助他们继续这一年龄组的特定自身免疫过程，直至成年。

表21.1　能力框架——GO-AJA治疗性教育工作组确定的自我照护和适应能力示例

		自我照护	适应能力
疾病	感染风险	了解发育不全的最初迹象	限制有感染风险的情况
		理解血液检查结果	
	紧急情况	知道何时给医院打电话	—
	治疗	理解疾病、治疗机制	确认在医院的一个联系人
		遵医嘱	安排血液检查、医疗预约等
		管理药物供给	—
	营养	一旦发生便秘、腹泻、体重下降等，调整饮食	找到继续快乐饮食的技巧
		使用鼻胃管	
	副作用	应对疲劳、消化系统紊乱、疼痛等	找到应对身体改变（瘢痕、脱发等）的技巧
		选择合适的补充性疗法（放松、艺术治疗等）	
疾病和TYA生活	青少年发育	知道疾病对青少年发育的风险	能够讨论生育能力
		知道对生育的影响	
	性	治疗期间采取避孕措施	能够提出任何关于性障碍的问题
		知道治疗对性的影响	在治疗过程中管理亲密关系
	友谊	—	能够与朋友和亲属谈论癌症
			慎重使用社交网络
	不要	了解药物与毒性物质	应对风险行为
	工作/学校	会见指导顾问	选择何时/如何回归学校/工作
		与老师建立学校家庭教育	

表21.2　AGORA计划中的七个集体研讨内容

研讨内容	面向人群	推动者	内容	教学支持
什么是癌症	患者 家属	医生 协调护士	更好地了解这种疾病、它的起源、诊断、治疗和副作用	互动幻灯片、显微镜、互动测验
TYA喜欢吃	患者 家属	营养师 医生营养师	理解平衡膳食，学会治疗期间怎么吃	健康食谱组成游戏，品尝膳食补充剂
疼痛管理	患者	精神运动专科护士	理解疼痛的机制、疼痛的管理，医学或者其他途径的治疗	镇痛泵的操作，在放松的状态下启动

续　表

研讨内容	面向人群	推动者	内容	教学支持
成瘾信息	患者	成瘾学家 护士教育专家	获得信息，对待毒品的立场	互动测验
形象管理	患者	精神运动治疗师，医疗保健管理者	谈论外表，了解身体形象的变化	在镜前或配偶面前观察身体外观变化
TYA的运动	患者 家属	心理医生 体育活动教练	理解治疗引起的疲劳，了解运动如何帮助控制疲劳	互动测验，培训课程
性教育	患者 配偶	医生、心理医生或者协调护士	应对治疗过程中关于生育、性和爱情生活的问题	信息/恶作剧游戏，看电影片段，读漫画小说

朝着更好的护理照护发展

TYAC照护的特殊性和复杂性，是迫使护士以不同的方式思考自己的工作，并通过创新工具改进实践的挑战。在过去十年中，为提高这些年轻患者的护理质量做的这些努力是显而易见的，也是许多角色参与的多学科工作的结果。专业人员之间的合作至关重要，共同的反思过程或许是多种研究工作的起点，以进一步加强TYAC照护。

（翻译：李琳琳　校对：于凤霞）

参考文献

[1] National Cancer Institute. Closing the gap: research and care imperatives for adolescents and young adults with cancer: report of the Adolescent and Young Adult Oncology Progress Review Group. Bethesda: National Cancer Institute; 2006.

[2] National Institute for Health Clinical Excellence. Improving outcomes guidance in children and young people with cancer. London: NICE; 2005.

[3] Gatta G, Zigon G, Capocaccia R, Coebergh JW, Desandes E, Kaatsch P, et al. Survival of European children and young adults with cancer diagnosed 1995-2002. Eur J Cancer. 2009; 45 (6): 992-1005.

[4] Remschmidt H. Psychosocial milestones in normal puberty and adolescence. Horm Res. 1994; 41 (Suppl 2): 19-29.

[5] Morgan S, Soanes L. Nursing young people with cancer: what is? different? about it? Bulletin du Cancer. 2016; 103 (12): 999-1010.

[6] Mayor S. Teenagers and young adults with cancer-addressing the most important care needs. CancerWorld. 2015; (66): 33-8.

[7] https: //www.teenagecancertrust.org/get-help/how-we-can-help/our-units.

[8] Stark D, Bielack S, Brugieres L, Dirksen U, Duarte X, Dunn S, et al. Teenagers and young adults with cancer in Europe: from national programmes to a European integrated coordinated project. Eur J

Cancer Care. 2016; 25 (3): 419-27.

[9] https: //www.teenagecancertrust.org/about-us/our-story/history.

[10] https: //www.gustaveroussy.fr/fr/aja.

[11] http: //www.e-cancer.fr/Plan-cancer/Les-Plans-cancer-de-2003-a-2013.

[12] Roesler C, Pautre I, Thirry D, Flores S, Chabbert C, Savre N, et al. Quelles spécificités de sociabilisation, sociales, scolaires et professionnelles pour les adolescents et jeunes adultes atteints de cancer? Bulletin du Cancer. 2016; 103 (12): 979-89.

[13] Rollin Z, Riff A, Lizée A, Thirry D, Riberon C, Dugas K, et al. état des lieux de l'insertion scolaire et professionnelle des adolescents et jeunes adultes (15-24ans) atteints de cancer. Revue d'Oncologie Hématologie Pédiatrique. 2015; 3 (2): 88-98.

[14] Dagorne L, Bruckner T, Gaudry B, Dumont S, Gaspar N. La coordination infirmière des adolescents et jeunes adultes en cancérologie. Soins Pédiatrie/Puériculture. 2016; 37 (292): 44-7.

[15] Méar L, Benard L, Calandreau M, Desille L, Ambroise I, Lohezic S, et al. Le réseau d'e-de-France d'hématologie et d' oncologie pédiatrique (RIFHOP): une structure au service des enfants et des professionnels de santé. Revue d'Oncologie Hématologie Pédiatrique. 2016; 4 (1): 54-64.

[16] World Health Organisation Regional Office for Europe. Therapeutic Patient Education. Continuing education programmes for healthcare providers in the field of prevention of chronic diseases. Report of a WHO working group. Copenhagen: WHO/EURO; 1998.

[17] Haute Autorité de Santé, Institut National de Prévention et d'Education pour la Santé. Guide méthodologique. Structuration d'un programme d'éducation thérapeutique du patient dans le champ des maladies chroniques. France: HAS et IMPES; 2007.

[18] Corradini N, Dagorne L, Retailleau M, Rédini F, Sudour-Bonnange H, Gofti-Laroche L, et al. Quelle démarche d'éducation thérapeutique (ETP) pour les adolescents et jeunes adultes atteints de cancer? Expérience du groupe ETP de? Go-AJA?. Bulletin du Cancer. 2016; 103 (12): 966-78. 21 Support of Teenagers and Young Adults with Cancer.

第二十二章　老年肿瘤患者的护理

西尔维·佩林（Sylvie Perrin）

摘　要

罹患癌症可能与诸多风险因素有关。有些与我们的行为相关（饮酒、吸烟、肥胖、久坐等生活方式），并且可以通过良好的生活方式来避免癌症的发生。有些是不可调节的因素（出生地、性别、家族史等）。其中，患癌最主要的危险因素是年龄，这就是为什么随着年龄的增长癌症的发病率会增加。因此，癌症是老年人最常见的疾病。由于人口结构的变化和预期寿命的提高，世界上新发癌症病例不断增加，而且各国的情况有所不同。由于一些原因，年龄往往是延误诊断的一个因素，因此，有必要提高早期诊断率。

老年人的衰老方式不尽相同，当他们罹患癌症时，为每个人制定具体的、适应的治疗方案尤为重要。我们需要增长癌症专业知识和老年病学专业知识，以综合考虑包括功能、合并症、社会问题在内的老年疾病综合征。在医疗决策过程中和随访中应听取老年医学专家的意见。

此外，癌症治疗在这个年龄段的患者中很少或根本没有受到关注。这就要求医护人员掌握老年病学知识，以优化老年患者的管理，使他们能够在保持生活质量的同时最大限度地从治疗中获益。

关键词

老年患者；癌症；虚弱；治疗；护理

人口统计学与流行病学

2015年，全球60岁及以上人口为9.01亿，比2000年的6.07亿增长了48%。到2050年，世界上的老年人口预计将比2015年增加一倍，达到近21亿。

在全球范围内，80岁及以上的“老年人”数量的增长速度甚至超过了其他年龄段的老年人。

2000年，全世界有7100万80岁及以上的老年人。从那时起，2015年老年人人数增加了77%，达到1.25亿人。

预测显示，到2050年，世界上老年人口将达到4.34亿，是2015年的三倍多。

老年人口的负担见图22.1。

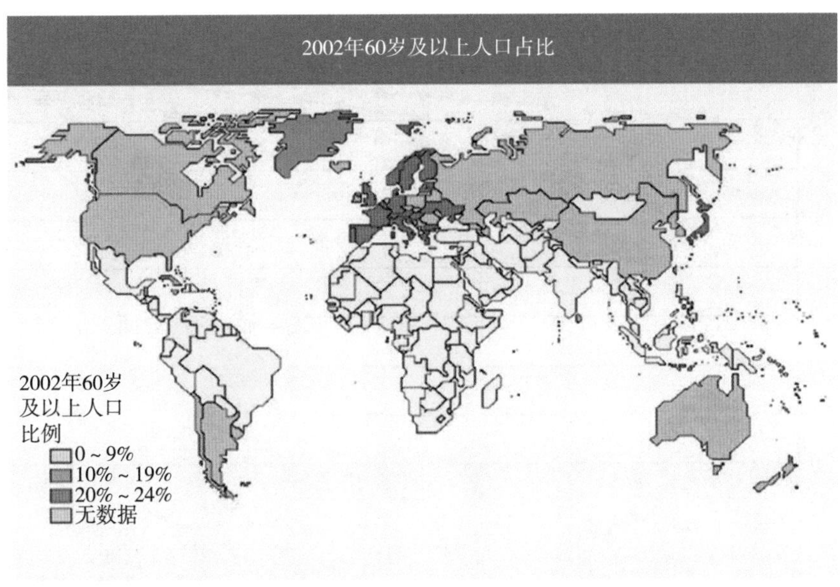

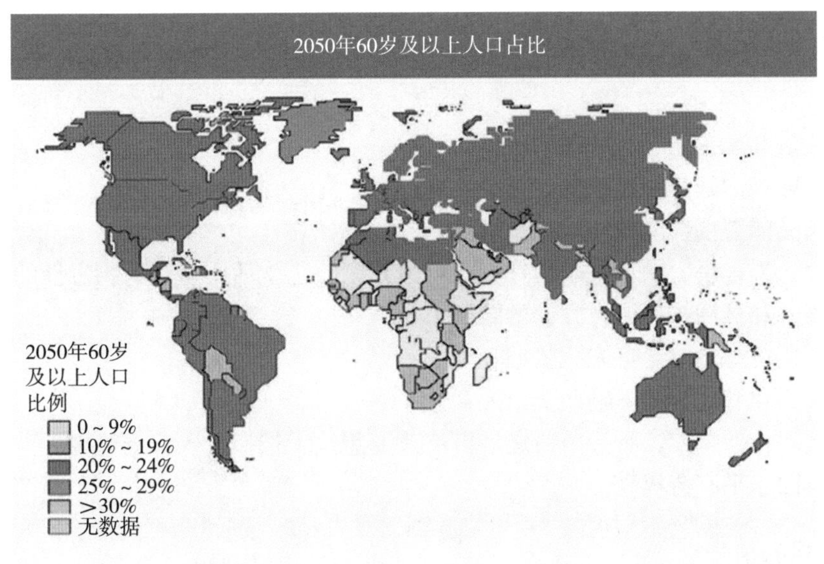

图22.1　**2002年和2050年全球60岁及以上人口比例的比较**

注：上述两幅地图显示的边界并不意味着联合国正式认可或接受。

随着预期寿命的延长，到2050年老年人口数量的增加，将继续增加（图22.2）。

癌症发病率

所有癌症的发病率都与年龄密切相关，因此老年人的癌症发病率最高。

延误检出

75岁以上人群常延误检出癌症，有几个复杂的原因，具体如下。

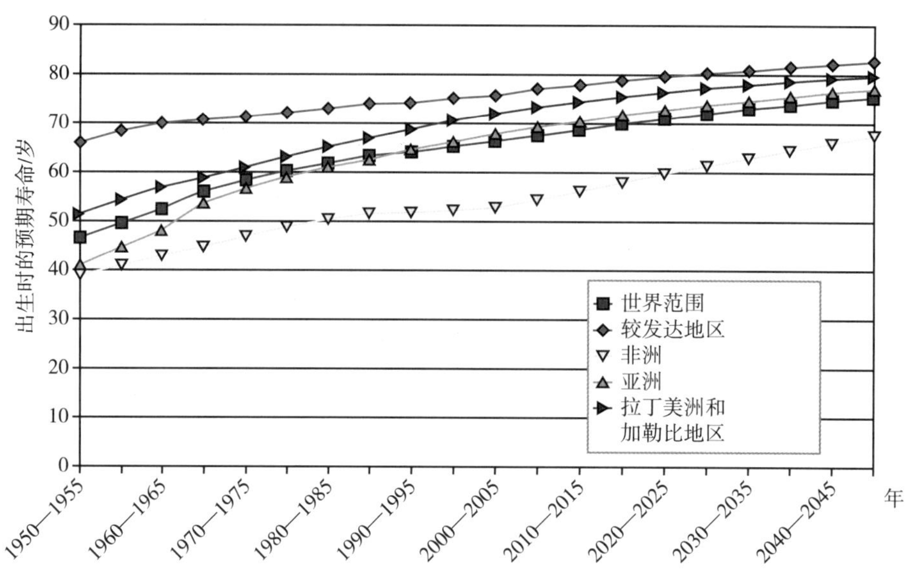

图22.2　**各大洲1950—2050年出生人群的预期寿命**

注：资料来源于2008年联合国《世界人口展望》。

- 医护人员和患者缺乏对问题的认识。
- 老年人体检的趋势明显减弱。
- 医护人员的警惕性降低。
- 对这一人群来说，缺乏关于治疗方法、治疗策略、生活质量、药物毒性的证据。
- 人力资源和癌症护理能力方面的限制。
- 对疾病的忧虑，对老年人症状的轻视。
- 受社会文化和代沟的影响而惧怕死亡。
- 在年老时自暴自弃，听天由命之后可能改变想法，选择进入养老机构。
- 早期诊断水平有待提高。

不容忽视的信号

持续的疲劳，体重无故下降。

大便带血（或黑便）、便秘或便秘和腹泻交替出现。

阴道出血（性交后或经期之间）。

血尿（或血精）、排尿困难。

持续的声音嘶哑、声音改变、口腔溃疡和持续的咳嗽。

出现肿块、发红、乳房形状的改变、乳头异常溢液。

颈部、腋窝、腹股沟等处出现的淋巴结。

皮肤上经久不愈的伤口或划痕以及痣的出现。

两侧睾丸大小不同。

人口老龄化

老龄化是在无疾病状况下，随着年龄的增长，身体结构和功能缓慢而持续地发生一系列生理和心理变化。这是由于内在（遗传）和外在（环境）因素引起的。

身体功能下降

健康状况将取决于衰老的影响和任何疾病的叠加效应。其对生理、心理和社会均会产生影响。

老年人的衰老方式不尽相同，这一人群具有异质性，他们对护理和社会服务的需求可能有很大差异。

根据这些需求，可以分为三种类型的老龄化，具体如下。

（1）健康老龄化患病或致残的可能性降低，身体功能或认知能力较强，积极参与社会和个人生活。

（2）常态老化其中的损害与“生理和年龄相关”，患病或致残的概率很高，这一人群十分脆弱。

（3）病理性衰老与疾病和/或残疾相对应。他们是健康状况不佳的受抚养人，特征是居住在养老机构中。

对老年人的健康状况进行评估，允许受试者顺利进行老龄化随访，并在老年人功能恶化的情况下进行可能的干预。

对于一个正常或病理性衰老的患者来说，最大限度地改变这些因素成为可能，建立一种或多种干预措施，构建个性化的的医疗-社会护理方案，并将与年龄有关的因素与其他原因区分开来，避免在某种意义上（年龄）或另一种意义上（病理）的过度行为。

衰老是一个复杂的生理、心理和社会复合体。老龄化将需要对每个人进行深入的医学-心理-社会专业知识的研究。

为了确定主要的老年病综合征和嗜好，在大多数情况下，将由一些专业人员在几个领域围绕着一个老人进行交叉观察。

目前几种常用的评估量表均被广泛使用，将探讨以下范围（表22.1）。

表22.1　需要探讨的范围及用于老年疾病评估的主要筛选工具表

范围	评估项目	老年疾病筛查测试
社会-环境情况	居住地（适应的、无障碍的） 照顾者（帮助或协助）	MOSS-SS（medical outcomes social support survey）医疗社会支持量表 MCSI（modified caregiver strain index）改良护理者压力量表

续 表

范围	评估项目	老年疾病筛查测试
功能状态	日常生活行为（如厕、穿衣、行动等） 生活空间管理（维护、购物、预算等） 视力-听力 运动性 疼痛	ADL（activities of daily living）卡茨的日常生活活动能力 IADL（instrumental of daily living）劳顿的工具性日常生活活动能力
认知能力	记忆障碍 定向障碍	MMS（mini mental state examination）福尔斯坦的简易精神状态量表
抑郁症	情绪失常	GDS（geriatric depression scale）老年抑郁量表
营养状况	营养（减重） 脱水	MNA（mini-nutritional assessment）微型营养评估 BMI（body mass index）体质量指数
疲劳 睡眠 生活质量	癌因性疲乏（CRF） 睡眠障碍 生活质量如何	Fatigue scale：FACT-T（functional assessment of cancer therapy）癌症治疗功能评价量表 Visual analogue scale视觉模拟评分法 EORTC-QLQ-ELD 14生活质量问卷
多药联用	用药数量和依从性 药物的相互作用	STOPP（screening tool of older person's prescriptions）老年处方筛查工具 MAI（medication appropriateness index）用药合理性指数
老年病综合征	痴呆症：已知还是未知？ 混乱、谵妄 尿失禁和/或大便失禁 便秘 跌倒：次数？风险？ 皮肤状况（压力性损伤）	神经心理学测试 CAM（confusion assessment method）意识模糊评估法 MDAS（memorial delirium assessment scale）记忆谵妄评定量表 ADL日常生活活动能力 Tinetti测试，动态平衡功能评定，步行速度、单腿站立 Waterlow压疮风险评估表，Norton压疮评估量表，Braden压疮风险评估量表等
合并症	心脏病、血管病、血液病、呼吸系统疾病、耳鼻喉疾病、消化系统病、肝脏疾病、肾脏疾病、泌尿系统疾病、生殖系统疾病、肌肉疾病、骨关节疾病、神经系统疾病、精神病、代谢性疾病、内分泌疾病	CCI（Charlson comorbidity index）查尔森合并症指数 CIRS-G（cumulative illness rating scale for geriatrics）老年疾病累计评分法

如何治疗老年癌症患者

治疗的可行性及治疗资源如下。

1．手术治疗

手术仍然是实体肿瘤的有效治疗方式。

在充分进行术前准备的情况下，手术风险会降低。

预防围手术期的风险（呼吸系统、血栓栓塞、营养、切口、认知、管路固定等）必须根据干预的严重程度和持续时间进行评估。

2．放射治疗

放射治疗是可行的、有效的、无创的治疗方式。

最佳的方式（剂量、扩散、分化等）仍在研究中。

需要根据照射区域加强对副作用的预防，具体如下。

腹部：消化系统症状（腹泻、恶心、呕吐、厌食）。

盆腔：膀胱炎或直肠炎。

耳鼻喉：黏膜炎、口干、疼痛。

对皮肤的影响更频繁，因为皮肤更脆弱（细小和干燥）。

其局限性在于缺乏对合并症、高血压、糖尿病和炎症性疾病的评估。

由于固定、设备和约束，可能会阻碍放疗的治疗。

此外，社会环境、偏远地区和交通也会造成额外的困难。

3．化学治疗

用于治疗或缓解疾病。

是可行的且有效的（特别是在血液疾病方面，如淋巴瘤）。

但在70岁以上患者中研究甚少。

给药方式（剂量、频次）在70岁以上的患者中还没有完全确定和验证，剂量和频次应加以调整，以适合每位老年患者。

副作用与年轻人相同，但其后果可能更严重。因此，支持性护理非常重要，它对改善治疗的耐受性有相当大的意义。

4．激素治疗

芳香化酶抑制药对女性乳腺癌和LH-RH激动剂对男性前列腺癌的疗效尤其明显。

但它可能导致或加重骨质疏松症、关节痛（有时是衰弱性的）、肌肉骨骼疾病，以及静脉血栓栓塞。

潮热和阳痿会降低患者生活质量。

5．靶向治疗

与化疗相比，靶向治疗对健康细胞没有影响，而化疗会对正在分裂的细胞起作用。

其效果不同于化疗（它们的作用方式不相似），有时会频繁且严重地影响老年患者的生活质量和依从性。

对皮肤的影响和产生疲劳感一样显著。

对心脏和血管的影响在这个年龄段不可忽视。

此外，医疗信息可能存在不足，有必要与药剂师和护士协调护理，加强和补充信息。

同样缺乏对70岁及以上患者的研究。这些分子的药代动力学对老年患者来说是特殊的，在多药联用的情况下，老年患者的药物相互作用可能会增加。老年患者口服可增加用药错误（误解、难以保留信息）并导致依从性问题（治疗持续时间、心理障碍、合并症的存在）。

总结所有可能的治疗方法，为75岁及以上的老年癌症患者提供临床试验并不能反映这一人群的癌症流行病学特征。他们经常因为年龄标准或其他非常严格的排除标准而直接或间接地被排除在外。老年癌症患者被纳入研究的比例如此之低，这可能会使人质疑新的抗癌疗法的疗效和安全性。

老年肿瘤学

治疗目标是什么？

事实上，治疗目标与年轻人不同。

试着回答这三个问题。

1. 患者将要死于癌症还是其他原因？
2. 患者在其自然发展过程中是否患有癌症？
3. 患者是否有耐受癌症治疗的能力？

世界各地的大多数卫生系统都有一个共同的观点，即老年肿瘤医学是对可能患有功能缺陷（残疾）或多发病理（多重病症）的老年癌症患者提供适当护理形式。有必要调整治疗方法，并为老年患者提供特别护理。

资料源于SIOG（国际老年肿瘤学学会）。

老年肿瘤学是关于

- 肿瘤学家应该如何根据治疗的风险和益处来个性化调整他们的治疗方法？
- 哪些工具可以帮助肿瘤医生更好地了解患者的整体健康状况？
- 癌症和癌症治疗如何影响患者的衰老过程？

世界范围内的老年肿瘤学

在西欧，主要是法国、意大利、挪威和荷兰，已经建立了协调的老年肿瘤学和老年医学项目。尽管一项审计显示，只有有限数量的患者可以获得这些服务。日本的《癌症控制法》旨在进一步研究改善癌症治疗和降低癌症发病率。在拉丁美洲，已开展了虚弱评估并将其纳入老年患者的治疗战略，并且使用了简化的老年评估工具，从而实现了将老年患者进行分层管理。然而，在世界其他地区，老年肿瘤学才刚刚得到认可和发展。

老年医学评估可以帮助肿瘤学家

- 了解患者的整体健康状况。
- 确定以前未知的健康问题。
- 预测患者的预期寿命。
- 预测治疗的耐受性。
- 影响治疗选择。
- 确定可以提高治疗耐受性和依从性的老年干预措施。

这是如何做到的呢?

目前存在几种实施老年评估的模式，根据当地/全国老年社区的习惯，最好使用老年评估工具和老年专业知识进行评估。

欧洲模式：许多欧洲国家使用老年筛查工具，只有在筛查测试显示老年风险概况时才使用全面的老年综合评估（CGA）。这个筛查的优点是，只有那些真正需要的人才能做完整的CGA，而这是很耗时的。

筛查工具（如G8调查问卷，图22.3）只需几分钟，可以在繁忙的工作中使用，以区分

G8调查问卷		
	项目	可能的答案及分值
A	在过去3个月内，是否因食欲缺乏、咀嚼或吞咽困难等消化问题而减少食物摄入量?	0：食物摄入量严重减少
		1：食物摄入量中等程度减少
		2：食物摄入量未减少
B	过去3个月内体重下降	0：体重下降>3kg
		1：不知道
		2：体重下降1～3kg
		3：体重未下降
C	活动性	0：卧床或坐着
		1：能下床或下椅子，但不能离开
		2：外出
E	精神心理问题	0：严重的痴呆或抑郁
		1：轻度痴呆或抑郁
		2：无心理问题
F	体重指数（BMI）	0：BMI<19
		1：19≤BMI<21
		2：21≤BMI<23
		3：BMI≥23
H	每天服用3种以上的药物	0：是
		1：不是
P	与其他同龄人相比，患者如何看待自己的健康状况?	0：不太好
		0.5：不知道
		1：一样好
		2：较好
	年龄	0：>85
		1：80～85
		2：<85
	总分	0～17

图22.3　**癌症的快速筛查工具**

注：若G8≤14/17则测试为阳性，需进行完整的CG4评估。

适合的老年患者（占70岁以上癌症患者的＋/−30%）和有老年病缺陷风险的老年癌症患者（占70岁以上癌症患者的＋/−70%）。后者需要一个完整的CGA（包括对最重要的老年评估领域的评估）。

美国模式：许多中心利用患者填写的老年病调查表开展工作。这样做的好处是，工作量主要由患者（或照顾者）完成。

老年肿瘤学护士的临床角色是协调老年癌症患者的CGA，根据老年病学建议制定和管理个性化的护理计划，并支持患者的照顾者，同时与其他机构、团队和家庭护理供应商协调护理。

老年癌症患者的护理

这是老年肿瘤学的一个重要方面；由于老年病专家及其多学科团队的老年病评估和相关建议是有效的，如果医院或家庭护理人员不掌握老年病的基本知识，可能会管理不善，甚至"治疗不善"。

培养他们的老年病知识是很重要的，这样他们就能够发现丧失独立性的情况，防止出现依赖性，提醒照顾者亲属和医生，并在必要时向有关部门报告。

它的作用是促进有益行为的教育。

要尊重老年患者，有同理心和细心地倾听他/她是至关重要的。

为了根据患者的情况调整护理方法，护理人员需要了解他/她的患者。

1．社会−环境情况

询问患者和/或家属：家庭情况、生活地点、人文环境、近期丧服情况等。

必要时向社会服务机构报告或转介患者。

2．依赖情况

了解患者日常生活活动的独立程度，维持和改善患者的独立能力，使他/她能够回到他/她通常的生活场所。

为自己补充水分和营养。

为自己清洗。

照顾好自己（牙齿、头发、胡须）。

穿脱衣服和选择自己的衣服。

避免被过度照顾，让患者做力所能及的事，并教育其家属。

3．营养

大多数老年肿瘤患者营养不良，护理人员的主要作用包括：

了解患者的饮食习惯（饮食、过敏史、偏好）。

谨防人们在年轻时被迫遵守的但现已不适用的"虐待性"制度。

检测是否营养不良和监测体重。

检查牙套是否合适。

检查口腔卫生和真菌感染的情况。

检测是否存在咀嚼（牙齿不整齐、疼痛）或吞咽（错误方法）的问题。

发现因使用精神药物和脱水而加重的唾液腺退化引起的口干。

安排和帮助进食，特别是有残疾（运动和/或认知障碍）的情况。

监测营养补充剂的摄入量（加餐）。

夜间禁食不超过12小时。

监测脱水情况（任何时候都能喝到水）。特别是在夏天（随着年龄的增长，口渴的感觉消失），如果患者因害怕尿失禁而拒绝饮水，则应饮水（1.5升）。

出现腹泻、便秘、呕吐、发热、抑郁综合征、疼痛和行为问题时报告。

如有必要，记录饮食情况。

如果能进食，可以考虑出院（告知营养部门和服务机构）。

4．认知障碍和胸腺疾病

帮助患者明确他所处的时间和空间。

白天不要关闭百叶窗（除非紫外线很强）；为了减少昼夜颠倒的风险（特别是在冬天），如果可能的话，白天穿好衣服（晚上穿睡衣）。

安抚患者；同患者解释医护人员将对他们做什么，他们已经做了什么，他们应该做什么（特别是如果已经诊断出有认知问题）。

建议携带日历和闹钟（可方便看懂的）。

汇报任何行为上的变化或怀疑（尤其是冷漠）。

及时报告任何混淆性综合征。

与患者交谈；了解他们是否抑郁、悲伤、孤僻等以及睡眠情况。

5．主要的病变

了解患者的病理情况（如心脏问题、糖尿病、骨关节炎等），使之适应其治疗。

汇报任何异常，观察并更好地了解患者：是否有呼吸急促、心悸、心动过速、血液循环不良（手、脚冰冷），头晕，颤抖，疼痛，运动问题以及肾脏排泄异常。

6．感觉功能的改变

改善沟通质量：如果佩戴眼镜或助听器要小心（特别是在术后，视觉和听觉障碍引起谵妄），如果忘记带眼镜或助听器，请从家里带过来。

7．运动能力

防止因长期卧床导致制动综合征（床是老年患者的危险因素）。

鼓励老年患者行走。

让患者坐在椅子上。

术后早期下肢抬高活动。

防止跌倒。

尽快拔除导尿管和其他管路。

检查患者的鞋子是否合适（现在鞋子很合适；若不合适建议家属购买合适的鞋子）。

注意房间的环境（照明、障碍物，告知他们在晚上可以呼叫）。

如果患者有拐杖或助行器，要告诉患者即使在医院也要使用，如果忘记带，让家属从家里带来。

向家人提供建议，以确保他们的家里（家具、照明等）环境安全，如果有必要，告诉他们何处寻找有关健康教育的手册。

及时上报跌倒情况，不要轻视（跌倒后需要重新进行健康教育）。

在转移过程中，要帮助患者，但不要代替他做这件事。

8. 评估括约肌的功能

（1）泌尿系统

了解住院前后的排泄情况。

每天的排尿次数和时间分布。

排泄方式：小便池、壶椅、小便器、保护装置。

存在急性或慢性尿失禁。

相关问题（尿路感染、膀胱充盈）。

了解患者的独立程度（如如厕、走动等）和自主程度（如如厕、是否需要陪伴等）。

环境（小心障碍物、标志、照明等）。

患者厕所的入口和出口没有多余的保护设施。

DAS的相关性。

与医生讨论需要的尿动力学检查。

（2）粪便途径

排便监测（腹泻或便秘会给老年人带来更严重的后果）和纠正排便问题（步行，是否使用吗啡，用泻药缓解便秘）。

了解住院前和住院期间的排便情况（排便频率、排便方式、便秘概念、尿失禁、直肠挛缩、疼痛、盆腔或腹部手术史）。

独立程度（陪同如厕）和自主程度（识别想要排便的行为）。

环境（为进入厕所提供便利，必须改造栏杆，升高座椅、盆椅，如果患者卧床，应保护隐私）。

小结

护士需要发挥领导作用，将老年学护理原则融入肿瘤学中。他们必须与跨学科的团队成员紧密合作；他们应该利用现有的资源，并通过老年肿瘤学护理研究继续建立可靠的依据。

他们只能提高老年癌症患者医疗保健系统的护理质量。

必须为所有卫生专业人员开展肿瘤老年病学培训，无论是学术培训还是继续教育培训，并为用户和公众提供信息。

在世界范围内，老年癌症患者的流动较少，这使护理人员能够更好地妥善照顾他们，合理利用投入的财政资源。

（翻译：刘　森　校对：　谢建飞）

资源

www.msss.gouv.qc.ca.

Approche adaptée à la personne âgée en milieu hospitalier.

Auteur：MSSS.

Publication no：10-830-15W.

No.ISBN（PDF）：978-2-550-60960-5.

www.siog.org.

www.hartfordig.org.

www.ConsultGeriRN.org.

参 考 文 献

[1] Nurses Improving Care for health system elders（NICHE）. Geriatric resource nurse（GRN）. 2015. Available at：http：//www.nicheprogram.org/courses/114. Accessed 1 June 2015.

[2] Yancik R，Ries LAG. Cancer in older persons：an international issue in an aging world. Semin Oncol. 2004；31：128-36. 22 Elderlies370

[3] Extermann M，Aapro M，Audisio R，et al. The SIOG 10 priorities initiative. Genolier：International Society of Geriatric Oncology；2011.

[4] Rubenstein LZ，Stuck AE，Siu AL，Wieland D. Impacts of geriatric evaluation and management programs on defined outcomes：overview of the evidence. J Am Geriatr Soc. 1991；39：8S-16S，discussion 17S-18S.

[5] Stuck AE，Siu AL，Wieland GD，Adams J，Rubenstein LZ. Comprehensive geriatric assessment：a meta-analysis of controlled trials. Lancet. 1993；342：1032-6.

[6] Burhenn P，Johnson S，Hurria A. Improving nurses' geriatric knowledge at a comprehensive cancer center. J Geriatr Oncol. 2013；4：S89.

[7] Flood KL，Carroll MB，Le CV，Ball L，Esker DA，Carr DB. Geriatric syndromes in elderly patients admitted to an oncology acute care for elders unit. J Clin Oncol. 2006；24：2298-303.

[8] Inouye SK，Bogardus ST Jr，Baker DI，Leo-Summers L，Cooney LM Jr. The hospital elder life program：a model of care to prevent cognitive and functional decline in older hospitalized patients. Hospital elder life program. J Am Geriatr Soc. 2000；48：1697-706.

[9] Deschodt M，Flamaing J，Rock G，Boland B，Boonen S，Milisen K. Implementation of inpatient geriatric consultation teams and geriatric resource nurses in acute hospitals：a national survey study. Int J Nurs Stud. 2012；49：842-9.

[10] Counsell SR，Callahan CM，Buttar AB，Clark DO，Frank KI. Geriatric resources for assessment and Care of Elders（GRACE）：a new model of primary care for low-income seniors. J Am Geriatr Soc. 2006；54：1136-41.

[11] Wildiers H，Kenis C. Comprehensive geriatric assessment（CGA）in older oncological patients：why and how? J Geriatr Oncol. 2012；3：174-6.

[12] Bellera CA, Rainfray M, Mathoulin-Pelissier S, et al. Screening older cancer patients: first evaluation of the G-8 geriatric screening tool. Ann Oncol. 2012; 23: 2166-72.

[13] Sifer-Riviere L, Saint-Jean O, Gisselbrecht M, Cudennec T, Girre V. What the specific tools of geriatrics and oncology can tell us about the role and status of geriatricians in a pilot geriatric oncology program. Ann Oncol. 2011; 22: 2325-9.

[14] Soubeyran P, Bellera CA, Gregoire F, et al. Validation of a screening test for elderly patients in oncology. J Clin Oncol. 2008; 26: 20568.

[15] Francophone Society of Geriatric Oncology. Une société savante pour une double discipline; 2015. Available at: http: //www.sofog.org/. Accessed 26 Aug 2015.

[16] National Comprehensive Cancer Network. NCCN clinical practice guidelines in oncology: older adult oncology; 2015. Available at: http: //www.nccn.org/professionals/physician_gls/pdf/senior.pdf. Accessed 30 June 2015.

[17] International Society of Geriatric Oncology. Clinical practice & guidelines; 2015. Available at: http: //siog.org/index.php?option=com_content&view=article&id=103&Itemid=78. Accessed 30 May 2015.

[18] Decoster L, Van Puyvelde K, Mohile S, et al. Screening tools for multidimensional health problems warranting a geriatric assessment in older cancer patients: an update on SIOG recommendations dagger. Ann Oncol. 2015; 26: 288-300.

[19] Surbone A, Kagawa-Singer M, Terret C, Baider L. The illness trajectory of elderly cancer patients across cultures: SIOG position paper. Ann Oncol. 2007; 18: 633-8.

[20] Bond SM, Bryant AL, Puts M. The evolution of gero-oncology nursing. Semin Oncol Nurs. 2016; 32(1): 3-15. https: //doi.org/10.1016/j.soncn.2015.11.002.

[21] Oncology Nursing Society & Geriatric Oncology Consortium. Oncology nursing society and geriatric oncology consortium joint position on cancer care in the older adult. Eur J Cancer Care. 2004; 13 (5): 434-5.

[22] Oncology Nursing Society & Geriatric Oncology Consortium. Oncology nursing society and geriatric oncology consortium joint position on cancer care for older adults. Oncol Nurs Forum. 2007; 34: 623-4. [PubMed: 17573319].

[23] Hartford Institute for Geriatric Nursing [March 4, 2015]. Geriatric nursing resources for care of older adults: oncology nursing society; 2012. http: //consultgerirn.org/specialty_practice/associations/oncology_nursing_society_ons/#pubs.

[24] S. Perrin. Bond SM. Physiological aging in older adults with cancer: implications for treatment decision making and toxicity management. J Gerontol Nurs. 2010; 36 (2): 26-37 [PubMed: 19928710].

[25] National Comprehensive Cancer Network [June 26, 2015]. NCCN practice guidelines in oncology: older adult oncology, vol. 2; 2015. http: //www.nccn.org.

[26] Overcash J, Balducci L, editors. The older cancer patient: a guide for nurses and related professionals. New York: Springer; 2003.

第二十三章　罕见肿瘤

帕斯·费尔南德斯–奥尔特加（Paz Fernández-Ortega）和因马·博尼利亚（Inma Bonilla）

摘　要

如今，欧洲共有200万人受到罕见肿瘤的影响，罕见肿瘤占所有恶性肿瘤的1/4。该分类包括200多种不同的癌症。尽管越来越多的精准医疗在所有癌症的治疗和生存率方面取得了巨大进步，但由于某些肿瘤的罕见性，患者在适当的诊断、治疗或后续护理方面存在很多困难。

本章的目的是描述癌症护士应该如何了解照顾这些患者所需的具体知识，这是他们的主要关注点，以及癌症过程中患者的具体需求。且讨论了由于国家或地区公平程度的差异，很少有患者有机会参与临床试验或获得他们所需要的优秀的多学科团队。

本章为患者和专业人员提供了一些资源和支持网络的链接。

关键词

罕见病；罕见肿瘤；癌症研究

“罕见”的定义

“罕见病”的定义和分类是基于其流行程度，是一种极少数人出现的疾病。发病率指每年的新病例数，流行率是指每10万人中有相同病理的病例数。

全球罕见病数据库收录了6000多种罕见病；美国收录了近7000种。他们中的大多数，高达80%是由基因突变引起的。近十年来，随着基因组学的进步，罕见病研究取得了巨大的成就，这为更好地鉴别这些患者、改进和发展治疗方法、稳定病情和提高罕见病的一般护理策略提供了许多机会。

各国对“罕见病”或“孤儿病”的术语及其定义可能有所不同。在欧洲，当一种疾病影响少于1/2000的人时，就被归类为“罕见病”，这意味着欧洲总共有3000万人患有这种疾病。

在美国，罕见病被定义为影响全国不到20万人的疾病，占1/1500。这一定义于1983年得到了美国国会《孤儿药法案》的认可。罕见病也被称为“孤儿病”，因为当时制药公司对开发罕见病新药或肿瘤特异性治疗不感兴趣。2017年1月11日，美国食品药品监督管理局

（FDA）的报告显示，2016年批准的22种新药中有9种是罕见病的孤儿药，占41%。

最近，欧洲议会在孤儿药条例141/2000的基础上出台了一项新法律，表明对这种罕见疾病的态度略有好转，但仍有许多工作要在地方、国家或全球范围内完成。更多信息可从国家https：//www.hhs.gov/网站和美国食品药品监督管理局https：//rarediseases.info.nih.gov/diseases/pages/31/faqs-about-rare-diseases网站获得。

时至今日，罕见患者在www.eurordis.org平台上讲述自己的罕见病情，这些疾病大多是危及生命的、慢性的、进行性的，对患者和家庭的生活质量（QoL）影响很大。

罕见肿瘤流行病学

罕见肿瘤被认为是罕见疾病。RARECARE项目将罕见癌症定义为年发病率低于6/10万例的癌症。罕见癌症占所有癌症的22%，这意味着欧洲有430多万人患有罕见癌症。

发病率而非患病率是计算罕见癌症更有用的指标。在罕见癌症的基本原理和共识中将患病率定义为在每年特定时间内曾被诊断为患罕见肿瘤病例所占的比例。由于各国预期寿命的不同患病率有很大差异，加之有些癌症的患病率很低，而且有些癌症不被认为是罕见的癌症，因此数据不一致。

这种差异也可归因于两大洲的癌症登记。在美国，人们通常认为“罕见”是由年发病率定义的，大约6/10万例。欧盟将其定义为5/10万例，因此，最终数字上升到总共430万人患有罕见的癌症诊断。与全球数据相比，实体肿瘤的发病率通常被低估。虽然罕见病在世界发展中国家不被视为公共卫生优先事项，在新兴国家，癌症的发病率和流行率正在迅速增加，但所有已知罕见肿瘤的绝对数量将对资源较少和没有准备的社会构成重大负担。

每年，从几百人到几千人都会受到罕见肿瘤的影响，这使得“罕见”的定义更加难以确立。在英国，每五名癌症患者中就会有一人患上“罕见和非常罕见的癌症”，其中1/3会患上非常罕见的癌症。

RARECARE项目2017年在《柳叶刀肿瘤学》上发表的一份最新报道认为，在所有新发癌症患者中，高达24%的患者在诊断时患有罕见肿瘤疾病，而且数据在增加，几乎翻了一番，而美国的数据为13%。

与罕见肿瘤有关的事实。

· 缺乏基于证据的指南和来自研究的可靠研究结果，以指导肿瘤学家和血液学家对这些患者的临床治疗和管理。

· 各国作出政治决定，优先为最普遍的癌症提供研究经费，而不是为只影响一小部分人口的癌症提供研究经费。

· 治疗研究不足，缺乏药理学或非药理学研发的麻醉药、普通药剂或器械设备。

· 国家卫生系统覆盖面不足，保险公司没有充分满足公民的需求。

· 所有提出的因素的共同之处在于，某种疾病的发病率较低，而且专业人士认为这种疾病并不常见。

· 预防和筛查方案大多困难或不可能。

· 延误诊疗时间和误诊是常见的。

另一个事实是考虑到肿瘤血液学中频繁出现这种情况，对于有的罕见肿瘤，专家和肿瘤学家每隔几年可能只看到3～4次。大多数罕见肿瘤（约83%）年发病率低于1/10万。

罕见肿瘤的临床特点（表23.1）

表23.1　罕见肿瘤的临床特点

儿童和青少年的所有癌症都被归类为罕见癌症。
成人患者的儿科肿瘤也被视为罕见癌症。
一种罕见的癌症可能出现在身体的一个不常见的癌症类型的位置。例如，黑色素瘤是一种不太罕见的皮肤癌，但始于眼睛的葡萄膜或脉络膜黑色素瘤很罕见。
罕见的癌症可能发生在不寻常的年龄，通常比平均年龄小。例如，一些35岁以下的结直肠癌，通常与遗传综合征有关。
罕见癌症可能起源于不寻常的细胞类型，如骨细胞。大多数常见癌症起源于某些常规类型的细胞，如皮肤细胞和器官细胞。
一种罕见的癌症可能是一种更常见的癌症的亚型。例如，非霍奇金淋巴瘤（NHL）是10种最常见的癌症之一。NHL有许多亚型。其中一些是非常罕见的。
男性乳腺癌被认为是一种罕见的癌症。
这种罕见的癌症可能是在身体的一个不寻常的部位。例如，黑色素瘤（一种皮肤癌）起源于眼睛。
这种罕见的癌症可能在早期发现和正确诊断以及后来的有效治疗方面存在严重障碍。

注：作者修改自麦克米伦（Macmillan）信息网。

分类

罕见癌症的类型非常广泛。事实上，麦克米伦（Macmillan）组织做了一个分类，从整体上考虑，哪种癌症是常见的、罕见的或非常罕见的；有53%是常见癌症，如肺癌、乳腺癌、结肠直肠癌、前列腺癌，全球50%以上的人口患有此类癌症；有27%是不太常见的癌症，如卵巢癌或黑色素瘤；最后是罕见癌症占人口的20%，非常罕见癌症占1.3%（图23.1）。

根据发生部位分类，最常见的罕见癌症是血液病，共占22%，其次是女性生殖器癌症占18%，消化和头颈部癌症均占14%。呼吸道癌症占8%，其他非常罕见的癌症类型仅占2%～5%。

在这将近200种罕见肿瘤中，每类肿瘤的占比非常不均衡，只有2%的癌症局限于皮肤，32%是女性生殖器癌症。根据加塔（Gatta）等的研究，多达261种癌症被认为是罕见和不太常见的癌症。根据RARECAREnet的分析，通常报道的罕见癌症有196种（表23.2）。

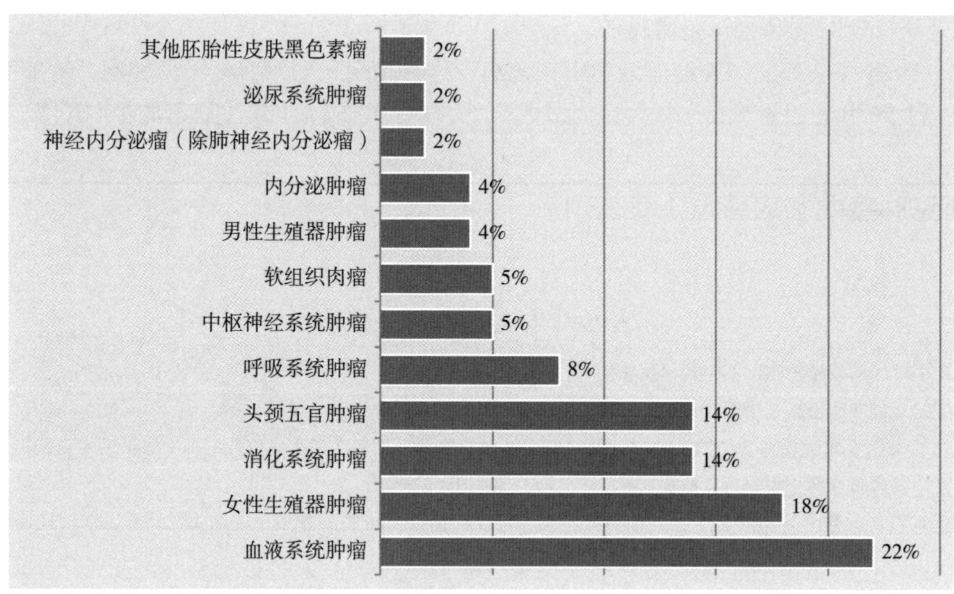

图23.1 主要肿瘤家族的罕见肿瘤分类

表23.2 罕见肿瘤分类“家族”

肿瘤分类家族[a] 基于欧洲罕见肿瘤网站	肿瘤实体分类2版[b]，2015年7月
儿童实体肿瘤	中枢神经系统（包括脑）恶性和非侵袭性 霍奇金淋巴瘤 肾母细胞瘤 白血病：急性淋巴细胞白血病 白血病：急性髓系白血病 白血病：其他（all，AML和CLL除外） 非霍奇金淋巴瘤 肉瘤：结缔组织和软组织
青少年和年轻人	在青少年，既往儿科肿瘤以及 宫颈癌 结直肠癌 女性乳腺癌 头颈部甲状腺 霍奇金淋巴瘤 黑色素瘤 卵巢癌 肉瘤：结缔组织和软组织 混合上皮和间质肿瘤

续　表

肿瘤分类家族[a] 基于欧洲罕见肿瘤网站	肿瘤实体分类2版[b]，2015年7月
罕见的皮肤癌和非皮肤黑色素瘤	大汗腺癌 非典型性纤维黄色瘤 隆起性皮肤纤维肉瘤 指端乳头状腺癌 小汗腺上皮瘤 小汗腺汗孔癌 平克斯纤维上皮瘤 血管内皮瘤 皮肤纤维瘤 恶性圆柱瘤 恶性血管内皮瘤 恶性毛发瘤 恶性螺旋腺瘤 微囊性附件癌 神经内分泌默克尔细胞瘤 腺样囊性癌 黏液癌 黏液表皮样癌 皮脂腺癌 皮肤附件 肿瘤（Muir-Torre综合征） 面部其他部位肿瘤 蕈样真菌病
罕见胸部癌症（间皮瘤、胸腺瘤、罕见肺癌、罕见乳腺癌）	乳腺： 男性乳腺癌：肿块位于乳晕下方，乳头异常、溢液 间皮瘤 肺类癌 胸膜孤立性纤维性肿瘤 胸腺瘤
罕见的泌尿生殖系统癌症（肾癌、膀胱癌、尿道癌）	泌尿道： 非-TCC膀胱 睾丸旁肿瘤 睾丸支持细胞 睾丸间质细胞 阴茎癌 输尿管和肾盂癌 尿道癌

续 表

肿瘤分类家族[a] 基于欧洲罕见肿瘤网站	肿瘤实体分类2版[b]，2015年7月
罕见男性生殖器癌（前列腺癌和睾丸癌）	前列腺癌： 前列腺小细胞癌
罕见的女性生殖器官癌症（宫颈癌和卵巢癌）	宫颈： 神经内分泌肿瘤 宫颈腺鳞癌 宫颈腺癌 宫颈未分类上皮等 卵巢： 卵巢透明细胞癌 卵巢黏液性癌 卵巢浆液性癌 卵巢性索间质性肿瘤 生殖细胞瘤 杂项及未指明癌 子宫： 透明细胞癌 乳头状浆液性癌 子宫内膜样腺癌 上皮和间质混合性癌 未分类癌 外阴： 鳞状癌 腺癌 黑素细胞癌 其他分类和未分类上皮癌 杂项及未指明癌 阴道： 鳞状上皮细胞癌 腺癌 黑素细胞癌 其他分类和未分类上皮癌 杂项及未指明癌 胎盘： 胎盘部位滋养细胞肿瘤
神经内分泌癌	神经内分泌肿瘤（NETs），也被称为类癌肿瘤－恶性瘤，胰高血糖素瘤 神经内分泌－默克尔细胞瘤

续　表

肿瘤分类家族[a] 基于欧洲罕见肿瘤网站	肿瘤实体分类2版[b]，2015年7月
内分泌器官癌（肾上腺癌、甲状腺癌及甲状旁腺癌）	肾上腺癌 甲状腺癌 甲状旁腺癌
罕见中枢神经系统恶性肿瘤（脑癌）	脑膜瘤 脊髓和脑神经肿瘤 颅内内分泌肿瘤 中枢神经系统未指明的/未知肿瘤
肉瘤	肉瘤：结缔组织和软组织 骨肉瘤的所有亚群 软组织： 　软组织肉瘤的所有亚组 　胃肠道间质瘤 　卡波西肉瘤 　平滑肌肉瘤 　横纹肌肉瘤
罕见的消化道癌症（食管癌、胃癌、小肠癌、结直肠癌、肛门癌、肝癌、胆囊癌、肝内/肝外胆道癌、胰腺癌）	肛门： 　肛门癌——腺癌、基底样癌和阴囊癌 　鳞状细胞癌 胃肠（GI）：胃肠道癌（包括消化道和消化系统的肿瘤） 　壶腹胆道癌 　十二指肠癌 　胆囊癌 　原发性肝癌（不包括肝内胆管癌）
罕见的头颈部癌症	骨肿瘤 内外唇癌 喉咽癌 喉癌 中耳和外耳道癌 鼻腔和鼻咽癌 口腔-口咽癌 上腭癌 唾液腺癌 鼻窦癌 甲状腺癌 头颈部其他部位肿瘤

续 表

肿瘤分类家族[a] 基于欧洲罕见肿瘤网站	肿瘤实体分类2版[b]，2015年7月
罕见血液癌（淋巴瘤、白血病、骨髓增生异常和骨髓增生性疾病/肿瘤）	霍奇金淋巴瘤 白血病：急性淋巴细胞白血病 白血病：急性髓性白血病 白血病：慢性淋巴细胞性 白血病：慢性髓性白血病 白血病：罕见类型 意义不明的单克隆伽玛病 骨髓增生异常综合症

注：[a] Rarecancereurope.org. [b]改编自癌症52-2010年至2013年工作手册不常见和罕见的癌症。2015年6月发布－使用ICD-10代码或形态代码进行英国公共卫生部门的分类。

一些罕见肿瘤的描述

室管膜瘤是一种中枢神经系统的颅内肿瘤，常见于儿童的第四脑室和成人的腰骶区室管膜或椎管。这些罕见的肿瘤通过手术治疗，其中肿瘤完全切除的患者具有较好的生存率。5年预期生存率为80%，但是不是所有的肿瘤都能被完全切除，因此他们需要接受放疗和化疗。

肾上腺皮质癌是一种罕见且高侵袭性的肿瘤。其发病率每年约为100万至200万居民。它在5岁之前和40～50岁出现高峰。虽然一小部分病例与遗传性综合征有关，但大多数病例的病因尚不清楚。超过50%的人分泌糖皮质激素过多，出现库欣综合征的典型症状，如体重增加、虚弱、失眠和雄激素分泌增多。

如果肿瘤未出现转移且局部可切除，则手术是治疗的最初选择，术后可予以放疗或化疗进行辅助治疗。在疾病晚期的情况下，采用多种药物治疗，如米托坦合用或不合用化疗药物，如阿霉素、顺铂、依托泊苷、长春新碱或链脲佐辛，但总体疗效较差。

神经内分泌肿瘤（NETs）是一组罕见的肿瘤，占胃肠道和支气管肺肿瘤的0.46%。NET的总发病率为25/10万，65岁以上患者的发病率略高。它们是一组异质性的恶性肿瘤，可起源于胰腺、肺、卵巢、甲状腺、垂体和肾上腺。大多数存在于胃肠道系统。这些肿瘤有能力产生导致类癌综合征的多肽。它们会产生腹泻、支气管痉挛、面部皮肤潮红、潮热和瓣膜性心脏病等症状。它们易和其他疾病混淆，以致难以诊断。有些会延迟确诊长达7年。这使得大多数未确诊的患者发展为转移性疾病，高达71%，主要发生在肝脏。在转移患者中，疾病病程往往是慢性消耗性的且会导致激素水平紊乱，产生衰弱症状，严重影响患者的生活质量。

NET的治疗取决于肿瘤的大小、原发肿瘤的解剖位置和患者的临床状况。根治性手术是主要的治疗方法，包括切除原发肿瘤和肝转移瘤。因此，有一些治疗方法，如经动脉化疗栓塞或放射栓塞可治疗不可切除的肝转移。相比之下，肝移植是一个有争议的问题，因为大多数NETs的生物侵袭性低，生长缓慢。

大多数NET表达生长抑素受体，因此可以用生长抑素类似物治疗。化疗是治疗进展迅速的肿瘤和其他治疗失败时的治疗方法。生长抑素类似物可以用放射性药物标记，如果生长抑素受体呈阳性，则可以进行生长抑素受体显像，进而治疗肿瘤。

嗜铬细胞瘤和副神经节瘤或肾上腺外嗜铬细胞瘤是一组来源于肾上腺髓质或交感神经节分泌儿茶酚胺的嗜铬细胞的肿瘤。发病率约为每年0.8/1万例，多发于40～50岁，男女发病率相似。完全手术切除是最好的治愈性治疗方法。当手术不可切除或疾病已进入晚期，现有的治疗选择比较有限。

成年期儿童肿瘤是儿童肿瘤出现在成年期的罕见和不常见的肿瘤。成年期儿科肿瘤的诊断和治疗通常是根据在儿童期已被证明有效的诊断和治疗推断出来的，但结果截然不同。一些专业学术团体建议建立一个成人儿科肿瘤的国家登记处，并建立一个专业人员之间良好交流的工作网络。

眼肿瘤是罕见的。它可以影响外部，如眼睑、肌肉、皮肤和神经。如果它开始于眼内部，它被称为眼内癌。成人最常见的眼内癌是黑色素瘤和淋巴瘤。儿童最常见的眼癌是视网膜母细胞瘤，它起源于视网膜细胞。

皮肤罕见肿瘤除恶性黑色素瘤外，其他皮肤肿瘤是一组异质性的罕见疾病。它们可以起源于身体的任何部位。诊断复杂，因为与良性疾病的鉴别和它们之间的鉴别高度困难。形态学和生物学之间并不总是有联系，所以很难进行系统命名。根据其生物学反应，可分为低、高级别肿瘤和不确定类型。根据其在皮肤结构中的起源及其分化和组织病理学特征对皮肤罕见肿瘤进行分类。

为了达到明确的诊断，在进行活检或切除可能的恶性病变后，必须进行组织病理学检查。治疗方式取决于组织病理学数据、位置和范围。如果是局部病变，可选择放射治疗；如果有转移，由于远处转移有高度可变性，应选择全身治疗，远处转移是高度可变的。

罕见的消化道肿瘤病理类型多样，也有着非常不同的诊断、治疗和预后。其中，常见的消化道罕见肿瘤包括小肠肿瘤、阑尾肿瘤、神经内分泌肿瘤、胃肠道间质瘤、肛管癌、胆囊和胆管肿瘤。由于接受CT检查的患者数量少，治疗管理通常基于对现有肿瘤的推断，这些肿瘤具有相似的部位和较高的发生频率，如小肠癌和肛门癌。在一些胃肠道间质瘤，分子基础的研究已经可以通过靶向治疗达到较好疗效。

甲状旁腺癌是一种特别罕见的、缓慢发展的肿瘤，在不到1%的原发性甲状旁腺功能亢进病例中存在。它在男性和女性中发生率相同，高发年龄在40～50岁。大多数病例是偶发的，但也可能继发于甲状旁腺功能亢进−颌骨肿瘤综合征（HJTS）或罕见的多发性内分泌瘤（MEN）1型或2A型综合征。症状与高钙血症的严重程度有关，90%以上的病例是功能性的，部分患者人绒毛膜促性腺激素高于正常上限。该病有两种预后分类系统。在Schulte分期系统中，Ⅲ期疾病、淋巴结转移、Schulte风险分级中的高风险评分、血管和淋巴结侵犯、重要器官或远处转移等情况与甲状旁腺癌复发相关。

手术是唯一的治疗方法，但有些病例可接受辅助放疗。在无法切除的病例中，一些人可以接受化疗。在晚期和转移性患者中，控制高钙血症是最重要的。复发是很常见的。

神经内分泌罕见肿瘤

甲状腺癌是神经内分泌系统最常见的癌症，在成人所有实体瘤中所占比例不到2%。甲状腺癌的年发病率因地理区域、年龄和性别而有很大差异，近几十年来在世界范围内有所增加，这主要是由于更好的诊断技术提高了对微乳头状肿瘤（＜2cm）的检测。此外，最近观察到所有甲状腺肿瘤的发病率都有所增加，无论肿瘤大小如何，这表明除了诊断技术提高之外，还应考虑环境因素带来的影响。迄今为止，唯一被证实可导致甲状腺癌的环境因素是电离辐射，它主要导致乳头状癌，特别是如果在年轻时接触过电离辐射。

世界卫生组织（WHO）认为有五种类型的肿瘤：分化甲状腺癌（CDT）是最常见的，占甲状腺癌总数的90%，其次是乳头状癌（75%）、滤泡癌（10%）和甲状腺癌或低分化甲状腺癌（5%），定义为CDT的未分化演变。其他不太常见的变体是甲状腺髓样癌（CMT），约占甲状腺肿瘤的10%，以及未分化甲状腺癌（1%），也称为间变性甲状腺癌（CAT）。

手术切除和放射性碘消融术是最有效的治疗方法，10年生存率超过90%。然而，约30%的患者会出现疾病复发。此外，10%～15%（主要是大多数未分化的癌）会发生远处转移。化疗方案在这些患者的个性化治疗中发挥了基础作用，让患者对未来充满希望。

甲状腺髓样癌（CMT）仅占甲状腺癌总数的4%～10%，但在甲状腺肿瘤引起的死亡中占13.4%。大约50%的CMT患者的肿瘤扩展到甲状腺以外，主要在区域淋巴结水平，13%的患者在诊断时已经转移。约90%的转移性疾病患者会因疾病进展而死亡。

*RET*原癌基因编码具有酪氨酸激酶结构域的跨膜受体，该受体主要在神经嵴和泌尿生殖道细胞中表达。

大约50%的散发性CMT患者有*RET*基因的体细胞突变，其中85%有*M918T*突变。这些突变的存在也与淋巴结转移、复发概率高、生存率低有关。

胸腺瘤是一种胸腺肿瘤，由胸腺上皮细胞特异性形成。这是一种罕见的疾病，最突出的特点的是与重症肌无力有关。有恶性和良性两种表现形式。

肉瘤是一种源自间充质的肿瘤，包括50多种不同的组织学亚型，治疗方法相同，但并非所有这些亚型对晚期或转移性疾病的治疗都敏感。有一些罕见的亚型对常规治疗有抗药性，需要在治疗上采取不同的方法。出于这个原因，我们创建了这些对常规治疗不常见和不敏感的亚型的登记手册，来确定它们出现的频率，并能够单独研究每种亚型，以便在不同情况下提供更有效的个性化治疗。

罕见癌症的预后

罕见癌症的相对生存率定义为一组癌症患者的观察生存率与另一组年龄、性别和其他人口统计学特征具有可比性的癌症患者的预期生存率之比。罕见癌症组织通过排除癌症以外的致死原因来提供数据。罕见癌症的5年生存率为47%，而常见癌症的5年生存率为65%。在美国，25%的死亡是由一种罕见的癌症造成的。未来，“常见”癌症越来越多地分裂为分子亚群，这将使罕见癌症的数据更加全面细化。

与过去总生存期（OS）数据缺乏的情况相比，如今在肿瘤治疗中采用了更为积极的方法，患者的生存期远超预期。但是，对于这一办法，需要在每个国家内部以及在欧洲和国际舞台上进行更好的协调和转诊。

罕见癌症的支撑计划是必要的，这在欧洲是一件紧迫的事情，因此欧盟委员会希望加强欧洲转诊网络，提供一个转诊系统，在5年内覆盖所有欧盟国家，以确保至少75%的患者在认可的中心接受治疗。

它正在寻求提高患者存活率，为患者和医生制定所有语言的交流工具，并开发跨国数据库和肿瘤医学库。

如何与一种罕见的癌症共存

罕见癌症患者面临着特殊的挑战。在早期发现、正确诊断和后期有效治疗过程中存在严重障碍。

对于患者及其家属来说，整个诊疗过程通常是一个巨大的负担，直接影响到人际关系、家庭动态和经济状况，也影响到患者社会、心理情感方面。这种负担在罕见癌症患者中可能比在其他常见癌症患者中更多。

另一个困难是，患有罕见肿瘤的患者原本住在农村、小型医院或社区，但往往需要被转诊到较大的中心，有时离家很远，特别是在诊断不确定或缺乏明确治疗方案的情况下。

此外，经验丰富的肿瘤学家在不同地区、各国或所有欧洲国家并不总是以相同的比例能在当地看诊；北欧、南欧和东欧国家的差距很大。

在世界范围内，由于经济限制，发展中国家长期缺乏临床专业知识或专业人员；癌症护士、肿瘤学家或放射治疗师在医院的分布也不平等，常见和不常见的癌症患者都面临病耻感和不平等对待。

如果一种罕见肿瘤患者需要特殊的专业知识或资源，目前欧盟2011/24号指令在2013年10月的国家法律中生效，提供了在其他欧盟成员国获得诊断和医疗保健的法律框架，这为跨越国界的诊疗挑战提供了法律依据。它涉及报销条例和程序保证，并为欧盟卫生系统之间的合作提供国家联络点。

参与临床试验和研究

由于缺乏试验或商业利益，对罕见癌症的资助项目非常少。一些患者重新开始使用较便宜的药物，其中一些可以追溯到20世纪70年代。

在罕见癌症的研究中，测试一个研究问题需要多个中心的多个小组的参与，这增加了成本和难度。但在临床环境中，虽然存在合作小组，但由于是罕见病，他们在获得结果和开展试验方面面临挑战。

所有指南的共识指出：罕见肿瘤患者最好是在有经验的中心接受治疗，而不是在地区癌症部门或小型私立医院接受治疗。由于缺乏资源或缺乏专业知识，可能会在明确诊断之前发生误诊。在中心治疗的病例数被认为是获得较好生存率的预测指标，过去十年的生存率为25%～48%不等。这是因为在有经验的机构或癌症中心治疗，患者有更多的机会获得更好的治疗方案。

如今，由于对癌症进行充分的分类细化，可能带来一些优势，这大大改善了我们过去对这类疾病的诊断和治疗方法。但由于发病率较低，组织样本和实验模型的缺乏，在基础研究中仍存在很多困难，临床试验的患者招募或积累不理想。

在临床试验的背景下，建立纳入标准是为了保护参与者免受可预防的药物毒性或伤害，主要针对那些高风险人群，同时试图保证参与者是同类和相似的。这些特定的标准增加了复杂性，并减少了符合条件的患者数量。在这种情况下，对罕见肿瘤患者的纳入标准过于严格，建议将其扩大到包括已用尽标准治疗方案但无效的患者。否则，罕见肿瘤患者将永远没有或很少有机会参与临床试验。

基因组学为未来的研究开辟了一些新的可能性。采集肿瘤样本将有助于识别那些在罕见类型癌症中具有错误和相关的易感性和必需基因模型的基因，并随后将这些信息转化为许多其他罕见肿瘤，为治疗提供新的视角（图23.2）。

许多挑战是与癌症的低发病率有关的。人们普遍认为，与罕见的特定疾病相关的治疗和研究通常不足，治疗和研究进度缓慢和缺乏良好的协调。

社交媒体和罕见癌症

另一个需要强调的重点是缺乏关于罕见肿瘤的具体信息，以及缺乏为患者和家属提供支持的患者群体或专业人员。患者和家属告知需要与他人交谈、倾听并分享不同的经历和担忧，这将以积极的方式帮助他们。

Facebook等社交平台将患有罕见癌症的患者联系起来。媒体上有一些团体提供支持，帮助患者避免孤立感。如果一个人患有像罕见肿瘤这样的疾病，他的生活就不仅仅局限于吃药或去看医生了，他的家庭、精神以及他的社会、情感和工作状况都受到了影响。

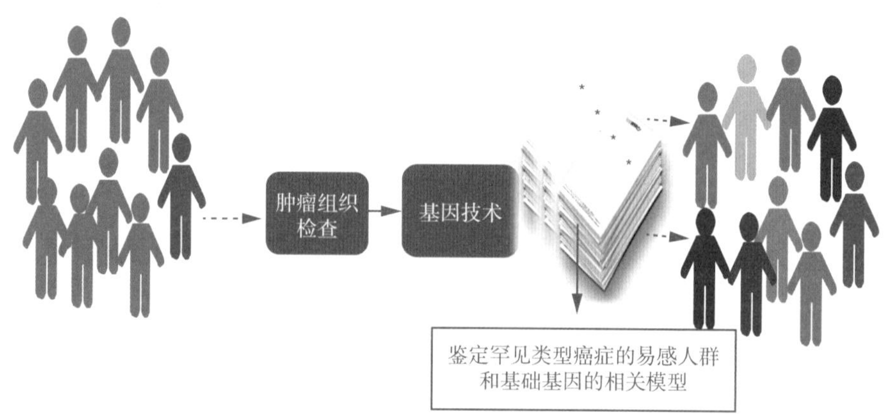

图23.2　识别罕见的癌症类型相关的易感人群

注：作者改编自谢里夫尼亚（Sharifnia）等。

现在，在Facebook上，至少有一个与每种癌症类型相关的团体。在美国，这些Facebook群组的成员数量有时超过了每年新发病例的数量。虽然成员可能并非都是患有疾病的患者，但这些团体反映了通过在线平台合并的特定疾病群体，并可能增加对患者进行研究的机会。

此外，社交媒体可以成为连接患者和传播有关不同类型疾病的现有临床试验信息的有力途径。令人惊讶的是，有八种癌症类型，其中一些最罕见的类型存在许多跟进者，他们为不同的机构提供了有力的研究信息。

未来：改善目前在欧洲罕见肿瘤的举措

为了满足欧洲患者的需求和需要，他们希望改善获得医疗保健的机会，并更好地传播欧洲主要中心所掌握的专业知识，欧盟建立了罕见疾病和癌症参考网络ERNs，即欧洲参考网络，并在一年前发起了申请呼吁。2016年，共有23个网络正式建立，其中包括EURACAN，由莱昂·贝拉尔（Léon Bérard）癌症中心创建，该网络致力于成人罕见实体癌。

（翻译：罗　稀　校对：叶艳胜）

可用链接（按名字首字母排序）

· 美国临床肿瘤学会（ASCO）。医生批准的患者信息：http：//www.cancer.net。

· 癌症关怀协会咨询支持小组：http：//www.cancercare.org。

· 美国国家癌症研究所（NCI）：http：//www.cancer.gov。

· Cancer52代表了近100个以小型癌症慈善机构为主的患者支持团体链接：https：//www.cancer52.org.uk/cancer52。

· 欧洲罕见实体成人癌（ERN-EURACAN）。欧洲参考网络（ERNs）。莱昂·贝拉德（Léon Bérard）中心：https：//www.centreleonberard.fr/institution/centre-leon-berard-une-vision-internationale/euracan-expertise。

· 欧洲保护和重建（EUROCARE）：http：//www.eurocare.it。

· 欧盟委员会跨境医疗保健指令。欧盟官方期刊。链接：https：//ec.europa.eu/health/cross_border_care/overview_en。

· 欧洲罕见病联盟（EURORDIS）2018。欧洲罕见病患者的心声。由患者组织组成的非营利性联盟。https：//www.eurordis.org/about-rare-diseases。

· 欧洲癌症患者联盟（ECPC）。

· 欧盟罕见病专家委员会（EUCERD）现可从以下网址获得：http：//www.eucerd.eu/。

· 遗传和罕见病信息中心：https：//rarediseases.info.nih.gov/。

· 遗传学主页参考：https：//ghr.nlm.nih.gov/。

· 欧洲临床试验信息：https：//www.clinicaltrialsregister.eu/。

· 欧洲罕见癌症信息：http：//www.rarecancers.eu。

· 法国罕见癌症信息。链接：www.cancer.ooreka.fr/comprendre/cancers-rares。

· HAEMACARE：http：//www.haemacare.eu。

· 美国国家癌症研究所（NCI）网站：http：//www.cancer.gov。

· 美国罕见疾病组织（NORD）：遗传性乳腺癌和卵巢癌综合征（HBOC）-NORD：https：//rarediseases.org/rare-diseases/hereditary-breast-ovarian-cancer-syndrome/。

· 美国罕见疾病组织（NORD）网站：https：//rarediseases.org/for-patients-and-families/informationresources/info-clinical-trials-and-research-studies/。

· 美国国家综合癌症网络（NCCN）。可从：https：//www.nccn.org/professionals/physician_gls/default.aspx。

· 麦克米伦（Macmillan）-英国，罕见癌症患者信息。链接：https：//www.macmillan.org.uk/information-and-support/audience/rare-cancers/what-is-rare-cancer.html。

· 澳大利亚罕见癌症患者支持和协会：https：//www.rarecancers.org.au/directory。

· 罕见癌症的研究。链接：www.rarecancer.org。

无利益冲突。作者简介：费尔南德斯－奥尔特加（Fernández-Ortega）博士是主要作者。因马·博尼利亚（Inma Bonilla）为文章的一部分做出了贡献。两位作者都声明没有利益冲突。

参考文献

[1] Griggs RC，Batshaw M，Dunkle M，Gopal-Srivastava R，Kaye E，Krischer J，et al. Clinical research for rare disease：opportunities，challenges，and solutions. Mol Genet Metab. 2009；96（1）：20-6. https：//doi.org/10.1016/j.ymgme.2008.10.003.

[2] Ray-Coquard I，Pujade Lauraine E，Le Cesne A，Pautier P，Vacher Lavenue MC，Trama A，et al. Improving treatment results with reference centres for rare cancers：where do we stand? Eur J Cancer. 2017；77：90-8. https：//doi.org/10.1016/j.ejca.2017.02.006.

[3] European Union directives. Directive 2011/24/EU of the European Parliament and of the council on the application of patients' rights in cross-border healthcare. Brussels；2011 [cited 2018 Oct 1]. Available from：https：//eur-lex.europa.eu/legal-content/EN/TXT/PDF/?uri=CELEX：32011L0024&from=EN.

[4] Decosterd S，Murphy A. Soins en oncologie. 2016；（3）：5-9. Available from：www.soinsoncologiesuisse.ch.

[5] Gatta G，Capocaccia R，Botta L，Mallone S，De Angelis R，Ardanaz E，et al. Burden and centralized treatment in Europe of rare tumours：results of RARECAREnet—a population-based study. Lancet Oncol. 2017；18（8）：1022-39.

[6] Public Health England Reports. Cancer 52 the common voice for less common cancers. Rare and less common cancers. National Cancer Registration and Analysis Service（NCRAS）. http：//www.ncin.org.uk/publications/rare_and_less_common_cancers.

[7] Gatta G，Trama A，Capocaccia R；RARECARENet Working Group. Epidemiology of rare cancers and inequalities in oncologic outcomes. Eur J Surg Oncol. 2019；45（1）：3-11. https：//doi.org/10.1016/j.ejso.2017.08.018.

[8] Bosl J，Reaman G. Lack of guidelines，clinical data complicate treatment of rare cancers. HemOnc

Today. 2008; 9（11）: 9-13. https: //doi.org/10.1200/JCO.2012.41.6180.

[9] Dicato M. Cancer Research UK. What is a rare cancer? 2019;（2017）: 1-4.

[10] Gatta G, Maarten Van Der Zwan J, Siesling S, Otter R, Tavilla A, Mallone S, et al. Surveillance of rare cancers in europe grant agreement no. 2006113 work package no. 5 deliverable no. 13 technical report with basic indicators for rare cancers and health care related macro indicators [Internet]. [cited 2018 Sep 30]. Available from: http: //www.eurocare.it/.

[11] RARECARENet. Data source and methods [Internet] [cited 2018 Oct 1]. Available from: http: //www.rarecarenet.eu/.

[12] Reaman G. Lack of guidelines, clinical data complicate treatment of rare cancers. HemOnc Today. 2008; 9（11）: 9-13.

[13] Reaman G, Bosl J. Lack of guidelines, clinical data complicate treatment of rare cancers. HemOnc Today. 2008; 9（11）: 9-13.

[14] Gatta G, Van Der Zwan JM, Casali PG, Siesling S, Dei Tos AP, Kunkler I, et al. Rare cancers are not so rare: the rare cancer burden in Europe. Eur J Cancer. 2011; 47（17）: 2493-511.

[15] Gatta G, Trama A, Capocaccia R, RARECARENet Working Group. Epidemiology of rare cancers and inequalities in oncologic outcomes. Eur J Surg Oncol. 2019; 45（1）: 3-11. https: //doi.org/10.1016/j.ejso.2017.08.018.

[16] Chung C. Management of neuroendocrine tumors. Am J Heal Pharm. 2016; 73（21）: 1719-44.

[17] Van Der Zwan JM, Trama A, Otter R, Larraga N, Tavilla A, Marcos-Gragera R, et al. Rare neuroendocrine tumours: results of the surveillance of rare cancers in Europe project. Eur J Cancer. 2013; 49（11）: 2565-78.

[18] Tsoli M, Angelousi A, Rontogianni D, Stratakis C, Kaltsas G. Atypical manifestation of parathyroid carcinoma with late-onset distant metastases. Endocrinol Diab Metab Case Rep. 2017;

[19] Cetani F, Pardi E, Marcocci C. Update on parathyroid carcinoma. J Endocrinol Investig [Internet]. 2016 [cited 2018 Oct 2]; 39: 595-606. Available from: https: //link-springer-com.sire.ub.edu/content/pdf/10.1007%2Fs40618-016-0447-3.pdf

[20] Komatsubara KM, Carvajal RD. The promise and challenges of rare cancer research. Lancet Oncol. 2016; 17（2）: 136-8. https: //doi.org/10.1016/S1470-2045（15）00485-4.

[21] Simon Crompton. Ending the isolation. A guide to developing national rare cancer networks. Cancerworld J. 2017/2018; Winter: 4-10.

[22] Dixit N, Crawford GB, Lemonde M, Rittenberg CN, Fernández-Ortega P. Left behind: cancer disparities in the developed world. Support Care Cancer. 2016; 24（8）: 3261-4. https: //doi.org/10.1007/s00520-016-3192-4.

[23] ESMO Working Group. Improving rare cancer care in Europe recommendations on stakeholder actions and public policies [Internet]. European; [cited 2018 Oct 1]. Available from: http: //annonc.oxfordjournals.org/cgi/content/full/18/12/1923.

[24] Mathoulin-Pélissier S, Pritchard-Jones K. Evidence-based data and rare cancers: the need for a new methodological approach in research and investigation. Eur J Surg Oncol. 2019; 45（1）: 22-30.

[25] Blay JY, Coindre JM, Ducimetière F, Ray-Coquard I. The value of research collaborations and consortia in rare cancers. Lancet Oncol. 2016; 17（2）: e62-9.

[26] Billingham L, Malottki K, Steven N. Research methods to change clinical practice for patients with rare

cancers. Lancet Oncol. 2016; 17 (2): e70-80. https://doi.org/10.1016/S1470-2045 (15) 00396-4.

[27] Sharifnia T, Hong AL, Painter CA, Boehm JS. Emerging opportunities for target discovery in rare cancers. Cell Chem Biol. 2017 [cited 2018 Sep 29]; 24 (9): 1075-91. https://doi.org/10.1016/j.chembiol.2017.08.002.

[28] Boyd N, Dancey JE, Gilks CB, Huntsman DG. Rare cancers: a sea of opportunity. Lancet Oncol. 2016; 17 (2): e52-61. https://doi.org/10.1016/S1470-2045 (15) 00386-1.

[29] Bogaerts J, Sydes MR, Keat N, McConnell A, Benson A, Ho A, et al. Clinical trial designs for rare diseases: studies developed and discussed by the international rare cancers initiative. Eur J Cancer. 2015; 51 (3): 271-81.

[30] Foster J. Insider research with family members who have a member living with rare cancer. Int J Qual Methods. 2009; 8 [cited 2018 Oct 2]. Available from: http://journals.sagepub.com.sire.ub.edu/doi/pdf/10.1177/160940690900800404.

[31] Sugawara Y, Narimatsu H, Hozawa A, Shao L, Otani K, Fukao A. Cancer patients on Twitter: a novel patient community on social media. BMC Res Notes [Internet]. 2012; 5: 699. Available from: http://www.pubmedcentral.nih.gov/articlerender.fcgi?artid=3599295&tool=pmcentrez & rendertype=abstract.

[32] Webpage. Cancers rares Le Centre Léon Bérard pilote le Réseau Européen de référence. Le Centre Léon Bérard. http://www.centreleonberard.fr/P. Fernández-Ortega and I. Bonilla.

第二十四章　癌症支持性护理

安德烈亚斯·查拉兰布斯（Andreas Charalambous）

摘　要

在过去的20年中，癌症的治疗和管理取得了重大进展；但对晚期癌症患者的生理、心理及影响因素方面的科学和研究发展仍然滞后。癌症治疗让患者和家属面临大量持续的身体、心理和精神挑战，影响了他们整个生命维度，并往往导致其生活质量低下和治疗效果欠佳。支持性护理模式被提倡用于帮助改善晚期癌症患者及其家庭健康状况的手段。它通过将患者（和家庭）置于护理中心，发掘个性化护理途径，满足构成生命各维度对应的个性化需求，以实现缓解症状、改善健康。本章介绍了支持性护理如何通过不同学科通力协作的跨学科方法，致力于实现一个共同目标：根据患者的支持需求提供量身定制的高质量护理，来攻克癌症或提高其治疗效果。

关键词

支持性护理；个性护理；需求护理；姑息治疗；整体护理

支持性护理的概念

美国国家癌症研究所（The National Cancer Institute，NCI）将支持性护理定义为，为改善严重或威胁生命疾病患者的生活质量而提供的护理。支持性护理的目标是尽早预防或治疗疾病症状、治疗疾病引起的副作用以及与疾病或治疗相关的心理、社会和精神问题。同样，跨国癌症支持性护理协会（The Multinational Association for Supportive Care in Cancer，MASCC）将支持性护理描述为预防和管理癌症及其治疗不良影响及其治疗，包括管理整个癌症治疗过程中的身心症状及副作用。支持性护理也对康复、预防继发性癌症、癌症幸存和临终关怀起到促进作用。尽管这些定义是相近的，且至少在癌症治疗的背景下概括了支持性护理的本质，但文献中的相关概念似乎仍缺乏明确定义，这经常造成临床医生和患者的困惑。支持性护理与姑息治疗，就常被看作“玫瑰名虽异，闻之同样香”。许大卫（Hui）等的一项系统综述显示，这些术语的定义范围很广，有显著重叠，但也有许多不同特征。该综述认为，“姑息治疗”的概念定义更为统一，在大多数情况下，它指的是一种多学科护理，通过解决患者的身体、情感和精神需求以及支持其家庭来改善患者的生活质量。世界卫生组织（The World Health Organization，WHO）将姑息治疗定义为“面对危及生命的疾病相关的问题时，对于疼痛和其他身体、社会心理和精神问题，采用早期识别、正确评估和治疗的方式，以预防和减轻痛苦，从而改善患者及其家庭生活质量”。世界卫生组织还强调，姑息治疗是“与其他旨在延长生命的疗法如化疗或放疗，以及为更好了解和管理令人痛苦的临床并发症而行的调查一起实施的”。概念缺乏明确定义也有临床实证，美国进行了一项调查研究，探讨肿瘤医生和中层医疗服务提供者对于姑息治疗与支持性护理两个名称对患者转诊影响的态度和信念。研究人员发现，与姑息治疗相比，肿瘤医生和中层医疗服务提供者更有可能将处于癌症疾病早期阶段的患者转介给支持性护理服务。与姑息治疗相比，他们更有可能在临终时将有症状的患者转介到支持性护理。该研究的内容分析显示，大多数受访者将姑息治疗描述为生命终结或临终关怀。这个研究例子表明，卫生保健专业人员正在努力明确区分姑息治疗和支持性护理之间的差异，并确定这两种护理整体模式的背景，以及如何在临床实践中更好地实施这些模式。

支持性护理的诞生

支持性护理模式是以延长生命为重点的传统医学模式与注重缓解症状的临终关怀模式的融合。尽管这些模式是独立开发的，但癌症治疗的发展，和对这种疾病及其影响的深入认识均表明，有必要将这两种相关但不同的护理方法结合起来。这两种模式的一个共同点是，它们与所提供的环境无关，其目的是满足患者的需求。许多需求来自癌症相关治疗对患者及其家庭的影响，他们对治疗产生了期待。因此，有必要基于患者特征定制支持性护理需求，这可以考虑到患者对疾病的反应，使用个性化护理进行管理。由于患者往往对癌症诊断、治疗和预后有不同的反应，而且可能来自不同的文化背景，故在支持性护理的背景下，定制需求是最主要、最基础的。因此，个性化护理不仅局限于患者需求，还以有个人意义的方式考虑个人价值、偏好和健康相关信念，并对患者的预后产生积极影响。鉴于已经发现个性化护理的提供与生活质量和肿瘤护理质量等概念相关，提供支持性护理时，也应该考虑到其影响因素。在塞浦路斯、芬兰、希腊和瑞典进行的一项国际研究也表明，个性化护理与对护士的信任、健康状况和护理质量有关。

支持性护理的理念与当前的护理提供模式相呼应，要求在疾病发展的早期即建立支持性护理和姑息性护理共存的集成护理模式。例如，将姑息治疗与疾病管理早期整合，基于此原则设立的领结模型（The Bow Tie Model），它既认可治愈的可能性，也有概率进入导致死亡的路径。根据疾病临床进展而波动的疾病轨迹，和由疾病本身或相关治疗而产生的需求，恰恰凸显了支持性护理的贡献。支持性护理模型平衡了最好和最坏的情况；然而，当患者和家属的认知充满被治愈的希望时，也要让他们平和的接受死亡的可能性。欧洲肿瘤医学学会（The European Society of Medical Oncology，ESMO）等国际组织越来越意识到，有必要将支持性和姑息性服务整合到癌症患者的护理中，使疾病控制成相关治疗有更好的效果。

实施支持性护理的挑战

尽管支持性护理的价值被普通接受，而且这种方法在一些国家取得了很大进展，但它仍存在挑战，阻碍了在临床实践和护理研究中的全面应用。

支持性护理更广泛的背景下，以及特定疾病背景下，如肺癌，挑战已经明确。因此，相关文献强调了在向患者提供全面的支持性癌症护理的差异，这是由很多因素造成的。这些因素包括，缺乏训练有素的专业人员进行研究和临床护理，病耻感，缺乏相关证据指导支持性护理服务的提供、宣传，于开发和测试缓解症状与提高生活质量的干预措施资金有限，以及有关姑息治疗的指标尚需明确定义。也正是由于这些挑战，导致如儿童癌症背景下的支持性护理这些临床实践领域关于支持性护理的循证指南很少。由于支持性护理旨在解决的是疾病及治疗的影响这一博大领域的问题，这些循证指南应涵盖所有影响，而不是只确定护理的优先顺序。同样是在儿童癌症背景的例子中，这些指南倾向于针对支持性护理主题的特定领域，如恶心、呕吐和发热性中性粒细胞减少症。鉴于患者经常面临一系列症状（如症状群），支持性护理应侧重于整体服务，从而基于生物-心理-社会护理模式以及全面照顾患者的原则满足患者的需求。

在特定的癌症护理领域，与支持性护理研究相关的挑战也很值得关注。例如，在肺癌背景下，这些挑战可能包括：选择样本时要在招募、数据收集方式及时间框架方面有更大的灵活性；要选择适当的干预模式；以及选择不适当的随访长度和使用长问卷方面的问题。对这些问题的管理松懈，导致高质量、严格随机对照试验的缺乏。如果不通过仔细的规划来克服，只加入支持性护理的背景考量，许多问题也是可以改善的。

未来之路

近年来，在癌症诊断后不久早期整合姑息治疗服务与标准肿瘤治疗，被认为是一种潜在的有效方法。在这种护理背景下，跨学科团队在其成功实施中发挥关键作用。跨学科团队的成员也可以承担协调和管理的角色，帮助组织和提供支持性护理。比如说，通过患者导航程序，护士可以通过提供从肿瘤学到姑息治疗的顺利过渡，促进患者获得支持性护理，增加他们对支持性护理的依从性，赋予患者自主权。与负责资源使用的护士进行护理协调，已被证明可以保持姑息治疗的质量并降低医疗成本。也有证据表明，护士主导的专科干预措施（如针对乳腺癌、妇科癌症的社会心理及支持性护理等）可以在跨学科背景下更好地为患者提供高质量的综合护理。

乔治蓬皮杜欧洲医院实施的化疗管理优化方案（The Program of Optimization of Chemotherapy Administration，PROCHE）是优化支持性护理服务的一个范式。该方案将及时评估化疗相关不良事件作为有效支持性护理的先决条件，旨在优化化疗门诊单位的工作，减少不必要的住院时间，有效管理不良事件，提高患者的生活质量和生存率。在PROCHE项目中，一名专业护士作为患者和其他多学科团队成员的联络人。在化疗计划前2天收集患者的临床和生物学数据，以便多学科团队有时间审查数据，并在患者就诊前对化疗计划进行必要更改。这种对于护理的积极组织安排，可以及时全面评估患者的需求，从而最大限度地提高治疗效果、减少不良影响，从而减少疾病负担。随着全球护理的服务供给及资金支持的变化，高水平支持性护理的服务已扩展至家庭环境。因此，支持性护理计划，应扩展到居家护理范畴，不仅包括专业人士提供的，也要包括家庭照顾者角色承担者提供的家庭护理。此前的研究表明，家庭环境中的大多数支持性护理由家庭照顾者提供；所以，承担这种照顾的人需要充分的准备和支持。在这种情况下，世界各地已经开发了一些远程医疗项目，提供远程支持性护理，或对向患者提供此类护理的家庭成员提供支持。罗伯茨（Roberts）等的一项研究将远程护理干预作为工作时间外为患者提供居家支持的一种手段。这一方案的实施，收到了积极的结果反馈，如急诊就诊次数减少、照顾居家患者的家庭支持增强等。

在支持性护理的背景下整合不同护理模式，也应当把传统和补充干预措施之间的整合视为通过综合护理方法优化支持性护理的一种方式。根据美国国家补充和综合卫生中心（The National Centre for Complementary and Integrative Health，NCCA）的说法，“综合的”卫生保健包括“以协调的方式将传统方法与补充方法相结合”。英国国立临床规范研究所（The National Institute for Clinical Excellence，NICE）将补充疗法描述为“与传统疗法一起使用，目的是通过缓解症状提供心理和情感支持”。尽管传统的治疗方法在大多数情况下能够控制症状，但仍有一些局限性。传统治疗对一些症状（如口干症、手足综合征）无效，导致患者生活质量差，疾病负担增加。而越来越多的文献表明，一些补充疗法可以对癌症患者的症状缓解产生有益的影响。

最近的研究也提供了证据，证明这些补充干预措施能有效治疗癌症患者的症状群。诊断为癌症的患者所经历的症状和治疗效果的复杂性，要求在传统疗法的基础上，将临床实践中基于循证的补充干预措施与其进行整合。

结论

支持性护理模式是为了在整个疾病发展过程中尽量减少可治、姑息和晚期癌症及其相关治疗的负担。尽管“支持性护理”的定义带来了概念上的挑战，但其本质仍然是一种连接传统医学模式和姑息治疗模式的思维。其结果定义了支持性护理；在不同背景、不同疾病阶段和不同预后的癌症护理中连续地在整个癌症治疗过程中为患者提供支持性护理。支持性护理可被定义为，利用个性化护理和多学科护理的原则，来实现其为疾病或治疗所产生的需求提供支持的目标。

（翻译：高墨涵　校对：谢建飞）

参考文献

[1] NCI. https://www.cancer.gov/publications/dictionaries/cancer-terms/def/supportive-care. Accessed Mar 2018.

［2］MASCC. http：//www.mascc.org/about-mascc.Accessed Mar 2018.

［3］Hui D，De La Cruz M，Mori M，Parsons HA，Kwon JH，Torres-Vigil I，Kim SH，Dev R，Hutchins R，Liem C，Kang D，Bruera E. Concepts and definitions for "supportive care" "best supportive care" "palliative care" and "hospice care" in the published literature，dictionaries，and textbooks. Support Care Cancer. 2013；21（3）：659-85.

［4］WHO. http：//www.who.int/cancer/palliative/definition/en/. Accessed Mar 2018.

［5］Fadul N，Elsayem A，Lynn Palmer J，Del Fabbro E，Swint K，Li Z，Poulter V，Bruera E. Supportive versus palliative care：what's in a name? Cancer. 2009；115（9）：2013-21.

［6］Charalambous A，Papadopoulos IR，Beadsmoore A. Towards a theory of quality nursing care for patients with cancer through hermeneutic phenomenology Eur. J Oncol Nurs. 2009；13：350-60.

［7］Charalambous A，Papadopoulos IR，Beadsmoore A. Listening to the voices of patients with cancer their advocates and their nurses：a hermeneutic-phenomenological study of quality nursing care. Eur J Oncol Nurs. 2008；12：436-42.

［8］Suhonen R，Valimaki M，Leino-Kilpi H. Individualised care，quality of life and satisfaction with nursing care. J Adv Nurs. 2005；50：283-92.

［9］Suhonen R，Charalambous A，Berg A，Katajisto J，Lemonidou C，Patiraki E，Sjovall K，Stolt M，Radwin L. Hospitalised cancer patients' perceptions of individualised nursing care in four European countries. Eur J Cancer Care. 2018；27：e12525.

［10］Qamar N，Pappalardo AA，Arora VM，Press VG. Patient-centered care and its effect on outcomes in the treatment of asthma. Patient Relat Outcome Meas. 2011；2：81-109.

［11］Charalambous A，Radwin L，Berg A，Sjovall K，Patiraki E，Lemonidou C，Katajisto J，Suhonen R. An international study of hospitalized cancer patients' health status，nursing care quality，perceived individuality in care and trust in nurses：a path analysis. Int J Nurs Stud. 2016；61：176-86.

［12］Hawley PH. The bow tie model of 21st century palliative care. J Pain Symptom Manag. 2014；47（1）：e2-5.

［13］Cherny NI，Catane R，Kosmidis P. ESMO takes a stand on supportive and palliative care. Ann Oncol. 2003；14：1335-137.

［14］Schofield P，Ugalde A，Carey M，Mileshkin L，Duffy M，Ball D，Aranda S. Lung cancer：challenges and solutions for supportive care intervention research. Palliat Support Care. 2008；6（3）：281-7.

［15］Greer JA，Jackson VA，Meier DE，Temel JS. Early integration of palliative care services with standard oncology care for patients with advanced cancer. CA Cancer J Clin. 2013；63：349-63.

［16］Davis MP，Strasser F，Cherny N. How well is palliative care integrated into cancer care? A MASCC，ESMO，and EAPC project. Support Care Cancer. 2015；23（9）：2677-85.

［17］Loeffen EAH，Mulder RL，Kremer LCM，Michiels EMC，Abbink FCH，Ball LM，Segers H，Mavinkurve-Groothuis AMC，Smit FJ，Vonk IJM，vd Wetering MD，Tissing WJE. Development of clinical practice guidelines for supportive care in childhood cancer—prioritization of topics using a Delphi approach. Support Care Cancer. 2015；23（7）：1987-95.

［18］Lehrnbecher T，Phillips R，Alexander S，Alvaro F，Carlesse F，Fisher B，et al. Guideline for the management of fever and neutropenia in children with cancer and/or undergoing hematopoietic stem-cell transplantation. J Clin Oncol. 2012；30：4427-38.

［19］Dupuis LL，Boodhan S，Holdsworth M，Robinson PD，Hain R，Portwine C，et al. Guideline for the prevention of acute nausea and vomiting due to antineoplastic medication in pediatric cancer patients. Pediatr Blood Cancer. 2013; 60: 1073-82.

[20] Fischer SM, Sauaia A, Kutner JS. Patient navigation: a culturally competent strategy to address disparities in palliative care. J Palliat Med. 2007; 10 (5): 1023-8.

[21] Addington-Hall JM, MacDonald LD, Anderson HR, et al. Randomized controlled trial of effects of coordinating care for terminally ill cancer patients. Br Med J. 1992; 305: 1317-22.

[22] Wells M, Campbell P, Torrens C, Charalambous A, Sharp L, Wiseman T, Östlund U, Patiraki E, Nohavova I, Domenech-Climent N, Oldenmenger W, Kelly D. Recognising European Cancer Nursing (RECaN): a systematic review of trial evidence that helps to identify the roles and interventions of nurses caring for patients with cancer. Eur J Cancer. 2017; 72 (1): S4.

[23] Scotte F. The importance of supportive care in optimizing treatment outcomes of patients with advanced prostate cancer. Oncologist. 2012; 17 (suppl 1): 23-30.

[24] Scotte F, Berhoune M, Marsan S, et al. PROCHE: a program to monitor side effects among patients treated in a medical oncology outpatient unit. J Clin Oncol. 2010; 28 (15 suppl): 9152.

[25] Papastavrou E, Charalambous A, Tsangari H. Exploring the other side of cancer care: the informal caregiver. Eur J Oncol Nurs. 2009; 13 (2): 128-36.

[26] Roberts D, Tayler C, MacCormack D, et al. Telenursing in hospice palliative care. Can Nurse. 2007; 103: 24-7.

[27] Levy MH, Adolph MD, Back A, NCCN (National Comprehensive Cancer Network), et al. Palliative care. J Natl Compr Cancer Netw. 2012; 10: 1284-309.

[28] The Manual. London: NICE; 2004. Last accessed 20 May 2016. National Institute for Clinical Excellence (NICE). Guidance on cancer services. Improving supportive and palliative care for adults with cancer. Available from https: //www.nice.org.uk/guidance/csg4/resources/improving-supportive-and-palliative-care-for-adults-with-cancer-773375005.

[29] Tsitsi T, Charalambous A, Papastavrou E, Raftopoulos V. Effectiveness of a relaxation intervention (progressive muscle relaxation and guided imagery techniques) to reduce anxiety and improve mood of parents of hospitalized children with malignancies: a randomized controlled trial in Republic of Cyprus and Greece. Eur J Oncol Nurs. 2017; 26: 9-18.

[30] Charalambous A, Giannakopoulou M, Bozas E, Marcou Y, Kitsios P, Paikousis L. Guided imagery and progressive muscle relaxation as a cluster of symptoms management intervention in patients receiving chemotherapy: a randomized control trial. PLoS One. 2016; https: //doi.org/10.1371/journal.pone.0156911.

第二十五章　遗传咨询

玛丽·麦特-多梅斯蒂奇（Marie Met-Domestici）和安妮·墨菲（Anne E.Murphy）

摘　要

在本章中，我们将简要介绍癌症遗传学的内容。首先将总结基因学和遗传模式的基本概念，以便于介绍临床癌症基因评估，最后介绍基因检测相关的遗传咨询。

关键词

癌症遗传学；评估；遗传咨询

遗传性癌症易感性

虽然在临床上可以看到不同的情况，但我们在此将关注众所周知的癌症遗传易感性：HBOC（遗传性乳腺癌-卵巢癌综合征）。

癌症遗传学的一般方法

保罗·布罗卡（Paul Broca）是一名法国外科医生。1866年，他第一个提出乳腺癌可能有家族遗传性。他的妻子被诊断患有早期乳腺肿瘤，他通过绘制家谱，证明他妻子家族中四代人都与此有关。

1974年，亨利·林奇（Henry Lynch）开始调查家族性癌症病例。

一些家族出现的癌症病例比一般人群中肿瘤的发病率所预期的要多。这一调查结果表明，癌症病例可能有家族遗传性。后来，人们发现了疾病相关的基因，并认为这些基因突变会增加患癌症的风险。

目前已经发现了100多个易患癌症的基因，相关研究仍然在继续进行。人们普遍认为，5% ～ 10%的癌症病例可归因于这类基因的结构突变。

这些基因的鉴定伴随着预防医学的兴起。当发现有癌症的遗传倾向时，将讨论一些监测方案或预防措施，以减少癌症的风险或更早地发现癌症。

癌症易感基因在致癌过程中的意义是什么?

正如第一章所述，这些基因中有许多参与了细胞分裂。可以将参与致癌过程的基因分为两个基因家族。

· 致癌基因：他们编码有利于细胞增殖过程的蛋白质（生长因子、生长因子受体、转录因子、参与细胞周期进展的蛋白质等）。

· 抑癌基因：他们编码在阻止细胞增殖过程中发挥作用的蛋白质（参与细胞周期停止的蛋白质、参与细胞凋亡的蛋白质、参与DNA修复过程的蛋白质等）。

细胞分裂是一个高度复杂和平衡的过程。进化选择了许多机制，通过以下方式减轻了积累有害突变的风险：①控制DNA复制的准确性。②在发生突变时修复DNA。③阻碍DNA错误的从一个细胞代代相传。④在错误太多无法修复时触发细胞死亡。最终，免疫系统也在仔细地监测异常细胞。

肿瘤的发生意味着众多错误的缓慢累积，这些错误将被容忍一段时间，最终可能导致多余的、不需要的、不受控制的细胞生长成为肿瘤。肿瘤细胞通过不断的发展，最终具有侵入周围或远处组织的能力。

因此，癌症的发生需要时间，并且需要不同的体细胞基因改变的累积。

什么是突变？体细胞突变与体质突变

人类基因会有很多突变。大多数时候，这些变异并不妨碍我们的基因正常工作，也就是说，他们仍然可以被翻译成有功能的mRNA，相应的编码蛋白也会正常工作。

然而，会改变基因产物（蛋白质）结构或将影响基因的正常功能的突变，称为致病性突变。要么产生的蛋白质会缺失，要么蛋白质不能正常运作。

癌症易感基因的突变导致癌症的发生。

· 致癌基因的突变（激活和上调）。

· 肿瘤抑制基因的功能缺失突变。

这些突变的逐渐积累是癌变的必要条件。肿瘤的演变也取决于癌症相关基因中的错误累积。

定位于特定组织的基因突变被称为体细胞突变。这些突变只在癌变组织中发现，而不出现在身体的其他细胞中。因此，健康组织不会携带这些突变。体细胞突变是不会遗传的，不会传给下一代，它们是由于各种内源性和或外源性的原因而偶然发生在特定组织中的。

与体细胞突变不同，生殖细胞或体质突变已经存在于亲代生殖细胞（卵子或精子）中，并可以传递给下一代。这样的突变可以世代遗传。当生殖突变位于癌症易感基因中时，增加的癌症风险可以传给下一代。这意味着在出生时就已经有患某些癌症的风险，因为易感基因在受孕时就已经携带了突变。正常细胞开始进入致癌途径所需“步骤”较少。

此外，由于遗传突变从个体受孕初期就存在，身体的所有细胞都携带这种突变，这种突变称为体质突变。

尽管一些致癌基因与癌症的遗传易感性有关，但绝大多数涉及的都是肿瘤抑制基因。因此，我们将重点关注这些基因。

克努森（Kudson）模型假说解释了肿瘤抑制基因的机制

基因存在两个拷贝：一个来自母亲，另一个来自父亲。

克努森关于肿瘤发生的“二次突变”学说解释了肿瘤抑制基因的偶发突变和体质突变之间的差异（图25.1）。

从严格的遗传学角度来看，肿瘤抑制基因的突变必须涉及基因的两个拷贝，才能干扰基因的正常功能。

当某人的肿瘤抑制基因出现体质突变时，该基因的一个拷贝携带该突变，另一个基因拷贝正常。因此，“第一次突变”已经被遗传了。

“第二次突变”将导致第二个等位基因失活。一个体细胞突变（首先在单个细胞中）发生，导致杂合性的丧失。因此，该基因的功能将会丧失，首先是出现在单个细胞中，但也会出现在由该原生细胞进化的每个细胞中。

与一般人群相比，这些人患癌症的风险显著增加，因为导致“第二次突变”需要的步骤较少。

因此，从临床角度来看，携带肿瘤抑制基因遗传性突变的人患癌症的易感性被称为常染色体显性遗传。单个的遗传性错误基因拷贝就足以显著增加患某些癌症的风险，这取决于该基因。

在一般人群中，也会出现偶发的癌症。在偶发癌症病例中，这些基因的两个拷贝最初是正常的。然后，在一个细胞中必须发生两次“突变”。它需要更多的时间来累积那些最终可能导致肿瘤发生的体细胞突变。

对于携带肿瘤抑制基因的体质突变的人来说，灭活该基因需要的步骤会更少些。因此，该组人群中肿瘤的发生将是一个更有可能和更快的过程。因此，该组人群的癌症往往发生在

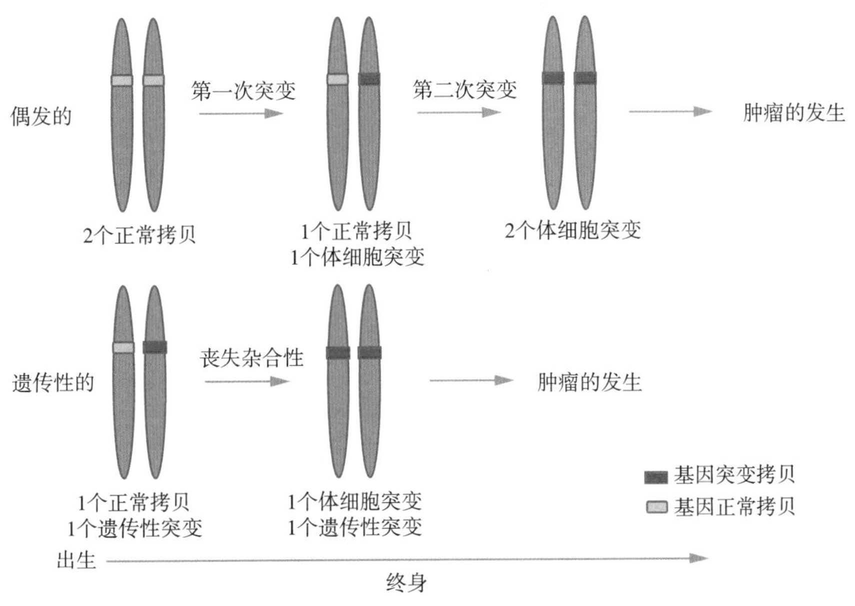

图25.1 克努森的“二次突变”假说涉及肿瘤抑制基因

生命的早期阶段。此外，由于体质突变存在于身体的每个细胞中，这也解释了为什么有癌症遗传倾向的人可能会患有多种肿瘤（例如，双侧乳腺癌更常见于携带*BRCA*基因突变的女性中，因为所有的乳腺组织细胞都携带这种突变）。

癌症易感基因突变的常染色体显性遗传模式最为常见

虽然存在常染色体隐性遗传，但遗传性易感基因的突变最常见的是常染色体显性遗传。这意味着当基因的两个拷贝中只有一个发生突变时，病情就会显现。患者的突变是杂合子。

总而言之，暴露于癌症风险的患者具有以下特点。

· 一个突变的基因拷贝。

· 一个正常的基因拷贝。

这一事实意味着三个关键性的影响。

· 突变的拷贝已被遗传（从父亲或母亲那里）。因此，父母中的一方应该也是突变的携带者。

· 如果父母中有一个是突变的携带者，所有的子女都有50%的机会共享突变。

· 被发现是突变携带者的患者有50%的机会将其遗传给每个孩子，无论是男孩还是女孩（图25.2）。

正如我们前面所述，这些突变是体质的。它们可以由女性和男性共同传承。这意味着卵

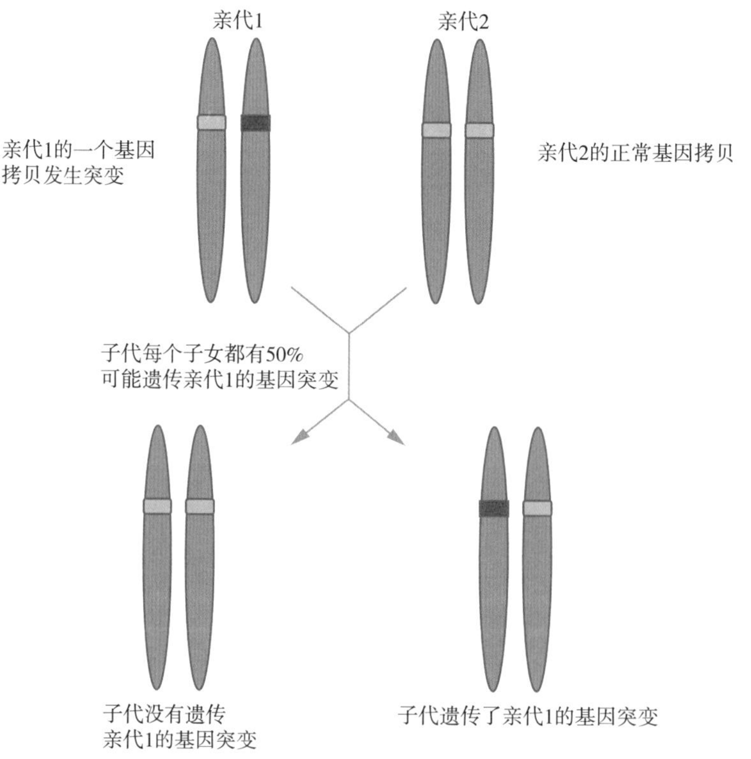

图25.2 癌症易感基因突变的常染色体显性遗传模式

子或精子可能携带突变（亲代1）。由于我们只将每个基因的两个拷贝中的一个传给下一代，所以精子和卵子要么携带突变的基因拷贝，要么携带正常的基因拷贝。由于非携带者的亲代（亲代2）将自动遗传一个正常的基因拷贝，因此受精卵有50%的机会携带突变。

癌症遗传评估和遗传咨询

癌症是一种常见的疾病，1/3的女性和1/2的男性会被诊断出患有癌症。衰老是增加患癌风险的主要因素，大多数癌症是偶然发生的。各种因素导致体细胞突变经年累月的累积。这些因素可以是内源性和/或外源性的。

对于任何特定类型的癌症。

· 发病年龄的中位数。

· 被诊断为这种类型癌症的患者在总人口中的比例（发病率）。

收集家族史和个人史的意义在于寻找一些似乎超出一般人群正常预期范围的迹象。

家族谱

先证者是指来这里进行咨询的人。先证者的癌症史必须与癌症的家族史结合起来，必须绘制一份精确的家族谱，收集至少三代的亲属。女性用圆圈表示，男性用方块表示；母系和父系的家族都必须被描绘出来。癌症诊断和发病年龄是此类文件中需要强调的重要特征，以便更容易弄清是否可以怀疑有癌症的遗传倾向。

在图25.3中，先证者用箭头标出。这位女士58岁，她在42岁时被诊断出患有乳腺癌。她有两个健康的女儿。她有一个健康的妹妹和一个健康的弟弟，还有健康的侄子、侄女。她的妹妹在45岁和48岁时被诊断出患有双侧乳腺癌，她的母亲在56岁时被诊断出患有卵巢癌，而她的祖母在45岁时被诊断出患有乳腺癌；父系家族没有人患有癌症。

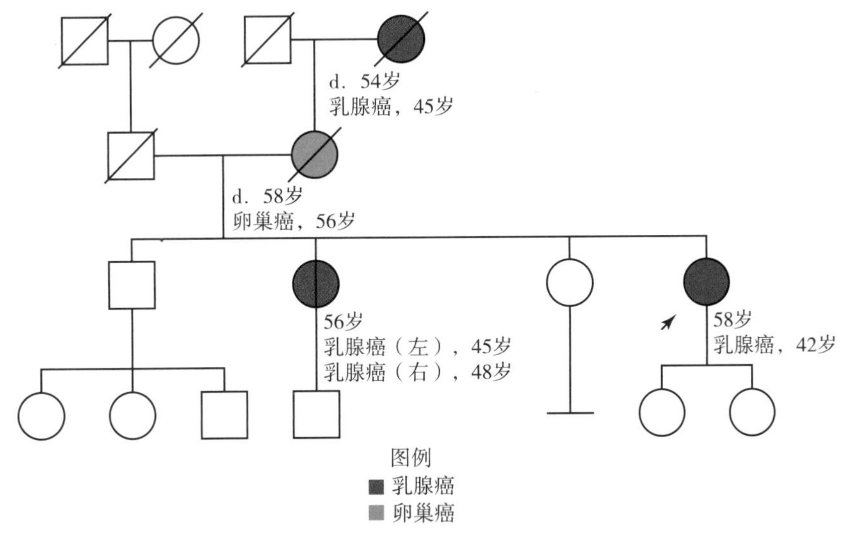

图25.3　乳腺癌家族谱

遗传评估

我们将以这个家谱为例，说明HBOC的遗传易感性。根据对个人和家族史的评估，一些特征将引起遗传咨询专业人员讨论家庭中的基因检测问题。

以下情况可能引起HBOC。

· 个人年轻时患有乳腺癌。

· 有“三阴性”乳腺癌（乳腺癌的一种特殊亚型）的个人病史。

· 个人有乳腺癌和卵巢癌病史。

· 双侧乳腺癌，第一个肿瘤发生在50岁之前。

· 近亲被专断患有乳腺癌和/或卵巢癌。

· 被诊断患有乳腺癌的男性。

· 连续几代患有乳腺癌和/或卵巢癌。

在上述家谱的例子中，一些特征提示有乳腺癌和卵巢癌的遗传易感性。

· 三代以上的近亲被诊断出乳腺癌和卵巢癌。

· 先证者的妹妹被诊断出双侧乳腺癌，两个肿瘤都是在50岁之前诊断出来的。

个人和家族史评估是为了能够提供基因检测的证据，以便于为患者和家属提供监测和预防肿瘤的医疗服务。这就是为什么检测的适应证范围最好能够大一些，而非严格限制。

向患者提供基因检测的建议可能因国家不同而不同，主要是基于国家的建议。

在一些国家，只要该领域的专业人员建议需要做基因检测，政府就会支付这些测试费用。在这种情况下，例如法国，会使用一些风险模型预测，如BOADICEA工具（法国“遗传学和癌症团体”检测标准）。BOADICEA（乳腺和卵巢疾病发病率分析和携带者估算法）由一种估计个体携带易患乳腺癌和卵巢癌突变的风险的算法组成。有关个人和家族史的数据被收集，包括乳腺癌/卵巢癌/前列腺癌和胰腺癌的发病年龄。所有的家族成员信息都必须输入程序进行编码，计算这些数据将评估先证者携带突变的概率，这在某些情况下可能有助于确定是否适合进行基因检测。

在其他一些情况下，测试将由私人保险公司支持，甚至完全由患者自费。

在瑞士，如果符合SAKK集团制定的检测标准（瑞士临床癌症研究集团），现行的强制性医疗保险制度将支付检测费用。

无论是否有风险模型计算工具，我们的想法是能够在适当或合理的情况下向先证者提供基因检测。测试标准总是有争议的，但我们希望可以为所有可能从这些检测结果中获益的患者提供基因检测，以便于能够实施推荐的管理办法。

测试：从目标测试到基因包测试

当基因检测是必要时，检测应该从有受影响的家庭开始。如果有的话，家庭中最年轻的患者将是提供基因检测的最佳人选。换句话说，这个人是最具信息量来解释家族谱的人。

如果发现了一个突变，那么就有可能向亲属提供预测性测试，以便能够弄清楚一个家庭中谁需要更深入的筛查，并让那些不具有突变的人放心，他们只具有一般人群的癌症风险。

在过去，癌症遗传学的基因检测只涉及一些特定的基因。例如，当个人和家族的癌症史诱发了乳腺癌和卵巢癌的遗传易感性时，只有两个基因，即*BRCA1*和*BRCA2*被检测。*BRCA1*和*BRCA2*分别于1990年和1994年在加州大学伯克利分校的玛丽-克莱尔·金（Mary-Claire King）实验室被发现。

*BRCA*基因编码的蛋白参与了一个名为同源重组（HR）的DNA修复过程。当某人携带*BRCA*突变时，所有细胞中遗传的*BRCA*突变是杂合的，该基因的一个拷贝正常，另一个拷贝异常。当一个细胞意外丢失了有功能的*BRCA*等位基因时，HR过程被破坏。一些改变性修复过程就会参与进来，但会导致更高机会的基因组不稳定性，从而增加了肿瘤发生的风险。这些基因的体质突变与乳腺癌和卵巢癌终身风险的显著增加有关。

尽管这两个基因的突变解释了大部分可能诱发乳腺癌遗传倾向的情况，但最近发现的一些基因也在进行检测。

最近几年，随着新一代测序技术的普及，可以同时检测多个基因，基因包检测在世界范围内得到广泛的应用。因此，更多的情况可以通过其他一些基因突变来解释。这将增加认知，并有可能随着时间的流逝而做出调整。

关于筛查的讨论：检测前的遗传咨询

遗传咨询是与先证者的全面讨论。它必须收集有关疑似病症的患者教育，以及解释基本的遗传学和遗传模式的概念。必须详细介绍检测对个人和家庭的影响。本讨论同时关注检测的特殊心理方面。总之，遗传咨询必须为患者提供足够的工具，让他能够就是否进行基因检测做出明智的决定。

对患者的教育首先要包括前面所说的基本的基因和遗传概念。然后，必须详细说明可能的检测结果和检测的意义。

可能的检测结果

基因筛查与任何普通的生物测试不同。如果说任何血液检测都会给出一个“在范围内”或“在范围外”的结果，那么基因筛查的结果比这个要复杂得多。而解释可能的检测结果是遗传咨询的挑战之一。

结果可能是阳性的。在这种情况下，样本中发现一个突变，它可以对患者的诊断做出解释，并且可以制定风险管理方案。此外，还可以对亲属进行有针对性的检测。

结果也可能是阴性的。在这种情况下，样本中没有发现突变。个人和家族病史并不能用检测结果来解释，也不会向亲属提供有针对性的筛查，将会根据家族病史来提供筛查建议。

也可以发现“意义不明的变异体（VUS）”。通过基因包检测，检测到这种变异体的可能性会变大。在这种情况下，实验室发现一个基因的变化，但对这个基因功能的影响尚不清楚：这可能会或不会影响基因功能。在大多数情况下，当变化随后被重新分类后，实验室结果被报给癌症遗传学服务部门，这样就可以告知患者了。在此之前，意义不明的变异体既不会用来建议改变患者的随访，也不会向亲属提供任何有针对性的筛查。

检测的意义

个人检测的意义

乳房监测和降低风险（RR）手术的可能性

检测前的遗传咨询必须描述检测的意义和限制，以便患者可以自由决定是否需要进行基因检测。目前我们倾向于做基因包检测，因为它的结果更加复杂和全面。基因检测前的咨询必须要有知情同意。

一些基因与癌症相关已经有一段时间了，而其他一些基因则是最近才被发现与癌症相关的。由于基因包检测近几年才开始普及，这就意味着我们必须在多年内收集信息，以增加这些基因在临床上的意义。当发现一个有害的体质突变时，它可能与高或中度的癌症风险有关，这取决于该基因。

让我们关注*BRCA1/2*基因。这些基因突变与女性患乳腺癌和卵巢癌有关。携带*BRCA2*基因突变的男性患前列腺癌的风险更高。在男性中也必须要提高对乳腺癌的认识。携带*BRCA*基因突变的女性有60%～80%的乳腺癌风险（普通人群的风险约为12%），而卵巢癌的风险上升到20%～40%（普通人群约为1%）。已经被诊断为乳腺癌的女性如果携带*BRCA*基因突变时，她的对侧乳腺癌患病风险也较高。

具有*BRCA2*基因突变的男性患有乳腺癌（8%∶0.05%）和前列腺癌（20%∶16%）的风险更高。

向患者提供筛查建议和降低手术风险。以下建议改编自NCCN指南（国家综合癌症网络）（表25.1、表25.2）。

表25.1　乳腺监测和降低风险（RR）手术的可能性

年龄	监测	降低风险（RR）的手术
25～30岁	每年一次的乳房MRI检查 每6个月进行一次临床触诊	选择双侧RR乳房切除的患者可以选择这种方式
从30岁开始	每年一次的乳房MRI检查 每年一次乳房X线检查和超声检查 每6个月进行一次临床触诊	

表25.2　卵巢癌预防措施

年龄	监测	减少风险的输卵管切除术（RRSO）
直到RRSO完成	每6个约进行一次盆腔超声检查 每6个月进行一次CA125血液检查	—
从35岁开始（无论如何，在生育完成之后）	—	双侧卵巢切除术

新的治疗方案和观点

对一些患者来说基因检测对癌症的治疗产生一些直接影响。PARP抑制剂治疗先证可用于*BRCA*基因检测为阳性的卵巢癌女性。

正如我们前面所说，有*BRCA*突变的细胞将不能用在HR DNA修复过程。一些与基因组不稳定性相关的替代性修复过程被细胞使用。

PARP（poly-ADP聚合酶I）是一种参与这些替代性DNA修复过程的酶。如前所述，在*BRCA*突变的患者中，替代性DNA修复过程增加基因组的不稳定性。如果向患者提供PARP抑制剂治疗，这些替代途径将不会被细胞所采纳。细胞中仍会出现DNA双链断裂，这将导致细胞凋亡。这种诱导过程被称为合成致死性。2005年有两项研究显示PARP抑制剂对*BRCA*缺陷的细胞有疗效。

随后的不同研究显示，PARP抑制剂治疗对诊断为卵巢癌的BRCA阳性患者有预期的益处。

因此，卵巢癌患者特别是高级别浆液性亚型的患者正在被转诊到癌症遗传学诊所，以确定他们的*BRCA*状态，以便提供治疗选择。

此外，正在进行的研究倾向于关注患有三阴性乳腺癌（不表达雌激素、孕激素和HER2受体的肿瘤）的*BRCA*基因患者，以便为他们提供靶向治疗。

家族意义

当一个家族中发现突变时，应该与家族成员共享信息，以便亲属可以决定是否要进行预测性检测。预测性检测是一种有针对性地检测。要么发现突变，要么排除突变。这样就可以为家族中需要的人提供适当的风险管理，并让那些没有患病风险的人放心。

检测的局限性

基因检测收集了一些重要的心理问题。这些心理问题是遗传咨询中非常重要的组成部分。基因检测的局限性以及优缺点必须要全面关注。

首先，患者必须认识到，基因检测结果不是简单的“是”或“不是”。

阳性的检测结果允许进入预测性医学领域。这必须是患者和团队之间的共同决策过程，才能组织更密集的随访或讨论手术方案。

其次，如果患者已经被诊断为癌症，阴性或无信息的检测结果可能更难理解。诊断结果并不能用基因检测结果来解释，许多其他因素可能在致癌过程中起到了作用。随着研究的继续，技术的进步可能使我们发现其他与疾病有关的基因。尽管如此，一些患者可能对基因检测结果期望过高。当没有发现基因突变时，一些人可能会感到沮丧，会问“我为什么会得癌症？”

最后，发现“意义不明的变体”对一些患者来说可能难以接受。

基因检测的优点和缺点

基因检测的优点

- 对突变的了解使医疗团队能够提供一些降低风险的选择。

· 基因检测结果可能使其他家庭成员受益：如果检测结果为阳性，子女、兄弟姐妹和父母有50%的机会分享该突变。一旦在一个家族中发现突变，亲属可以更容易地得到基因检测服务，因为检测是针对已经发生的突变。检测结果如果是阴性，可以缓解焦虑，如果是阳性，则有助于提供降低风险的策略。因此，基因检测将使风险合理化，并消除不确定性。

基因检测的缺点

· 阴性的基因检测结果可能给人一种错误的安全感。一些其他的基因或未知因素仍然可能增加癌症的风险。

· 基因检测结果呈阳性可能会给人带来压力。一些人可能需要寻找心理支持来处理焦虑。

· 患者可能很难与亲属分享他们携带突变基因的情况。对一个家族中基因突变的了解会扰乱家族成员之间的联系。有时，人们可能会觉得自己对突变的传承负有责任。那些基因检测结果为阴性的人也可能对那些不得不面对癌症高风险的人感到内疚。

· 由于基因检测结果是敏感的数据，它们必须受益于非常高的保密性保护。由于这些结果，存在歧视风险。

总之，肿瘤遗传学是护士必须了解的一个重要领域，以便能够回答癌症患者关于其家庭成员，特别是其子女的患癌症风险问题。如今，大多数肿瘤学都伴随有癌症遗传学，同时遗传咨询往往是治疗路径中的一部分。

（翻译：胡琰霞　校对：郑儒君）

参考文献

[1] Paul Broca Traité des tumeurs，1866.

[2] Familial Cancer Prevalence Spanning Eight Years：Family N. Henry T. Lynch，MD. Arch Intern Med. 1974；134（5）：931-938.

[3] Nagy R，Sweet K，Eng C. Highly penetrant hereditary cancer syndromes. Oncogene. 2004；23：6445-70.

[4] Biologie Moléculaire de la cellule，éditions DE BOECK.

[5] Genes VI，éditions DE BOECK.

[6] Chial et al. 2008.

[7] American Cancer Society. www.cancer.org.

[8] Antoniou AC，et al. The BOADICEA model of genetic susceptibility to breast and ovarian cancers：updates and extensions. Br J Cancer. 2008；98：1457-66.

[9] Chappuis PO，Bolliger B，Bürki N，Buser K，Heinimann K，Monnerat C，Morant R，Pagani O，Perey L，Rabaglio M，Sheila Unger on behalf of the Swiss Group for Clinical Cancer Research（SAKK）Network for Cancer Predisposition Testing and Counseling. Swiss guidelines for counseling and testing Genetic predisposition to breast and ovarian cancer；2017.

[10] Hall J，Lee M，Newman B，Morrow J，Anderson L，Huey B，King M. Linkage of early-onset familial breast cancer to chromosome 17q21. Science. 1990；250：1684-9.

[11] Strattot M. Identification of the breast cancer susceptibility gene BRCA2. Nature. 1995；378（6559）：

789-92.

[12] Kuchenbaecker KB, et al. Risks of breast, ovarian, and contralateral breast cancer for BRCA1 and BRCA2 mutation carriers. JAMA. 2017; 317: 2402.

[13] Ashworth A. A synthetic lethal therapeutic approach: poly (ADP) ribose polymerase inhibitors for the treatment of cancers deficient in DNA double-strand break repair. JCO. 2008; 26: 3785.

[14] Hall MJ, et al. Genetic testing for hereditary cancer predisposition: BRCA1/2, Lynch syndrome, and beyond. Gynecol Oncol. 2016; 140: 565.

[15] Robson ME, et al. American Society of Clinical Oncology policy statement update: genetic and genomic testing for cancer susceptibility. J Clin Oncol. 2015; 33: 3660.

[16] Hall MJ, Forman AD, Pilarski R, Wiesner G, Giri VN. Gene panel testing for inherited cancer risk. J Natl Compr Canc Netw. 2014; 12: 1339.

[17] Richards S, et al. Standards and guidelines for the interpretation of sequence variants: a joint consensus recommendation of the American College of Medical Genetics and Genomics and the Association for Molecular Pathology. Genet Med. 2015; 17: 405.

[18] Van El CG, et al. Whole-genome sequencing in health care. Recommendations of the European Society of Human Genetics. Eur J Hum Genet. 2013; 21: 580-4.

[19] Ayme S, Gribaldo L, Matthijs G, Borry P. European workshop on genetic testing offer in Europe; 2013. https: //doi.org/10.2788/77188.

[20] Kalia SS, et al. Recommendations for reporting of secondary findings in clinical exome and genome sequencing, 2016 update (ACMG SFv2.0): a policy statement of the American College of Medical Genetics and Genomics. Genet Med. 2017; 19 (2): 249-255. https: //doi.org/10.1038/gim.2016.190.

[21] Farmer H, McGabe N, Lord CJ, et al. Targeting the DNA repair defect in BRCA mutant cells as a therapeutic strategy. Nature. 2005.

[22] Bryant HE, Schultz N, Thomas HD, et al. Specific killing of BRCA2-deficient tumours with inhibitors of poly (ADP-ribose) polymérase. Nature. 2005.

[23] Fong PC, Boss DS, Yap TA, et al. Inhibition of poly (ADP-ribose) polymerase in tumors from BRCA mutation carriers. N Engl J Med. 2009.

[24] Audeh W, Carmichael J, Penson RT, et al. Oral poly (ADP-ribose) polymerase inhibitor olaparib in patients with BRCA1 or BRCA2 mutations and recurrent ovarian cancer: a proof-ofconcept trial. Lancet. 2010.

[25] O'Shaughnessy J, Osborne C, Pippen JE, et al. Iniparib plus chemotherapy in metastatic triplenegative breast cancer. N Engl J Med. 2011; 364 (3): 205-14.

[26] Foster C, Watson M, Eeles R, Eccles D, Ashley S, Davidson R, ... Psychosocial Study Collaborators 11. Predictive genetic testing for BRCA1/2 in a UK clinical cohort: three-year follow-up. Br J Cancer. 2007; 96 (5): 718-24. https: //doi.org/10.1038/sj.bjc.6603610.

第二十六章　初级保健中的肿瘤学

玛丽亚·戈雷蒂·达罗查·罗德里格斯（Maria Goreti da Rocha Rodrigues）和德尔芬·莱索因（Delphine Lesoin）

摘　要

本章介绍了初级保健和初级护理的一般概念和目的。本章的重点是沿着人的整个健康路径，护理和健康促进在肿瘤学领域里中的作用。

本章特别关注家庭环境中的肿瘤护理，描述了儿童、青少年和老年人的针对性护理方法。姑息治疗也与初级卫生保健有关。

本章可能对护理领域的学生、肿瘤学领域的护理人员、家庭护理或初级卫生保健领域的护理人员有所帮助。

关键词

初级护理；肿瘤护理；幸存者；家庭环境；姑息治疗

初级卫生保健

1978年，在通过《阿拉木图宣言》和2000年全民健康战略后，初级保健成为世界卫生组织的关键主题之一。初级保健包括以人口需求为中心的基本卫生保健，它被认为是所有卫生系统的基石。它可以通过提供普遍获得的医疗保健服务改善大众健康状况，有助于降低医疗费用和减少全球卫生保健方面的不平等现象。它涉及在面向社会公正的发展框架内对健康保健方面公平的承诺。

初级保健包括更广泛地获得所需服务和高质量护理。特别是当它适用于每个人时，更加强调早期预防和早期治疗。其理念是通过更好地满足大众的需求来促进健康，进而调整卫生服务的方向。促进健康是一项以大众为基础的全球干预战略。它的目的是减少对专家的不适当求助，并采用交叉的保健方法。初级保健会产生更好的健康结果，而且事实证明是比较经济的。它改善了患者的体验，而且受众是整个大众人群。

这种健康保健需要让所有人都能获得，应该要靠近他们的居住地，而且应该支持接受治疗的人的自我责任感。重点是要保障整个护理过程中的质量和连续性，同时确保个性化的护理过程和“有效”护理。

初级保健需求的增加源于人口老龄化、慢性病的增加、治疗及其监测的复杂性，以及医学技术的进步。

初级保健的作用在肿瘤学中尤为重要。在瑞士，每年大约有42 000例新诊断的癌症病例。将近1/2的男性和2/5的女性在一生中会患有癌症。自20世纪80年代初以来新病例略有增加，而死于癌症的人数却在下降。越来越多的癌症患者存活下来，他们最终会有其他的并发症，需要进行特定的随访。由于生存率的提高导致患病率的增加，初级保健对于解决癌前病变和降低其患病率非常重要。

鉴于人口结构的变化、医疗费用的增加，护理门诊的发展、住院时间的减少以及病理和治疗的复杂性，初级保健已成为不可或缺的重要内容。2014年启动了一项国家抗癌战略，持续到2020年。它确定了主要的方向、行动领域和相关的活动。主要方向的目标是协调、质量和创新。行动领域涉及预防、筛查、治疗和随访（患者治疗路径，健康服务和技能），以及研究和数据方面。最后，相关活动包括沟通、知识应用、与其他策略的协调以及肿瘤社区的建立。

初级护理：初级卫生保健中的护理工作

护士是卫生系统变革的推动者。初级护理是一种提供自主护理的模式，它以证据为基础，由护士完成治疗性护理，重点是跨学科的协作和持续护理的责任分担。它有四个决定因素，护士与患者建立关系并分享决策过程、为实现最佳护理和资源分配而进行的工作、与健康团队的沟通以及领导力。

在医院或护理机构中，对患者的护理都是由指定的护士负责，贯穿患者的整个住院过程。这包括对患者及其家属承担护理、计划和实施，以及计划将这一任务委托给其他卫生专业人员。

采用这种方法的患者已经有了积极的效果，对所接受的护理感到满意。这有利于更好的护患关系，更好的信息传递，更强的社会心理支持，促进了护理的协调和连续性，以及患者参与决策过程和护理方案的选择。

这种以患者为中心的方法的另一个效果是，它支持护士的专业精神、自主性的发展和参与决策过程。对护理人员也有积极的影响，体现在缺勤率和离职率的下降，以及护理质量的提高。对所有的医疗机构来说，这些效果导致了他们的成本下降。

肿瘤学护理和初级保健

肿瘤初级保健护士的专业远景是促进健康。现有的模式可以提供一个有用的工作架构，其中关键因素是社区预防策略。这些方法是以人口为基础，因为它们考虑了健康的社会决定因素。其核心是从生活轨迹看，个体的行为与亲密关系的决定因素相一致，从而将与患者的关系放在首位。对于一个整体的方法，护士需要有一定的能力，即良好的沟通能力和共情能力。通过人际沟通技巧建立人际关系技能，它们通过支持被护理者行为的改变，以鼓励促进健康的生活方式。

在预防肿瘤方面，一级预防的目的是避免风险因素和已知的致病因素，以及增加保护因素，以预防疾病的发生。在二级预防中，护理的重点是对高危人群的早期发现。最后，三级预防的重点是协助已患肿瘤的个人处理长期影响。

初级护理在肿瘤学领域的作用还包括促进患者的决策和自我决定。患者能够做出决定需要护士在整个随访过程中与患者建立一种良好的治疗关系。护士的作用是在多学科团队中维护患者的利益和愿望，他们负责协调和管理计划及护理过程。因此，有效的沟通和明确的责任分配是非常重要的。

幸存者

对癌症幸存者的初级保健是抗癌护理工作的重点。幸存者是指从确诊之时起，以及此后，癌症伴随整个余生，直到生命结束。这一人群特别容易遭受治疗的延迟效应，以及复发或新的癌症发生。因此，护理工作包括预防延迟效应，检测和监测复发或新癌症的出现。还需要通过对家庭成员的筛查和监测来更广泛地进行预防。

以监测癌症复发为重点的传统治疗方法已经扩大到更多地考虑患者的健康和康复。护理工作包括评估、识别、监测和癌症干预后的结局，以及对生活质量有影响的治疗。治疗可以引发广泛的不良反应，其后果可能对患者和他们的家庭成员产生生理的、心理的、社会的以及经济的影响。对这些后果进行有效的管理是至关重要的。在生理方面，治疗过程中对正常组织的一些损伤是不可避免的，而对生活质量的影响也因治疗类型而异。虽然有些治疗的影响可能是相对短期的，但对一些患者来说，治疗后的问题可能会持续存在并成为长期问题。

医疗专业人员需要确保对心理－社会、生理、精神和经济影响进行监测和管理。患者可能生活在对复发的恐惧中，或存在焦虑、抑郁或自尊心下降。

注意通过向癌症患者及其家人传授健康行为来促进健康。最后，为了确保护理的连续性，要做好参与肿瘤初级护理的各专业卫生人员之间的协调。

初级保健护士需要参与到整个连续的护理过程中，以便于作为幸存者的一种资源。重点需要放在更好地整合初级护理上，以确保患者得到连续的照护和支持，目的是提高生活质量。这也包括考虑到疾病对其家人、朋友和照顾者的影响。这种经历伴随着“新旅程”中的特殊需求——生存需求。从心理学的角度来看，这些人可能会超负荷工作，他们的人际关系也会发生变化。

存在性痛苦是患者经常表达的问题，一方面，除了他们自己的经历外，他们可能还肩负着他们所爱的人的经历，这增加了他们的负担。一些患者发现他们自己向他们的亲属提供情感支持，而不是接受这种支持。初级卫生保健可以通过关注家庭成员并确保他们也得到后续护理，来帮助支持患者和减轻这种负担，这种方法使幸存者得到支持。它允许他们在家庭环境中再次找到自己作为父母或配偶的角色，一方面加强他们对认可的需求，另一方面支持家庭进行新的组合。

经历过癌症的人面临着不得不为重新建立与患病前不一样的生活而战斗。与疾病复发相关的不确定性、对家庭动态的影响以及定期检查的负担会导致一些非常困难的生活环境。一些患者发现自己的家庭状况不稳定，他们面临着社会的不公正，因此他们必须要处理特别烦琐的行政程序。对一些患者来说，重新回到以前的工作岗位或者获得一个全职职位，将是困难的或是难以想象的，随之而来的是社会疏远的风险。他们要为了能够重新融入职业和社会而进行斗争。因此，照顾者可以在支持患者重新融入社会方法发挥关键作用，以帮助他们找到一个合适的社会融合，以避免被排斥。

不同的合作模式

建议使用护患共同参与护理模式来提供肿瘤领域的持续护理，并确保治疗计划和个性化的随访。目前有几种模式，如“护士主导模式”或“共享护理模式”。此外，还出现了特定的护理角色，如“领航员”或“核心”的角色。

领航员角色/核心角色

核心护士的参与是肿瘤学的一个新趋势。核心护士的概念始于20世纪90年代初的美国，其目的是通过延缓随访期的治疗和消除由于贫困而遇到的癌症护理障碍，从而改善癌症筛查的可及性。鉴于地理位置和专家的可及性问题，这一概念很快扩展到新斯科舍省。

词语“主根”是“核心”一词的基础，它真正定义了核心护士的角色特征。这可以想象为患者是根，他们整合了所有的护理结局。核心护士是一个联络人，从诊断初起，与跨学科团队成员合作，确保在整个护理轨迹中，在科室和设施之间持续提供个性化的护理。他们发挥临床领导能力，他们具有在团队中有效工作的人际关系技能，从而确保专业知识的共享和护理的协调。他们为所有的医疗工作者提供了一条“共同的线索”，涉及患者的福祉、生活质量和生活项目。他们利用研究结果和专家的建议，进行循证实践。

在加拿大的卫生保健系统中，这一角色也用“导航”一词来描述。

护士在肿瘤学中的更广泛的作用

然而，并不是所有的癌症护理机构都能从明确界定的“初级护理”角色中系统地受益，如核心护士或导航员的角色。因此，护士在肿瘤学中的作用被扩大了。其核心是评估患者的需求、教育、症状的管理和支持性护理。他们在抗肿瘤药物的管理方面发挥着重要的作用，同时他们还负责计算药物的剂量和安全处理药物。他们的任务还包括评估实验室结果，管理静脉通路，以及持续和深入的随访，以治疗潜在的不良反应或药物相互作用。

鉴于治疗方法的进步和治疗方案复杂性的增加，从事肿瘤学工作的护士需要扩大他们的基础知识，包括治疗方法和新技术，以及采用新的指导方针和实践标准。手术、化疗和放疗是治疗癌症的主要方法。然而，科学和技术的进步催生了新的治疗方法。因此，近年来，免疫疗法已成为某些类型癌症的一种选择，特别是黑色素瘤。其目的是刺激免疫系统来攻击癌细胞。目前，日内瓦大学医院正在进行这方面的创新研究，特别是在胶质瘤治疗方面以及与其他疗法（如化疗）的结合方面。免疫治疗会出现与其他疗法不同的不良反应。患者可能会出现呼吸困难，胃肠道功能改变，可伴有腹泻或胃部疼痛。皮疹暴发会导致瘙痒。还可能对肝脏、内分泌、神经、肾脏系统或眼产生不利影响。卫生专业人员需要意识到对治疗结束后可能持续很长时间的症状进行随访和管理的重要性。需要注意不同等级的毒性，加强监测以及早期发现可能的病情恶化。治疗需要有针对性，同时要考虑到各种参数和因此提供的相关专业干预措施。鉴于该领域的不断发展，如果护士的干预措施建立在循证护理的基础上，并且能够向患者解释，那么护士的持续培训是至关重要的。

家庭环境

新技术的应用和基于药物的治疗、住院时间的缩短、住院治疗转向门诊治疗，以及与癌症相关的慢性病的产生，都要求对以家庭护理为中心的治疗进行新的调整。家庭环境是进入社会卫生保健系统的途径之一。家庭卫生保健涵盖了一个广泛的活动领域，并允许进行全面的治疗，可以确保长期的连续性和监测，允许早期支持和诊断癌症患者的健康状况的变化。

全面的方法需要考虑到生活史和家庭动态。家庭成员的善意包容和替代也是家庭护理目标之一。癌症对家庭的影响是很大的，因为癌症对家庭系统有影响，对配偶和/或家庭其他成员也有潜在的负面作用。探讨家庭在整个癌症疾病和癌症存活过程中的需求，并确定应对机制是非常重要的。事实上，25%～35%的照顾者会出现情绪困扰的症状，其次是抑郁症（15%）。

初级保健完全符合促进健康的战略，同时有助于在患者居住区范围内提供持续护理服务。事实上，国家抗癌战略方案强调综合治疗，将患者放在中心位置，包括护理、康复、社会心理、肿瘤心理和姑息治疗方面。需要确保合作和跨学科的协调。这种治疗方法允许“划定”肿瘤护理的轨迹，目的是优先满足患者的生活质量。这种变化使初级保健成为我们卫生系统的核心，它保证了对患者及其家属的有效护理。

在未来的几年里，家庭的挑战将变得更加复杂。由于慢性病的增加，将需要增加生存护理，以及越来越复杂的护理。因此，提供得初级保健必须变得多样化，以满足人口不断增加的需求，并考虑参与者的特殊性而做出个性化调整。特定的治疗将越来越多的在家里进行。因此，发展生存护理方面的技能显得尤为重要，以确保提供一个与患者生活轨迹相一致的护理方案。家庭护理护士与医疗中心的肿瘤科医生、肿瘤科护士和药剂师合作，将在家中为患者提供肿瘤服务，特别是化疗的实施。家庭化疗护理应该像在医疗机构接受的护理一样有效和安全，而家庭护理护士的持续培训对于提供安全和有效的护理是非常必要的。

对于初级保健来说，“家”是一个首选地点，也是需求评估的重要来源。因此，根据每个人的福祉和价值观，优先考虑生存护理是至关重要的。作为照护者这一角色将是未来几年人口群体统计学和政治挑战的核心。因此，改进护理模式和工具，以及跨专业合作，对于促进肿瘤学专业护理的整合，从而保持各医院和门诊护理之间的护理连续性至关重要。

儿童和青少年家庭护理的特点

在瑞士，每年约有205名14岁或以下的儿童罹患癌症，其中约有27人死于癌症。鉴于生存率的提高、治疗时间的延长、多学科方法和治疗时间的缩短，家庭初级保健在儿科肿瘤学中迎来了新的问题和挑战。家庭网络正在不断发展，成为支持和亲密关系的积极伙伴。照顾患有癌症的孩子会给父母带来很大的压力，这可能会削弱家庭的凝聚力，并在整个治疗过程中由于疾病不可预见的病情变化而产生不平衡的现象。这一时期，注意孩子的生活质量是至关重要的。住院后，出院回家可能对于患者和家属来说是相当焦虑、不确定和孤独的。有些父母不了解现有的网络支持。因此，儿童和父母的整体治疗对于护理来说是至关重要的，尽管其他因素也同样具有决定性意义，例如建立伙伴关系，发展最佳的跨学科合作（医院-家庭），以及加强卫生系统的资源建设（临时照护机构、组织等）。

伙伴关系、联盟和信任是儿童疾病的重要概念。在卫生保健专业人员的眼里，家庭中所有这些因素都会发挥作用，从而破坏整个家庭结构和凝聚力。家庭所有的成员都受到儿童疾病的影响，确定他们的需求是护理的目标和战略的一部分。这包括减少与疾病的日常管理有关的负担，维持或加强家庭纽带，促进决策的分享，以及提高安全感。一个组织良好、气氛平静和自信的家庭护理访问，会使家庭成员感到安全和放松。通过加强家庭生活和促进健康，强调了家庭初级保健的重要性。然而，这种家庭护理的提供需要与医院的护理相配合。护理的用物准备和时间安排应与家庭、家庭护理单位和儿科单位共同讨论和决定，同时要特别关注家庭中每个成员的需求和条件。

所有这些问题都会对家庭护理产生影响。儿科肿瘤学为护理方式的改变提供基础。癌症患儿的具体治疗需要提高直系亲属的具体认识和日常调整。

虽然可以保证每个患儿可以获得公平的护理，但儿科初级保健机构的跨学科合作仍然是一个薄弱环节，这也是实现高质量家庭护理的主要问题之一。

老年人家庭护理的特点

超过90%的80～84岁的老人独自生活，其中48%的老人在家里接受帮助和护理。大约46%的癌症患者是70岁以上的老人。由于治疗方法、潜在的并发症和影响疾病进展的合并症，对老年患者的肿瘤治疗是不同的。肿瘤学评估允许对受癌症折磨的老年患者进行个体化治疗，并考虑到许多因素，如预期寿命、合并症、认知功能和社会环境。它不是以同样的方式治疗整个人群，而是通过多学科的方法，以高度个性化的方式进行治疗，从而提供一个个体化的肿瘤治疗方式。

这一人群的初级保健中一个重要概念就是虚弱。肿瘤会破坏家庭的平衡，可能会导致生命的终结。一旦发病，虚弱就会成为感染急性疾病的额外风险因素，需要求助于医疗机构，并可能导致生存率下降。事实上，一些因素，如功能衰退、合并症和老年综合征都与预期寿命的减少有关。肿瘤学评估考虑到了这一个人群的异质性，它是个性化护理的一个决定性因素，包括抗癌治疗、支持性护理、对症治疗和临终关怀。由于近年来预期寿命的变化，老年人群具有很大的异质性。初级保健和支持性护理再次成为核心考虑因素：为老人提供居家医疗，个体化的肿瘤治疗或一些对症治疗，同时充分考虑到老年人的健康状况，这是至关重要的。对老年人及其亲属采用跨学科的方法，可以确认他们的特定的愿望，预测风险因素和可能的副作用，确定资源和方法，以及制定个体化护理计划，将有助于提升舒适度和生活质量，同时尽可能地提供各种支持，使他们可以居家护理。

姑息治疗和初级保健

初级保健在为患者提供有效的姑息治疗方面具有优势地位和巨大潜力。事实上，初级卫生保健专业人员可以在疾病的早期就与患有严重进展性疾病的患者接触。一旦患者被确诊为晚期癌症，在治疗过程中早期引入姑息治疗是非常重要的。它强调缓解由于疾病严重性而产生的疼痛、症状和压力，主要目的是改善患者的生活质量，直到他们生命的终点，同时确保他们的家人得到适当的支持。干预措施可以解决生理、社会、心理和精神方面的需求，从而确保接受姑息治疗的个人的生活质量。对于晚期癌症，个人意识到疾病对他们的生命构成威胁。死亡的来临似乎是不可避免的，尽管时间无法准确确定。这种经历对个人甚至他们的亲人来说都是一种负担，它包括许多心理和生存方面的问题。对患者来说，这些问题有时比处理他们的疼痛或其他生理症状更为重要。面对这个不稳定的生命阶段，最重要的是护理要与个人的价值观、需求和爱好保持一致。在初级卫生保健工作中，可以以患者的需要为中心进行跨学科的沟通和合作。护理的协调可以让患者选择他们希望结束的地点，并允许在生命结束时保有尊严。确保生命末期的尊严需要考虑到某些环节，如缓解症状，减少侵入性操作，完成个人愿望，保持自主性，以及在生命的最后阶段巩固与爱人的关系。对于生命终末期的建议是尊重患者的权利、他们的自主权和他们的需求，同时要支持他们居家治疗，避免不必要的住院。理想情况下，提供护理的地方是医生办公室、药房、养老院或他们的居住地。重要的是，国家应支持临终关怀，确保提供有效的资源，包括卫生和社会系统。

对于生命终末期的居家护理预见性很重要。根据肿瘤病史和患者的病情发展需要提供个体化的姑息治疗，并且要随着时间的推移不断地对患者的需求进行评估。为了满足护理目标和处理某些复杂的情况，例如，症状无法缓解时，有必要在家中利用所有可获得的资源构建一个移动的、多学科的姑息治疗网络。优化该网络和发挥其全部能力的主要目的是通过确保患者及其家属的舒适和福祉来改善生命末期的生活质量，直到他们生命结束。

采用家庭护理，首先可以通过告知患者及其家属所有可以在家中提供的护理和支持的选择来实现。特别是应提供有关疼痛或任何其他症状的治疗、预先指示、姑息关怀网络资源、相关的合作组织以及支持资源的信息。首先要对患者的个人需求进行筛选，找出与生命末期有关的个人愿望。然而，保留自主权是最基本的需求。家庭成员是这一过程中不可或缺的一部分，他们共同解决人生这一阶段的问题。所有参与者的共同目标是确保高质量的临终体验。这一阶段的干预将成为提供和支持知情决策过程的共同点。

当有一个由专业人员和家庭成员组成的稳定网络来支持整个生命末期项目时，居家姑息治疗是可以实现的。这也就可以对危机或紧急情况进行管理，开具镇痛药处方，为患者、家庭成员或专业人员联系医生。这样一个组织需要对所有的家庭护理参与者进行最佳的协调，以及对患者和他们的亲人进行全面和个性化的治疗，以创造一个安全的环境，从而满足人们对在家死亡的共同愿望。初级卫生保健的优势在于，一旦在患者的肿瘤初期开始实施的话，它就成为一种资源。对家庭结构、患者的生活史和护理路径的了解是引入姑息治疗的基础，可以使护理工作持续到生命的终结。

结论与挑战

肿瘤学的初级护理还没有系统地提供居于医院和家庭之间的长期护理，并从监测的角度来获得最佳的健康结局。新的护理模式需要能够应对未来的挑战。可以开发共享健康中心和由护士管理的健康中心模式，以促进护理的安全性、质量提升和连续性。重点需要放在与其他卫生专业人员合作的护理上。区分和承认每个专业的贡献和专长是必要的，同时要有跨专业交流的技能。这种以患者为中心的合作，既可以体现初级保健的人类价值，也可以保障护理团队的福祉。需要对干预措施进行测试，以确定哪种模式可以产生以癌症患者和家属为中心的最佳效果，并提供最佳的协调护理。

肿瘤护理的挑战将包括众多的护理内容，无论是预防还是治疗，在与被诊断为癌症的患者以及处于缓解期和/或存活期的患者的关系或协调方面，都要达到目标。为了应对这些挑战，在复杂的护理方面，对护理人员的持续培训是必不可少的，建立以患者和家属为中心的护理理念，以促进对癌症患者的高质量护理。

（翻译：胡琰霞　校对：郑儒君）

参考文献

[1] World Health Organization. Health systems: principled integrated care: WHO; 2013. Available from http://www.who.int/whr/2003/chapter7/en/.

[2] Freeman HP. Poverty, culture, and social injustice: determinants of cancer disparities. CA Cancer J Clin. 2004; 54 (2): 72-7.

[3] Price D, Baker E, Golden B, Hannam R. Groupes de soins: un nouveau modèle de soins primaires à la population de l'Ontorio 2015. Available from http://www.health.gov.on.ca/fr/common/ministry/publications/reports/primary_care/primary_care_price_report.pdf.

[4] Rubin G, Berendsen A, Crawford SM, Dommett R, Earle C, Emery J, et al. The expanding role of primary care in cancer control. Lancet Oncol. 2015; 16 (12): 1231-72.

[5] Federal Statistical Office. Cancer. 2018. Retrieved from https://www.bfs.admin.ch/bfs/en/home/statistics/health/state-health/diseases/cancer.html.

[6] Stratégie nationale contre le cancer. Confédération Suisse. Poursuite de la stratégie nationale contre le cancer 2017-2020. Ligue suisse contre le cancer. 2017. Retrieved from https://www.snc-strategiecancer.ch/.

[7] Mattila E, Pitkänen A, Alanen S, Leino K, Luojous K, et al. The effects of the primary nursing care model: a systematic review. J Nurs Care. 2014; 3: 205.

[8] McIlfatrick S, Keeney S, McKenna H, McCarley N, McIlwee G. Exploring the actual and potential role of the primary care nurse in the prevention of cancer: a mixed methods study. Eur J Cancer Care (Engl). 2014; 23 (3): 288-99.

[9] Koloroutis M, Dingman S, Kelling G, Mischo-Kelling M. Beziehungsbasierte Pflege: ein Modell zur Veränderung der Pflegepraxis. Bern: Huber; 2011. 230 S. p.

[10] Given BA. Primary and oncology care: can we coordinate the care? Cancer Nurs. 2012; 35 (5): 325-6.

[11] IOM（Institute of Medicine）. Delivering high-quality cancer care：charting a new course for a system in crisis. Washington，DC：The National Academies Press；2013.

[12] Weaver LC，Jessup A，Mayer DK. Cancer survivorship care：implications for primary care advanced practice nurses. Nurse Pract. 2013；38（11）：1-11.

[13] Sisler J，Chaput G，Sussman J，Ozokwelu E. Follow-up after treatment for breast cancer：practical guide to survivorship care for family physicians. Can Fam Physician. 2016；62（10）：805-11.

[14] Hall S，Gray N，Browne S，Ziebland S，Campbell NC. A qualitative exploration of the role of primary care in supporting colorectal cancer patients. Support Care Cancer. 2012；20（12）：3071-8.

[15] Journée suisse contre le cancer. Cancer：les enjeux humains et sociétaux du progrès. Genève：HUG；2018.

[16] Thorne S，Truant T. Les intervenants pivots solutionneront-ils le problème? Les soins infirmiers en oncologie en transition. Can Oncol Nurs J. 2010；20（3）：122-8.

[17] Jeyathevan G，Lemonde M，Cooper Brathwaite A. Rôle des infirmières pivots en oncologie pour assurer la continuité des soins offerts aux adultes durant la phase diagnostique du cancer du poumon. Can Oncol Nurs J. 2017；27（1）：81-7.

[18] Quinn A. Expanding the role of the oncology nurse. Biomed Imaging Interv J. 2008；4（3）：e34.

[19] Champiat S，Soria J-C. New treatments in immuno-oncology：a revolution and a formidable scientific and clinical challenge. Med Sci（Paris）. 2017；33：563-4.

[20] Puzanov I，Diab A，Abdallah K，Bingham CO 3rd，Brogdon C，Dadu R，et al. Managing toxicities associated with immune checkpoint inhibitors：consensus recommendations from the Society for Immunotherapy of Cancer（SITC）Toxicity Management Working Group. J Immunother Cancer. 2017；5（1）：95.

[21] Chavis-Parker P. Safe chemotherapy in the home environment. Home Healthc Now. 2015；33（5）：246-51；quiz 52-3.

[22] Federal Statistical Office. Cancer swiss confederation 2018. Available from https：//www.bfs.admin.ch/bfs/en/home/statistics/health/state-health/diseases/cancer.html.

[23] Castor C，Landgren K，Hansson H，Kristensson Hallstrom I. A possibility for strengthening family life and health：family members' lived experience when a sick child receives home care in Sweden. Health Soc Care Community. 2018；26（2）：224-31.

[24] Di Silvestro K，Pautex S，Pugliesi A. Cancer and aging：an epidemiological fact. Rev Med Suisse. 2011；7（296）：1149-50，52-3.

[25] Moriceau M，Weber C. Cancer in the elderly：onco-geriatric approach and screening of frail individuals to enhance the quality of care. Revue internationale de soins palliatifs. 2007；22（2）：49-55.

[26] European Association for palliative care. Toolkit for the development of palliative care in the community. www.eapcnet.eu.2014. Available from http：//www.eapcnet.eu/LinkClick.aspx?fileticket=QDeFwspXKhA%3D.

[27] Institute of Medicine. Delivering high-quality cancer care：charting a new course for a system in crisis. 2013. Available from http：//www.iom.edu/～/media/Files/Report Files/2013/QualityCancer-Care/qualitycancercare_slides2.pdf.

[28] Da Rocha Rodrigues MG，Gaillard Desmedt S. Coping strategies in cancer patients. In：Cox CL，Zumstein-Shaha M，editors. A theory of cancer care in healthcare systems. Routledge Research in

Nursing and Midwifery. New York: Routledge; 2018.

[29] Jaiswal R, Alici Y, Breitbart W. A comprehensive review of palliative care in patients with cancer. Int Rev Psychiatry. 2014; 26 (1): 87-101.

[30] Guo Q, Jacelon CS. An integrative review of dignity in end-of-life care. Palliat Med. 2014; 28: 931-40.

[31] Cooper JM, Loeb SJ, Smith CA. The primary care nurse practitioner and cancer survivorship care. J Am Acad Nurse Pract. 2010; 22 (8): 394-402.

[32] Samuelson M, Herzig L, Widmer D. Future of interprofessional primary care in time of crisis. Rev Med Suisse. 2012; 8 (364): 2254, 6-9.

第二十七章　电子健康，电子患者

亚当·莫尔斯（Adam Morse），陈瑞安（Ryan Chan），理查德·布斯（Richard Booth）

摘　要

近二十年，护理专业经历了一系列技术进步，以提高患者安全性、促进实践和专业发展。随着患者和各种组织不断使用新技术实现健康目的，医疗保健提供者必须更深入地了解与电子健康（eHealth）和信息技术相关的各种要素。因此，本章将讨论一系列与电子健康和健康技术相关的各种概念（如电子健康、电子病历、远程医疗和电子患者）。还将讨论电子健康的消费者应用、与电子健康相关的健康素养的影响以及技术应用在专业发展方面的引领作用。

关键词

电子健康；信息学；护理；患者；电子医疗记录；电子健康记录

了解信息学

近二十年，商业、制造业和通信业等很多学科都见证了电子信息技术的快速发展。在医疗保健领域，信息技术传播的发展也在很多方面产生了重大影响。从移动电话、视频会议、电子医疗记录和其他为患者提供即时护理技术来看，信息技术正在快速改变护理行业并以各种不同的方式影响着护士的角色。尽管已经取得了巨大进步，但医疗保健系统作为一个整体，在各种信息技术的采纳和应用方面相对缓慢。尽管这种缓慢与很多因素有关，但这一主题已成为许多护理研究人员和学者的重要研究领域。此外，鉴于互联网和相关技术在社会各个方面的广泛传播，了解与电子健康（eHealth）和信息技术在医疗保健中应用的各种因素是护士的一个重要课题。

电子健康

电子健康和信息学这两个术语在医疗保健中经常提及，用于描述传输、管理和规划医疗保健的各种类型的技术、流程或创新。可能包括了各种电子记录系统的应用、可穿戴身体传感器技术，以及任何其他涉及数据收集的技术。在很多医疗保健环境中这两个术语是同义词，本章将使用电子健康作为主要术语，以指代医疗保健活动中存在的一系列信息和通信技术。

从历史上看，"电子健康"一词起源于20世纪90年代，作为流行的电子术语标签时期的产物，常应用于各种行业活动中（如电子课堂、电子银行、电子商务）。关于电子健康的定义仍存在较大争议，欧（Oh）等建议电子健康的定义是涉及医疗保健实践或流程中的所有形式的通信技术。此外，其他学者扩展了电子健康的定义，建议它的定义要包括通过信息和通信技术协助本地、区域和全球医疗保健的网络系统建设有关的思维流派和行动方案。有些学者扩展了电子健康的定义，建议在开发新模型时改变其定义，以使用户将该技术视为客户和从业者之间收集、监测、利用和交流信息的手段。

艾森巴赫（Eysenbach）认为电子健康包括10个不同的、相互关联的维度（表27.1）。简单地说，电子健康是使用电子和信息技术以医疗保健为目的收集、分析和传播信息。

表27.1　电子健康在互联网的各种维度

效能	提高效率并降低成本（如避免重复、无关的诊断和干预，提高沟通有效性）
提高护理质量	降低成本的同时必须提高质量（例如，通过质量检查为消费者赋能，引导患者去最合适的从业者那里就诊，以便对不同从业者进行比较）
循证	不应假定效力和效率；相反，通过严格的科学评估，使用基于证据的研究来支持干预措施
为患者和消费者赋权	提供个人健康记录的获取途径和共享知识库，构建以患者为中心的医疗服务，使患者可以基于证据做决策
鼓励	建立医患间真正的伙伴关系，使两者可以共同参与决策
教育	鼓励对患者和从业人员进行继续教育（如消费者健康教育、消费者个性化预防措施、从业人员的继续医学教育）
赋能	建立支持网络，以便于在不同卫生网络间进行通信和信息交换
延伸	在概念上和地理上扩大医疗保健系统的范围（如从业人员能够通过在线服务为全球制药业提供医疗建议）
伦理	这种新的患者互动方式势必带来新的挑战和威胁（如隐私、公平、专业实践、知情同意）
公平	电子保健对目标服务人群会带来额外的负担。最有可能因这种方式获益的人，反而可能由于各种障碍最不可能获益，包括金钱、计算机知识和上网访问机会。这可能会进一步加剧目前存在的数字鸿沟（如贫富差距、城乡差距、男女性别差距、年轻人与老年人之间的差距、被忽视疾病/罕见病与常见病之间的差距）

护理和电子健康

护士是与电子健康技术直接相关的最大医疗保健提供者群体。因此，护士必须充分了解利用电子医疗技术的意义，通过提高效率、准确性和减少浪费来更好地提供护理服务，同时降低患者、公众和整个行业的风险。为了理解电子健康的含义，有必要充分了解它能为临床实践提供的风险和好处。目前，护士在临床实践的许多领域（知情或不知情）使用大量的电子健康系统。尽管电子健康系统的功能和特点可能有所不同，但主要目的都是帮助医疗保健提供者操作、传输和管理各种临床数据和信息。由于电子健康的重点是支持与医疗保健互动相关的数据和信息的管理，护士使用的可以被定义为健康技术的技术范围很广。鉴于这种广泛性，我们将在以下章节讨论护士目前和将来会使用到的一系列电子健康技术。

电子医疗的临床应用

在过去的二十年里，电子医疗技术的兴起在急诊护理和初级卫生保健环境中取得了显著效果。在这些环境中，各种各样的电子健康技术已经变得司空见惯，以支持和扩展护理角色的各个方面。虽然这些技术的应用取决于与环境相关的几个因素（如资金、技术基础设施等），但在全球许多医疗环境中都可以发现常见类型的系统。

电子医疗记录/电子健康记录

过去，护士用来保存患者治疗护理记录的文件是纸质版的。随着临床记录数字化的推动，各种电子记录技术在护士工作的一系列环境中得到了越来越多的采用和实施。电子医疗记录（EMR）是临床医生用来收集、记录和传输患者各种健康信息的系统，包括但不限于病史、过敏史、用药史、诊断和其他与医疗保健系统相关的各种临床重要信息。虽然目前全球使用的电子病历系统多种多样，但所有医疗保健认证或批准的电子病历系统（包括电子病历）都具有相似的特征，包括：①以安全和加密方式存储数据。②只允许医疗团队和护理团队中的授权成员对临床数据进行审核访问。③通常联网以允许多个用户同时与记录中的临床数据进行交互。电子医疗记录中的数据和信息可以由用户和机构输入和维护，但通常不用由患者输入和维护。虽然电子病历是患者信息的数字记录，但数据互通共享仍有困难。例如，由于缺乏电子病历技术互操作性（不同技术系统之间的兼容性）或与个人健康信息传输相关的隐私和政策限制，不同诊所或医院的临床医生可能无法从其他机构获取患者的电子记录。

“电子健康记录”（EHR）也是电子健康术语中比较重要的词汇。尽管存在地区差异，但电子健康记录通常表示比电子医疗记录更全面、更纵向的医疗保健信息电子记录。电子健康记录的主要目的是在不同医疗保健组织和/或机构之间实现患者和医疗保健提供者之间的信息共享。电子健康记录为患者提供了在不同司法管辖区的医疗保健交互的纵向记录，医疗保健提供者可以访问患者全生命周期记录。同时，电子病历及其相关功能（如电子处方）可以预防传统纸质记录和护理单相关的人为错误造成的医疗差错，在这一点上，电子病历是非常有价值的。

电子医疗记录和电子健康记录的发展也为患者和消费者提供了更多方便，他们可以获取自己医疗保健记录中的相关信息。有些应用程序就是为患者提供直接管理和操作以数字方式存储的医疗保健信息的（如*health*，*patient*等）。有时，这些患者应用程序还允许用户连接到已建立的电子医疗记录和电子健康记录数据库，浏览数据库中的各种记录。有些患者应用程序是独立的，或者只是医疗保健系统的分支。例如，患者门户（healthmyself.ca，2018）和*Medfusion*（Medfusion Inc.，2018）这两个平台，患者可以使用自己的账号输入、上传、编辑和存储他们的健康信息。根据医疗保健提供者（如家庭医生）提供的服务，患者还可以通过在线健康门户预约就诊或与其通话。使用在线患者门户网站可以促进医患之间的沟通。尽管患者门户网站有很多优点，但隐私性和有效性等方面仍存在一些未解决的问题。

远程医疗

当今时代电信基础设施无处不在，为远程医疗提供了有力支持，临床医生可以通过视频会议平台、智能手机和移动应用程序等方式为患者提供医疗护理、诊断和咨询服务。远程医疗曾被认为是虚拟世界才能实现的事，现在已在全世界很多地区成为现实。从历史上看，远程医疗在20世纪50年代初在欧洲开始应用，随后随着互联网和通信技术的进步，远程医疗在过去几十年中迅速发展。

大部分远程医疗系统大同小异。从根本上说，远程医疗是使用各种类型的通信技术，通常需要连接到互联网，通过安全的音频和视频会议环境将个人连接在一起。通过这些虚拟连接，临床医生可以在虚拟环境下为患者提供医疗护理（如咨询、评估，甚至在某些情况下进行治疗）。远程会诊使得患者不需要前往临床医生所在的物理地点进行评估或接受医疗/保健治疗。在这种照护模式中，临床医生和患者可以远隔天涯，用虚拟方式进行交互，完成各种健康和医疗活动。随着信息通信技术的不断进步，远程医疗为临床医生提供了更多能力和机会，使他们能够在不亲自到场的情况下远程提供更广泛的医疗服务的能力和机会。比如，远程医疗为需要腹膜透析的患者提供了在自己家中进行腹膜透析的有效机会，因为医疗保健专业人员团队可以远程密切监测，必要时可以进行干预。

远程医疗的主要价值之一在于，它可以避免患者必须长途跋涉才能接受医疗和专科护理，解决了空间限制和时间限制问题。此外，远程医疗还提供了更大的灵活性，并且不需要到特定的医疗机构或诊所就诊，为患者获得医疗保健提供了另一种途径。对于行动不便、认知障碍或无法乘坐公共交通工具的患者来说，不用前往医疗机构就能有机会接受治疗，是非常有意义的。因此，利用远程医疗的护理模式可以提高患者的参与性，因为它为那些获取医疗服务有障碍的人提供了更大的灵活性。尽管意义深远，但远程医疗在许多地区仍受到成本、技术基础设施、临床医生和专家采用度以及农村和偏远地区的互联网普及等问题的制约。

电子健康的消费者应用程序

随着互联网设备和平台的普及，患者现在有越来越多的机会参与和管理医疗保健的各个方面。例如，移动应用程序、智能可穿戴技术（如智能手表、fitbit等）、在线患者论坛和在线健康门户网站等，患者和消费者可以使用这些来管理个人健康和医疗保健的各个方面。虽然这些技术和应用程序越来越普遍，但使用移动技术和应用程序进行自我管理和护理是一种创新。从历史上看，大多数与个人医疗保健相关的互动（如健康评估、监测、咨询等）都是在于医疗保健提供者面对面进行的。各种消费者电子应用程序的大规模涌现，为个人提供自我保健和管理的机会，包括与健康提供者远程联系；分享和管理各种电子病历和电子健康记录中包含的健康信息；并接收由这些应用程序生成的个性化医疗保健建议。虽然这些应用程序不会被所有人使用，但对于那些想要积极参与到个人医疗保健的个体来说，这些创新是有意义的。

例如，智能穿戴设备（如智能手表、fitbit等）能够监测个人的生物特征信息，并将其传输到相应的健康应用程序中。不仅提高了信息的准确性，还可以对信息进行分析，并向消费者提供相关的健康建议。除了移动医疗应用程序外，互联网社区或论坛也可以作为患者健康信息的来源。2017年，有32.5万个移动医疗应用程序可供消费者在其移动设备上下载使用。这些应用程序包括从血压和脉搏监测等健康监测活动，以及健身、饮食应用和药物提醒等健康管理实践。最近的技术进步使应用程序和可穿戴设备之间的健康信息传递实现了连接和同步。

在线健康信息和论坛如*Patient*（https：//patient.info），*Patientslikeme*（https：//www.patientslikeme.com），和图27.1（(http：//figure1.com）为患者提供了向其他患者和医疗保健提供者寻求健康信息和建议的机会。在线社区使患者能够独立访问与他们特定健康状况相关的信息，并与其他患者就患病经历、治疗和疗效进行互动。此外，这些健康信息和论坛为患者提供了机会，以增强他们对自己病情的认识和理解，并可能给予情感上的支持。

尽管健康应用程序数量激增，但仍需大量研究来评价这些替代模式的有效性、安全性和隐私性。我们必须认识到，医疗保健提供者不应该简单地拒绝使用患者描述的各种电子健康应用程序；相反，医疗保健提供者应该鼓励患者正确地将这些自我保健和管理要素整合到患者的照护计划中。医疗保健提供者越来越需要了解这些程序，以便更好地在其基础上为患者提供安全、有效和基于循证医学的医疗保障。

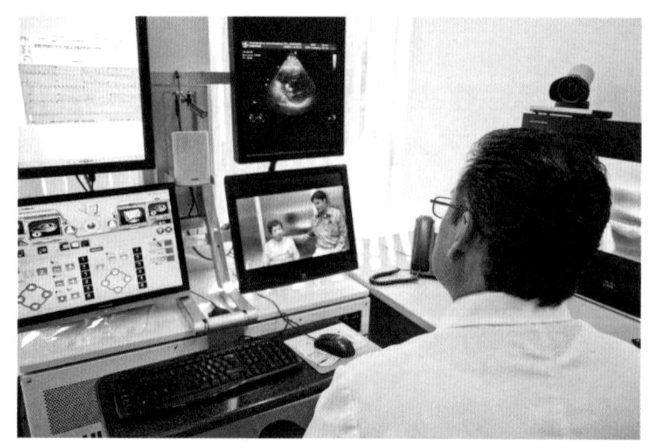

图27.1 医生通过远程医疗技术进行虚拟咨询

注：资料来源：维基共享资源（2011）。远程医疗咨询。

健康素养

健康素养是指“获取、理解、评价和交流信息的能力，以便于在整个生命周期的各种环境中促进、维持和改善健康”。此外，健康素养是指个人对各种形式的健康信息的理解，如医学术语，包括（但不限于）诊断、治疗、药物和医疗程序。如果没有一定的健康素养水平，个人在日常活动中可能会遇到挑战和障碍，这些活动需要一定程度的健康素养去理解（例如，完成健康自我评估；了解与各种生活方式相关的健康风险；解读来自社交媒体的新闻）。2003年，美国国家成人健康素养评估（NAAL）项目对居住在美国的19 000名成年人进行了调查，结果显示，这些人中只有12%具有合格的健康素养水平（如通过检索复杂的文件来识别医学术语的能力）。健康素养水平有限与较低水平的健康管理能力相关，包括不遵守药物治疗、健康水平降低及住院人数增加。

各种形式的健康信息和程序的应用，包括电子病历、社交媒体、移动健康应用程序和在线健康论坛，都要求患者具备一定水平的健康素养。电子健康素养与健康素养相似，是指个人获取、解释、理解和评价来自电子资源的健康信息以促进自我健康的能力。此外，电子健康素养还包括个人从在线资源中查找和使用适当有效的健康信息的能力。如果没有一定的知识水平，患者可能在上网寻求健康信息的过程中误用或采取了无效或虚假信息而做出错误决定（如疫苗接种效力和安全性、婴儿的营养需求等）。因此，对患者具有健康素养水平的需求增加为医疗保健提供者提供了一个有意义的机会，可以对患者进行教育，并与患者一起评估他们的知识水平，尤其是与互联网来源的医疗保健信息有关的知识水平。此外，通过更好地了解自己的健康状况并获得了对健康有益的信息可以使患者产生更强的自主意识和权利意识。

电子健康相关的挑战

电子健康在医疗保健领域的进步为护理行业提供了很多好处。同时，护士和患者也面临着巨大挑战。例如，移动电话和互联网一直是重要的创新，使全世界的人们几乎可以随时随地地获得健康和医疗保健相关信息。巴西的一项关于互联网对患者关系的调查研究中，有323位医生接受了调查，超过85%的患者在寻求医疗服务之前从互联网上获取信息。如果没有健康素养，患者可能会在没有证据支持的前提下做出健康决策。正如加拿大公共卫生署所概述的那样，大约88%的老年人缺乏足够的健康素养。随着人们对互联网和相关技术的使用越来越多，护士的角色也必须发展，以帮助患者完成互联网来源（包括可信和非可信来源）的健康信息相关的决策过程。护士新兴角色的伦理、隐私和文化素养部分尚未完全确立，仍需进一步发展和推动。

数字记录的出现也产生了与信息安全和隐私相关的新问题。虽然对用于临床实践的所有经认证的电子健康技术通常都有增强的数字安全措施（如加密、审核访问记录等），我们仍需要探讨无意或有意共享个人健康信息相关的隐私泄露风险。在电子健康技术发展之前，大多数医疗机构使用各种各样的纸质记录来收集和共享与患者就诊相关的健康信息。当时的主要风险是纸质文件放错地方或被偷。随着电子健康技术的发展，由于数字媒体相对容易传播和共享，数据泄露和个人健康信息泄露已经成了一个更令人担忧的问题。

除了通过电子健康技术可能导致与个人健康信息相关的数据泄露外，护士还必须意识到与社交媒体和其他基于互联网的技术存在的潜在陷阱。在社交媒体网络上分享评论、观点、照片和其他信息时，护士必须确保他们遵守保密/隐私法和其管辖区执行的监管准则。护士有责任了解他们在互联网上分享的内容，包括所描述事件或照片背景中透漏的信息（如列出患者姓名的名册）。

电子健康和领导力

护士在使用电子健康方面的领导作用是未来实践讨论的一个重要话题。尽管在过去十年中，许多临床环境中已经建立了电子健康，但医疗保健系统的许多领域仍在经历基于这些新技术的变化。因此，护理领导者的角色是帮助指导、塑造和推动电子健康技术的使用，以支持护士角色，改善患者生活质量。根据明茨伯格（Mintzberg）所述，护理领导者主要有三个主要角色：①人际角色，在组织中作为代言人角色，是员工和其他临床医生之间的沟通纽带。②信息角色，在特定环境中是发言人和传播者。③决策角色，设定和建立优先级，并促进或协商执行。研究表明，很多电子健康技术可帮助扩大护士的领导力作用，包括利用新技术促进人际网络和完善专业网络。除了允许护理领导者扩展人际角色以外，电子健康的应用还可以帮助其扩展领导信息能力和决策角色。例如，护理领导者可以使用特定类型的电子健康技术来更准确地跟踪与其单位或组织相关的资源利用情况。资源分配、住院时间趋势以及各种电子医疗技术（电子病历）产生的汇总临床数据和信息，可帮助领导者对各种临床重点任务或活动做出决策。此外，通过电子健康技术收集的汇总数据，领导者可以通过仪表板和床位跟踪系统更好地根据部门或组织的需要规划适当分配资源。

未来方向

鉴于现代社会医疗保健日益复杂和数据驱动的性质，几乎可以肯定的是，未来电子医疗技术在护理实践中的使用将快速发展。由于护士工作环境信息丰富，在未来几十年里，使用电子健康来支持决策和信息管理是必不可少的。随着人工智能和自动化在社会许多领域的日益使用，与使用电子健康支持患者照护相关的未来方向会越来越复杂和细致。比如，在医疗保健的各个方面增加机器学习是电子健康的新领域（如IBM Watson；精准化/个性化医疗技术的发展），目前尚未对其进行全面研究或检查，以了解其在专业中的潜力。此外，机器人和其他人工智能辅助技术的日益使用是护理研究的潜在方向，可以在安全前提下主动用这些新技术来探索新的护理模式，将护理和电子健康相整合，使其更具功能性和更有意义。

小结

本章概述了与医疗保健中的电子健康相关的内容，还讨论了电子健康的概念及其对护士角色和患者的影响。健康信息技术的各种应用，如电子健康的临床应用和消费者应用（如电子健康记录、电子医疗记录、可穿戴设备、在线健康门户网站等）以及随之而来的挑战。还提出了可能有助于解决这些挑战的潜在研究和实践应用。鉴于电子保健和保健信息学领域的持续发展，确定未来技术趋势和战略方向的机会仍然存在，将其整合和应用到对患者的照护和对医疗保健的管理中。深刻认识新形式的电子保健技术，不仅有助于发展新的护理模式，还能为新一代电子患者赋能使其参与到医疗活动中来。

（翻译：于　媛　校对：唐　乐）

参考文献

[1] Risling T. Educating the nurses of 2025: technology trends of the next decade. Nurse Educ Pract[Internet]. Elsevier Ltd; 2017; 22: 89-92. https://doi.org/10.1016/j.nepr.2016.12.007.

[2] Mouttham A, Kuziemsky C, Langayan D, Peyton L, Pereira J. Interoperable support for collaborative, mobile, and accessible health care. Inf Syst Front. 2012; 14 (1): 73-85.

[3] Healthcare Information and Management Systems Society. Health Informatics Defined [Internet]. 2014. Available from himss: http://www.himss.org/health-informatics-defined. Accessed 28 Feb 2018.

[4] Booth RG. Educating the future eHealth professional nurse. Int J Nurs Educ Scholarsh. 2006; 3 (1): Article 13.

[5] Oh H, Rizo C, Enkin M, Jadad A. What is eHealth (3): a systematic review of published definitions. J Med Internet Res. 2005; 7 (1): 1-12.

[6] Lustria MLA, Smith SA, Hinnant CC. Exploring digital divides: an examination of eHealth technology use in health information seeking, communication and personal health information management in the USA. Health Informatics J. 2011; 17 (3): 224-43.

[7] Shaw T, McGregor D, Brunner M, Keep M, Janssen A, Barnet S. What is eHealth (6)?Development of a conceptual model for eHealth: qualitative study with key informants. J Med Internet Res [Internet]. 2017; 19 (10): e324. Available from: http://www.jmir.org/2017/10/e324/.

[8] Eysenbach G. What is e-health? J Med Internet Res. 2001; 3 (2): 1-5.

[9] Stein M, Deese D. Addressing the next decade of nursing challenges. Nurs Econ. 2004; 22 (5): 273.

[10] Black AD, Car J, Pagliari C, Anandan C, Cresswell K, Bokun T, et al. The impact of eHealth on the quality and safety of health care: a systematic overview. PLOS Med. 2011; 8 (1): e1000387. https://doi.org/10.1371/journal.pmed.1000387.

[11] Canada Health Infoway. Have an EMR? [Internet]. 2018. Available from https://www.infoway-inforoute.ca/en/solutions/electronic-medical-records/have-an-emr. Accessed 10 Mar 2018.

[12] American Academy of Family Physicians. Understanding features & functions of an EHR. [Internet]. 2014. Available from http://www.aafp.org/practice-management/health-it/product/features-functions.html. Accessed 10 Mar 2018.

[13] Boaden R, Joyce P. Developing the electronic health record: what about patient safety? Heal Serv Manag Res 2006; 19 (2): 94-104. Available from: https: //doi.org/10.1258/095148406776829103.

[14] Irizarry T, DeVito Dabbs A, Curran CR. Patient portals and patient engagement: A state of the science review. J Med Internet Res. 2015; 17 (6): e148. Available from: http: //www.ncbi.nlm.nih.gov/pmc/articles/PMC4526960/.

[15] Lyles CR, Sarkar U, Ralston JD, Adler N, Schillinger D, Moffet HH, et al. Patient-provider communication and trust in relation to use of an online patient portal among diabetes patients: The Diabetes and Aging Study. J Am Med Inform Assoc. 2013; 20 (6): 1128-31. Available from: http: //www.ncbi.nlm.nih.gov/pmc/articles/PMC3822118/.

[16] Ryu S. History of telemedicine: evolution, context, and transformation. Healthc Inform Res. 2010; 16 (1): 65-6. Available from: http: //www.ncbi.nlm.nih.gov/pmc/articles/PMC3089841/.

[17] Nayak KS, Ronco C, Karopadi AN, Rosner MH. Telemedicine and remote monitoring: supporting the patient on peritoneal dialysis. Perit Dial Int. 2016; 36 (4): 362-6. https: //doi.org/10.3747/pdi.2015.00021.

[18] Ontario Telemedicine Network. The OTN Advantage. [Internet]. 2014. Available from https: //otn.ca/how-is-otn-making-difference-in-ontario/otn-advantage/. Accessed 10 Mar 2018.

[19] Cook KA, Modena BD, Simon RA. Improvement in asthma control using a minimally burdensome and proactive smartphone application. J Allergy Clin Immunol Pract. 2016; 4 (4): 730-7. https: //doi.org/10.1016/j.jaip.2016.03.005.

[20] 20. Pohl M. 325,000 mobile health apps available in 2017-Android now the leading mHealth platform. [Internet]. 2017. Available from: https: //research2guidance.com/325000-mobilehealth-apps-available-in-2017/. Accessed 10 Mar 2018.

[21] Sinha A, Porter T, Wilson A. The use of online health forums by patients with chronic cough: Qualitative study. J Med Internet Res. 2018; 20 (1): e19. https: //doi.org/10.2196/jmir.7975.

[22] Eng DS, Lee JM. The promise and peril of mobile health applications for diabetes and endocrinology. Pediatr Diabetes. 2013; 14 (4): 231-8. https: //doi.org/10.1111/pedi.12034.

[23] Public Health Agency of Canada. Health literacy. [Internet]. 2018. Available from https: //www.canada.ca/en/public-health/services/chronic-diseases/health-literacy.html. Accessed 10 Mar 2018.

[24] U. S. Department of Education. The health literacy of America's adults: Results from the 2003 National Assessment of Adult Literacy (NCES 2006-483). [Internet]. Jessup: National Center for Education Statistics; 2006. 60p. Available from: https: //nces.ed.gov/pubs2006/2006483.pdf.

[25] Ngoh LN. Health literacy: a barrier to pharmacist-patient communication and medication adherence. J Am Pharm Assoc. 2009; 49 (5): e132-49. https: //doi.org/10.1331/JAPhA.2009.07075.

[26] Norman CD, Skinner HA. eHealth literacy: essential skills for consumer health in a networked world. J Med Internet Res. 2006; 8 (2): e9. Available from http: //www.ncbi.nlm.nih.gov/pmc/articles/PMC1550701/.

[27] Oliveira JF. The effect of the internet on the patient-doctor relationship in a hospital in the city of São Paulo. J Inf Syst Technol Manag. 2014; 11 (2): 327-44.

[28] Public Health Agency of Canada. Health literacy: what is health literacy [Internet]. 2014. Available from http: //www.phac-aspc.gc.ca/cd-mc/hl-ls/index-eng.php#tabs-2.Accessed 10 Mar 2018.

[29] Mintzberg H. The manager's job: folklore and fact. In: Vecchio RP, editor. Leadership: understanding

the dynamics of power and influence in organizations. Notre Dame: Notre Dame Press; 1997: 35-53.

[30] Remus S, Kennedy MA. Innovation in transformative nursing leadership: nursing informatics competencies and roles. Nurs Leadersh (Tor Ont). 2012; 25 (4): 14-26.

[31] Parker P. Technology alleviates bed management woes. Nurs Manag. 2005; 36 (2): 48-9.

[32] Huston C. The impact of emerging technology on nursing care: warp speed ahead. Online J Issues Nurs. 2013; 18 (2): 1. https://doi.org/10.3912/OJIN. Vol18No02Man01.

[33] Erikson H, Salzmann-Erikson M. Future challenges of robotics and artificial intelligence in nursing: what can we learn from monsters in popular culture? Perm J. 2016; 20 (3): 15-243. https://doi.org/10.7812/TPP/15-243.

第二十八章　患者作为治疗的行动者：共享决策

帕斯卡尔·布列塔尼（Pascale Breton）

摘　要

我自己的癌症经历，结合我的专业背景和培训教练的职业，使我能够站在护理人员面前，更好地提高他们对癌症患者立场的认识。

关键词

*BRCA*2；授权；家庭；看法；诊断；价值；驾驶员座椅；GPS

引言

我从两次晚期黑色素瘤中幸存下来，同时我遗传了有害的*BRCA*2基因突变，这使我患乳腺癌、卵巢癌、皮肤癌和胰腺癌的风险增加。我的大多数亲人都得了癌症。

十年前，在金融服务业经历了一段富裕且颇有成就的职业生涯后，我决定分享我的经验，为改善幸存者的个人和职业生活做出贡献。

我自己的患病体验，加上我的专业背景和培训教练的职位，使我能够站在护理人员面前，更好地提高他们对癌症患者立场的认识。

我把我长期的癌症经历当作一场旅行，并经常把它与公路旅行中的司机进行比较。我们决定坐在车里的什么位置？ GPS是必要的和有益的吗？我喜欢这些比喻，因为它们可以很容易地用在患者身上，而且不言自明。

从宣布癌症诊断到治疗的最后一天，有很长的一段路要走，而患者和医务人员是作为一个团队一起旅行。

这是一个非常复杂的旅程，每个患者都不尽相同，先后铺满了恐惧、痛苦、希望和解脱。

我坚信，在这段旅程中，除了带上照护、科学专业知识和支持之外，最好还要和医疗团队一起坐在驾驶座上，以最大限度地提高胜利的机会。

然而，每个人都应该有权选择知情与否，选择做出决定还是将其授权给他人。无论患者选择什么，他都行使了他的自由意志，这是一个关于尊严的问题。

起点：宣告确诊癌症

我对自己第一次被宣布癌症的情景记忆犹新，我也收集到了无数类似的证言。我唯一的当务之急是如何向我的丈夫和母亲宣布这一消息，以及如何减轻他们的悲痛，并在这场创伤中支持他们。几分钟后，我便积极制订计划，在病假期间为我的团队提供支持。我甚至不记得是什么时候，意识到自己的生命受到严重威胁。

我也见过患者会缺席，并非常痴迷于肿瘤学家认为微不足道（但对他来说很重要）的事情，比如照顾狗或打理花园。

癌症诊断的宣布可能会引起各种各样的反应，其中一些可能是出乎意料的，或者对护理人员来说是不可靠的。

无论患者是不是否认、不愿意接受真相或心理防御，这些反应都是过程的一部分，护理人员应该期待和接受这些反应。

患者的时间安排并不总是与护理时间同步，这是需要了解和处理的。这会导致其他可能的沟通故障，例如，患者不记得有关诊断或治疗的关键信息，迫使医生和护士多次重复和强调信息。

无论如何，宣布癌症从来都不是无关紧要的，它可能会对双方都造成创伤。应该以无可挑剔的姿态处理它，因为它将是医患关系向前发展的基础。

诊断公告必须在合理距离与推进之间不断求平衡，同时尊重患者的自主、尊严和自由选择。尊重伦理原则将防止出现不被理解的现象，并形成医患之间的信任关系[(1)]。

（1）癌症公报·95（9）：841-847·2008年11月。

在第一次宣布之后，患者将反复面对他患病的现实。他多少需要时间来接受、适应。一些护理人员将有机会确认他对诊断以及后续事宜的理解。

有多种方法可以确认患者对诊断的了解、理解和感受，但简单地要求患者用自己的话重复其情况，似乎是非常有效的。

“告诉我关于你的健康状况你听到了哪些信息，如果你遗漏或误解了什么，我会补充或改正”，这将让你很好地了解患者的理解情况，也会让你了解他的立场、感受以及未来需要。

在我自己的经验中，当我与护士和医生说了一遍，这种方法有效地帮助我意识到了正在发生的事情。

弗里德里希·尼采曾引用到：“沉默更糟糕；一切沉默的真理都会变得有毒。”（查拉图斯特拉如是说），这句话道破一切。

坐在驾驶座上旅行

我观察到，有时让患者坐在驾驶座上对护理人员来说是一个挑战。这意味着要从不同的角度看待他们，给予他们更多的自主权，并考虑到他们在治愈过程中扮演着关键角色。

坐在驾驶座上，你会感觉到更强的掌控感和赋权。随着自尊心的提高，有些人可能会敢于提出问题，做出与治疗策略相关的选择和决定。

相反，坐在乘客的座位上，你往往会被动地经历事情，把控制权交给司机，相信他会知道该做什么，以及如何确保你的安全。

被定义为共享决策（shared decision-making，SDM）的协作过程为患者提供了积极参与自己的癌症之旅的机会。

共享决策允许患者和他们的医疗保健提供者一起考虑现有的最佳科学证据及患者的价值观和偏好，做出卫生保健治疗决定。这一过程为患者提供了做出最佳个性化护理决定所需的支持，同时让提供者对他们开出的护理充满信心。它旨在实现双赢局面：

斯坦福大学医学院副教授莉迪亚·夏皮拉（Lidia Schapira）博士说道："我们了解到，那些积极参与癌症治疗决策的患者最终能更好地控制副作用。"[2]

（2）美国临床肿瘤学会——2016年2月。

在2017年的报告中，美国组织癌症护理（CancerCare）强调了患者如何参与他们的治疗计划，以及他们如何看待自己的角色和与美国护理提供者的关系[3]。

患者常常觉得自己不是制定癌症治疗计划的积极参与者。

对于刚被诊断为癌症的人来说，关于治疗计划的讨论往往是压倒性的。

很少有人意识到他们可以提问，甚至很少有人知道在这些讨论中应该问什么问题。

患者希望他们的医疗保健提供者认识到并理解治疗对他们生活的影响。

随着时间的推移，患者对治疗的优先度排序和看法会发生变化。

许多患者渴望尽快开始治疗，但对于大多数癌症，花几周时间了解诊断、获得多种治疗建议，将在不影响患者预后的前提下帮助其做出更理性的决策。

（3）癌症护理。患者价值倡议：价值的多种声音，癌症护理焦点小组评估。纽约：癌症护理；2017年。

2016年，由法国"癌症贡献"组织开展的一项名为"TemA癌症"的法国研究也报告了非常类似的结果[4]。

癌症患者清楚地表达了参与与他们相关选择的愿望。然而他们认为，面对那些常将他们视作婴儿的医生，发表意见是不合理的。患者并不总是理解所提供的医疗信息，并且感觉不能做出明智的决定。

在理想的情况下，患者希望得到一个考虑到他们的个人情况、价值观和文化背景的选择。

其他时候，患者则完全由医疗队替他们做出决定。

共同的决策被视为患者和医生之间的一种基本的信任行为，从长远来看，这将让两方沟通疑虑、需求和恐惧。

(4)《共同医疗决策经受住了考验》——2016年癌症稿件。

这些结果表明，行为将在个案的基础上进行调整。患者的准备程度、需求及愿望取决于其个人的文化和自身情况，并可能在癌症之旅的过程中演变。

这就是为什么开放的交流、深入的倾听和适应能力是必不可少的。

个人自我决策是一个理想的目标，临床医生需要尽可能地支持患者实现这一目标。共享决策认为，需要通过尊重患者的能力和关系自主来支持其自主。[5]

(5)恩特威斯特尔(Entwistle VA)，卡特(Carter SM)，克里布(Cribb A)，麦卡弗里(McCaffery K).支持患者自主：临床医患关系的重要性.医学博士.2010；25(7)：741-745.

不看地图的旅行

许多在车上使用GPS的司机仍然喜欢在出发前查看地图。他们更愿意对旅程有一个从始至终的完整概观。而这种想法通常无法帮助癌症患者。我们只能采用渐进的视角，以及旅程的关键节点。

与GPS类似，你看到道路的视野范围有限，只能看清前面几千米。

根据经验，护理团队和医生会对这条道路有更清晰的认识，但也无法预测最终目的地。

这经常会造成挫折感，并阻碍可信的护患关系。一些患者想看得更远，另一些患者则对设置在500米视野的GPS很满意。

这是护理团队需要根据要求去调整及共享信息的点，不要太多，也不要太少。

同样，开放式提问是了解患者想知晓治疗、副作用和关键节点的最好方式。

明确道路

虽然“癌症”这个词最常与恐惧和死亡联系在一起，但似乎大多数癌症患者都要求坦白和真相。

自2002年起，法国法律规定，“任何人都有权了解自己的健康状况”。然而，医学术语和缩略语仍然经常用于患者，一些医生报告说，他们从来不在患者面前说“癌症”这个词，以免让他们担心。

这种态度引发了以下几个问题。

·如果我自己发现了真相(如在互联网上)，身边没有医生或护士来澄清、安抚和解释，怎么办?

· 如果我不知道所有关于病情的信息，我如何应对这种情况？

· 没有被确诊癌症，但我正在接受化疗，并与癌症患者一起接受治疗。我应该如何理解？

明确有助于患者控制自己的生活和病状，减轻对未知的恐惧，并适应治疗。

随着治疗效果的提升，“癌症”不一定像过去那样与“死亡”联系在一起。今天的大多数从业者认为，使患者忽视真相造成的谎言弊大于利。

其实，你不能有效地对抗一个你没有意识到或忽视的敌人。

除了癌症本身的透明度外，医生和护士还需要注意使用的医学术语和缩略语。患者及其家人可能不敢要求对其进行说明，这可能会导致误解和不必要的担忧。我永远记得，一位患者感受到压力很大，因为他不知道在紧急情况下他应该联系的IDE是什么意思。在法语中，IDE是国家注册护士（Infirmier Diplômé d’Etat）的首字母缩写。

放弃你不能控制的事情

这可能是我收到过的最好的建议，学到以后，它一直是我生活中的行为准则。

它对我很有效，也对许多我分享给他们的护理人员产生了很大影响。

当患者被问到什么对他来说困难时，他会列出各种当务之急。其中一些是他可以处理和采取行动的，另一些（大多数）完全不在他的控制之下，他无法影响。

有趣的是，如果你问护士或医生他们与患者关系方面的同样问题，你会得到同样的结果。他们全神贯注，在职责范围之外的事情上花费了大量精力。

集中精力于能掌控的事物，从心而动，这会让你在你期望表现最好的地方披荆斩棘。在你的职责范围内，充分调动你的优势、技艺和精力，去实现目标。

其他一些方面并不完全取决于你，但你或多或少可以通过行为、心态或付出来影响结果。

在这两个领域之外，都是你无法控制或影响的事情，你应该选择放弃（图28.1和图28.2）。

患者的位置

在癌症这条路上，抑或是患者之间，关注点可能大相径庭。而以下是一些常见的关注点。

· 别人的目光。

· 自尊。

· 失业。

· 亲属的反应和行为。

· 不确定性。

· 对死亡的恐惧。

· 对复发的恐惧。

· 疼痛。

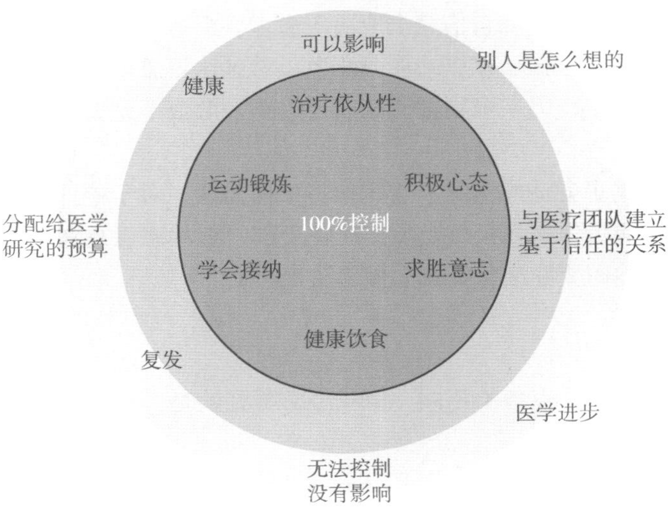

图 28.1 **患者的影响圈**

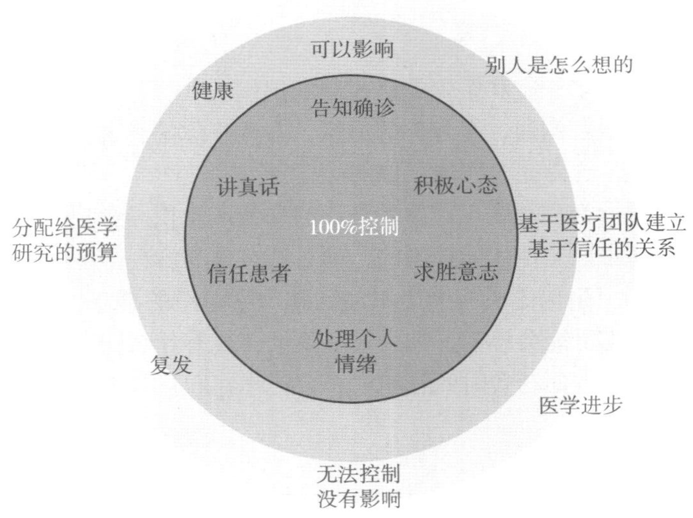

图 28.2 **医护人员的影响圈**

通常情况下，别人的目光和感受是无法控制的。我们花了多少时间担心别人会说什么，想什么或做什么？谁不曾妄想改变他人？

放弃关心别人的目光是需要时间的，但不凑巧，与癌共存的经历可能会成为在这一问题上取得重大进展的契机。

接下来是一些你不能完全控制但能对其产生影响的事情，比如疼痛。你可以使用镇痛药，但也可以打开思路，寻求瑜伽、精神病学、催眠疗法等支持性护理。另一个例子是担心复发，唯一取决于你，且能产生影响、导向积极结局的，是依从性。

最后，自尊、积极的态度和自信完全取决于患者。只有我们对自己的行为完全负责。我经常用海浪这个比喻：两个孩子并肩站在海滩上，看到巨浪袭来。一个把它当作一种极好的消遣，潜入海浪徜徉其中；另一个则泪流满面地逃跑。海浪不是关键，关键在于我们想要如何去体验。

也正是因此，帮助患者适应情况、选择他将如何而活，对于护理人员是很重要的。内心的同理心会让你鼓励患者保持积极的态度，勇往直前。如果患者总在哭泣、消极应对，不要认为你做得不够好，他需要在准备好之后做出决定。

护理人员的位置

同样，护理人员的关注点各不相同，但我经常听到的是：

- 说正确的话。
- 让人放心。
- 回答有关预后的问题。
- 保持直率、克制情绪。
- 缓解悲伤。
- 缺乏资源。
- 缺乏时间。

再说一次，以上有许多护士和医生无法控制的担忧。

加强你的语言和非语言沟通，管理你的情绪，专注于你的患者，并致力于让他获得即使短暂但保有质量的时光，这是完全取决于你的。

你还可以通过你的行为和态度，对患者身心的痛苦产生积极影响。

然而患者的悲伤和恐惧是他才能控制的，而且这在他的旅程中可能是有用的。

此外，一切取决于卫生保健机构的组织加购和预算津贴的事宜，例如缺乏时间和资源，都是我们无法解决的。你可能会思考，如果情况不同，会有什么能做得更好，但实际上你无法改变这些事实。在这些方面花费时间和精力，会让你在职责范围内效率减低，且可能影响你的优势。

寻找意义

一些患者认为没有必要在癌症中寻找更深层次的意义。他们不想去质询，只是接受这种体验。

另一些患者则会在病程中寻找目标，而且有些时候，这有助于找到疗愈的方法。

一些患者会认为这是对他们行为（吸烟、酗酒、吸毒等）的惩罚，还有一些患者会将其归因于外部因素（压力、损失、遭遇环境的因素等）并认为这是不公平的。

而有些患者（比如我）会认为这是一个重新洗牌的机会，能让我们在人生这场游戏中表现得更好。

萨利克（Salick）和奥尔巴赫（Auerbach）（2007）的一项研究表明，除了被赋予疾病以意义之外，康复过程中的决定性步骤是“勇往直前”的选择。

为疾病发生赋予意义是一种个体化的理解和职能。护理团队可能想要证明患者是错误的，但他们的意见被听取的概率很低。

尊重每个患者的旅程，接受并从经验中学习，这是很重要的。

总结

总而言之，患者对于时间的安排与你不尽相同。如果没有你，他将和他人交流，并有其他机会在他的旅程中学习和进步。

开放式提问的力量是无穷的。它让你有机会与你的患者建立信任关系，并了解他的立场、意愿以及目标。它能防止你为患者做出未经其要求或不恰当的决定。它还可以帮你评估患者期望从你处获得的支持水平，避免你越界。

患者和从业者有各自能影响、控制和负责的范围。关注那些你能控制或影响的，而不是你不能控制或责任范围之外的东西，这将帮助你提高效率和满意度。

患者和护理团队之间要找到一种平衡且基于信任的关系，因为这是疗愈过程中的一个关键因素。

患者多少会需要在他们癌症旅程的决策中扮演积极的角色。然而，他们必须能够选择他们想扮演的角色，而且他们的任何决定都必须得到尊重。

（翻译：谢建飞　校对：高墨涵）

附录：可用链接

［1］Professional associations

- EONS-European Oncology Nursing Society．http：//www.cancernurse.eu/.
- ONS-Oncology Nursing Society．https：//www.ons.org/.

［2］National societies

- Austria-AHOP-Arbeitsgemeinschaft hämatologischer onkologischer Pflegepersonen in Osterreich．http：//www.ahop.at/.
- Belgium-Société Belge des infirmièr（e）s en Oncologie．http：//sioncologie.be/.
- Belgium-Vereniging voor Verpleegkundigen Radiotherapie en Onkologie（VVRO）．http：//www.vvro.be/.
- Bulgaria-Bulgarian Oncology Nursing Society．elenfilipova@yahoo.com.
- Croatia-Professional Society of Oncology and Haematology．http：//hums.hr/word/.
- Cyprus-Cyprus Oncology Nursing Society．https：//cyna.org//home.
- Czech Republic-Czech Nurses Association-Oncology．http：//www.cnna.cz/.
- Denmark-The Danish Cancer Nursing Society．https：//dsr.dk/fs/fs13.
- Estonia-Estonian Oncology Nursing Society．http：//eons.ee/.

· Finland-Finnish Oncology Nursing Society. https://syopasairaanhoitajat.fi/.
· France-Association Française des Infirmier (e) s en Cancérologie. https://www.afic-asso.org/.
· Germany-KOK Konferenz Onkologischer. Kranken und Kinderkrankenpflege. https://www.kok-krebsgesellschaft.de/.
· Greece-Sector of Oncology Nursing of the Hellenic National GraduateNurses Association. http://www.esne.gr/.
· Hungary-Hungarian Cancer Society: Oncology Nursing section.epuskas.gabi@uzsoki.hu.
· Iceland-Icelandic Oncology Nursing Society. https://www.hjukrun.is.
· Ireland-Irish Association for Nurses in Oncology. http://www.iano.ie/.
· Israel-Israel Oncology Nursing Society. http://www.ions.org.il/.
· Italy-Associazione Italiana Infermieri di Area Oncologia (AIIAO). http://www.aiiao.it/.
· Lituania-Lithuanian Oncology Nursing Society. http://www.lsmuni.lt/.
· Malta-Maltese Oncology Nursing Association (MONA). christine.grima@gov.mt.
· The Netherlands-Verpleegkundigen & Verzorgenden Nederland Oncologie (V&VN). http://www.oncologieverpleging.nl/vvn-oncologie.
· Norway-Norwegian Society of Nurses in Cancer Care. https://www.nsf.no/faggrupper/kreftsykepleiere.
· Palestine-Palestinian Oncology Nursing Society. mawad@bethlehem.edu.
· Portugal-Portuguese Oncology Nursing Association. https://www.aeop.pt/.
· Serbia-Association of Nurses of Serbia, Nurses Oncology section. http://www.ncrc.ac.rs/.
· Slovenia-Oncology Nurses Section. http://www.zbornica-zveza.si/sl/.
· Spain-Sociedad Española de Enfermeria Oncologia SE. https://www.seeo.org/.
· Sweden-Swedish Cancer Nurses Society. http://www.cancervard.se/.
· Switzerland-Swiss Oncology Nursing Society-Onkologiepflege Schweiz/Soins en Oncologie Suisse/Cure Oncologiche Svizzera. https://www.onkolo giepflege.ch/start/.
· Turkey-Oncology Nursing Association of Turkey. http://www.onkohem.org.tr/.
· United Kingdom-United Kingdom Oncology Nursing Society (UKONS). http://www.ukons.org/.
· United Kingdom-Cancer Nursing Society UK-Royal College of Nursing, Cancer Nursing Forum. https://www.rcn.org.uk/.

[3] General information on nursing

· NANDA International-The International Nursing Knowledge Association. http://www.nanda.org/4. General information on cancer.
· ACS-American Cancer Society. https://www.cancer.org/.
· ASCO-American Society of Clinical Oncology. https://www.asco.org/.
· BCCA-Cancer Management guidelines. http://www.bccancer.bc.ca/health professionals/clinical-resources/cancer-management-guidelines.
· EMA-European Medicine Agencies. http://www.ema.europa.eu/ema/.
· EORTC-European Organization for Research and Treatment of Cancer. http://www.eortc.org/.
· EPAC-European Association for Palliative Care. http://www.eapcnet.eu/.
· ESMO-European Society for Medical Oncology. https://www.esmo.org/.
· https://www.nccn.org/.
· MASCC-Multinational Association of Supportive Care in Cancer. https://www.mascc.org/.

- NCCN-National Comprehensive Cancer Network.
- NCI-National Cancer Institute. https：//www.cancer.gov/.
- NICE-National Institute for Health and Care Excellence. https：//www.nice.org.uk/.
- SIOG-International Society of Geriatric Oncology. http：//www.siog.org/.
- WHO-World Health Organization. http：//www.who.int/.